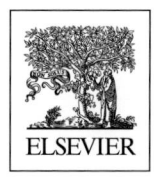

[監訳]
松下　明　奈義ファミリークリニック所長
佐古 篤謙　奈義ファミリークリニック副所長
長谷川 徹　川崎医科大学整形外科准教授

原著第3版
プライマリ・ケア 整形外来マニュアル
外来で整形疾患をみるすべての人へ

Office Orthopedics for Primary Care: Treatment
3rd Edition

Bruce Carl Anderson, MD
Clinical Associate Professor of Medicine
Oregon Health Sciences University
Portland, Oregon

Director, Medical Orthopedic Department
Sunnyside Medical Center
Portland, Oregon

エルゼビア・ジャパン

監訳

松下　明	特定医療法人清風会奈義ファミリークリニック所長
佐古　篤謙	特定医療法人清風会奈義ファミリークリニック副所長
長谷川　徹	川崎医科大学整形外科准教授

翻訳者一覧（翻訳順）

吉本　尚	特定医療法人清風会奈義ファミリークリニック
小林　裕幸	防衛医科大学校総合臨床部講師，順天堂大学スポーツ健康科学部客員准教授
矢部　正浩	新潟市民病院総合診療科科部長
紺谷　真	特定医療法人清風会奈義ファミリークリニック
中田　裕子	あかいわファミリークリニック
玉置　晃司	玉置医院院長
田中　久也	特定医療法人清風会津山ファミリークリニック所長
齊藤　裕之	東京医科大学総合診療科助教
原田　唯成	山口大学医学部附属病院地域医療学講座助教

Translation Copyright © 2008 Elsevier Japan.
This translation of Office Orthopedics for Primary Care: Treatment, Third Edition by Bruce Carl Anderson (ISBN978-1-41602-206-0) is published by arrangement with the original publisher, Elsevier Inc.
Copyright © 2006, Elsevier Inc. All Rights Reserved.

以下の先駆者たちの偉大なる功績に捧げる．

P. Hume Kendall
(Department of Physical Medicine, Guy's Hospital, London, England)

Joseph L. Hollander
(Arthritis Section, Department of Medicine,
Hospital of University of Pennsylvania, Philadelphia, Pennsylvania)

注　意

　この分野における知識とベストプラクティスは常に変化している。新たな研究や臨床経験によってわれわれの知識が広がるにつれ，治療や薬物療法の変更が必要であろう。読者には，製薬会社から提供される最新の製品情報をチェックし，投与する薬物の推奨用量，投与方法や期間，禁忌を確認するようお勧めする。臨床経験や患者の情報に応じて，個々の症例に適した用量ならびに最善の治療を決定し，適切で安全な予防措置をとることは治療に関わる医師の責任であり，出版者および著者（訳者）は，本書に記載された事項により生じた人または財産への障害や損害のいずれに対しても，その責任義務を負うものではない。

出版者

序文

　過去 60 年以上にわたってステロイドは幅広い疾患の急性・慢性炎症に対して用いられてきた．1930 年代にコルチゾンが動物の副腎から初めて発見され，精製に成功した．その 15 年後にコルチゾンとハイドロコルチゾンが人工的に精製され，1940 年代後半の臨床適応に大きな一歩となった．ハイドロコルチゾンの注射製剤は，メイヨークリニックのリウマチ内科グループによって，最初は関節リウマチの急性・慢性炎症に使用された．その後まもなく，この患者層への劇的な効果を知って，この治療は他の関節疾患にも適応され，最終的には局所の整形外科疾患〔訳注：腱鞘炎など〕にも用いられることとなった．その後 30 年の間に，ハイドロコルチゾンとそれから派生したステロイド（トリアムシノロン，メチルプレドニゾロン，デキサメサゾン，ベタメサゾン）は，急性から慢性の炎症をきたすすべての整形疾患の治療に使用され，それは軽度の炎症を伴った変形性関節症から局在する腱鞘炎，激しく炎症をきたした痛風や SLE に至る．黒人の教育者でアラバマ州出身の Percy Julian は，1950 年代に大豆からコルチゾンを精製するという功績を残した．

　メイヨークリニックは 1940 年代から 1950 年代初めにかけて，コルチゾンの抗炎症薬としての地位を確立するうえで先駆的な仕事をした．Kendall，Henoch，Slocumb は関節リウマチの患者に毎日コルチゾンを注射することを初めて行った．彼らの結果（Mayo Clin Proc 24:181, 1949）は，その後に Hollander, Brown, Frain, Udell, Jessar によって行われた研究（JAMA 147:1629–1635, 1951; J Bone Joint Surg Am 35A:983–990, 1953; Am J Med 15:656–665, 1953）などとともに，非常にインパクトのあるものだったため，コルチゾンは当初は「関節炎の治癒」をきたすものとまで表現されたのである．関節炎の患者に対する初期の成功によって，コルチゾンの注射療法は多くの局所的な整形疾患に対しても抗炎症作用を期待して使用された．Kendall，Lapidus らは 1950 年代後半から 1960 年代初頭にかけて，コルチゾンの強力に炎症を抑える効果について，腱鞘炎，滑液包炎，その他の整形外科的局所疾患などで報告した（Industr Med Surg 26:234–244, 1957; BMJ 1:1500–15001, 1955; Ann Phys Med 6:287–294, 1962; BMJ 1:1277–1278, 1956）．

　こういった初期の研究は 1960 年代に総集編としてまとめられ多く出版された．Hollander は彼の 10 年間にわたる経験をまとめ 1961 年に出版した．彼の研究グループは 10 万回の関節注射を非常に安全に行った．わずか 1 万回に 1 回の頻度での関節注射後の感染がみられたのみであった（Bull Rheum Dis 11:239–240, 1961）．Kendall も 1954 年 3 月から 1957 年 3 月の 3 年間に 6700 回関節注射を行い，同様の結論を得た．「その局所での作用は強力で，全身のホルモンへの影響は少ないため，ハイドロコルチゾンによる局所注射は単関節炎や軟部組織の炎症の治療に非常に有用である」，そして「ハイドロコルチゾンの局所投与に伴う合併症は全般的に非常に低く，この治療法を妨げるレベルのものではなかった」としている（Ann Phys Med 4:170–175, 1961）．

　しかしながら，この初期のコルチゾンの関節炎と整形外科の局所病変に対する臨床適応の勢いは長くは続かなかった．1960 年代から 1970 年代にかけていくつもの報告が重篤な副作用についてなされ，大量のコルチゾンを長期間使用することで

それが生じることがわかった．それに加えいくつもの症例報告，5例以下の症例報告がほとんどだが，腱鞘炎やその他の軟部組織の病態に局所注射を行った場合も危険を伴うことを示した．局所のコルチゾン注射によって注射後の腱断裂や組織の萎縮，大腿骨頭壊死症などが引き起こされたのである．その後の多くの否定的な報告によって，1950年代のKandallとHollanderの研究結果には雲がかかるようになり，20年間にわたってコルチゾン注射は日の目を見ることがなくなった．

1960年代から1970年代にかけて35もの報告がなされ，コルチゾン注射と臨床的な副作用の直接的な関係が示された．しかしながら，注意深くこれらの症例報告を分析すると他の要因が大きく影響していたことがわかってきた．例えば23件の注射後の腱断裂に関する症例報告であるが，合計50人の患者（最大のものは1つの症例報告で5つの症例が報告された〔Western Journal of Medicine〕）のうち半分の患者は注射の時期に全身のステロイド投与を受けていた．さらに半分以上の患者は基礎疾患に膠原病を有しており，その多くは関節リウマチとSLEであった．加えて注射手技やリハビリの詳細についてはこれらの症例報告では述べられていない．どの報告も症状の重症度に関する情報は提供されていない．すべての報告で変性状態や部分断裂の存在を確認する画像診断の情報は提供されていない．また，注射の正確な描写としてそれが腱鞘周囲への注入なのか，腱鞘内への注射なのかも明らかにされていなかった．また，この23件の症例報告において注射後の関節固定が行われていたかどうかや，回復期のリハビリが行われたかについても詳細は述べられていなかった．

興味深いことにこの症例報告ではアキレス腱・膝蓋骨腱・上腕二頭筋腱・回旋板腱の4つについてのみ評価されていたが，これらの腱は最も大きな腱で，強い緊張やゆっくりと変性していくプロセス（ムチノイド変性に伴う菲薄化）が慢性の炎症に伴って起きやすく，外傷性の断裂の原因となりやすい部位でもある．対照的にこういった変化を起こしにくい腱である，股関節の中殿筋腱や手指のやや細い腱などは取り上げられていないのである．こういった違いが元々ある部位なので，腱断裂が生じたのはステロイド注射によるものなのか，慢性の炎症・変性に伴ったものなのかという疑問が生じるのである．

ステロイド注射と大腿骨頭壊死症の関係についてはさらに希薄な因果関係といえる．たった1つの報告が（ステロイド）局所注射と大腿骨頭壊死症の関連を主張していたのである（Am J Med 77:1119–1120, 1984）．この症例報告では患者は18年間にわたり多数の（ステロイド）局所注射を受けていたのである．最低でも200回のメチルプレドニゾロン注射を大転子部滑液包，頚部，肘頭滑液包などに毎週行っていたのである．大腿骨頭壊死症をきたした際にはこの患者はCushing症候群様の病態であったであろう．ステロイドの全身投与は大腿骨頭壊死症の原因としてよく知られており，1回の（ステロイド）局所注射がこの病態を起こしたとすることは妥当性に欠けると言わざるを得ない．3つの論文がステロイド局所投与による皮下組織萎縮について述べている（Ann Intern Med 65:1008–1019, 1966; BMJ 3:600, 1967; J Bone Joint Surg Am 61A:627–628, 1979）．これらはすべて表在性の部位に生じており，それは手，前腕，膝蓋骨前方であった．イギリスの研究者であるAnn Beardwellは以下のようにコメントしている．「確かに局所の萎縮は重篤な合併症とはいえないが，美容上は問題となり，数年にわたり持続するものである」．

確かに，ステロイド局所投与に副反応を伴うことはありえる．しかしながら，合併症は以下の方法によって最小化できるものである．それは患者をきちんと評価し，感染症や腱断裂のリスクの高い患者を同定し，注射方法を標準化し，個別化した注射後のケアについて指示を行い，回復期のリハビリを経過観察の診察に基づいて行うことなどである．技術的な向上がよい治療成績をあげるために非常に重要である．

この第3版では，個々の整形外科疾患・関節疾患の評価と治療について，包括的なアプローチをより強調したものとなった．2種類以上の注射方

法がある場合には，より安全性が高く，注入が容易な方法を選択した．治療ステップに応じたプロトコール，注射後のマネージメントガイドライン，（自宅での）理学療法に関するパンフレット，多種多様な補助具・ギプス・固定具などのイラスト，そして局所注射の詳細な解説といった内容で，「外来を訪れる整形外科疾患の 90〜95%」をマネージメントしながら，合併症を最小限に抑える工夫を提供している．治療ガイドラインにおいては疾患ごとの運動制限の詳細について述べている．固定の期間を具体的に示すことは，効果的であり実践的でもある．局所注射を行う適切なタイミングや解剖学的な部位の詳細についての説明，注射後のリハビリテーション（自宅での理学療法の詳細）なども非常に重要な部分である．ステロイド注射の使用が強調されてはいるが，本書は単なる「注射マニュアル」を意図したものではない．ステロイドの注射は局所に生じた炎症を評価したり改善したりするうえで非常に有用ではある．しかしながら，より単純で侵襲性の低い治療法〔訳注：安静やリハビリなど〕にとって代わるものではない．すべての患者において，（ステロイド）注射の抗炎症作用は固定具による安静やストレッチ・筋力トレーニングといったリハビリテーションと同じレベルで重要なのである．個々の患者においてこれらの治療は個別化されるべきである．

　筋骨格系の医学においては，同じ治療目標を達成するのに，疾患の数だけ治療方法も存在するものである．この幅広い領域において，治療の手技やアプローチ方法の違いについてこれまでは見逃されてきた面もある．本書によって外来での筋骨格系疾患治療を極めたい諸氏のスタートポイントを示すことができればと願っている．加えて，本書に含めた情報によってリウマチ学，整形外科学，神経（内科）学，理学療法学などの橋渡しができればとも願っている．

　Kendall は整形外科疾患に対して行うステロイド注射について，彼の意見を以下のようにまとめている．「ほとんどすべてのリウマチ疾患についてステロイド局所注射がこれほどまでに受け入れられていることは驚きに値するであろう．それにも増して，こういったリウマチ疾患の全般的な管理にこの注射を加えることで，なくてはならない存在として確立してきているのである．これほどまでの存在となれたのは安全性の側面があったからにほかならない．副作用があまりにもまれなため，注射を行う医師自身はその行為が害を及ぼすかもしれないことをすっかり忘れてしまうほどなのである」．27 年間の臨床経験と後期研修医教育および 50,000 回を超えるステロイド局所注射の経験から，私は彼のこの結論に十分同意できる．しかしあえて付け加えて言うなら，整形疾患に対して行われるステロイド局所注射は，一定期間の安静と必要に応じた固定具の使用，回復期の（自宅での）理学療法などとともに用いてこそ，体の行き過ぎた炎症反応を軽減して止めることができるのである．

　幸運にも 1960 年代から 1970 年代にかけての（ステロイド局所投与に対する）悲観的な見方は影を潜めつつあるが，これは過去 10〜15 年間に出版された臨床研究によるところが大きい．20 世紀後半から 21 世紀初めの臨床家と研究者は，Hollander や Kendall の結論を胸に刻みながら，ステロイド局所投与の有用性について再評価を行っていくべきである．ステロイド局所注射に関する，長期間にわたる予後に関する調査や二重盲検臨床試験がこの幅広い領域に関して発表され，そこには頚椎症や変形性腰椎症に伴う神経根症状から，手根管症候群，肩関節周囲炎，癒着性肩関節症，外側上顆炎，肘頭滑液包炎，ばね指，De Quervain 腱鞘炎，大転子部滑液包炎，モートン神経腫，痛風といったさまざまなものが含まれる．こういった疾患に関する報告やその他の疾患に関するものは本書の文献の章にまとめてある．

Bruce Carl Anderson, M.D.

謝辞

　本書は 27 年間の臨床経験と後期研修医教育および 50,000 回を超える（ステロイド）局所注射の経験から成り立っているが，それは多くの支援と励ましがなければ成し遂げられなかったものである．Sunnyside Medical Center の内科，家庭医科，理学療法科，神経外科，整形外科のすべてのスタッフに感謝を述べたいが，特に内科部門の Ian MacMillan 先生には整形内科部門の確立においてそのサポートに感謝し，整形外科部門の Steven Ebner 先生，Edward Stark 先生，Stephen Groman 先生には刺激的なフィードバックをいただいたことに感謝したい．また，有能な Physician Assistant である Linda Onheiber さんには彼女の整形内科部門への貢献を感謝し，Oregon Health Science University，Eastmoreland Hospital，Legacy Emanuel Hospital，Sisters of Providence teaching hospital の，2003 年から 2004 年のすべての内科レジデント卒業生には，本書の内容に対する批判的吟味や励ましなどをいただいたことに感謝したい．また，オレゴン州ポートランドのいくつもの教育病院の内科部長に感謝を表したいが，特に Providence St. Vincent Medical Center の Nancy Loeb 先生，Legacy Emanuel Hospital の Steven Jones 先生，Oregon Health Science University の Don Girard 先生に感謝を述べたい．最後に，私の内科レジデント時代の部長で，現在は Providence Portland Medical Center の名誉部長である，David Gilbert 先生には，臨床問題をより深く検討することに対する励ましと，私が臨床研究に戻ることをサポートしていただいたことに感謝したい．

Bruce Carl Anderson, M.D.

監訳者序文（1）

　監訳者の一人である松下が本書と初めて出会ったのは，米国ミシガン州にて家庭医のレジデント研修をしていた1996年であった．

　整形外科疾患の診断と治療に外来で手間取る中，プライマリ・ケアを担当する家庭医のために書き下ろされた本書（第1版）は，まさに目から鱗が落ちるような内容であった．

　外来でよく出会う病態にターゲットを絞り，訴える症状のありよう（「夜に左肩を下にして眠ることができない」など），明快に説明された診察の要点（外転・外旋制限のキシロカインテスト後に筋力の確認），ステロイド注射を打つタイミングと紹介の時期，ストレッチ運動と等尺性筋力トレーニングを組み合わせた適切な外来リハビリなど，これまでに読んだどんな整形外科の教科書にもない，クリアカットな記載がそこにあった．

　日本に戻り，岡山県北の奈義町で家庭医療後期研修プログラムを開始した．徐々に内容が充実していく第2版，第3版について，後期研修医と伴に抄読会を重ねるたびに，この本が日本語であったらいいのにとよく話し合っていた．

　監訳者の一人である佐古が後期研修医として一緒にこの本を勉強していた際に，「それなら私たちで翻訳してみましょう」と言い出したことが今回の出版の発端である．これまで奈義ファミリークリニックで家庭医研修を行った者を中心に翻訳を担当してもらい，プライマリ・ケアにおける整形外科領域の名著を翻訳できたことは大きな喜びである．

　川崎医科大学総合診療部時代に松下自身が指導を受けた，長谷川徹先生に整形外科専門医の立場で監訳に加わっていただいたことで，家庭医・プライマリ・ケア医だけでなく，若い整形外科医にも自信をもって読んでいただける内容となったと自負している．長谷川先生と，担当していただいたエルゼビア・ジャパンの皆様の労力に感謝しつつ，本書が日本語で世に出る喜びをかみしめている．

　もうすぐ紅葉がはじまる那岐山の麓にて

松下　明
佐古　篤謙

監訳者序文（2）

　この本を読んで最初に感じたことは，日常の一般整形外来診療で頻繁に遭遇する疾患が的確に網羅されていることです．そして本書の最大の特徴は，実際の診療場面で必要となる情報が順番に提供される構成になっている点です．すなわち，難しい病態生理は省略し，概略，患者の訴え，診察手順，画像診断，特殊診断，確定診断，治療という順序に的確に述べられています．

　そして，本書の最大の利点となっているのが治療に関する内容です．初期保存的治療に始まり，経過に沿って理学療法を含めて，その治療法の選択・変更を具体的に記載してくれています．これは実際の場面で，経過によって困ることの多い項目について，非常に参考となります．このように装具・サポーターの選択も含めて，保存的治療に関して具体的に記載されている指導書はこれまで本邦にはありませんでした．

　もう1つの長所は，注射手技に関する具体的な記述です．注射部位の解剖が図解されており，実際の臨床場面において正確に目標部位をイメージすることが可能となっています．運動器疾患を扱ううえでは解剖の知識が不可欠です．特に，臨床解剖に精通することが正確な穿刺および注射治療を行うために重要となります．残念ながら，わが国の基礎医学教育においては，あまり臨床解剖に重点は置かれておらず，整形外科初期研修における穿刺・注射手技獲得は，主に現場教育を中心とした経験によって学んでいるのが現状です．そのため，整形外科研修を受けていない医師が運動器疾患を扱う場合，穿刺・注射手技は最も不安を感じる領域であろうと思います．この点に関しても本書は必要な情報を提供してくれており，これに匹敵する指導書は本邦にはありません．

　改めて今回，この企画を立てられた松下明先生の慧眼と，エルゼビア・ジャパン株式会社書籍事業部および編集制作部のご努力に敬服いたします．

　本書は，整形疾患を扱う primary care physician はもとより，整形外科およびリハビリテーション科を学ぶ全研修医にとって必携の指導書となっています．また，整形外科専門医に対しても，保存的治療の整理に関して非常に有益な内容を提供してくれています．ぜひ本書をお手元に置き，日常の診療業務において診断・治療計画を進める際の参考にしていただければ幸いです．

2008年9月

長谷川　徹

目次

第Ⅰ部
プライマリ・ケア整形外来でよくみられる67の症状

第1章　頚部 ──── 吉本 尚, 松下 明　3
- 頚部痛の鑑別診断 …………………………… 3
- 肩こり ………………………………………… 4
- 頚椎神経根症 ………………………………… 8
- 大後頭神経炎 ………………………………… 11
- 顎関節症 ……………………………………… 15

第2章　肩関節 ──── 小林裕幸　19
- 肩関節痛の鑑別診断 ………………………… 19
- インピンジメント症候群 …………………… 20
- 腱板炎 ………………………………………… 24
- 凍結肩（狭義の五十肩, 癒着性肩関節包炎） … 30
- 腱板断裂 ……………………………………… 35
- 肩鎖関節脱臼および変形性肩鎖関節症 …… 39
- 上腕二頭筋腱炎 ……………………………… 43
- 肩甲下滑液包炎 ……………………………… 47
- 変形性肩関節症 ……………………………… 51
- 肩関節多方向不安定症 ……………………… 55

第3章　肘関節 ──── 小林裕幸　58
- 肘関節痛の鑑別診断 ………………………… 58
- 外側上顆炎 …………………………………… 59
- 内側上顆炎 …………………………………… 63
- 肘頭滑液包炎 ………………………………… 67
- 橈骨上腕関節穿刺 …………………………… 71

第4章　手関節 ──── 矢部正浩　75
- 手関節痛の鑑別診断 ………………………… 75
- De Quervain（ドゥケルヴァン）腱鞘炎 … 76
- 手根中手（CM）関節の変形性関節症 …… 80
- ゲームキーパー母指〔母指中手指節（MP）関節尺側側副靱帯損傷〕………………… 84
- 手根管症候群 ………………………………… 88
- 橈骨手根関節への関節注射 ………………… 92
- 手背ガングリオン …………………………… 96
- 舟状骨骨折と重度の手関節捻挫 …………… 99

第5章　手指 ──── 小林裕幸　102
- 手指痛の鑑別診断 …………………………… 102
- ばね指 ………………………………………… 103
- 腱鞘嚢胞 ……………………………………… 107
- デュピュイトラン拘縮 ……………………… 110
- 中手指節（MP）関節に対する関節注射 … 112
- 手の変形性関節症 …………………………… 116
- 関節リウマチ ………………………………… 119

第6章　胸部 ──── 紺谷 真　124
- 胸痛の鑑別診断 ……………………………… 124
- 胸骨軟骨炎/肋軟骨炎 ………………………… 125
- 胸鎖関節腫脹 ………………………………… 128

第7章　腰部 ──── 佐古篤謙　131
- 腰痛の鑑別診断 ……………………………… 131
- 腰仙椎捻挫 …………………………………… 132
- 腰仙椎神経根症, 椎間板ヘルニア, 坐骨神経痛 …………………………………………… 137
- 仙腸関節捻挫 ………………………………… 141
- 尾骨痛 ………………………………………… 146

第8章　股関節 ──── 紺谷 真　150
- 股関節痛の鑑別診断 ………………………… 150
- 大転子滑液包炎 ……………………………… 151

中殿筋滑液包炎/梨状筋症候群 …………… 156
変形性股関節症 …………………………… 161
感覚異常性大腿痛 ………………………… 164
大腿骨頭壊死症 …………………………… 168
強度の股関節痛（不顕性骨折，感染性関節炎および転移性大腿骨腫瘍）……………… 171

第9章　膝関節 ───── 佐古篤謙　174
膝関節痛の鑑別診断 ……………………… 174
膝蓋大腿関節症候群 ……………………… 175
膝関節水腫 ………………………………… 179
水腫がない膝関節への注射 ……………… 184
関節血腫 …………………………………… 186
変形性膝関節症 …………………………… 190
膝蓋前滑液包炎 …………………………… 194
鵞足部滑液包炎 …………………………… 198
ベーカー嚢胞 ……………………………… 202
内側側副靱帯捻挫 ………………………… 206
半月板断裂 ………………………………… 210

第10章　足関節および下腿 ── 佐古篤謙　214
足関節および下腿痛の鑑別診断 ………… 214
足関節捻挫 ………………………………… 215
足関節穿刺 ………………………………… 220
アキレス腱炎 ……………………………… 224
アキレス腱皮下滑液包炎 ………………… 229
踵骨後部滑液包炎 ………………………… 233
後脛骨筋腱鞘炎 …………………………… 236
足底筋膜炎 ………………………………… 239
ヒールパッド症候群 ……………………… 243
脛骨疲労骨折 ……………………………… 245
腓腹筋断裂 ………………………………… 247

第11章　足趾 ───── 佐古篤謙　250
足趾痛の鑑別診断 ………………………… 250
バニオン（外反母趾に伴う変形性関節症）…… 251
第1中足趾節（MTP）関節内側滑液包炎　255
痛風 ………………………………………… 258
槌趾（つちゆび）………………………… 261
モートン神経腫 …………………………… 265

第Ⅱ部
プライマリ・ケア整形外来で行われる骨折治療，画像・検査手技，装具・リハビリテーション

第12章　プライマリ・ケアでよく出会う骨折
──── 中田裕子，玉置晃司，松下 明　271
骨折について ……………………………… 271
上腕骨骨折 ………………………………… 274
鎖骨骨折 …………………………………… 275
橈骨遠位端の骨折 ………………………… 277
脊椎圧迫骨折 ……………………………… 281
肋骨骨折 …………………………………… 282
股関節の不顕性骨折 ……………………… 283
足関節骨折 ………………………………… 286
足の副骨 …………………………………… 288
中足骨の疲労骨折（行軍骨折）………… 289

第13章　X線とその他の検査・手技
──────── 玉置晃司，松下 明　291

第14章　よく用いられるサポーター，固定装具，ギプス ─── 田中久也，松下 明　295
頸部 ………………………………………… 295
肩関節 ……………………………………… 296
肘関節 ……………………………………… 298
手関節 ……………………………………… 298
手指 ………………………………………… 302
腰仙椎領域 ………………………………… 303
股関節 ……………………………………… 305
膝関節 ……………………………………… 305
足関節 ……………………………………… 307
足部 ………………………………………… 310

第15章　理学療法のパンフレット
──────── 齊藤裕之，原田唯成　313
頸部の一般的なケア ……………………… 314
肩関節の一般的なケア …………………… 318
肘関節の一般的なケア …………………… 323
手関節と手指の一般的なケア …………… 326
腰部の一般的なケア ……………………… 327

股関節の一般的なケア ……………… 332
　　膝関節の一般的なケア ……………… 336
　　足関節の一般的なケア ……………… 339

付録　骨折の種類，薬物療法，検査値
　　──────────── 矢部正浩　**342**
　　整形外科への紹介を必要とする骨折 …… 342
　　硫酸グルコサミンとコンドロイチン ……… 344
　　非ステロイド系消炎鎮痛薬 ……………… 345
　　ステロイド ……………………………… 347
　　カルシウム補助食品・サプリメント ……… 347
　　リウマチ性疾患における検査 …………… 348
　　関節液の検査 …………………………… 349

文献 ──────── 矢部正浩　**350**

索引 ──────────── **367**

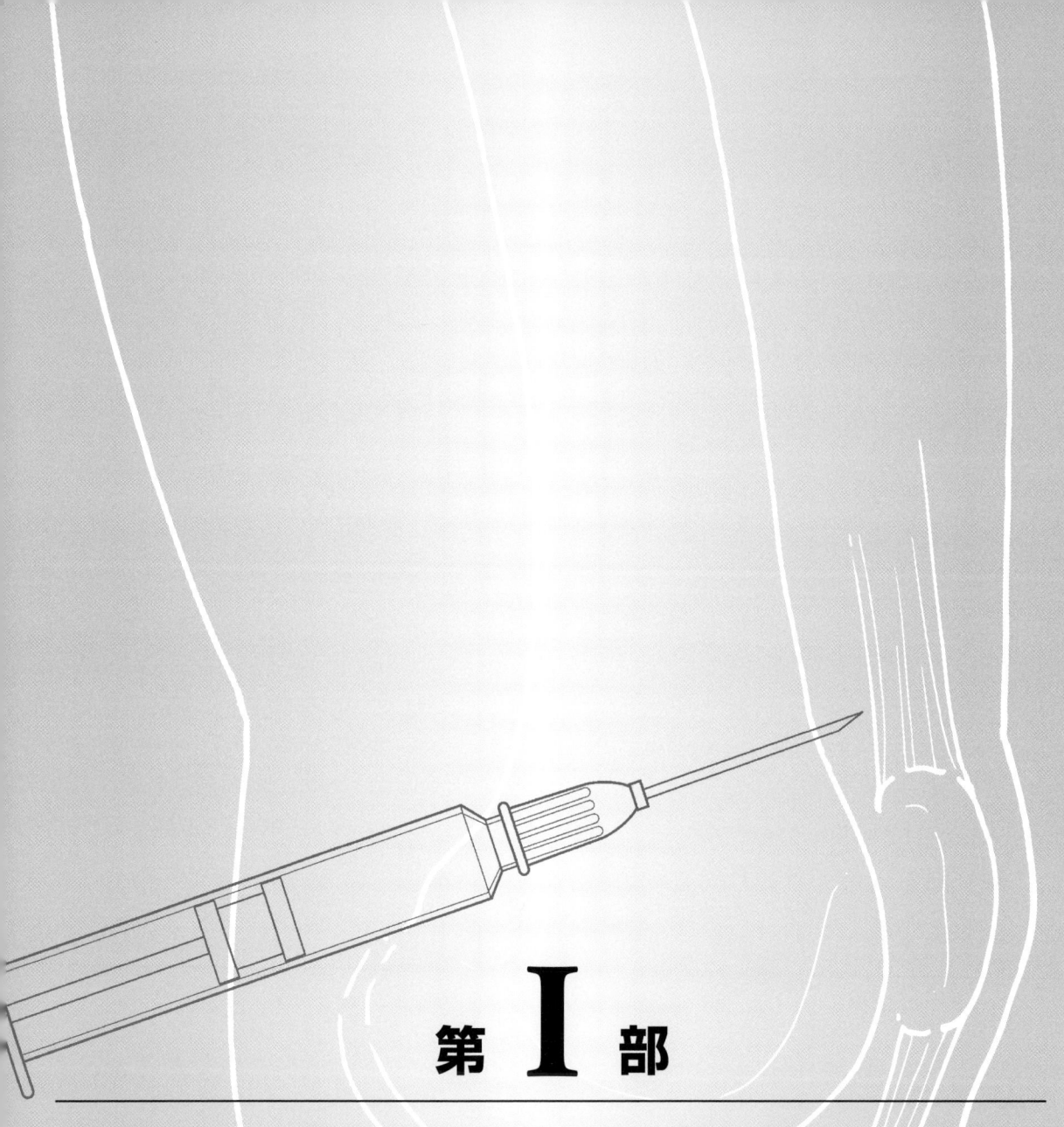

第 I 部

プライマリ・ケア 整形外来でよくみられる 67の症状

CHAPTER 1 頚部

頚部痛の鑑別診断

診断	確定
肩こり（最も一般的）	
● ストレス	● 心理社会経済的な問題
● むち打ちと関連外傷	● 自動車事故や頭頚部の外傷
● 後弯姿勢	● 高齢者や抑うつ患者の特徴的な姿勢
● 線維筋痛症	● 多数のトリガーポイント；血液検査正常
● 変形性頚椎症	● 頚椎 X 線（側面）
● 二次性の肩こり	● 脊椎・神経・頚髄障害の合併
● 神経根症	● 神経学的所見
● 頚椎椎体骨折	● 骨シンチや MRI
● 脊髄損傷/脊髄腫瘍	● MRI
頚椎神経根症	
● 椎間孔狭窄	● 頚椎 X 線（斜位）；筋電図
● 頚椎椎間板ヘルニア	● MRI
● 頚肋	● 頚椎 X 線（正面）
● 胸郭出口症候群	● 神経伝導速度/筋電図
● 硬膜外病変	● MRI
大後頭神経痛	● 局所麻酔ブロック
放散痛	
● 冠動脈疾患	● 心電図，血液検査（CPK），血管造影
● 高安動脈炎	● 血液検査（血沈），血管造影
● 胸部大動脈瘤	● 胸部 X 線
● 甲状腺疾患	● 血液検査（TSH，T4，血沈），甲状腺シンチ

肩こり CERVICAL STRAIN

僧帽筋上部で痛みの一番強い部分に，皮膚に垂直に刺入する．

針：1½インチ（3.8 cm），22ゲージ
深さ：1～1½インチ（2.5～3.8 cm）
用量：3～4 mLの局所麻酔薬，1 mLのD80（デポ・メドロール®80 mg：酢酸メチルプレドニゾロン）〔訳注：日本では通常40 mgを用いる〕，またはその両方

注意：針を軽く進め，針先が筋膜表面に達したのを感じる．そして，そのまま筋肉内に針を進める．トリアムシノロンは，筋肉やその上を覆う皮下組織の萎縮をきたすので避けたほうがよい．

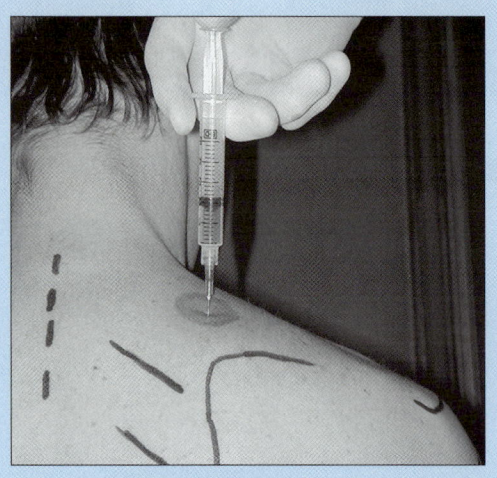

図1-1 傍頚椎筋や僧帽筋上部へのトリガーポイント注射

▶病態生理　肩こりは頚部や上背部の筋肉の炎症や攣縮である．よくある原因としては，肉体的・感情的なストレス，むち打ちのような外傷，頚椎症，後弯姿勢，頚椎アライメントの異常などがあげられる．脊椎神経や脊髄の炎症，外傷などはかなりまれな原因である．僧帽筋上部，肩甲挙筋，大菱形筋，小菱形筋，長頚筋が最も影響を受ける．症状は多くの場合両側性である．この状態を表現するのに，原因，症状を有する期間，解剖学的支配によってさまざまな名前が使われる．例えば，頚部捻挫，むち打ち，僧帽筋捻挫，斜頚，線維筋痛症，結合組織炎などである．

▶具体的症状　患者は上背部や肩の痛み，こわばり，緊張を訴える．患者は上背部や首の根元に手を当て，その場所をさすりながら，以下のように症状を表現することが多い．

「ああ，首が痛い！」
「首が凝って，がちがちになっています」．
「首が凝って痛いんです」．
「忙しい一日が終わると，首がパンパンに張ります」．

「背中の上の方が，まるで万力で締め付けられたようです」．
「肩のあたりが大変こわばって張っています」．
「うまく寝ないと，起きると首が凝っており，恐ろしくひどい頭痛に見舞われるんです」．

▶診察所見　筋攣縮の程度，頚部下方からや上背部にかけての圧痛点（トリガーポイント），頚椎の可動域制限の程度について診察する．

診察のポイント

①トリガーポイントがある（上背部，傍頚椎，菱形筋）．
②他動的に頚椎を動かした際，頚椎の患側への回旋制限，対側への側屈制限を認める．
③神経学的所見は正常である．
④骨の圧痛を認めない．

①トリガーポイントは僧帽筋上部中央，頚部下方（C6–C7レベル）の長頚筋，肩甲骨内側縁に沿った菱形筋などに最もよく認められる．痛みはコイン大の小さな領域に限局するが，慢性例では広い範囲に認められることもある．
②頚椎の可動域は制限されることがあるが，それ

は筋攣縮の程度とよく相関する．筋攣縮が増強するにつれ，頚椎の患側への回旋制限と対側への側屈制限が強くなる．（正常では頚椎の回旋は90°，側屈は45°である．）前後屈の制限は重症例や頚椎症が存在する場合にみられる．
③合併症を伴わない症例では，上肢の神経学的所見は正常である．
④頚部，肩，上背部の骨には，通常は圧痛を認めない．

▶X線撮影の適応と方法　正面，側面，斜位，開口位を含めた頚椎の撮影が推奨される．軽度から中等度の肩こりのX線所見は，正常か非特異的な頚椎症の変化程度である．肩こりに特異的な変化が認められるのは，中等度から重度の症例のみである．正常では前屈している頚椎が直線的になったり，逆に後屈したりすることさえある．椎体のアライメントは側面像で最もよく評価できる．重度な斜頚は頚椎の側方偏位をきたすことがあるが，これは正面像で最もよくみられる．

▶特殊検査の適応　MRIや筋電図は，長期の，または中等度から高度の神経根症状を合併する場合（☞ p.8）に施行される．

▶診断のポイント　上背部や頚部の圧痛，頚椎の患側への回旋と対側への側屈による症状の悪化，という病歴と身体所見があり，神経根症状を示すような病歴と身体所見がなければ，診断が行われる．頚椎の単純X線撮影は，重症度を評価し，骨病変を除外するために行われる．トリガーポイントへの局所麻酔ブロックは，頚椎神経根症や肩甲下滑液包炎由来の放散痛との鑑別を要するような複雑な症例では，役に立つことがある．

▶治療目標と治療ステップ **1** **2** **3**　治療の目標は，筋肉の痛みや攣縮を緩和し，頚椎を正常な弯曲に戻すことである．冷却，7～10日間筋弛緩薬を夜間に使用すること，理学療法による運動などが治療として選択される．

ステップ1　頚部の診察を系統的に行い，治療開始前の頚椎の可動域を測定する．症状が重篤だったり，長期間に及んでいたりする場合はルーチンの頚椎X線撮影を行う．感覚運動障害など神経根症状の症状や所見があればMRIを考慮する．
- 肩と背中をまっすぐにして座る，頭と首を体と一直線にして寝る（首の下に小さな枕を入れる），腕を軽くリラックスして運転する（アームレストを使用する），肩に荷物をかけるのを避ける，など生活様式を少し変えるように提案する．
- 痛みや筋攣縮を一時的に緩和させるため，急性期には首の根元や上背部の冷却を勧める．肩の回転，肩甲部のマッサージ，頚部のストレッチ運動（☞ p.316）など，毎日行えるやさしいストレッチ運動を始める．
- 夜間に使用できる筋弛緩薬を処方する．
- 首の根元や上背部を温め，マッサージすること（☞ p.315）を勧める．
- ストレスを減らす方法や，どのようにストレスが症状につながっているのかについて話し合う．
- NSAIDs（イブプロフェンなど）を処方し，副作用に注意する（炎症は肩こりにおいてあまり大きな問題ではない）．

ステップ2　〈3～4週間症状が持続する場合〉
頚椎のX線撮影をオーダーする．
- 持続する肩こりに対して，超音波治療を行う．
- 痛みを緩和するため，筋肉の深部へのマッサージを勧める．
- 5ポンド（2～3kg）の軽い頚椎牽引を1日1回，5～10分実施する（☞ p.317）．
- 頚椎ソフトカラーやフィラデルフィアカラー（☞ p.295）を処方し，日中，特に肉体労働をする際には，付けてもらうようにする．

ステップ3　〈6～8週間症状が持続する慢性例〉
局所麻酔薬を用いてトリガーポイントに注射する．長期作用型のステロイドを混ぜてもよい．
- 疼痛を長期間コントロールするために，三環系抗うつ薬を処方する．

- 経皮的神経電気刺激（TENS）療法の目的で理学療法士に紹介したり，難治性疼痛の長期的管理の目的でペインクリニックに紹介したりすることを考慮する．

▶**理学療法の適応と方法**　理学療法は肩こりの治療と予防の土台をなす．

理学療法のポイント

①冷却を行う．
②頚部と上背部の筋肉を，ストレッチを行う前に温める．
③筋肉の深部をマッサージする．
④超音波治療を行う．
⑤軽い頚椎牽引を用手的，もしくは牽引機にて行う．

●**急性期の対応**　筋肉の痛みを和らげるために，温熱療法，マッサージ，軽いストレッチ運動を行う．これらは毎日家で行ったほうがよい．上背部や首の根元への温熱療法とマッサージは，一時的に痛みや筋緊張を和らげる．夜間に筋弛緩薬を併用することで，さらに大きな効果をもたらす．ストレッチ運動は柔軟性を回復させ，筋攣縮を緩和するため，常に勧められる．温熱療法と筋弛緩薬はストレッチの効果を増強させることがある．進行例や長期化した例では，資格をもつ理学療法士による深部へのマッサージや超音波治療が必要となることもある．

●**回復期のリハビリ**　筋肉のストレッチ運動や頚椎牽引は，難治例や慢性例に対して行われる．ストレッチ運動は，頚部の柔軟性を保つため，週に3回続けるべきである．慢性例では軽い頚椎牽引が役立つ．5～10ポンド（2.3～4.5 kg）程度の軽さから開始し，1回につき5分間，1日に1～2回行う（☞ p.317）．高度に凝り固まった頚部の筋肉は，注意深くストレッチしなければならない．牽引は，時間が長すぎたり，頻度が多すぎたり，負荷が重すぎると痛みを伴うことがある．個々の患者がどれくらいまで牽引に耐えられるかということは，診療所で実際に用手的または牽引機を用いて牽引を行うことで評価することができる．

▶**注射手技**　局所麻酔薬，ステロイド，もしくはその両方の局注が，斜頚や重度の肩こりを起こすような急性の筋攣縮の治療や，線維筋痛症の急性増悪の管理のために行われる．しかし局注は理学療法の補助的なものでしかない．

《体位》患者を座らせ，背筋を伸ばし，手は膝に置く．

《表面解剖と穿刺部位》上部僧帽筋の中心は，頚椎の棘突起と肩峰外側の中間に位置する．僧帽筋は棘突起から1インチ（2.5 cm）外側に位置している．

《穿刺の角度と深さ》針は，皮膚に垂直に刺入する．深さは皮下1～1½インチ（2.5～3.7 cm）である．

《麻酔》皮膚にエチルクロライドをスプレーする〔訳注：日本では一般的ではない〕．局所麻酔薬を筋膜の外側（1 mL）と，筋体（0.5 mL）に注射する．

《手技》注射の成功は，最も症状の強い筋肉に，

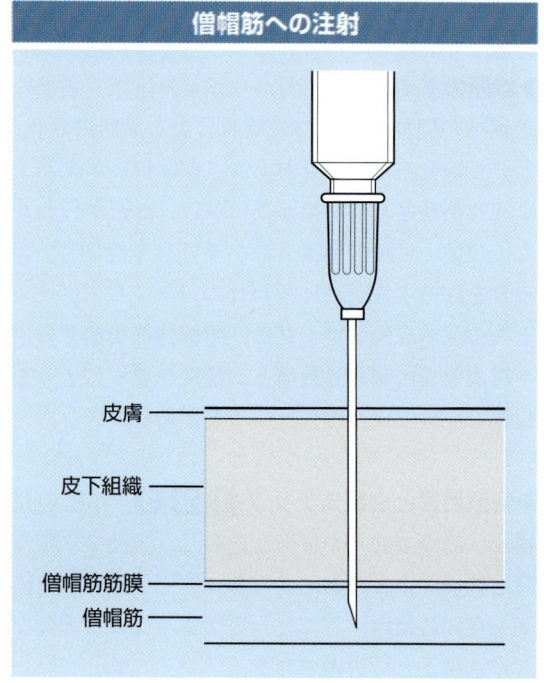

僧帽筋への注射

皮膚
皮下組織
僧帽筋筋膜
僧帽筋

正確に注射できるかどうかにかかっている．最大圧痛点を触れ，厚い皮膚を素早く穿刺する．注射シリンジをできるだけ軽く持ちながら，皮下組織を通り，筋膜表面の抵抗を感じる部位に達するまで，3/4～1インチ（1.9～2.5 cm）程針を進める．（注意：力を加えない限り，針が筋肉内に入ることはない．）シリンジを可能な限り軽く持つことで，筋膜外側の抵抗を感じることができる．局所麻酔薬（1～2 mL）を筋の外側に注入する．硬い圧力を感じながら，針を筋膜からさらに1/4～3/8インチ（0.6～1.0 cm）進め，筋肉内に達する．筋膜を貫通する際には，突然ガクンとするような感じ（giving way）やポンとはじける感じ（popping）を感じることが多い．3回に分けて穿刺し，1～2 mLの局所麻酔薬，ステロイド，もしくはその両方をコイン大の領域に注射する．2回目と3回目の注射は一列に並ぶように，筋線維の走行に対して垂直に穿刺する．注射による治療は，"woody atrophy"とよばれる筋萎縮や心理的な注射への依存を避けるため，年に3回までに制限する．

▶注射後の対応
1. 直達外力，頚椎の回旋や側屈を避けることで，頚部を3日間安静にする．
2. 症状の強い患者には，軟らかいフィラデルフィアカラーを3～7日間装着することを勧める．
3. 注射後の痛みに対しては，冷却（4～6時間おきに15分間）やアセトアミノフェン（1000 mg，1日2回）〔訳注：日本では1回500 mgを1日3回が上限〕を処方する．
4. 頚椎の回旋や側屈を制限し，よい姿勢を保つことで，30日間は上背部や頚部を保護する．
5. 2～3週間で他動的な回旋ストレッチ運動を再開する．
6. 全体的な症状の改善が50%以下であれば，6週間後に再度注射を行う．
7. 頚椎の単純X線撮影を行い，正常な頚椎の前弯が保たれているかどうか，合併する変形性頚椎症の程度，有意な椎間孔狭窄（椎間孔の大きさが50%減少していれば有意）がないかどうかを評価する．
8. 2～3カ月が経過しても治療への反応が悪い（慢性例は5%以下）場合は，頚椎椎間板病変の合併がないかどうかを評価するためにMRIをオーダーする．

▶手術適応　手術適応はない．

▶予後　肩こりは身近な問題である．ほとんどの肩こりは，ストレスの軽減，姿勢への注意，理学療法，短期間の筋弛緩薬使用，ステロイド注射の組み合わせで完全に回復する．しかし，肩こりの筋攣縮は，脊椎，脊髄，脊髄神経に影響を与えるような基礎疾患への反応の1つである可能性もあるため，再発例または重症の肩こりの場合は，変形性脊椎症，椎間板病変，神経根症，脊柱管狭窄症の合併がないかどうかの評価を行わなければならない．このような二次性の肩こりが疑われる場合は，単純X線撮影とMRIを施行すべきである．頚椎，胸椎，腰椎など広い範囲の筋肉に痛みをもつ患者は，線維筋痛症の可能性がある．そのような患者に対しては，肩こりへの治療原則のすべてを盛り込んだ長期間の治療戦略が必要となる．

頚椎神経根症 CERVICAL RADICULOPATHY

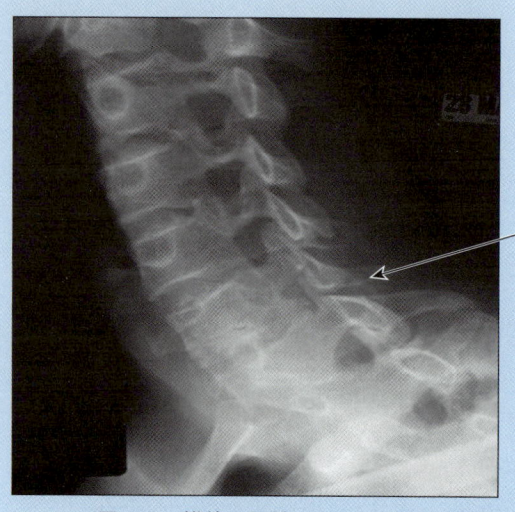

錐体からの大きな骨棘によって神経孔がC6-C7レベル（第7頚神経）で狭窄している．

図 1-2　椎体の骨棘によって椎間孔狭窄をきたしている頚椎神経根症

▶**病態生理**　頚椎神経根症とは，脊髄神経，脊髄，またはその両方の圧迫が原因で生じる，上肢の神経機能障害である．原因として最も多いのは，椎間孔狭窄を伴う頚椎の変形性脊椎症（90％）と椎間板（髄核）ヘルニア（9％）である．脊柱管狭窄症，硬膜外膿瘍，硬膜外腫瘍，原発性脊髄腫瘍などは，原因としてはまれである．重症度（頚椎神経根への刺激や圧迫の強さ）は，以下のような機能障害の程度によって判断する．機能障害の分類―感覚障害のみ（80～85％），脊髄反射の消失・筋力低下・筋萎縮を伴う感覚運動障害（15％），錐体路徴候を伴う脊髄圧迫（1％未満）．

▶**具体的症状**　ほとんどの患者は，しびれや疼くような痛みを特定の指に感じる．肩甲骨への電気の走るような痛みや，首の根元から上腕にかけての放散痛を訴える患者もいる．進行例では，握力（C8）や押す力（C7），持ち上げる力（C6）の低下がみられることがある．

「指が，麻酔が切れかかっているような感じなんです」．
「手がしびれています」．
「神経が圧迫されているんだと思います」．
「鋭い痛みが腕を走り抜けるんです．まるで誰かが，私の腕の筋肉の中に釘を打ち付けているかのようです」．
「足がしびれた後に回復しかかってきているような感じです」．
「私ははしごの上で仕事をしていました．真上を見上げたとき，首の根元に電気が走ったように感じました」．
「私は，物を何度も落とすんです」．

▶**診察所見**　頚部や上背部の筋肉の痛み，頚椎の可動域（特に回旋），上肢の神経機能について診察する．

診察のポイント
①上肢の神経学的所見に異常を認める． ②頚椎の回旋制限と伸展制限を認める． ③Spurlingテストが陽性である． ④頚椎の用手的牽引にて症状が和らぐ． ⑤傍頚椎部に圧痛を認める．

①上肢の神経学的所見に異常を認める．2点間識別，触覚，痛覚が，特定の指で消失し，深部腱反射で左右差を認めることがある．進行例では

握力，上腕三頭筋，上腕二頭筋の筋力低下を認めることがある．ある特定の筋肉群の筋力を評価するためには，2〜3度筋力を測定することが重要である．

② 頚椎の可動域制限，特に回旋と伸展の制限を認める．（頚椎回旋の正常値は 90° である．）回旋制限の程度は，背景にある変形性脊椎症や二次性の筋肉痛の程度と直接相関している．

③ 神経根の症状は，頭蓋上から首に 10 秒間圧を加え，具体的には軽く叩いたり，下方に圧力をかけたりする（Spurling 手技）ことで誘発することができる．

④ 神経根の症状は，用手的に頚椎牽引をすることにより改善する．

⑤ 肩こり（☞ p.4）の所見を認めることがある．

▶**X 線撮影の適応と方法**　正面，側面，斜位，開口位を含めた頚椎の撮影が推奨される．頚椎の単純 X 線像では，頚椎前弯の消失や椎間孔狭窄を認める．（頚椎神経根症の 90％近くは，椎間孔で神経根を圧迫する骨棘が原因である．）骨棘は多椎間にわたるため，神経学的所見と X 線上の異常を対比させながら評価しなければならない．第 6 頚神経の神経根症状は，C5–C6 の椎間孔狭窄という X 線所見と相関しているはずである．

▶**特殊検査の適応**　神経学的な所見が重度である場合，正しい治療を行っても症状や所見が持続する場合，頚椎 X 線斜位像にて有意な椎間孔狭窄（50％以上の狭窄）が認められない場合には，MRI を施行すべきである．

▶**診断のポイント**　神経根症状による痛みやしびれという病歴があり，身体所見で神経学的な障害を認め，X 線像でそれらを説明できる異常があれば，診断が行われる．

▶**治療目標と治療ステップ** **1** **2** **3**　治療の目標は，神経への圧迫を軽減させ，神経機能を改善させ，頚部の柔軟性を改善させることである．感覚障害のみを有する頚椎神経根症に対しては，冷却，7〜10 日間の筋弛緩薬の夜間使用，頚部の安静と保護を初期治療として選択する．急性の感覚運動障害を有する頚椎神経根症に対しては，頚椎牽引，神経外科〔訳注：米国では，脳外科と脊柱外科をあわせて神経外科として専門医を標榜している〕医への紹介，またはその両方を勧める．

ステップ 1　上肢の神経学的診察を完全に行い，（重症度に応じて）頚椎 X 線撮影や MRI をオーダーし，治療前の頚椎の可動域を測定する．

- 筋攣縮を緩和するために，首の根元や上背部を冷却する．
- 夜間の筋弛緩薬使用を勧める．（日中に筋弛緩薬を使うと症状が増悪することがある．）
- 適切な姿勢をとるように指導する．
- 睡眠時の適切な姿勢を指導する．頭と首を体と一直線にして寝るように伝える．（仰臥位では首の下に小さな枕を 1 つ入れ，側臥位では数個の枕を使用する．）
- 筋肉痛が重度であれば，頚椎ソフトカラー（☞ p.295）やフィラデルフィアカラー（☞ p.295）の使用を勧める．
- ストレス軽減の重要性を強調する．
- シートベルトとエアバックを勧める．
- 頚部と背部へのマッサージと温熱を行う（☞ p.315）．
- 痛みの管理のため，NSAIDs（イブプロフェンなど）を処方する．
- 頚椎の回旋，側屈，屈曲を制限する．

ステップ 2　〈2〜3 週間症状が持続する場合〉神経機能を再評価する．

- 回旋や側屈の軽いストレッチ運動を 20 セット，頚部を温めた後に行う（☞ p.316）．
- 頚椎牽引を実施する．初めは理学療法士が行うが，日々の牽引は患者自身が自宅で行う．水袋での牽引セットを処方し，5 ポンド（2〜3 kg），5 分間から開始する．7 日間隔で徐々に負荷と時間を増やし，最大 12〜15 ポンド（5.4〜6.8 kg），

10分間の牽引を1日2回行う（☞ p.317）〔訳注：日本では外来での牽引が一般的である〕.
- 強い筋弛緩薬を処方する.

ステップ3 〈4～6週間症状が持続する慢性例〉
神経機能を再評価する.
- 頚椎牽引を最大限行う.
- 硬膜外へのステロイド注射のために，麻酔科や疼痛管理の専門医の受診を考慮する.
- 症状が持続する場合は，神経外科医への紹介を行う.

▶**理学療法の適応と方法** 理学療法は，頚椎神経根症の治療，神経への圧迫の再発予防を行ううえで必要不可欠な役割を果たす.

理学療法のポイント
①他動的な筋肉ストレッチ運動を注意深く行う.
②温熱とマッサージを併用して注意深くストレッチを行う.
③超音波治療を避ける.
④頚椎牽引の荷重と時間を徐々に増やしていく.

●**急性期の対応** 冷却，マッサージ，軽いストレッチ運動は，二次性の筋肉痛を緩和するために行われる.（肩こりに対して行われる治療は，注意深く行えばすべて頚椎神経根症にも適用可能である.）

上背部や首の根元への温熱とマッサージは，一時的に痛みや筋緊張を和らげる.これらの治療に夜間の筋弛緩使用を併用すると，さらに効果的である.

二次性の筋肉痛や筋攣縮を緩和するために行うストレッチ運動は，注意深く行わなければならない（☞ p.316）．回旋や側屈を過度に行うと，神経根を刺激することがある（特に椎間孔狭窄のある場合）．どこまでストレッチ運動に耐えられるかということを，運動を自宅で行う前に診療所で評価すべきである．超音波療法は神経への圧迫を悪化させる可能性があり，なるべく避けるべきである．

●**回復期のリハビリ** 急性期の痛みが緩和された後に，ストレッチ運動と頚椎牽引とを組み合わせて行う．ストレッチ運動は，頚部の柔軟性を保ち，筋攣縮を和らげるために，継続して行う．頚椎牽引を毎日行うことにより，神経根や神経への直接的な圧迫が減少する．椎間孔狭窄による二次性の神経根症状は一様に牽引に反応する（4～6週間以上かかって次第に改善する）が，椎間板ヘルニアによる二次性の神経根症状への反応は予測が難しい．牽引治療への反応が悪い場合は，重度な筋攣縮か椎間板ヘルニアの存在が示唆される．

▶**注射手技** 局所注射はルーチンでは行われない．肩こりがあれば，僧帽筋への局所注射をすることもある（☞ p.6）．椎間関節への注射は，神経外科医や放射線科医が行うべきである．

▶**手術適応** 原因にもよるが，椎間孔拡大術，椎間板切除術の2つが最もよく行われる．

▶**予後** 頚椎神経根症のあるすべての患者で，頚椎アライメント，加齢性の椎間板病変，椎間孔狭窄の関与について評価するために，頚椎の単純X線撮影を行う必要がある．重症あるいは進行性の神経障害（感覚運動障害ならびに下肢の錐体路徴候を伴う感覚運動障害）の患者に対しては，MRIを施行しなければならない．感覚障害のみや初期の感覚運動障害を伴う頚椎神経根症患者の治療成功率は約90％である．しかし，牽引への効果は時間がかかり，改善までに4～6週間を要することも少なくない．反射の消失や著しい筋力低下を伴うケースでは治療への反応が悪く，神経障害の広がりを確認するため，早期にMRIや筋電図による評価を行うべきである．3～4週間の保存的治療に反応しない場合や高度な神経学的異常を認める場合は，MRIにて評価を行い，神経外科に紹介すべきである．

大後頭神経炎 GREATER OCCIPITAL NEURITIS

正中から1インチ（2.5 cm）外側，上項線（頭蓋骨基部）から1インチ（2.5 cm）尾側から刺入する．

針：1 1/2 インチ（3.8 cm），22 ゲージ

深さ：1/2〜3/4 インチ（1.3〜1.9 cm）で筋膜下に，さらに 1/4 インチ（0.6 cm）で筋肉内に達する．

用量：3〜4 mL の局所麻酔薬，1 mL の D80（デポ・メドロール®80 mg：酢酸メチルプレドニゾロン）〔訳注：日本では通常 40 mg を用いる〕，またはその両方

注意：針を軽く進め，針先が筋膜表面に達したのを感じる．そして，そのまま筋肉内に針を進める．トリアムシノロンは，筋肉やその上を覆う皮下組織の萎縮をきたす可能性が高いので避けたほうがよい．

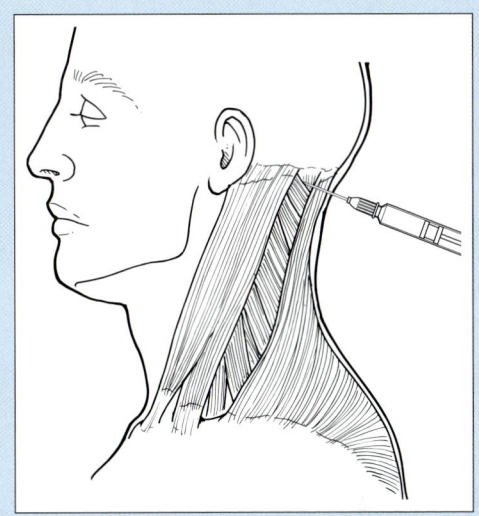

図 1-3　頭半棘筋から出てくる大後頭神経への注射

▶**病態生理**　大後頭神経炎は，頸椎上部の神経根より起こり，傍頸椎筋を通って，頭皮の皮下組織に分布する大後頭神経が単独で圧迫されることによる神経障害である．大後頭神経は感覚線維のみで構成され，頭皮の半分の痛覚，触覚，温覚，振動覚を司る．神経の刺激や炎症は，神経が傍頸椎筋を貫いているために生じる．

▶**具体的症状**　患者は片側性の頭痛，さまざまな程度の異常知覚や知覚鈍麻，併存する肩こりに関連した症状を訴える．

「私は左側の片頭痛をもっています」．
「頭皮がチクチクうずいて，身の毛がよだつようです」．
「頭がずきずきして，首が凝って，頭の骨がひどく痛みます」．
「頭のてっぺんが，こんなふうに激しく痛みます」．

▶**診察所見**　肩こりの所見，頭蓋骨基部に局在する圧痛，頭皮の感覚異常について診察する．

診察のポイント

①肩こりの所見（僧帽筋と傍脊柱筋の攣縮や痛み）を認める．
②頭蓋骨基底に局在する圧痛を認める．
③頭皮の感覚異常を認める．
④上肢の神経学的所見は正常である．

①僧帽筋と傍脊柱筋の攣縮や痛みは，肩こりの存在を反映している．筋肉痛の程度に応じて，頸椎の可動域制限を認めることがある．
②正中から1インチ（2.5 cm）外側，頭蓋骨基部から 1/2〜1 インチ（1.3〜2.5 cm）下方に，コイン大の局在する圧痛が存在する．この圧痛点は，大後頭神経が僧帽筋筋膜を貫いている場所と一致している．
③患側の頭皮に，さまざまな程度の感覚異常を認めることがある．
④合併症を伴わないケースでは，上肢の神経学的所見は正常である．
⑤頸部，肩，上背部の骨には，通常は圧痛を認めない．

▶**X線撮影の適応と方法**　正面，側面，斜位，開口位を含めた頸椎の撮影が推奨される．ほとんどの症例では，特異的なX線所見を認めない．しかし，中等度から重度の筋肉の攣縮のある患者では，頸椎の正常な弯曲やアライメントが失われていることがある．頸椎の可動域が極端に障害されている患者では，C2–C3レベルの椎間孔狭窄を含む，有意な変形性頸椎症様の変化を認めることがある．

▶**特殊検査の適応**　特殊検査はほとんど必要としない．頸椎の可動域が極端に障害されている場合や，他の神経症状を認める場合は，脊髄や椎体の整合性を評価するためにMRIを施行すべきである．

▶**診断のポイント**　患側の頭皮の感覚異常を伴う片側性の頭痛の病歴，大後頭神経が上部僧帽筋筋膜を貫通する部位に局在する圧痛や肩こりの身体所見があれば，診断が行われる．頸椎の単純X線撮影は，合併する肩こりの重症度や，上部頸椎の変形性脊椎症性変化の程度を評価し，骨病変の合併を除外するために行われる．大後頭神経の貫通部分への局所麻酔ブロックは，筋緊張性頭痛や片頭痛といった片側の頭痛をきたす他の原因の鑑別と，診断確定のために行われる．

▶**治療目標と治療ステップ** 1 2 3 　治療の目標は，合併する肩こりによる筋肉痛を緩和し，大後頭神経の炎症を鎮めることと，他動的な頸部のストレッチや頸椎牽引，またはその両方を行い，将来の神経炎の再発を予防することである．

ステップ1　頭痛の性質と分布を評価し，頸椎神経根症の所見がないかどうか，上肢の神経学的診察を行う．
- 肩と背中をまっすぐにして座る，頭と首を体と一直線にして寝る（首の下に小さな枕を入れる），腕を軽くリラックスして運転する（アームレストを使用する），肩に荷物をかけるのを避ける，など生活様式を少し変えるように提案する．
- 頸椎の回旋，側屈，屈曲を制限することで，頭の動きを制限する．
- 急性期の筋攣縮をコントロールするため，冷却を勧める．
- 頸部を温めた後，マッサージを行う（用手的に行ったり，シャワーマッサージ機を使ったりする）．

ステップ2　〈3～4週間症状が持続する場合〉
頸椎のアライメントを評価するために，頸椎のX線撮影をオーダーする．
- 軽い鎮静を引き起こす程度の用量で，夜間にのみ使用する筋弛緩薬を処方する．
- 難治性の症状に対し，局所麻酔を行う．ステロイドD80（デポ・メドロール®80 mg：酢酸メチルプレドニゾロン）〔訳注：日本では通常40 mgを用いる〕の注射を同時に行ってもよい．

ステップ3　〈6～8週間症状が持続する慢性例〉
再度D80の注射を行う．
- よい姿勢を保ち，二次性の筋攣縮を緩和するため，注射を行うと同時に，軟らかいフィラデルフィアカラーを使用する．
- 回復を早めるために，回旋や側屈の軽いストレッチ運動を他動的に行う．

▶**理学療法の適応と方法**　理学療法は，大後頭神経炎の初期治療，予防において大きな役割を果たす．頸部の筋攣縮の緩和に重点を置いて行う．

理学療法のポイント
①冷却を行う．
②頸部と上背部の筋肉をストレッチの前に温める．
③筋肉の深部をマッサージする．
④超音波治療を行う．
⑤軽い頸椎牽引を用手的，もしくは牽引機にて行う．

●**急性期の対応**　1日に数回冷却を行うことで，頸部の筋攣縮を軽減させる．筋肉への効果を確かなものとするため，冷却は20～25分間続けなければならない．続いて，筋肉痛を和らげるため，温熱療法，マッサージ，軽いストレッチ運動を行う．これらは毎日家で行ったほうがよい．上背部や首の

根元への温熱療法とマッサージは，一時的に痛みや筋緊張を和らげる．夜間に筋弛緩薬を併用することで，さらに大きな効果をもたらす．ストレッチ運動は柔軟性を回復させ，筋攣縮を緩和するため常に勧められる（☞ p.316）．温熱療法と筋弛緩薬はストレッチの効果を増強させることがある．進行例や長期化した例では，資格をもつ理学療法士による深部へのマッサージや超音波療法が必要となることもある．

●回復期のリハビリ　筋肉のストレッチ運動や頚椎牽引は，難治例や慢性例に対して行われる．ストレッチ運動は，頚部の柔軟性を保つため，週に3回続けるべきである．慢性例では軽い頚椎牽引が役立つことがある．5〜10ポンド（2.3〜4.5 kg）程度の軽さから開始し，1回につき5分間，1日に1〜2回行う（☞ p.317）．高度に凝固まった頚部の筋肉は注意深くストレッチしなければならない．牽引は，時間が長すぎたり，頻度が多すぎたり，負荷が重すぎると痛みを伴うことがある．個々の患者がどれくらいまで牽引に耐えられるかということは，診療所で実際に用手的または牽引機を用いて牽引を行うことで評価する．

▶**注射手技**　冷却，筋弛緩薬，鎮痛剤，軽いストレッチ運動で改善しない急性の頭痛の治療を行うために，局所麻酔薬，ステロイド，またはその両方の局注を行う．

《体位》患者を腹臥位とし，頭と胴体を一直線にする．

《表面解剖と穿刺部位》頚椎棘突起上の正中線と頭蓋骨基部を触れ，必要に応じてマーキングする（髪の生え際）．大後頭神経は，棘突起より約1インチ（2.5 cm）外側で傍頚椎筋を貫通する．

《穿刺の角度と深さ》針は，皮膚に垂直に刺入する．深さは3/4〜1インチ（1.9〜2.5 cm）で僧帽筋筋膜に達する．

《麻酔》皮膚にエチルクロライドをスプレーする〔訳注：日本では一般的ではない〕．この揮発性の液体をスプレーする前に，深呼吸を数回するように伝える．局所麻酔薬を筋膜の外側（1 mL）と，筋体内側（1 mL）に注射する．

《手技》注射の成功は，僧帽筋筋膜の上下に局所麻酔薬とステロイドを正確に注射できるかどうかにかかっている．注射シリンジをできるだけ軽く持ちながら，皮下組織を通り，筋膜表面の軽度の組織抵抗を感じる部位に達するまで，3/4〜1インチ（1.9〜2.5 cm）ほど針を進める．（注意：力を加えない限り，針が筋肉内に入ることはない.）シリンジを可能な限り軽く持つことで，筋膜外側の抵抗を感じることができる．局所麻酔薬（1〜2 mL）を筋の外側に注入する．硬い圧力を感じながら，針を筋膜からさらに1/4〜3/8インチ（0.6〜1.0 cm）進め，筋肉内に達する．筋膜を貫通する際には，突然ガクンとするような感じ（giving way）やポンとはじける感じ（popping）を感じることが多い．また，針を進めても筋膜がはっきりわからない場合は，覆っている皮膚を真上につまみ上げることで，正しい深さを確認することができる．針が筋膜より上にあれば，皮膚をつまんだ際に，容易に針が動くはずである．針先が筋膜を貫いていれば，

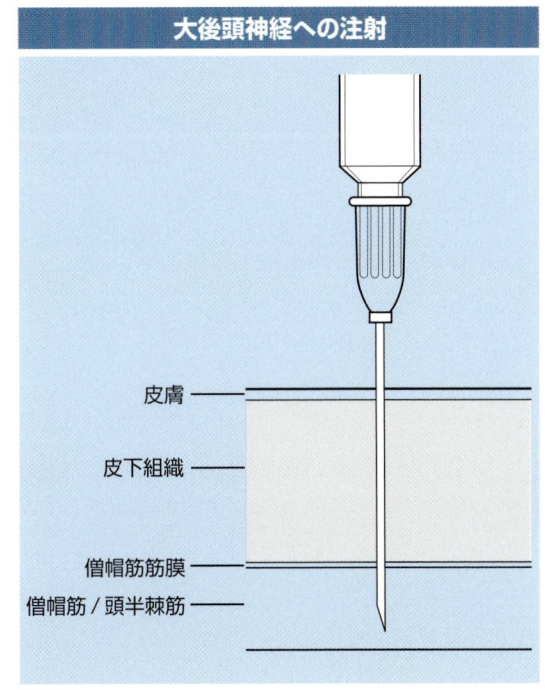

大後頭神経への注射

針はその場から動かない．最善の効果を得るために，0.5～1 mLの局所麻酔薬，0.5 mLのステロイド，またはその両方を筋膜の上下に注入する．

▶注射後の対応

1. 直達外力，頚椎の回旋や側屈を避けることで，頚部を3日間安静にする．
2. 症状の強い患者には，軟らかいフィラデルフィアカラーを3～7日間装着することを勧める．
3. 注射後の痛みに対しては，冷却（4～6時間ごとに15分間）やアセトアミノフェン（1000 mg, 1日2回）〔訳注：日本では1回500 mgを1日3回が上限〕を処方する．
4. 頚椎の回旋や側屈を制限し，よい姿勢を保つことで，30日間は頚部を保護する．
5. 2～3週間で他動的な回旋ストレッチ運動を開始する．
6. 全体的な症状の改善が50％以下であれば，6週間後に再度注射を行う．
7. 頚椎の単純X線再検やMRIを行い，正常な頚椎の前弯が保たれているかどうか，変形性頚椎症や椎間板病変がないかどうか，患者を再評価する．
8. 2回の連続した注射や理学療法で症状が改善しない場合は，頭痛に対する一般的な精査のため，神経内科医への紹介を考慮する．

▶**手術適応**　手術適応はない．

▶**予後**　大後頭神経炎は自然軽快する病態である．ステロイドを含む含まないにかかわらず，局所麻酔ブロックは，短期的には一様に効果を発揮する（数週から数カ月は症状から解放される）．しかし長期的には，再発を予防するため，ストレスや姿勢に注意すること，ストレッチ運動などの理学療法を行うことが必要である．治療に反応しない場合は，頚椎をさらに詳しく評価し，慢性頭痛に対する一般的な精査を行わなければならない．

▶ 顎関節症 TEMPOROMANDIBULAR JOINT ARTHRITIS

顎を完全に開き，関節を形成している窪みに，耳珠前方から 1/4～3/8 インチ（0.6～1.0 cm）刺入する．穿刺角度は皮膚に垂直である．

針：5/8 インチ（1.6 cm），25 ゲージ
深さ：1/4～1/2 インチ（0.6～1.3 cm）で関節内に達する．
用量：0.5～1 mL の局所麻酔薬，0.5 mL の K40（ケナコルト A®40 mg：トリアムシノロンアセトニド），またはその両方

注意：側頭動脈の走行を同定してマーキングし，その側方から血管を避けるように挿入する．動脈血がシリンジに逆流してきたら，針を皮膚から抜去し，5 分間圧迫する．そして，わずかに前後方向に部位をずらして再び穿刺する．

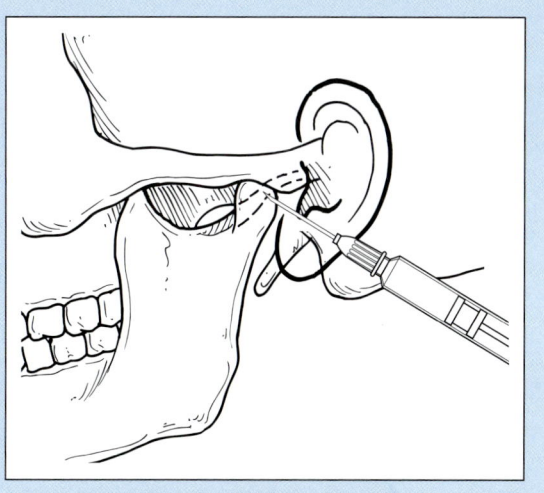

図 1-4　顎関節への注射

▶ **病態生理**　顎関節は，側頭骨の頬骨突起と下顎骨の間にある蝶番関節である．関節は，2 つの強力な蝶番靱帯（外側靱帯，蝶下顎靱帯），咀嚼筋（内側・外側翼突筋，咬筋），厚い関節包に支えられている．下顎骨と側頭骨の間には，半月板様軟骨である関節円板が存在し，これが関節の中心に位置している．

顎関節の関節炎は比較的まれである．急性の関節炎の原因として最も多いのは，外傷後の変形性関節症と関節リウマチである．顎関節症は，不正咬合・夜間の歯ぎしり・ストレスに伴って二次的に起こる，顎関節の再発性・慢性の炎症である．患者は咀嚼時の疼痛，クリック音，開口困難（翼突筋の攣縮）を訴え，まれに顎関節が固定して動かないと訴えることもある．

▶ **具体的症状**　患者は，顎関節の痛み，関節から聞こえる音，咀嚼困難を訴える．

「布団から出る前に，口が開くかどうか確認しなければいけません．朝起きるときに顎が痛むんです」．

「会話の途中で顎が外れて，それ以上話すことができなくなります」．
「ガムを咬んだりステーキを食べたりするたびに，顎がガクガクいうんです」．
「歯医者は，私の歯がすり減るのが早すぎると言うんです」．
「あくびをすると顎がひっかかります．もう一度口を開けて閉じることができるようになるには，顎を前後に動かさなくてはならないんです」．
「口が開かなくて食事できないんです．顎が痛くて，喉の奥のほうまでひどい痛みがあります」．

▶ **診察所見**　急性の顎関節症の患者には，関節上の局所の圧痛，筋攣縮の程度，最大開口度についての診察を行う．慢性の顎関節症の患者には，一般的な発語と咬合の機能，下顎骨の動き，歯の状態，関節円板の整合性についての診察も行う．

診察のポイント

①咬合，発語，下顎骨の動きといった機能について診察する．
②最大開口度を測定する．
③顎関節の局所の圧痛を認める．
④翼突筋と咬筋の攣縮を認める．

①発語の様式，シュガーレスガムを咬む能力，下顎骨を前後に動かせるかどうか，などを診察することにより，顎関節の機能を最初に評価することができる．
②上下の歯の間の距離（最大開口度）を測定することにより，変形性関節症の重症度や合併する筋攣縮の程度を客観的に記録することができる．
③顎関節の圧痛は，耳珠のすぐ前方，または外耳道のすぐ内側に存在する．
④再発例や慢性例では，クリック音やポンとはじけるような音が聞こえることがある．示指の先端を外耳道内に当てると，わずかなクリック音であっても，指先に感じることができるかもしれない．
⑤翼突筋の攣縮や圧痛を最も上手に評価する方法は，手袋をはめて下側の歯槽堤の内側面から口蓋舌弓まで指を走らせることである．咬筋の筋攣縮が翼突筋の筋攣縮程痛むことはまれである．

▶X線撮影の適応と方法　頭蓋骨の単純X線像は，下顎骨，上顎骨，側頭骨の整合性を評価できる程度であり，顎関節を詳細に撮影するには不十分である．口腔と顎関節全体を撮影するパノラマX線撮影は，病態を評価するのに必要な情報を詳細に与えてくれる．

▶特殊検査の適応　MRIによって，関節円板の位置や整合性，変形性関節症による変化の程度，関節内の液体の存在を評価することができる．関節円板の変位には，円板が磨り減っているタイプ，磨り減っていないタイプの2つの種類がある．

▶診断のポイント　咀嚼時の疼痛，関節の柔軟性の消失，顎関節部に一致した顔面外側の疼痛という病歴があり，身体所見で関節の圧痛，開口制限，咬筋の筋攣縮が認められれば，診断が行われる．局所麻酔薬の関節内注入は，顎関節症と耳，耳下腺，側頭動脈に関連する病態とを鑑別し，診断を確定するために行われる．

▶治療目標と治療ステップ **1** **2** **3**　治療の目標は，関節の炎症を鎮め，二次性の咀嚼筋の攣縮を緩和し，関節や歯の磨耗が進行するのを予防することである．

ステップ1　関節，隣接した骨，歯を徹底的に診察し，最大開口度を測定する．長期にわたる症状の場合は，口腔と顎関節のパノラマX線撮影をオーダーする．診断がはっきりしない場合は，局所麻酔薬の関節内注射を行う．

- 顎関節を冷却する．
- 急性期の痛みがコントロールできるまでは，完全流動食を勧める．
- 咀嚼を制限し，肉，豆類，硬いキャンディー，ガムを避けることにより，関節と咀嚼筋を保護する．
- ストレスが病態に大きな影響を与えている場合や，歯ぎしりの病歴がある場合は，夜間に使用する筋弛緩薬を処方する．
- ストレスの役割について患者に伝える．「個人的な身体のストレスは，夜間に歯を食いしばったり，歯ぎしりしたり，というかたちで表現されることが多いものです」．

ステップ2　〈3〜4週間症状が持続する場合〉
顎関節のパノラマX線撮影をオーダーする．

- K40（ケナコルトA®40mg：トリアムシノロンアセトニド）の関節内注射を行う．
- 流動食を続け，症状が改善してきたら軟らかい食事を許可する．
- ストレスについて見直し，ストレスが関節に与える影響について評価する．

ステップ3　〈6〜8週間症状が持続する慢性例〉

K40 によるステロイドの注射を再度行う．
- 歯ぎしりの病歴や，有意な歯の磨耗や損傷が認められた場合は，バイトブロックの使用を勧める．
- 顎関節症の治療経験のある歯科医の受診を考慮する．

▶**理学療法の適応と方法**　顎関節症の治療において理学療法の果たす役割は小さい．

> **理学療法のポイント**
> ①冷却を行う．
> ②ストレッチを行う前に温める．

●**急性期の対応**　顎関節の上を冷却することは，顔面や耳という敏感な部分であると同時に，内耳の平衡機能中枢へ影響を与える可能性があるため，あまり長時間行うことができない．

●**回復期のリハビリ**　最大開口度が極度に低下している場合や，脱臼歴，手術歴のある場合は，咀嚼筋のストレッチ運動を行う必要がある．

▶**注射手技**　顎関節の病態と，耳，耳下腺，口腔内の病態とを鑑別するために，局所麻酔薬の注射が必要である．食事制限や筋弛緩薬の使用を行っても，関節の痛みや炎症が改善しない場合は，ステロイドやヒアルロン酸の注射を行う．

《体位》患者を側臥位とし，頭の下に枕を入れる．

《表面解剖と穿刺部位》耳珠，側頭動脈，頬骨弓の関節結節を同定し，マーキングする．検者は手先で関節の窪みを感じながら，患者に口を開閉させる．穿刺は，関節の中心部の真上から行う．これは，頬骨の関節結節と下顎骨頭（関節突起）との中間に位置する．

《穿刺の角度と深さ》針は，皮膚に垂直に挿入する．深さは皮下 3/8〜1/2 インチ（1.0〜1.3 cm）である．

《麻酔》患者には数回深呼吸した後に息を止めてもらう．皮膚にエチルクロライドをスプレーする〔訳注：日本では一般的ではない〕．局所麻酔薬を皮下，関節包の硬い抵抗のある部位（0.5 mL），関節内（0.5 mL）に注射する．

《手技》注射の成功は，正確に関節内に注射できるかどうかにかかっている．患者に最大まで口を開けるように指示する．注射シリンジをできるだけ軽く持ちながら，皮下組織を通り，関節包の抵抗を感じるまで，約 3/8〜1/2 インチ（1.0〜1.3 cm）針を進める．動脈血がシリンジに逆流したら，針を抜き，5 分間圧迫する．わずかに動脈の前後にずらした部位から再度穿刺する．局所麻酔薬（0.5 mL）を関節包のすぐ外側に注入する．硬い圧を感じながら，関節包からさらに 1/4〜3/8 インチ（0.6〜1.0 cm）進めると，針は関節内に達する．筋膜を貫く際に，ガクンとするような感じ（giving way）やポンとはじける感じ（popping）を感じることが多い．関節内に 0.5 mL の局所麻酔薬，ステロイド，またはその両方を注入する．注射が成功すると，関節の痛みが和らぎ，自由に顎関節を開閉することができるようになり，急性の翼突筋の攣縮が減少する．

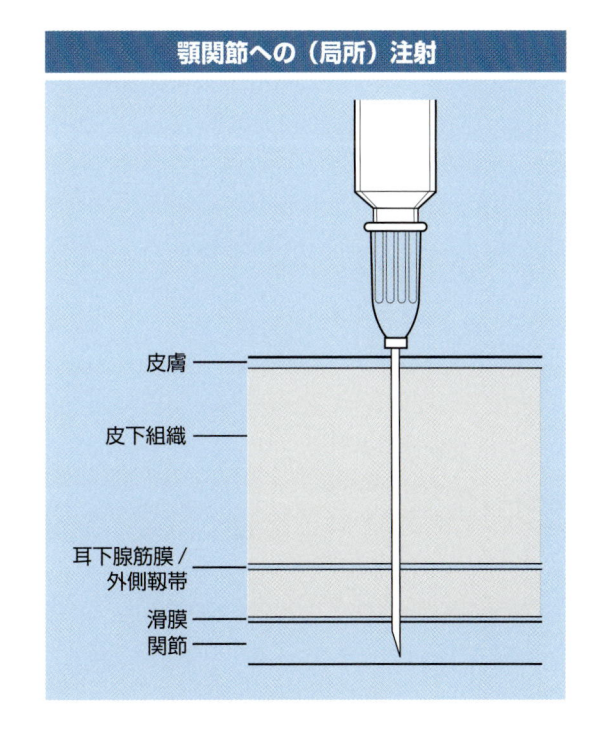

顎関節への（局所）注射

- 皮膚
- 皮下組織
- 耳下腺筋膜／外側靱帯
- 滑膜
- 関節

▶注射後の対応
1. 直接刺激，咀嚼，夜間の歯ぎしりを避けることにより，最初の3日間は関節を安静にする．
2. 注射後の痛みに対しては，冷却（4〜6時間ごとに15分間）やアセトアミノフェン（1000 mg，1日2回）〔訳注：日本では1回500 mgを1日3回が上限〕を処方する．
3. 咀嚼や夜間の歯ぎしりを制限することにより，30日間は関節を保護する．
4. 軽く鎮静を引き起こす程度の用量で，夜間に使用する筋弛緩薬を処方する．それにより，翼突筋と咬筋の急性期の筋攣縮を緩和し，歯ぎしりの程度を改善させることができる．
5. 全体的な症状の改善が50%以下であれば，6週間後に再度注射を行う．
6. 歯と下顎のパノラマX線撮影を行い，歯，下顎骨，顎関節の病態を評価する．
7. 治療をしても長期間の有効性が認められない場合は，顎関節疾患を専門とする口腔外科医の受診を行う．

▶手術適応　保存的治療に反応しない場合，関節円板の病変がある場合，X線上変形性関節症の所見が認められる場合は，顎関節疾患を専門とする口腔外科医による評価を受けるべきである．

▶予後　急性の顎関節症の90%以上は，食事制限，顎関節の安静，筋弛緩薬，カウンセリングなどの包括的な治療プログラムによって改善する．これらの方法で症状が改善せず，注射を必要とするのは10%未満である．症状が持続する亜急性または慢性の顎関節症患者に対しては，特殊検査を行い，口腔外科医への紹介を行うべきである．

CHAPTER 2 肩関節

肩関節痛の鑑別診断

診断	確定
肩腱板症候群（最も多い）	
● インピンジメント症候群	● painful arc maneuver 陽性
● 腱板炎	● リドカイン注射テスト
● 腱板の菲薄化	● X線—肩峰下の狭小化
● 腱板断裂	● 肩関節造影
凍結肩〔訳注：狭義の五十肩，癒着性肩関節包炎〕	可動域制限；X線正常
肩鎖関節	
● 変形性関節症	● X線—肩関節
● 肩鎖関節脱臼	● X線—肩関節負荷撮影
● 鎖骨の骨溶解	● X線—肩関節
肩甲下滑液包炎	局所麻酔ブロック
胸鎖関節	
● 捻挫または炎症性関節炎	● 局所麻酔ブロック
● 化膿性関節炎（静脈からの薬物乱用）	● 穿刺吸引と培養
肩関節	
● 変形性関節症	● X線—肩関節（軸写撮影）
● 炎症性関節炎	● 関節液分析
● 化膿性関節炎	● 関節液培養
肩関節多方向不安定症	
● 脱臼	● X線—肩関節
● 亜脱臼	● 陥凹徴候（sulcus sign）
● 肩関節唇断裂	● 肩関節二重造影
放散痛	
● 頸椎	● 頸椎回旋；X線；MRI
● 肺	● 胸部X線
● 横隔膜	● 胸部X線；CT
● 上腹部	● 生化学；超音波検査

インピンジメント症候群 IMPINGEMENT SYNDROME

肩峰の中点の下部 1〜1½ インチ（2.5〜3.8 cm）の部位に刺入する（肩峰角に沿って肩峰下滑液包に刺入する）．

針：1½ インチ（3.8 cm），22 ゲージ
深さ：1〜1½ インチ（2.5〜3.8 cm），肥満患者では 3½ インチ（8.9 cm）
用量：2〜3 mL の局所麻酔薬，1 mL の D80（デポ・メドロール®80 mg：酢酸メチルプレドニゾロン）〔訳注：日本では通常 40 mg を用いる〕

注意：抵抗がある場合，患者が激痛を訴えた場合（腱板内，骨膜）は注射をしない．疼痛や注射時に抵抗を認めた場合は，1/2 インチ（1.3 cm）針を引き抜いてから入れ直す．

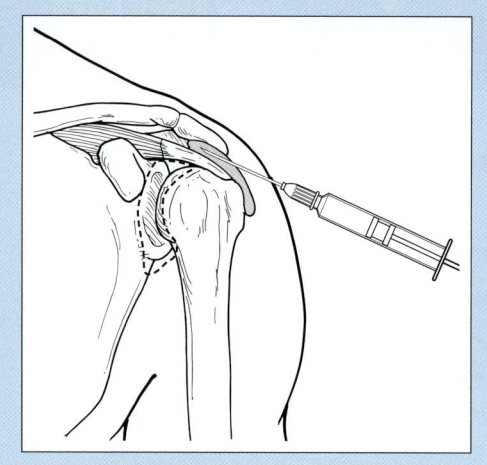

図 2-1　外側アプローチによる肩峰下滑液包への注射

▶**病態生理**　インピンジメント症候群とは，腱板ならびに肩峰下滑液包が，上腕骨大結節と肩峰下面の間に圧迫されることによる症状を示す用語である．物理的な原因で起こり，肩峰下滑液包炎，腱板炎，腱板断裂，ミルウォーキー肩〔訳注：高度な腱板断裂と多量の関節液貯留および変形性肩関節症の所見を伴うもの〕の主な原因となる．多くの場合，インピンジメント症候群が，急性腱板炎や肩峰下滑液包炎に先行する．肩峰下滑液包へ注射を行うと，繰り返す圧迫や摩擦によって起こる炎症を素早く鎮めることができる．

▶**具体的症状**　患者は，頭上の動作によって誘発される肩の痛みや，痛みによる肩の可動制限を訴える．患者は，肩の側面をつかんだり，三角筋を上下にさすったりしながら，以下のように痛みを表現する．

「痛みで腕が上がりません」．
「革のヒモで肩を下に引っ張られている感じがします」．
「1 時間も郵便を仕分けしていると肩が痛くなります」．

「腕を頭の上に上げて寝ると，翌日は 1 日中肩が痛くなります」．
「骨がこすり合うような感じがします」．
「高い戸棚にある食器を取り出すときは，台を使わないと取ることができません」．

▶**診察所見**　肩峰下のインピンジメント徴候や肩峰の位置（肩峰角）について評価する．

診察のポイント

①painful arc maneuver によって痛みを生じる（肩峰下インピンジメント徴候）．
②肩峰下（肩峰の中心のすぐ下方）に局所の圧痛を認める．
③等尺性に抵抗を加えて行う，肩の外転（棘上筋），外旋（棘下筋），内旋（肩甲下筋），肘の屈曲（上腕二頭筋）の運動では，痛みが誘発されない．
④肩関節の可動域は正常である．
⑤筋力低下は認められない．

①インピンジメント症候群の特徴的な身体所見は，painful arc maneuver〔訳注：下垂位から自動挙上させる．そのとき，挙上 70° 付近で肩痛を自覚し，120°

付近で疼痛が消失する場合，陽性とする〕によって誘発される痛みである．上肢を一定の角度で他動的に外転させると痛みが誘発され，これは一定の角度で再現性がある．この診察手技を行うことで，上腕骨頭の大結節が肩峰の外側縁に接触する．重症例では，僧帽筋の筋攣縮，筋性防御，不随意的な筋収縮を伴うことが多い．

② 肩峰下の局所に例外なく圧痛を認めるが，この圧痛は，上腕骨頭の大結節と肩峰の前 3 分の 1 の間を検者の母指でしっかり圧迫しないとわからないことがある．この圧痛は腱板炎で認めるものと同じものである．

③ 腱板の炎症徴候は，インピンジメント症候群単独では認めない．すなわち等尺性に行う外転，内転，内旋，外旋の筋力テストでは痛みを生じない．

④ 凍結肩〔訳注：狭義の五十肩，癒着性肩関節包炎〕の進行や肩関節炎がなければ，肩関節の可動域は正常である．

⑤ 外転，外旋筋力は正常である．

▶ **X 線撮影の適応と方法**　初発のインピンジメント症候群患者では，通常の肩の X 線撮影（正面，外旋位，肩甲骨 Y 撮影，軸写撮影）は必須ではない．再発性または症状が持続する症例では X 線撮影を行うほうがよい．腱板に石灰化を認めることもある（30％）．これはたいていの場合慢性の状態を示唆する．さらに重要な情報は肩峰と上腕骨頭の解剖学的関係である．上腕骨頭が高い位置にある（正常では 1 cm 以上ある肩峰下面と上腕骨頭上端との間隙が消失している）ときには，腱板の変性による菲薄化や腱板の大きな断裂（1％）が示唆される．インピンジメント症候群が長く続く症例では，大結節のびらん性変化や骨硬化像（重症または慢性のインピンジメント症候群）を認める．肩峰角が下向きの場合（円型の肩）は，高率でインピンジメントが再発したり慢性化したりする．

▶ **特殊検査の適応**　腱板断裂の可能性を除外するため，症状が持続または慢性化した症例では，超音波検査，関節造影，MRI 検査を行うことが多い．

▶ **診断のポイント**　肩外側の痛みの病歴と，肩峰下部の圧痛や painful arc maneuver 陽性という異常所見があり，急性の腱板炎の所見がなければ，インピンジメント症候群の診断が行われる．

▶ **治療目標と治療ステップ 1 2 3**　治療の目標は，肩峰下のスペースを広げ，インピンジメントの程度を減らすこと，腱板炎や腱板断裂の発生を予防することである．振り子を用いたストレッチ運動を行うと同時に，腕の頭上への挙上を制限することが，治療として選択される．

ステップ 1　全体的な肩関節の機能（頭上へ挙上できるかどうか，Apley スクラッチテスト陽性〔訳注：背部に手を回して掻くことができない〕，全般的な筋力）を評価し，外旋筋力を測定し，（場合により）肩関節 X 線撮影をオーダーする．

- 腕を頭上へ挙上したり，頭上で作業を行ったりすることを制限し，肩を安静にするように強く勧める．
- 痛みをコントロールするために，三角筋の部位を冷却するように勧める．
- 5〜10 ポンド（2.3〜4.5 kg）の振り子を用いたストレッチ運動（☞ p.319）を実際にやってみせ，1 日 1〜2 回，5 分間行うように勧める．肩の筋肉をリラックスさせることを強調する（他動的なストレッチング）．
- 痛みが十分に改善されるまで，腕を頭上へ挙上したり，頭上で作業を行ったり，物を持ち上げたりする動作を制限する．

ステップ 2　〈2〜4 週間症状が持続する場合〉
わずかでも腱板炎の徴候がある場合には，3〜4 週間，最大用量で NSAIDs（イブプロフェンなど）を処方する．

- 三角巾（☞ p.296）の使用を止めさせる．感受性の強い患者（疼痛閾値の低い患者やストレスの強い患者など）に固定を行うと，肩関節の拘縮

が早まることがある．

ステップ3　〈6〜8週間症状が持続する場合〉
振り子を用いたストレッチ運動を再度強調する．
- 症状が続く場合，肩峰下に注射を試みる．インピンジメント症候群は，ほとんど炎症を伴わない物理的な疾患である．ステロイドの局所注射は，腱の炎症がない場合は，ほとんど治療的な効果はない．
- 肩関節周囲の筋肉を強化し，インピンジメントを緩和するため，外旋，内旋位での一般的な筋力強化運動（☞p.321）を勧める．
- 症状が再発したり持続したりする患者では，繰り返し頭上で作業を行うことを長期にわたって制限するように勧める．

ステップ4　〈3〜6カ月持続する慢性例〉
安静，運動制限，理学療法，NSAIDs，ステロイド注射で症状が改善しない患者（3〜5％）に対しては，整形外科医の診察を考慮する．

▶**理学療法の適応と方法**　インピンジメント症候群では，理学療法が治療として選択される．

理学療法のポイント
① 冷却を行う．
② 振り子を用いたストレッチ運動を，肩の筋肉をリラックスさせて他動的に行う．
③ 棘下筋の等尺性筋力強化運動を行う．
④ 三角巾や肩の固定装具の使用を避ける．

●**急性期の対応**　インピンジメントを緩和するために，冷却や振り子による負荷運動を行う．氷は，冷凍コーンの袋，ブルーアイス，保冷剤などのかたちで使用し，痛みを一時的に緩和する．振り子を用いたストレッチ運動は，肩峰下のスペースを広げるために重要である．最初は，腕の重みだけで行う．改善がみられたら，手に5〜10ポンド（2.3〜4.5kg）の重りを付けて，伸展を増やすようにする（手や手関節に関節炎のある患者では，手関節のすぐ近位にベルクロテープ付きの重りを付ける）．運動を行うときは，腕を垂直に保ち，リラックスさせて行うことが重要である．腰の屈曲を行いすぎると，肩峰下のインピンジメントが逆に悪化することがある．

●**回復期のリハビリ**　振り子を用いたストレッチ運動は，回復期を通して継続する．急性期の炎症が改善して4〜6週間経過したら，等尺性筋力強化運動を開始する．振り子を用いたストレッチ運動を週に3回行うと，反復するインピンジメント症状の予防に有効である．

棘下筋の等尺性筋力強化運動は，肩関節の安定性を向上させ，肩峰下のスペースを広げるために行う（☞p.321）．棘下筋の筋力が良好な状態に保たれていると，理論的には上腕骨頭と肩峰の間の距離が増大するという有用性がある（ベクトル解析では，大結節と肩甲骨の下角との間に位置する棘下筋の筋力が良好な状態に保たれていると，結果的にベクトルは下を向き，上腕骨頭に下向きの力が生じることになる）．

▶**注射手技**　麻酔薬の局所注射は，インピンジメント症候群の診断を確定するために行われ，ステロイドの注射は，活動性の腱板炎（☞p.24）を伴うインピンジメント症候群の治療のために行われる．単純なインピンジメント症候群は，物理的な問題であり，ステロイドの注射で改善するかどうかの予測は難しい．しかし，インピンジメント徴候に活動性の腱板炎が伴っていれば，ステロイドの注射が確実に適応となる．インピンジメント症候群があり，臨床的に問題にならない程度の軽度の腱板炎がある患者にも適応となることがある．肩峰下滑液包に局所麻酔薬を注射すること（リドカイン注射試験）により，痛みが消失し，肩の全般的な機能障害が改善し，診察時にみられたインピンジメント徴候が和らぐような場合には，経験的にステロイドの注射を行うことが有用であるかもしれない．

▶**手術適応** 治療抵抗性のインピンジメント症候群には，関節鏡下や直視下で行う肩峰形成術が外科的な治療として選択される．しかしこの手術の厳密な適応は，はっきりとは定められていない．この手術の最も一般的な適応は，①腱板炎の有無にかかわらず，肩峰下インピンジメント症候群があり，数カ月間の理学療法（振り子を用いたストレッチ運動や外旋内旋位での等尺性筋力強化運動）や，1～2回の肩峰下へのステロイド注射を行っても症状が改善しない場合，②肩峰角が高度（Neerの分類でType Ⅲ）で治療に反応しないインピンジメント症候群，③大結節のX線上の変化（骨びらんや硬化像）を認める場合である．

▶**予後** インピンジメント症候群は，誰もがなり得る疾患である．天井のペンキを塗ったり，天井の照明のネジを外そうとしたりするなど，頭上での慣れない動作をした後には，誰もが肩に違和感や痛みを経験する．このような症状が持続し，日常生活に支障を来し始めたときに，インピンジメント症候群の診断が行われる．インピンジメントが繰り返されると，最終的には，肩峰下滑液包炎，腱板炎，大結節の変性変化が起こり，治療を行わないでいると，腱板の菲薄化や腱板断裂の原因となる．

一般には，インピンジメント症候群の予後は良好である．Codmanの振り子を用いたストレッチ運動ならびに等尺性筋力強化運動を行うことで，ほとんどの患者を効果的に治療することができる．治療抵抗性のインピンジメント症状で，整形外科医への紹介が必要となるような患者は，ごく少数である．肩峰角が高度（45°）に下向きの患者や，変形を伴う上腕骨頚部骨折の既往がある患者は，インピンジメント症状が慢性化するリスクが高い．

腱板炎 ROTATOR CUFF TENDINITIS

肩峰の中点の下部 1〜1 1/2 インチ（2.5〜3.8 cm）の部位に刺入する（肩峰角に沿って肩峰下滑液包に刺入する）．

針：1 1/2 インチ（3.8 cm），22 ゲージ
深さ：1〜1 1/2 インチ（2.5〜3.8 cm），肥満患者では 3 1/2 インチ（8.9 cm）
用量：2〜3 mL の局所麻酔薬，1 mL の D80（デポ・メドロール®80 mg：酢酸メチルプレドニゾロン）〔訳注：日本では通常 40 mg を用いる〕

注意：抵抗がある場合は注射をしない．骨の硬い抵抗や，腱の弾性硬の抵抗を認めた場合は，1/2 インチ（1.3 cm）針を引き抜いてから入れ直す．3 日間は安静を保ち，30 日間は肩を保護する．

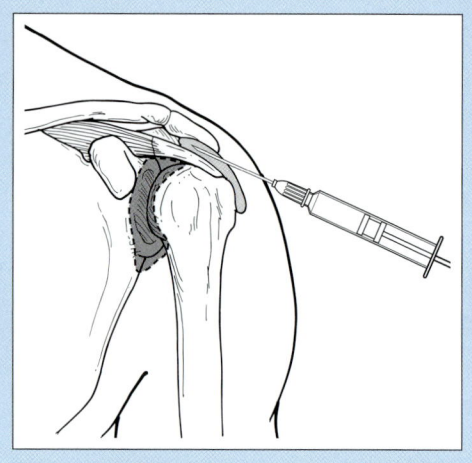

図 2-2 外側アプローチによる肩峰下滑液包への注射

▶**病態生理** 腱板炎とは，上腕骨頭と肩峰の間にある棘上筋（外転）および棘下筋（外旋）の炎症のことである．腕を伸ばした状態で，頭上へ挙上する，押す，引く，持ち上げるなどの動作を繰り返すと（繰り返す外転，挙上，肩の捻り），腱板の圧迫や炎症（肩峰下のインピンジメント）の原因となる．肩峰のちょうど下面に位置する肩峰下滑液包は，2 つの骨の圧迫から腱板を守る機能がある．滑液包の潤滑剤としての役割が破綻すると，腱板に炎症が起きる．頻度の多い腱板炎と鑑別すべきものとして，凍結肩〔訳注：狭義の五十肩，癒着性肩関節包炎〕（可動域の喪失），腱板断裂（持続する筋力低下），上腕二頭筋腱炎（肘の屈曲時の疼痛）がある．

▶**具体的症状** 患者は，頭上の動作によって誘発される肩の痛みや，痛みによる肩の可動制限を訴える．患者は，肩の側面をつかんだり，三角筋を上下にさすったりしながら，以下のように痛みを表現する．

「頭の上に腕を伸ばすたびに，肩の外側が痛くなります」．
「痛みがひどくて肩が上がりません」．
「肩を下にして眠れません．寝返るたびに，痛くて目が覚めます」．
「腕がこれ以上，上にも下にも回りません」．
「急に肩を動かすといつも，激痛が走ります」．
「ベッドの脇に腕を下ろさないと，痛みがおさまらないんです」．

▶**診察所見** 肩峰下のインピンジメントや腱板炎の徴候，棘上筋・棘下筋の筋力低下の有無を確認する．

診察のポイント

① 肩峰下部に圧痛を認める．
② 肩峰下のインピンジメント徴候を認める（painful arc maneuver 陽性）．
③ 等尺性に抵抗を加えて行う外転・外旋運動で痛みが誘発される．
④ 肩関節の可動域は正常である．
⑤ 局所麻酔薬の注射によって，中間可動域内での外転と外旋筋力が正常化する（リドカイン注射試験）．

① 肩峰下部の圧痛は上腕骨大結節と肩峰の間にある．典型的には，この圧痛は，肩峰の前方 3 分の 1 の直下にあるコイン大の領域にある．肩峰

下にびまん性に圧痛を認める場合の多くは，肩峰下滑液包炎である．
②インピンジメント徴候が常にみられる．肩峰部を下に圧迫しながら腕を他動的に外転させる（painful arc）と，腫脹した腱板と肩峰下滑液包が物理的に圧迫されるので，痛みが誘発される．
③等尺性に抵抗を加えて外転，外旋させたときに痛みが誘発されることにより，腱板の炎症の程度を評価することができる．
④凍結肩の進行や肩関節炎の合併がなければ，肩関節の可動域は正常である．
⑤合併症のない腱板炎では，外転と外旋の筋力は正常である．患者の痛みにより正確な筋力測定ができない場合は，リドカイン注射試験を行う．腱板断裂がなければ，患側の筋力は健側の少なくとも75％以上はあるはずである．

▶**X線撮影の適応と方法**　初発の腱板炎の患者では，通常の肩のX線撮影（正面，外旋位，肩甲骨Y撮影，軸写撮影）は必須ではない．再発性または慢性の腱板炎では，高度なインピンジメントの有無や変性変化を評価するため，X線撮影を行うべきである．腱板の石灰化（腱の修復に向けての体の反応）が約30％に認められる．上腕骨頭が高い位置にある（正常では1cm以上ある肩峰下面と上腕骨頭上端との間隙が消失している）ときには，腱板の変性による菲薄化や腱板の大きな断裂（1％）が示唆される．腱板炎が長く続く症例では，肩関節の変形性関節症所見を認めることがある（1％未満）．

このようなX線所見だけでは，活動性の腱板炎があると結論付けることはできない．正確な診断や治療は臨床所見に基づいて行わなければならない．

▶**特殊検査の適応**　外転や外旋の筋力が正常の50％以下である場合や，リドカイン注射試験の結果がはっきりしない場合は，腱板断裂についての評価を行うべきである．関節造影検査にて，腱下断裂，腱の小さな分離，大きな横断性の断裂などが明らかになる．MRI検査では，中等度から高度の断裂が明らかになり，筋萎縮や拘縮の程度についての評価も行うことができる．

62歳以上で，腕を伸ばして転倒した場合や，肩を直接打撲した場合は，腱板断裂のリスクが高くなる．過去に腱板炎の既往のある患者では，特にリスクが高い．また，症状の持続する70歳の患者の3分の1には，腱板の部分または完全断裂のどちらかが存在する．

▶**診断のポイント**　腱板炎の診断は，腕を挙上したときに増悪する肩の痛み，肩峰下のインピンジメント徴候，棘上筋・棘下筋・肩甲下筋の等尺性筋力テストによる痛みなどの病歴に基づいて行う．確定診断は，肩峰下滑液包の局所麻酔ブロックで行う．腱板炎の1～3％に腱板断裂が合併する．腱板断裂の合併を除外するために，ステロイド注射を行う前にリドカイン注射テストを行うことが重要である．

▶**治療目標と治療ステップ** **1 2 3**　治療の目標は，腱板の腫脹と炎症を緩和し，肩峰下のスペースを広げ，インピンジメントの程度を軽減し，腱板への損傷の進行（石灰化，菲薄化，腱板断裂）を防ぐことにある．振り子を用いたストレッチ運動と効果的な抗炎症治療が治療として選択される．

ステップ1　全般的な肩関節の機能を評価し，肩関節単純X線撮影（60歳以上または反復する腱板炎の既往がある場合）を行い，外旋の筋力を測定する．

● 痛みが十分に改善されるまで，肩を安静にし，腕を頭上へ挙上したり，頭上で作業を行ったり，物を持ち上げたりする動作を制限する．
● 炎症や急性の疼痛を緩和するために，三角筋の部位の冷却を勧める．振り子を用いたストレッチ運動を実際にやってみせる．その際，肩の筋肉をリラックスさせる（他動的なストレッチ）ことが重要であると強調する．1日1～2回，5分間，5～10ポンド（2.3～4.5kg）の重りを使用することから開始する．

ステップ2 〈2〜4週間症状が持続する場合〉
3〜4週間，最大用量でNSAIDs（イブプロフェンなど）を処方する．

- 振り子を用いたストレッチ運動の重要性を再度強調し，正しい方法で行われるよう指導する．
- 三角巾（☞ p.296）の使用を止めさせる．糖尿病，疼痛閾値の低い患者，ストレスの強い患者などでは，固定により肩関節の拘縮が早まることがある．

ステップ3 〈6〜8週間症状が持続する場合〉
物理的なインピンジメント，活動性の腱板炎，腱板断裂（真の筋力低下），凍結肩（真の拘縮）などを鑑別するため，リドカイン注射テストを行う．痛みがおさまれば，実際の筋力低下の程度や可動域の制限範囲を，より正確に測定することができる．

- リドカイン注射テストが異常（疼痛改善が50％以下，外転や外旋の筋力が正常の75％以下）であれば，関節造影検査や超音波検査を行う．また筋力低下の程度が著明で，手術の可能性がある場合には，MRIを行う．
- リドカイン注射テストが正常（50％以上の疼痛改善があり，筋力が正常の75％以上）の場合は，D80（デポ・メドロール®80 mg：酢酸メチルプレドニゾロン）〔訳注：日本では通常40 mgを用いる〕の注射を行う．
- 症状や徴候に改善を認めるが，50％以上の改善効果がない場合は，4〜6週間で再度注射を行う．
- 回旋筋の筋力を回復させるため，等尺性に行う外旋，内旋の筋力強化運動を開始する．疼痛が十分に改善してから（たいていは2〜3週間後），開始するようにすべきである．
- 腱板炎の再発を予防するため，振り子を用いたストレッチ運動と等尺性筋力強化運動（☞ p.321）を長期間行うことを勧める．

ステップ4 〈3カ月以上症状が持続する慢性例〉
腕の頭上への挙上は，注意深く行うかまたは制限する．

- 繰り返す頭上での動作を長期間にわたって制限する．
- 症状が持続する場合や腱板断裂がある場合は，整形外科医への紹介を考慮する．

▶**理学療法の適応と方法** 理学療法は，腱板炎の治療に中心的な役割を担っており，腱板炎の再発予防のためにも重要な役割を果たす．

理学療法のポイント
① 冷却を行う．
② 振り子を用いたストレッチ運動を，肩の筋肉をリラックスさせて他動的に行う．
③ 等尺性に棘下筋の筋力強化運動を行う．
④ 三角巾や肩の固定装具の使用を避ける．

●**急性期の対応** 腫脹やインピンジメントを緩和するために，冷却や振り子を用いたストレッチ運動を行う．氷は，冷凍コーンの袋，保冷剤などのかたちで使用し，痛みを一時的に和らげるとともに，炎症に対する初期治療にもなる．振り子を用いたストレッチ運動は肩峰下のスペースを広げるために必須であり，腱板の収縮する余地を与え，凍結肩の予防になる（☞ p.319）．最初は，腕の重さのみで肩峰下のスペースを伸展させる．改善がみられたら，5〜10ポンド（2.3〜4.5 kg）の重りを患者の耐えられる範囲で使用する．運動を行うときは，腕を垂直に保ち，リラックスさせて行うことがきわめて重要である．腰の屈曲を行いすぎると，肩峰下のインピンジメントが逆に悪化することがある．肩の筋肉を能動的に使用すると（リラックスさせ伸展できるようにするのとは逆に），腱板の炎症が増悪することがある．

●**回復期のリハビリ** 振り子を用いたストレッチ運動は，回復期まで継続する．特にインピンジメントが高度な患者や，腱板炎を繰り返している患者では，負荷運動を継続することをさらに強調すべきである．週に3回継続して運動を行うことで，腱への圧迫が再発する可能性を減らすことができる．

棘下筋および棘上筋に対する等尺性筋力強化運動は，弱った腱を強化し，肩関節の安定性を向上

させ，肩峰下のスペースを広げるために行う（☞ p.321）．急性期の炎症と腫脹がおさまって4～6週間経過してから，等尺性筋力強化運動を行う（筋力強化運動を早く始めすぎると，腱板の炎症が再燃することがある）．棘下筋の筋力が良好な状態に保たれていると，理論的には上腕骨頭と肩峰の間の距離が増大するという有用性がある．

▶**注射手技** 局所麻酔薬やステロイドの注射を以下の目的で行う．①合併症のない腱板炎の確定診断，②6～8週間持続する腱板炎や，ステップ1から4までの治療に改善を示さなかった場合，③凍結肩を伴った腱板炎の治療，④手術のできない腱板断裂患者の症状緩和（**表2-1, 2-2**）．

《体位》患者を座位に保ち，両手は膝の上とする．肩と首の力を抜くよう指示し，リラックスさせる．リラックスできない場合は，屈曲した肘を牽引して肩峰下のスペースを開く必要がある．

《表面解剖と刺入部位》肩峰の外側縁を同定し，中間点にマーキングする．刺入点は中間点の1～1$\frac{1}{2}$インチ（2.5～3.8 cm）下方である．

《刺入の角度と深さ》刺入の角度は患者自身の肩峰角に平行にする（平均50～65°）．刺入の深さは，患者の体重や筋肉の発達の程度により異なる〔痩せの患者では1$\frac{1}{2}$インチ（3.8 cm），理想体重を30％以上超える肥満患者では3$\frac{1}{2}$インチ（8.9 cm）〕．金属マーカーを刺入点に置き，肩関節X線の正面撮影を行うことにより，注射の深さや角度を調べることができる．このマーカーは，肥満患者や，三角筋がよく発達した患者で特に有用である．

《麻酔》エチルクロライドを皮膚にスプレーする〔訳注：日本では一般的ではない〕．三角筋（1 mL），三角筋筋膜深層（0.5 mL），肩峰下滑液包（1～2 mL）に局所麻酔剤を注射する．肩峰下滑液包には2～3 mLの用量しか薬液が入らない．それ以上入れると，薬液が滑液包から漏れ出し，上腕骨中央の三角筋起始部や棘上筋の上縁に沿って流れることになる．

《手技》治療の成功は，総用量を3 mL以下にして，肩峰下滑液包にいかに正確に注射できるかにかかっている．外側アプローチが最も簡単で安全な方法である．針を肩峰の角度に平行に入れると，針は腱板に対し接線方向になるので，腱板内に注射する心配はなくなる．針を，皮下組織と三角筋

表2-1 腱板炎に対するメチルプレドニゾロンの肩峰下注射（デポ・メドロール®80 mg/mL）の臨床的効果

完全寛解	
●注射1回	48
●注射2回（6週間あけて）	8
計	56（62%）
再発（平均5～6カ月）	
●再注射1回	14
●再注射2回	7
●再注射3回以上	3
計	24（27%）
反応なし；慢性腱板炎	7（8%）
腱板断裂（経過中に発症）	3（3%）
経過脱落	9
合計	99

局所麻酔ブロックにて確定診断を行った．D80（デポ・メドロール®80 mg：酢酸メチルプレドニゾロン）〔訳注：日本では通常40 mgを用いる〕を1 mL注射した．
自宅での理学療法は振り子を用いたストレッチ運動と等尺性筋力強化運動を併用した．
18カ月間の前向き研究で，回収率は91%であった．
オレゴン州ポートランド市サニーサイドメディカルセンター，整形外科クリニックにてデータ収集を行った．

表2-2 メチルプレドニゾロンの肩峰下注射（デポ・メドロール®80 mg/mL）の副作用

なし	48（49%）
疼痛	32（33%）
炎症の増悪（疼痛，熱感，腫脹）	7（7%）
迷走神経反射	4（4%）
紫斑	4
こわばり	2
浮腫，痒み，吐気，顔面紅潮	各1
注射後の感染	0
注射後の腱板断裂（注射から6週間以内）	1

オレゴン州ポートランド市サニーサイドメディカルセンター整形外科クリニックにてデータ収集を行った．

肩峰下滑液包への注射

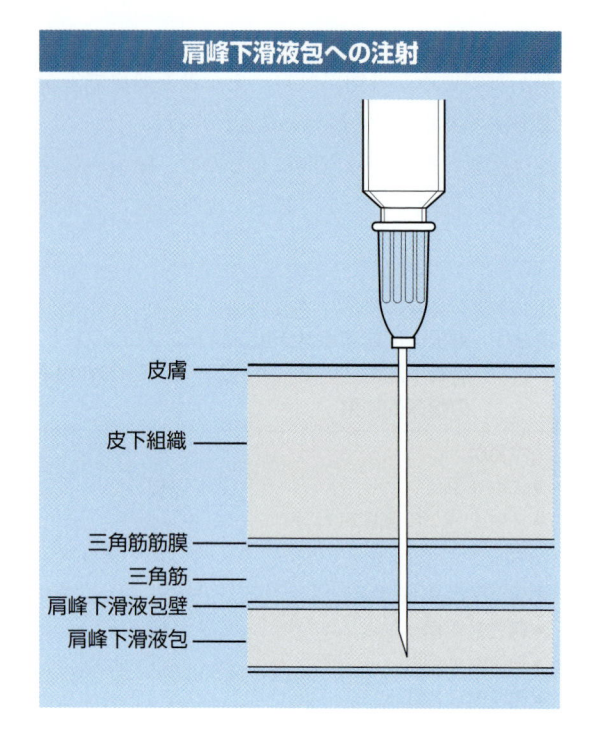

皮膚
皮下組織
三角筋筋膜
三角筋
肩峰下滑液包壁
肩峰下滑液包

を通り，深部三角筋筋膜の抵抗をわずかに感じるところまで進める．硬い抵抗を感じたら（三角筋腱または骨膜であり，痛みを感じることが多い），針を1/2インチ（1.3 cm）引き抜き，針の方向を上下に5〜10°変えてみる．肩峰下滑液包に達すると，抵抗がなくなる感覚やポンと入った感覚がある．局所麻酔薬を1〜2 mL注入し（針をそのままにして），筋力を再度調べる．疼痛が半分以下となり，外転や外旋の筋力が健側の75〜85％以上あれば，D80を1 mL注入する．注意：中等度から高度の圧力を要する場合は注入しないこと．高度の圧を感じたら，まずはシリンジを180°回してみる．それでも圧が高く，患者が不安そうにしている場合は，患者に深呼吸させ，肩の力をリラックスさせてみる．まだ，圧が高ければ，0.5 cmずつ針の位置を変えるか，刺入角度を5〜10°変えてみる．

▶注射後の対応

1. 肩への直達外力，挙上，頭上での運動，物を持ち上げる，押す，引くなどの動作を避け，3日間は安静にする．
2. 注射後の痛みに対しては，冷却（4〜6時間ごとに15分間）と，アセトアミノフェン（1000 mg，1日2回）〔訳注：日本では1回500 mgを1日3回が上限〕を処方する．
3. 挙上，頭上での運動，物を持ち上げる，押す，引くなどの動作を制限することにより，30日間は肩を保護する．
4. 4日目より他動的な肩の振り子を用いたストレッチ運動を開始する．
5. 3〜4週後，急性の疼痛や炎症がおさまったら，外転，外旋の等尺性筋力強化運動を再開する．
6. 全体的に50％以上の症状改善を認めなければ，6週後に再度注射を行う．
7. 日常生活，仕事，スポーツへの復帰は，低下した筋力がほぼ改善するまで制限する．
8. 2カ月以上経っても改善を認めない場合は，単純X線撮影を行う．肩の単純X線で肩峰下のスペース（正常では10〜11 mm），肩鎖関節での下方に向かう骨棘の有無，高度なインピンジメントの有無（上腕骨大結節のびらん性変化）について評価する．腱板断裂のリスクの高い患者では，MRIや肩関節造影を行う．

▶手術適応　手術は，慢性または持続的な腱板炎があり，高度な肩峰下のインピンジメントや腱板断裂を合併している場合に適応となる．種々の手術があり，①インピンジメントの緩和（Neerによる肩峰下減圧術および肩峰形成術），②不良組織の切除（石灰化や壊死した腱などの切除），③断裂組織の修復（一時的な腱縫合）などが試みられている．現時点では，手術の成功率は約70〜75％でしかない．手術によって疼痛は減少するが，元の機能レベルにまで回復しないことが多い．手術の成功は修復不能な腱板断裂や変性の程度にかかっているということを，患者に説明しなければならない．

▶予後　合併症のない腱板炎は，6週間隔で行う1〜2回の注射による治療を行うことで，非常によ

くなる．85〜90%の患者は完全に治癒するが，約1/3の患者は，数年の間に再び治療が必要になる．予後の程度は，注射の正確さ，長時間作用型の高濃度ステロイドの使用，肩峰下インピンジメントの程度，腱板の慢性的変性の程度（再発率，肩峰下スペースの距離），患者のコンプライアンス（運動療法や運動制限）などにかかっている．持続的または進行性に肩の柔軟性に障害を認める場合は（凍結肩），凍結肩の評価を行うために，関節可動域を測定し，肩の単純X線を撮影する．外転，外旋の筋力が回復しない場合は，腱板断裂の評価を行うために，肩の単純X線とMRIや肩関節造影が必要となる．

凍結肩（狭義の五十肩，癒着性肩関節包炎）
FROZEN SHOULDER（ADHESIVE CAPSULITIS）

凍結肩〔訳注：狭義の五十肩，癒着性肩関節包炎〕では，肩峰下滑液包や関節腔に注射を行う．肩関節腔への注射では，烏口突起の直下より刺入し針を外側に向ける（拡張術は必ず透視下で行う）．

針：1 1/2 インチ（3.8 cm）または 3 1/2 インチ（8.9 cm）の脊椎穿刺針，22 ゲージ
深さ：1 1/2～2 1/2 インチ（3.8～6.4 cm）
用量：4 mL の局所麻酔薬，10～12 mL の拡張用生理食塩水，1 mL の K40（ケナコルト A® 40 mg：トリアムシノロンアセトニド）

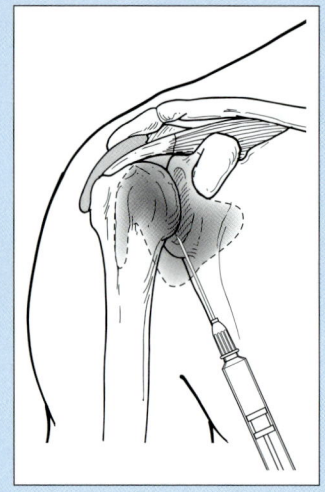

図 2-3 凍結肩に対する関節内への注射

▶**病態生理** 凍結肩とは，可動域の低下した肩関節の拘縮を表す言葉である（特に外転，回旋の可動域が最も低下する）．病理学的には肩関節の関節包が正常に伸展しなくなった状態である．長期に及ぶケースでは，癒着が関節包と大結節の間に起こる（癒着性肩関節包炎）．腱板炎，急性の肩峰下滑液包炎，上腕骨頭や頚部の骨折，脳梗塞による麻痺などが主な原因である．重度の可動域制限が遷延する症例では，手の浮腫，指の変色，ズデック骨萎縮，上肢を上下に放散する通常はみられないタイプの痛み（反射性交感神経性ジストロフィー）を合併することがある．

▶**具体的症状** 患者は，肩の機能や動きが徐々に低下してきたと訴える．肩の側面をさすり，ある方向に肩を動かすことができないと示しながら，以下のように症状を表現することが多い．

「肩が動かしづらいです」．
「頭上に手を上げることができません」．
「ブラジャーを止めるのに手が届きません．前で止めてから後ろへ回さないといけません」．
「コートを着るのがだんだん辛くなってきました」．
「腋毛を剃ることができなくなりました」．
「以前は肩がすごく痛くてさわるのも大変でした．今は痛みはずいぶんよくなったものの，肩を動かすことができません」．

▶**診察所見** 肩関節の可動域を測定する．また，局所の痛みや炎症の原因（腱板炎，骨折，脱臼など）を特定する．

診察のポイント
①Apley スクラッチテストで異常を認める（背部に手を回して掻くことができない）．
②他動的に測定した場合に，外転，外旋の可動域制限を認める．
③X 線で変形性肩関節症の所見を認めない．
④手の腫脹，指の変色，滑膜炎の有無（反射性交感神経性ジストロフィーの合併について診察する）．

①両上肢を頭上に挙上させ，背部に手を回して掻いてもらう（Apley スクラッチテスト）ことで，肩の全般的な機能を評価する．これらの単純な手技に

より，肩関節の運動機能を迅速に評価することができる．肩関節の運動機能が正常なら，両上肢をまっすぐ挙上でき，さらに手を背中に回した場合，胸椎 T8–T10 のレベルの棘突起に手が届くはずである．凍結肩では完全には上肢を挙上できず，腰椎 L4–L5 レベルにも手が届かない．
② 次に，個々の運動について測定する．外転，外旋に制限を認めることが多く，角度計を用いて可動域を測定する（他動的に測定する）．肩関節は，正常では，90°まで外旋，90〜110°まで外転することができる．外転を正確に測定するため，肩峰の上から下方に圧をかけることにより，肩をすくめなさせないようにしなければならない．
③ 凍結肩は，進行した変形性肩関節症との鑑別を行わなければならない．身体所見上，変形性肩関節症は凍結肩と似ている．しかし，変形性肩関節症では，すべての方向で可動域制限がみられることが多く，肩関節 X 線で特徴的な変化を示す．
④ 重症の凍結肩（数カ月以上続く）では，手全体の痛みや腫脹，指の変色，発汗異常，片側の滑膜炎を伴うことがある（反射性交感神経性ジストロフィー）．

▶**X 線撮影の適応と方法**　凍結肩の診断や病期の決定に X 線撮影は必要ではない．しかし，疾患の経過が長いことや，患者の期待に応えるという目的で，通常の肩関節 X 線撮影（正面，外旋位，肩甲骨 Y 撮影，軸写撮影）を行うことが多い．ほとんどの場合，単純 X 線像は診断に寄与しないが，腱板の石灰化が 30％の症例にみられる．

▶**特殊検査の適応**　通常，特殊検査は必要なく，また行われることもない．肩関節造影は，わずかな肩甲上腕関節（変形性肩関節症）による変化や腱板断裂を否定するために行われることが多く，肩関節の関節包が収縮している典型的な所見を認めることがある．正常では，肩関節では造影剤 8〜10 mL は容易に注入できるが，進行した凍結肩では 4〜5 mL しか注入できないことがある．

▶**診断のポイント**　肩関節の可動域制限を認めるが，それが変形性肩関節症や，腱板炎，骨折など肩関節周囲に疼痛を起こす機序に起因しないものであれば，凍結肩の診断が行われる．肩の X 線撮影は変形性肩関節症を除外するために必要となる．正確な関節可動域の測定を妨げるような，激しい疼痛や筋の硬直を和らげるために，リドカイン注射テストを行う．

▶**治療目標と治療ステップ 1 2 3**　治療の目標は，基礎にある関節周囲や骨の疾患を治療し，肩関節のストレッチを徐々に行い，正常な関節可動域を回復することにある．振り子を用いたストレッチ運動および外転，外旋位での他動的な肩関節のストレッチが治療として選択される．

ステップ 1　全般的な肩関節の機能評価を行い，X 線像で変形性肩関節症を除外し，リドカイン注射テストを行って，外転，外旋の正確な測定を行う．

- 基礎にある腱板炎や変形性肩関節症を増悪させないよう，積極的な頭上での運動や挙上，物を持ち上げる動作を制限する．
- 回復には時間がかかり，特に糖尿病や脳卒中患者では長引くということを，患者に説明する．「回復するのに，6〜18 カ月はかかることがあります」．
- 振り子を用いたストレッチ運動（☞ p.319）を 1 日 2 回より始める．
- 外転，外旋といった可動域制限の一番ひどい方向への他動的ストレッチ運動（☞ p.322）を行う．
- ストレッチ運動を行う前には肩を前方から温めるよう勧める．
- NSAIDs（イブプロフェンなど）を痛みのコントロールのために処方する．単純な凍結肩では炎症は目立たないことに注意する．

ステップ 2　〈6〜8 週間症状が持続する場合〉
関節可動域を再評価する．

- 他動的ストレッチ運動を行うことを再び強調する．

- 腱板炎が合併している場合や，理学療法を6～8週行っても肩関節の関節可動域が改善しない場合に，肩峰下や関節腔内へのステロイド注射を考慮する（☞ p.24）．

ステップ3 〈3カ月にわたる関節可動域の低下〉
関節可動域を再評価する．
- 患者を元気づける．
- 外転，外旋，またはその両方の可動域が50%以上制限されているときは，リドカインと生理食塩水を注射して関節腔を広げることを考慮する．

ステップ4 〈6～12カ月間症状が持続する慢性例〉
運動機能が改善したら，徐々に日常生活を再開する．
- 再発を予防するために，振り子を用いたストレッチ運動を勧める．低下した回旋筋の筋力を回復するため，外旋や内旋位の等尺性運動を開始する．ただし，関節可動域が正常の75%以上に回復してから開始する．
- ストレッチ運動，肩峰下や関節腔内への注射，生理食塩水による関節腔拡張に反応しない場合など（1～2%），12～18カ月間にわたって関節可動域が改善しない場合は，整形外科医への紹介を考慮する．
- 症状が改善しない場合は，全身麻酔下に肩のマニプレーションを行う．

▶**理学療法の適応と方法** 凍結肩の治療原則は，肩の伸展運動を個別のプログラムで行うことである．

理学療法のポイント

①肩を温める
②振り子を用いたストレッチ運動を1日2回，肩の筋肉をリラックスさせて他動的に行う．
③最も可動域が低下している方向への他動的ストレッチ運動を毎日行う．
④可動域が相当回復した後に，腱板の等尺性筋力強化運動を行う．

●**急性期の対応と回復期のリハビリ** 温熱，振り子を用いたストレッチ運動，他動的伸展運動により，肩関節の柔軟性を回復させる．温めたタオル，風呂，シャワーなどで10～15分間肩を温める．

振り子を用いたストレッチ運動（☞ p.319）を5分間行う．上肢を垂直にして，腰を少し曲げるようにする．この運動を行う際は，肩の筋肉をリラックスさせるよう指導する（「これは純粋なストレッチ運動です．1フィート（30cm）以上は振り子を動かさないようにして，重りの動きにまかせてください」など）．他動的ストレッチ運動は，振り子を用いたストレッチ運動の後に行う．この運動は，個々のケースに応じて行う．特に，外転や外旋など最も可動域制限のある方向へのストレッチ運動（☞ p.322）に重点を置く．外転位へのストレッチ運動は，肩の高さまでに制限し，特に腱板炎が原因で凍結肩になっている場合にはこの点に注意する．ストレッチ運動は，ある程度の筋緊張を生ずるまでとし，痛みを生じない程度とする．1日2回のストレッチ運動を複数セット繰り返し行うと，徐々に肩関節包が伸展される．一般的な腱板の筋力強化運動は，特に腱板炎が原因で凍結肩になっている場合には，回復期にはあまり大きな役割を果たさない（☞ p.321）．

▶**注射手技** 腱板炎や上腕二頭筋腱炎が合併する場合（☞ p.24）は，肩峰下へのステロイド注射の適応となる．また，適切な理学療法や肩峰下への注射などを行っても関節可動域が50%以上改善しない場合は，肩関節腔内への注射と同時に生理食塩水による関節包拡張を行う適応となる．

《体位》患者を仰臥位とし，頭部を30°挙上させる．

《表面解剖と刺入部位》烏口突起を同定しマーキングする．刺入部位は，1/2～3/4インチ（1.3～1.9cm）烏口突起より尾側である．

《刺入の角度と深さ》刺入角度は，皮膚に垂直でわずかに外側に向ける．深さは，1 1/2～2 1/2インチ（3.8～6.4cm）である．関節包拡張を行うときは，透視を強く勧める．

《麻酔》エチルクロライドを皮膚にスプレーする

〔訳注：日本では一般的ではない〕．局所麻酔薬を，大胸筋膜（1 mL），肩甲下筋膜（1 mL），肩甲骨関節窩または上腕骨頭の骨膜（約1～2 mL）に注射する．

《手技》関節腔内へのステロイド注射と生理食塩水による関節包拡張を組み合わせて行うことが治療の成功に必要である．正確な関節腔内注射を行うためには透視を勧める．エチルクロライドを皮膚にスプレーする．針を，大胸筋膜の固い抵抗を感じる部位，続いて肩甲下筋膜の硬い抵抗を感じる部位，最後に肩甲骨関節窩または上腕骨頭骨膜の固い抵抗を感じる部位に進める．それぞれの部位に麻酔を行い，続いて2～3 mLの造影剤を用いて関節腔内の位置を確かめる．その後，10～15 mLの生理食塩水をゆっくりと徐々に注射する．注射の際に感じる圧が増したり，患者が圧迫感を感じたりすることにより，関節包の容量を確認することができる．拡張が終了したら，K40（ケナコルトA®40 mg：トリアムシノロンアセトニド）を1 mL注射する．

▶注射後の対応

1. 肩への直達外力，挙上，頭上での運動，物を持ち上げる，押す，引くなどの動作を避け，3日間は安静にする．
2. 注射後の痛みに対しては，冷却（4～6時間ごとに15分間）と，アセトアミノフェン（1000 mg，1日2回）〔訳注：日本では1回500 mgを1日3回が上限〕を処方する．
3. 挙上，頭上での運動，物を持ち上げる，押す，引くなどの動作を制限することにより，30日間は肩を保護する．
4. 4日目より他動的な肩の振り子を用いたストレッチ運動，外転外旋位への他動的なストレッチ運動を再開する．
5. 関節可動域が正常の75％以上まで回復したところで，外転外旋の等尺性筋力強化運動を開始する．
6. 全体的に50％以上の症状改善を認めなければ，2～3カ月後に再度注射を行う．
7. 日常生活，仕事，スポーツへの復帰は，肩の関節可動域がほぼ改善し，筋力が正常の75％以上に回復するまで制限する．
8. 関節可動域が1カ月で平均10～15％以上改善しない場合は，整形外科医に紹介する．可動域が順調に改善すると，肩を内旋することができ，後ろ手に回し脊椎の棘突起を母指で触ることができるようになる．母指で触ることのできる棘突起は，1カ月に平均して1～2インチ（2.5～5.1 cm）ずつ高くなっていくはずである．

▶手術適応
治療抵抗性の凍結肩（2％以下）の場合，関節鏡視下での肩関節腔拡張や全身麻酔下でのマニプレーションが最もよく行われる手技である．

▶予後
凍結肩は可逆性の病態である．十分な時間をかけ，積極的に毎日肩のストレッチ運動の治療を行えば，ほとんどの場合，肩の柔軟性は徐々に回復する．ほとんどの患者で，可動域は95～100％回復する．インスリン依存性糖尿病の患者，理学療法の困難な患者，関節可動域が正常の50％以下まで低下している患者では，肩関節腔の拡張と

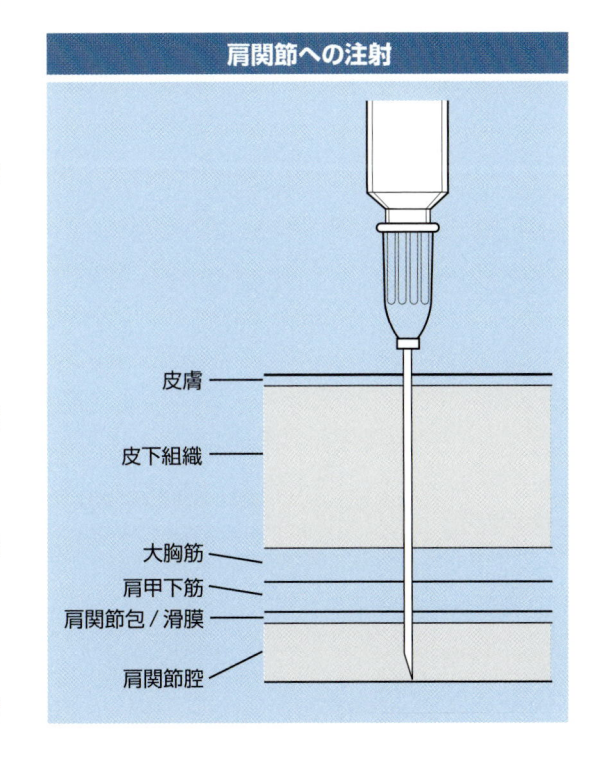

肩関節への注射

皮膚
皮下組織
大胸筋
肩甲下筋
肩関節包／滑膜
肩関節腔

ステロイドの注射を考慮する．このような患者では，完全な回復を望めず，拘縮が永久に残るリスクが高い．英国式の関節腔拡張法（Br Med J 1991; 302:1498–1501）は成功率が非常に高く，理学療法でのストレッチ運動を2カ月間行っても可動域が改善しない場合や，可動域が極度に低下している場合には，この手技を考慮すべきである．この手技を行うことにより，痛みが緩和され，理学療法へ積極的に参加できるようになり，正常な機能への回復が早まる．難治性の癒着性肩関節包炎に対しては，関節鏡視下での関節腔拡張術が（古典的な全身麻酔下でのマニプレーションに代わり）適応となる．

腱板断裂 ROTATOR CUFF TENDON TEAR

横断裂または縦断裂は，筋骨格の接合部（解剖学的にインピンジメントの最大のリスクがある領域で，かつ，腱への血流が悪い領域）に起こる．
ミルウォーキー肩とは，高度な腱板断裂ならびに多量の関節液貯留があり，X線上肩関節の変形性関節症変化を認めるものをいう．
診断のための検査には，単純X線撮影，肩関節造影，超音波検査，MRIなどがある．

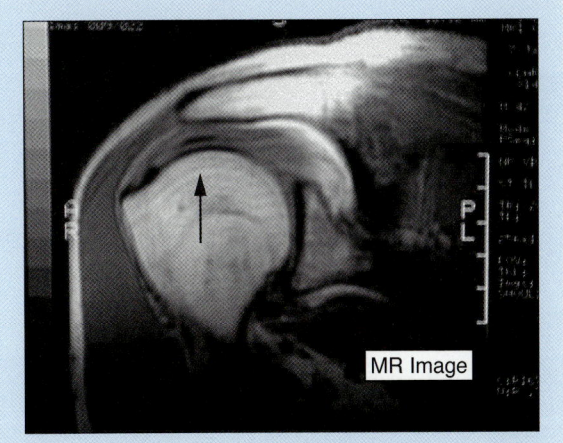

図 2-4 腱板断裂（矢印は肩峰下の棘上筋の不整を示す）

▶**病態生理** 腱板断裂（棘下筋腱または棘上筋腱の正常な整合性が失われた状態）は，慢性的な肩峰下のインピンジメントや腱板変性の進行の最終的な結果として起こり，外傷が原因で起こることもあるが，上記の種々の状況が重なり合って起こることもある．腱板断裂発症の危険因子としては，①ムチン様変性による腱の菲薄化，②転倒や打撲による肩の損傷，③年齢（62歳以上），④再発性の腱板炎の既往，⑤肩峰下腔の狭小化〔正常 1/2 インチ（1.3 cm）〕，⑥活動性の腱板炎，廃用性筋萎縮，肩甲上神経痛による痛みに起因しない外旋外転筋力の低下などがある．

肩峰下のインピンジメントが何年にもわたり繰り返されると，腱板の慢性炎症が引き起こされ，その結果，ムチン様変性が進行し，腱板が菲薄化し，最終的に腱板断裂が生じる．腕を伸ばした状態で転倒したり，転倒して肩外側を直接打撲したり，草刈り機使用中に激しく肩を引っ張られたり，非常に強い力で押したり引いたり，といった外傷が腱板断裂を引き起こすことが多い．腱板断裂は，解剖学的には縦断裂と横断裂，機能的には部分断裂と完全段裂に分類される．腱板断裂はよくある病態であるにもかかわらず，臨床的には診断されていないことが多い．剖検による研究では，腱板断裂の発生頻度は15％と報告されている．

▶**具体的症状** 患者は，肩の筋力低下，背部の痛み，肩を動かしたときのゴリゴリする感じなどを訴える．患者は，肩に手を回して背部の痛いところを触ろうとしながら，症状を説明したり，ゴリゴリ音を医師に聞かせようとしたりすることが多い．

「肩を回すたびに，ボキボキと音がします」．
「もう，背中を下にして眠れません．肩のここのところが痛むのです」．
「硬い背の椅子には座ることができません」．
「先生，どうしていつも肩がボキボキいうのですか？」
「組み立ての作業の仕事をしています．あちこち腕を伸ばす必要があります．この新しい仕事についてから，肩の後ろが痛くなり始めました」．
「滑液包炎にステロイド注射したところ，痛みがすっかりなくなり，庭仕事ができるようになりました．ところが耕耘機を使っていたときに腕を前に引っ張られ，まるで肩を銃で打たれたような感じとなり，今では以前よりも痛みがひどくなり，腕が上がらなくなりました」．

▶**診察所見** 肩の全般的な機能，肩の外旋・外転筋の筋力低下，活動性腱板炎の所見について診察を行う．

診察のポイント
①腕をスムーズに挙上できなくなる．
②等尺性に行う外転・外旋の筋力テストで，筋力低下および疼痛を認める．
③painful arc maneuver が陽性となることが多い（☞ p.20）．
④肩峰下部に圧痛を認める．
⑤棘下筋や棘上筋の萎縮を肩甲骨上で認める．

①まず初めに肩の全般的機能を評価する．大断裂は肩の運動機能や筋力に大きい影響を与え，頭に手が届かない（大断裂），2〜5 ポンド（1〜2.3 kg）の物を頭上に持ち上げられない（中断裂），腕を伸ばした状態で物を持ち上げられない（中断裂），腕をスムーズに頭上に持ち上げられない（小断裂）などの支障が生じる．
②個々の腱の機能を筋力テストにより評価する．外旋（棘下筋腱の機能）の筋力低下や外転（棘上筋腱の機能）の筋力低下は，腱板断裂の特徴的な所見である．痛みがあれば筋力低下に伴うことが多い（腱板炎の合併）ので，真の筋力低下なのか，痛みややる気が原因の筋力低下なのかを鑑別するために，リドカイン注射テストが必要となることが多い．
③腱板炎の場合と同様に，painful arc maneuver が陽性となる．
④肩峰下部に圧痛を認める．
⑤数週から数カ月経過した中断裂または大断裂では，棘下筋，棘上筋の萎縮を肩甲骨の棘上窩，棘下窩に認める．他動的に肩を回旋させると，軋轢音やゴリゴリ感を認めることもある．

▶**X 線撮影の適応と方法** 腱板断裂を疑うときは，肩の単純 X 線撮影（正面，外旋位，肩甲骨 Y 撮影，軸写撮影）を必ず行う．肩峰下面と上腕骨頭の間のスペースが 1 cm 未満の場合，変性による腱板の菲薄化や腱板断裂，またはその合併が示唆される．石灰化が 30% にみられるが，腱板断裂と直接の関係はない．

▶**特殊検査の適応** リドカイン注射テストを行っても外転・外旋時に 50% 以上の筋力低下を認める場合（またはリドカインの効果がはっきりしない場合）は腱板断裂を疑い，関節造影検査や MRI 検査を行う．3 つ以上の主要な腱板断裂のリスクがある場合は，関節造影検査，超音波検査，MRI 検査などを行う．62 歳以上で，腕を伸ばして転倒した場合や，肩を直接打撲した場合などは，腱板断裂のリスクが高くなる．また，70 歳で症状の持続する患者の 1/3 には，腱板の部分または完全断裂のどちらかが存在する．

▶**診断のポイント** 腱板断裂の診断を疑うのは，腱板炎があり，リドカインを注射しても筋力低下が持続する場合である．高齢者で，重篤な疾患を合併している患者や手術を望まない患者では，それ以上の検査は不要である．しかし腱板断裂の診断確定には特別な検査が必要である．肩の関節造影では，腱内断裂，小断裂，大断裂などを捉えることができる．MRI では小断裂と活動性腱板炎の鑑別はできない．

▶**治療目標と治療ステップ** **1 2 3** 腱板断裂の治療は，年齢，健康状態，利き腕，腱板炎の有無などにより異なる．治療の目標は，失われた外旋・外転の筋力を回復させ，肩の全体的な機能を改善させ，合併する腱板炎を治療することである．50〜62 歳で利き腕の大断裂がある場合は，ただちに整形外科医に紹介すべきである．基礎疾患を有する高齢者や中断裂の患者（特に利き腕と反対側），小断裂の患者では，理学療法による外旋・外転の筋力強化運動が保存的治療法として選択される．部分断裂または小断裂であり，外転・外旋の筋力低下が軽度の場合には，保存的治療を考慮する．

ステップ 1 全般的な肩関節機能を評価し，肩関節

単純X線撮影をオーダーし，外旋の筋力を評価する．
- 50～62歳で，利き腕の大断裂の所見がある場合（重度の筋力低下があり，腕を肩の高さまで上げることができない場合など）は，ただちに診断のための関節造影やMRIをオーダーし，肩の手術の経験がある整形外科医に紹介する．
- 診察上，軽度の外転・外旋の筋力低下を伴う部分断裂または小断裂が示唆される場合は，以下のような治療を行うよう助言する．
- 頭上への腕の挙上を制限する．
- 急性の痛みや炎症を緩和するため，三角筋の上から冷却を行う．
- 1日1～2回，5分間，5～10ポンド（2.3～4.5 kg）の振り子を用いたストレッチ運動（☞ p.319）を行う．
- 運動中，運動後，翌日に痛みを起こさない程度の等尺性筋力強化運動を開始する．

ステップ2 〈2～4週間症状が持続する場合〉
3～4週間，最大用量でNSAIDs（イブプロフェンなど）を処方する．
- 腱板炎の所見が強い場合，軽度から中等度の筋力低下を認める場合，肩峰下の間隙が6～7 mm以上（軽度の変性のみ）の場合には，局所のステロイド注射を行う．
- 振り子を用いたストレッチ運動の重要性を再度強調する．
- 運動中，運動後，翌日に痛みを生じない程度の等尺性筋力強化運動を継続する．
- 三角巾（☞ p.296）の使用を止めさせる．影響を受けやすい患者（疼痛閾値の低い患者やストレスの強い患者）では，固定により肩関節の拘縮が早まることがある．

ステップ3 〈6～8週間症状が持続する場合〉
症状や所見がステップ1，2の治療で改善しない場合，手術を考慮している場合は，診断のための関節造影や超音波検査をオーダーする．
- 症状が継続する場合には，小から中程度の断裂の根治術のため，整形外科医への紹介を考慮する．

ステップ4 〈3カ月以上症状が持続する慢性例〉
再発予防のため，振り子を用いたストレッチ運動や，外転・外旋の筋力強化運動（☞ p.319），（☞ p.321）を行う．
- 中程度から高度の断裂に起因する慢性的な症状をもつ患者には，頭上の作業を繰り返すこと，押す動作，引く動作を制限させる．
- 症状が継続し，機能が極度に障害され，患者が手術のリスクを理解して希望する場合には，肩の手術を専門にする整形外科医への紹介を考慮する．

▶**理学療法の適応と方法** 理学療法は，軽度から中程度の腱板断裂の急性期治療やリハビリに不可欠な役割を果たし，外科的に修復した中程度から高度の断裂の術後のリハビリにおいても重要な役割を果たす．

理学療法のポイント

①急性の疼痛や腫脹をコントロールするために冷却を行う．
②振り子を用いたストレッチ運動を，肩の筋肉をリラックスさせて他動的に行う．
③外旋および外転の等尺性筋力強化運動を行う．できる範囲で運動を積極的に行う．

●**急性期の対応** 肩関節のスペースを広げる運動を，筋力強化運動，肩の使用制限と並行して行う．毎日の外転・外旋の等尺性筋力強化運動は，軽度から中程度の腱板断裂のリハビリに必須である（☞ p.321）．これらの運動は，低負荷で回数を多くして行い，セラバンド（TheraBand®）や大きなゴムバンド，バネ付き胸部エクスパンダーなどの器具を使用する．腱板に対しては十分な負荷をかけるが，合併する腱板炎を増悪させない程度の負荷とする．先に肩を10～15分間温めたり，振り子を用いたストレッチ運動（☞ p.319）で肩峰下のスペースを伸展した後に行うと，筋緊張が高められる．また，このような運動は，完全な腱板断裂の外科的修復を成功させるためにも必須である．

●回復期のリハビリ　肩の一般的なケアを行うとともに，頭上の作業を長期に制限することが，さらなる腱板の変性を予防するために重要である．振り子を用いたストレッチ運動や，等尺性筋力強化運動による再発予防に重点を置く．

▶注射手技　肩峰下への局所麻酔薬の注射は，断裂を合併した腱板炎の確定診断に用いられる（断裂があれば，リドカイン注射テストで十分に痛みが和らぐにもかかわらず，筋力低下が持続する）．中程度から高度の腱板断裂があり，疼痛が持続し，肩の機能が持続的に低下している患者では，診断のためのMRIや関節造影を行い，整形外科医による評価を行う．軽度から中程度の断裂の患者では，注意深く理学療法や内服治療を行う．ステロイドの注射は，合併する腱板炎の治療ならびに，手術を行わない患者の症状緩和のために行う（☞ p.24）．炎症をコントロールすることで，理学療法による回復運動へ参加することができるようになるケースもある．修復手術を行うことのできない高齢者の疼痛や腫脹を緩和するために，ステロイド注射を行うこともできる（☞ p.24）．このような場合，ステロイドが創傷治癒の過程に及ぼす副作用を防ぐため，注射をする際には，固定を併用しなければならない．外転枕（アブダクションピロー）による肩固定または単純な肩固定を，長期作用型ステロイド注射の作用持続時間と同じ30日間使用する．

▶手術適応　腱板断裂の根治術は，肩峰下形成術のようにインピンジメントを緩和する手技と組み合わせて行われる．

▶予後　腱板炎患者の15％は，種々の程度の腱板断裂を有している（関節鏡の所見ならびに剖検による研究の結果）．このような腱板断裂は，ほとんどの場合，活動性の炎症がおさまり回復期の運動が終了すると治癒する．1％未満の患者で，高度の横断裂を示唆する重度の筋力低下や肩関節の機能低下が起こる．このような患者では，病理を明らかにし，外科的修復の可能性に備えるために，単純X線撮影ならびに，MRIを撮像する必要がある．さらに，5個の主要な危険因子のうちの2〜3個をもっている患者に対しては，特殊検査による精査を行うべきである．

　軽度から中程度の断裂があり，筋力や機能の低下が25〜50％以下の場合には保存的治療を行うことができる．このような軽度の断裂患者の少なくとも半数は，肩の使用制限，理学療法，また患者によっては肩峰下のステロイド注射などに反応する．治療には6ヵ月以上かかることがしばしばある．4週間の保存的治療に反応しない場合は，すみやかに整形外科医に紹介すべきである．

　中程度から高度の断裂がある場合，特に50〜62歳までの男性労働者では，ただちに整形外科医に紹介すべきである．不必要に紹介が遅れると，筋萎縮が進み，手術による回復も難しく長期化することがある．

肩鎖関節脱臼および変形性肩鎖関節症
ACROMIOCLAVICULAR SPRAIN AND OSTEOARTHRITIS

鎖骨の末端の直上より刺入〔肩峰の外側縁より 1 1/2 インチ（3.8 cm）内側〕

針：5/8 インチ（1.6 cm），25 ゲージ
深さ：3/8〜5/8 インチ（1.0〜1.6 cm），鎖骨の骨膜より下
用量：1 mL の局所麻酔薬，0.5 mL の K40（ケナコルト A®40 mg：トリアムシノロンアセトニド）

注意：針は直接関節内には穿刺しない．注射は滑膜の下に行う．

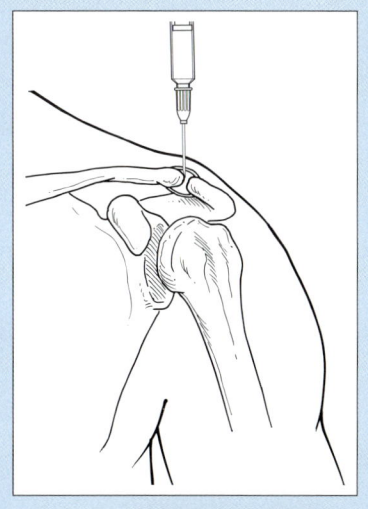

図 2-5　鎖骨遠位部で滑膜直下への肩鎖関節への注射

▶**病態生理**　肩鎖靱帯，烏口鎖骨靱帯，烏口肩峰靱帯は骨膜に強固に付着しており，肩峰，鎖骨，烏口突起を保持している．腕を伸ばしたまま転倒したり，肩の前部に強烈な衝撃（ラグビーのタックル）を受けたり，床に転倒して直接肩の前方を打撲した際には，靱帯に，捻挫，部分断裂，完全断裂（第 1 度，第 2 度，第 3 度の肩鎖関節脱臼または捻挫）が起こることがある．高齢者では，変形性関節症が肩鎖関節の部位の診断として最も多い．生涯使うことで，関節軟骨（正常 3〜5 mm）はすり減り，骨は硬化し，鎖骨や肩峰の末端に骨棘が形成される．このような一般的な変形性関節症性変化が症状の原因となることは非常に少ない（<5%）．

▶**具体的症状**　患者は肩の疼痛や肩鎖関節の腫脹を訴える．症状が大変限局した部位に起こるので，患者が症状を説明するときには，人差し指で鎖骨の末端を示すことが多い．

「腕を上げたり肩に回したりすると，ちょうどここに（肩鎖関節を示して）痛みがでます」．
「マウンテンバイクで転倒し，肩をぶつけました．それ以来ちょうどここに（肩鎖関節を示して）痛みと腫れが続いています」．
「腕を上げると，肩がグリグリする感じがします」．
「骨と骨がこすり合っているみたいです」．
「肩を下にして眠れません．痛みで目が覚めます．」

▶**診察所見**　関節の炎症，変形性関節症性の変化，関節を支える靱帯の断裂について診察する．

診察のポイント
①肩鎖関節の腫脹または変形を認める．
②肩鎖関節に圧痛を認める（腫脹があることもないこともある）．
③他動的に肩を内転させると増悪する痛みが誘発される．
④腕を下方に牽引することにより，痛みや変形が誘発される．
⑤腕を下方に牽引することにより，肩鎖関節が離開する．

①単純な視診で，肩鎖関節が腫脹，骨棘，鎖骨の上方変位（Ⅲ度の損傷）〔訳注：肩鎖関節脱臼の Tossy

分類：type Ⅰ；捻挫，type Ⅱ；亜脱臼，type Ⅲ；脱臼）により変形しているのを認めることがある．
② 局所の圧痛（最もよくみられる所見）を，肩鎖関節の上端，肩峰の外側縁から約 1 1/2 インチ（3.8 cm）内側に認める．
③ 胸を横切るように他動的に腕を内転させ，関節面の両端を合わせるようにすると，必ず痛みが誘発される．
④ 腕を下方に牽引すると痛みが誘発されることがある．Ⅱ度やⅢ度の損傷では，痛みとともに鎖骨と肩峰の間隙の開大を伴うことがある．（痩せている人や高度な脱臼のある患者では触診や視診でわかる．）
⑤ 診断は，関節部に局所麻酔薬を注射することにより確認する．

▶X 線撮影の適応と方法　肩の X 線撮影（正面，外旋位，肩甲骨 Y 撮影，肩鎖関節の負荷撮影）を行う．肩の単純 X 線像では，関節裂隙の狭小化，骨硬化，鎖骨や肩峰近位部の骨の融合，骨棘形成などの変形性関節症変化を認めることがある．負荷撮影では，（手で重りを持つと，持たない場合に比べて）鎖骨末端と肩峰突起の間がさらに（5 mm 以上）開大することがある．肩鎖関節が骨棘によって重度に肥大すると，肩峰下のインピンジメントを引き起こすことがある．下方に向いた大きな骨棘（長さ 4～5 mm）は，肩峰下滑液包や腱板の炎症を引き起こす可能性がある．鎖骨の骨融解，（鎖骨の遠位部の骨吸収像）が関節損傷に合併することはまれである．

▶特殊検査の適応　肩鎖関節離開の重症度を判定するため，肩鎖関節の負荷撮影が行われる．

▶診断のポイント　肩鎖関節疾患は身体所見により容易に診断することができる．変形性関節症や肩鎖関節の離開の程度は X 線像によって判断する．

▶治療目標と治療ステップ 1 2 3 　治療の目標は，肩鎖関節への直接の圧迫や関節に加わる牽引力を緩和し，靱帯をそれぞれの骨の起始部に再度付着させることである．肩の挙上や肩外側への直接の圧迫を制限するとともに，肩の固定を行うことが治療として選択される．

ステップ 1　肩鎖関節を診察し，肩鎖関節の負荷撮影を行い，損傷の程度（第 1 度，第 2 度，または第 3 度）や変形性関節症の変化の程度を判定する．
- 腫脹や痛みを緩和するため，冷却を行う．
- 肩を下にして寝ることを避けるように伝える．
- 腕を頭上に挙上したり，胸を横切るように回したりする動作を避けるように勧める．
- 物を持つときは体に近づけ，重さは 10～20 ポンド（4.5 kg～9.1 kg）までに制限する．
- 肩の離開（変形性関節症の増悪時にも場合により）には，ベルクロ肩関節固定具（☞ p.297）を 3～4 週間使用する．「もし靱帯が骨につかないと，症状が何度も再発することがあります」と患者に伝える．

ステップ 2　〈2～4 週間症状が持続する場合〉
関節の運動制限を再度強調する．
- 局所麻酔による注射を行って診断を確定し，上腕二頭筋腱炎や肩甲下筋腱炎との鑑別を行う．また変形性関節症や顕著な腫脹を認める Ⅰ 度の損傷を治療するために，ステロイド〔K40（ケナコルト A®40 mg：トリアムシノロンアセトニド）〕の注射を行う．
- 1 度目の注射から 4～6 週後に 2 回目の注射を行い，関節を保護するために，ベルクロテープ付き肩関節固定具を併用する．

ステップ 3　〈8～10 週間症状が持続する慢性例〉
関節への負担を最低限にするため，肩の主要な筋肉の全般的な調整を勧める（肩関節を単独で支える筋肉は 1 つもない）．
- 難治例には，腕の挙上，押す動作，引く動作，物を持ち上げる動作を長期に制限するように伝える（重量挙げ，ベンチプレス，プルダウンは中止しなければならない）．

- 症状が持続する場合や，機能障害が高度な場合は，整形外科医への紹介を考慮する．

▶**理学療法の適応と方法** 肩鎖関節の捻挫や変形性関節症の治療において，理学療法はあまり大きな役割を果たさない．肩鎖関節を冷却することにより，一時的に症状を緩和することができる．肩鎖関節を直接支持するような，効果的な等尺性筋力強化運動やストレッチ運動はない．スポーツ選手には全般的な肩の調整を勧める．

理学療法のポイント
①冷却を行う．
②全般的な肩の調整を行う．

▶**注射手技** 診断を確定するため（合併する腱板の疾患や上腕二頭筋腱炎との鑑別を行うため），局所麻酔薬の注射を行う．ステロイドの注射は，変形性関節症の急性増悪や固定で改善しない肩の離開の治療のために行われる．

《体位》患者を座位にし，胸を張って手は膝の上に置く．

《表面解剖および刺入部位》肩峰と鎖骨を同定する．肩鎖関節は鎖骨遠位端から1/4インチ（0.6cm）凹んだところで，肩峰の外側縁から内側1 1/2インチ（3.8cm）にある．刺入部位は鎖骨遠位部の前上方である．

《刺入の角度と深さ》25ゲージ針で皮膚に垂直に刺入する．深さは3/8〜5/8インチ（1.0〜1.6cm）である．

《麻酔》エチルクロライドを皮膚にスプレーする〔訳注：日本では一般的ではない〕．皮下（0.5mL）と鎖骨遠位部の骨膜より1/4インチ（0.6cm）上方（0.5mL）に局所麻酔を行う．麻酔薬はすべて関節から1/4インチ（0.6cm）以上離れたところに注射し，ステロイドが高濃度で関節に行きわたるようにする．

《手技》治療の成功は，関節内のステロイド注射が，関節の直上の層または近接する骨に付着する滑膜の直下の層に，希釈されずうまく入るかどうかにかかっている．この手技では，近接する骨に滑膜が付着するという解剖学的な特徴を利用して，ステロイドを関節内に「間接的な方法」で注射する．滑膜は長さ約1cmである（図2-5）．関節内の中心に直接注射を試みるのは困難で，痛みを伴い，危険でもある（軟骨損傷を引き起こす）ため，25ゲージの針を滑膜を越え，関節面に近い骨まで下に進める．関節内の中心には直接は刺入しない．滑膜の上外方に麻酔を行った後，25ゲージの針を鎖骨の骨膜の硬い抵抗のあるところまでゆっくり進める．別のシリンジを用いて，0.5mLのK40を骨に勢いよく注射する．関節にはあまり多量の薬剤の入る余地はない．患者の圧迫感が増強するときには，針を3/8インチ（0.3cm）程引いて，残りのステロイドを関節の直上，滑膜のちょうど外側の層に注入する．

▶**注射後の対応**
1. 3日間安静にし，腕の挙上，胸を横切って腕を回す動作，物を持ち上げる，肘を付く，肩を下にして寝るなどの動作を避けるようにする．
2. 関節を最大限保護するため，注射を行うととも

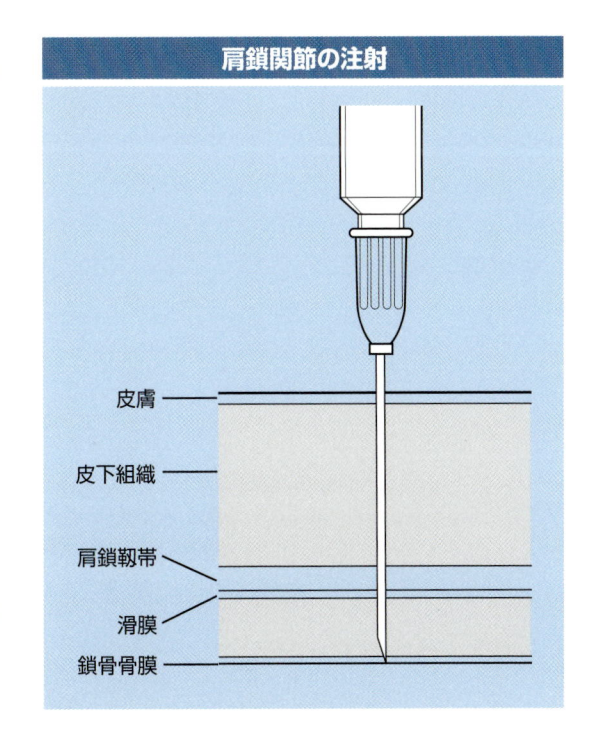

肩鎖関節の注射

皮膚
皮下組織
肩鎖靱帯
滑膜
鎖骨骨膜

に肩関節固定具を利用する．
3. 注射後の疼痛には，冷却（4～6 時間ごと 15 分間）ならびにアセトアミノフェン（1000 mg，1 日 2 回）〔訳注：日本では 1 回 500 mg を 1 日 3 回が上限〕を処方する．
4. 腕の挙上，胸を横切って腕を回す動作，物を持ち上げる，肘を付く，肩を下にして寝るなどの動作を制限することで，30 日間肩を保護する．
5. 痛みや炎症がほぼ消失して 3～4 週間経過したら，全般的な肩の調整を始める．
6. 症状改善が 50％未満の場合，6 週間で再度注射を行うとともに，3～4 週間の固定を行う．
7. 痛みが消失するまで，日常の活動，仕事，スポーツは延期する．
8. 2 回の注射が無効な場合は，整形外科医への紹介を行う．

▶**手術適応**　Ⅱ度やⅢ度の損傷では，症状が続くことが多い．鎖骨の肩峰に対する動きを止めるために行われる固定の手術にはいろいろある．鎖骨遠位端の切除術は，変形性関節症，Ⅱ度やⅢ度の損傷，骨融解，腱板を侵害しているような下向きの骨棘に対する最も確実な治療法である．

▶**予後**　すべての患者に対し，肩鎖関節の関節症の程度がわかる単純 X 線と，肩鎖関節損傷の程度がわかる負荷撮影 X 線を施行すべきである．Ⅰ度の肩鎖関節の損傷や関節症初期の患者は，注射や固定の治療によく反応する．Ⅱ度やⅢ度の損傷や，関節症の変化が進んだ患者では，治療への反応を予測することが難しい．

　重度の肩鎖関節脱臼に対する治療が成功したかどうかは，損傷した靱帯が十分に，かつ解剖学的に治癒しているかどうかによって決定される．治療は，注射による抗炎症作用よりも，固定に重点を置かなければならない．靱帯が必ずしも適切に再付着するとは限らないので，再脱臼は頻繁にみられる．このような症例では整形外科への紹介を考慮するが，鎖骨遠位端の切除や内固定術が行われることは少ない．

上腕二頭筋腱炎 BICEPS TENDINITIS

肩峰の前外側の角から 1～1¼ インチ（2.5～3.2 cm）下方で，結節間溝の真上に刺入する．

針：1½ インチ（3.8 cm），25 ゲージ
深さ：大結節または小結節には 1/2～3/4 インチ（1.3～1.9 cm），結節間溝の底部まで 3/4～1 インチ（1.9～2.5 cm）
用量：1～2 mL の局所麻酔薬，1 mL の D80（デポ・メドロール®80 mg：酢酸メチルプレドニゾロン）〔訳注：日本では通常 40 mg を用いる〕
注意：大結節または小結節の骨膜の位置を丁寧に確認し，骨を麻酔し，注意しながら骨から結節間溝へとゆっくりたどっていく．針のベバル（bevel）〔訳注：針先のカット面〕は腱の走行と平行にする．

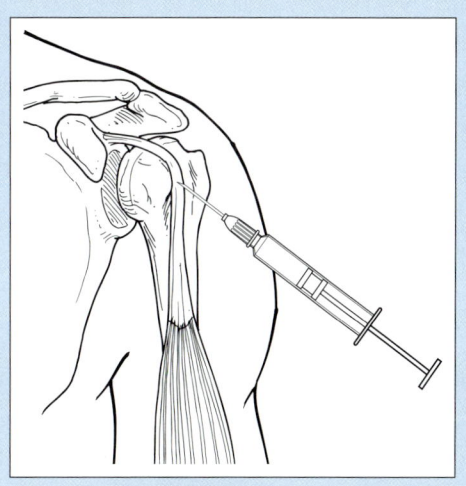

図 2-6　上腕二頭筋腱炎に対する結節間溝への注射

▶**病態生理**　上腕二頭筋腱炎とは，長頭腱が上腕骨前面の結節間溝に沿って走行するため，機械的に摩耗し刺激された結果起きる長頭腱の炎症である．繰り返し物を持ち上げたり腕を挙上することで，単純な炎症，小断裂，慢性炎症，ムチン様変性，腱断裂といった種々の病的変化を引き起こす．勢いよく持ち上げたり，いつもと異なる持ち上げ方をしたりすると，慢性的に炎症のある腱が自然断裂を起こすことがある．断裂に至るリスクは約 10～12％で，体の中で自然発症する腱断裂の中では最も高い．腱断裂のリスクとして，①ムチン様変性，②いつもと異なる持ち上げ方をしたり勢いよく持ち上げたりしたための損傷，③62 歳以上，④再発性の二頭筋腱炎の既往があげられる．

▶**具体的症状**　物を持ち上げたり腕を挙上したりすることで増悪する肩の痛みを訴える．患者は，結節間溝を直接指で示しながら，以下のように症状を訴えることが多い．

「郵便受けを開けるたびに肩の前部分が痛みます」．
「肩を動かすといつもちょうどここ（上腕に走る疼痛の部位を示して）が痛みます」．

「肩はかなり前から痛んでいますが，昨日，トレーラーを連結器につなげようとしていたとき，ボキッと音を感じました」．
「元々毎日肩は痛かったのですが，2 日前から痛くなくなったのです．そしたら大きな青アザが肘のところにできて筋肉が大きくなったのです」．

▶**診察所見**　結節間溝にある上腕二頭筋長頭腱の腫脹や炎症，腱の断裂，合併する肩峰下のインピンジメントの有無について診察する．

診察のポイント

①結節間溝に局所の圧痛を認める．
②等尺性に肘を屈曲させることで疼痛が増悪する．
③肩峰下インピンジメントがある場合には，painful arc maneuver が陽性となる（☞ p.20）．長頭腱断裂を示唆する上腕腹側の筋腹の膨隆がないかどうかを診察する．

①肩峰の前外側縁の下約 1 インチ（2.5 cm）の結節間溝に局所の圧痛を認める．結節間溝は上腕骨頭の前部にある小結節と大結節を同定するとわかる．また結節間溝は，上腕前面を触診し，腕

を他動的に内旋，外旋させることにより，溝が行ったり来たりすることで同定できる．
②疼痛は等尺性に肘を屈曲させると増悪する．患者は上腕骨に沿った線状の走る痛みを訴える．
③疼痛は，他動的に腕を外転（painful arc maneuver）させると増悪することがある．それは長頭腱が肩甲骨関節窩に付着する経路で，上腕骨頭と肩峰の下面の間を横切るからである．
④長頭腱の断裂は，肘前窩より数インチ（7.5～10 cm 上の筋腹膨隆と，上腕の遠位部内側の大きな皮下出血で明らかになることが多い．肘の屈曲筋力は，保たれていることが多い．上腕二頭筋の短頭腱と腕橈骨筋の筋力は，肘の屈曲筋力の 80％を担い，長頭腱の筋力低下を容易に代償する．

▶X 線撮影の適応と方法　肩の X 線撮影（正面，外旋位，肩甲骨 Y 撮影，軸写撮影）は必ずしも必要ではない．単純 X 線像で，上腕二頭筋の結節間溝に石灰化を認めることがある．治療の判断は，石灰化の有無ではなく診察時の臨床所見に基づいて行われる．上腕二頭筋の腱断裂があり，painful arc maneuver が明らかに陽性である場合は，腱板炎や腱板断裂の合併について評価するために，肩の単純 X 線撮影を施行すべきである．

▶特殊検査の適応　診察上，腱板断裂の合併が疑われる場合は，関節造影や MRI が適応となる．

▶診断のポイント　診断は，上腕骨前面の疼痛という病歴，肘の屈曲により増悪する結節間溝における局所の圧痛という所見があれば行われる．上腕二頭筋の結節間溝に対する局所麻酔ブロックは，二頭筋腱炎と腱板による放散痛や肩関節由来の痛みとを鑑別するのに必要なことがある．

▶治療目標と治療ステップ 1 2 3　治療の目標は腱の炎症と腫脹を緩和し，上腕二頭筋および腱を強化し，断裂を予防することである．持ち上げ動作，腕の挙上を制限すると同時に，効果的な抗炎症治療を行うことが，治療として選択される．

ステップ 1　全般的な肩の機能を評価し，肘の屈曲筋力を測定し，腱断裂のリスクを調べ，腱断裂の所見の有無について肘前窩を診察する．
- 物を持ち上げることを禁止する．
- 肩より上での動作や腕の挙上を制限する．
- 肩の前外側を冷却する．
- 振り子を用いたストレッチ運動を始め，腱への圧迫を緩和する（上腕二頭筋の長頭腱は肩峰下を走行し，関節唇の上方に付着している）．
- NSAIDs（イブプロフェンなど）を 3～4 週間処方する．「運動制限を行わなければ，腱断裂のリスクが 5～10％あります」と患者に伝える．

ステップ 2　〈2～4 週間症状が持続する場合〉
50 歳未満の患者には上腕二頭筋結節間溝に，50 歳以上の患者には肩峰下滑液包に D80（デポ・メドロール®80 mg：酢酸メチルプレドニゾロン）〔訳注：日本では通常 40 mg を用いる〕の局所注射を行う．
- 症状が 50％以上改善していなければ，4～6 週間で再度注射を行う．
- 注射と三角巾や肩の固定具を併用することで，断裂を可能な限り予防する．
- 肘屈曲の等尺性筋力強化運動を始め，次にダンベルを用いてウェイトトレーニングを行うことで，二頭筋の長頭腱，短頭腱，腕橈骨筋の回復と強化を図る．これらの運動は，疼痛と炎症が 50％以上改善してから開始する．

ステップ 3　〈2～3 カ月間症状が持続する慢性例〉
症状が続く場合，断裂が起きた場合は整形外科医への紹介を考慮する．手術適応となることはまれである．

▶理学療法の適応と方法　上腕二頭筋腱炎や腱断裂の治療において，理学療法はあまり大きい役割を果たさない．

理学療法のポイント

①冷却を行う．
②超音波療法（phonophoresis）を行う．
③振り子を用いたストレッチ運動を，肩の筋肉をリラックスさせて他動的に行う．
④上腕二頭筋の短頭腱と腕橈骨筋腱に対する筋力強化運動を行う（断裂を伴う場合）．

●**急性期の対応**　上腕二頭筋腱炎の初期治療として，冷却，超音波療法（phonophoresis），振り子を用いたストレッチ運動を行う．冷却は上腕骨頭の前面を冷却すると，疼痛を一時的に和らげることができる．超音波療法（phonophoresis）を上腕骨頭の前面に行うと，痩せている患者では疼痛や腫脹が和らぐことがある．単純な上腕二頭筋腱炎では振り子を用いたストレッチ運動（☞ p.319）を毎日行う．肩峰下のスペースを広げることで長頭腱の動きがより自由になる．

●**回復期のリハビリ**　振り子を用いたストレッチ運動と肘屈曲筋の等尺性筋力強化運動を併用する．振り子を用いたストレッチ運動は回復期を通して行う．週3回この運動を行うと，腱炎が再発する可能性が低くなる．肘屈曲筋の等尺性筋力強化運動は急性の疼痛がおさまってから3～4週間後に開始する．この運動は，肩を他動的に45°外転位にして行い，上腕二頭筋の結節間溝での摩耗が最小限になるようにする．上腕二頭筋の腱断裂がある場合には，特に毎日の筋力強化運動が重要となる．短頭腱と腕橈骨筋の筋力は，長頭腱断裂による筋力低下の15～20%を代償する．

▶**注射手技**　年齢や腱断裂のリスクに応じて，いろいろな注射の方法が用いられる．活動性腱炎の診断を確定するために上腕二頭筋の結節間溝へ直接局所麻酔薬を注射し，治療のためにステロイドの注射を行う．50歳未満の人では，腱断裂はまれなので，結節間溝への注射（解剖学的に最も正確な注射）がこの年齢層では好まれる．50歳以上，特に腱炎の再発がある人では，肩峰下滑液包への注射（☞ p.24）または，肩関節内注射（☞ p.30）が好まれる．肩峰下滑液包注射や肩関節内注射を行うことで，結節間溝への注射と関連して発生する腱への針の貫通のリスクを避けることができる．

《体位》患者を座位にし，手を膝に置いてもらう．肩と首の筋肉をリラックスさせるようにする．

《表面解剖および刺入部位》上腕骨頭および肩峰の外側縁を同定し，マーキングする．刺入部位は，上腕二頭筋の結節間溝の直上で，肩峰の前外側縁から1～1 1/2 インチ（2.5～3.2 cm）尾側である．検者の指を上腕骨頭の前外側に置き，腕を他動的に内旋，外旋させると結節間溝を触知できる．

《刺入の角度と深さ》刺入角度は，皮膚に垂直である．深さは大結節または小結節までは1/2～3/4 インチ（1.3～1.9 cm），結節間溝の底面までは3/4～1 インチ（1.9～2.5 cm）である．

《麻酔》エチルクロライドを皮膚にスプレーする〔訳注：日本では一般的ではない〕．小結節または大結節の硬い組織の抵抗のあるところ（0.25～0.5 mL），結節間溝の底面（1.0 mL）に局所麻酔を行う．

《手技》治療の成功は，上腕二頭筋腱の炎症を効果的に制御できるかどうかにかかっている．上腕二頭筋の結節間溝への注射を行う際には，手技の間を通して，針のベバル（bevel）〔訳注：針先のカット面〕が腱の線維に平行になるように維持することが必要である．上腕骨の小結節または大結節の骨膜の硬い組織の抵抗のあるところまで針をゆっくり進め，麻酔を一方または両方行う．骨を同定したら，針を1/4～3/8 インチ（0.6～1.0 cm）引き抜き，腱のゴム様で硬い抵抗を感じるか，上腕骨の硬い抵抗を感じるところまで，結節間溝の方へ針の向きを変える〔さらに1/4 インチ（0.6 cm）進める〕．注射は抵抗がない場合にのみすべきである．抵抗を感じるときには，腱の間か骨膜のいずれかに注射していることを疑う．再度診察し，局所の圧痛が減り，等尺性の肘屈曲運動テストで50%以上痛みが減る場合は，D80を1 mL注射する．50歳以上の患者，腱断裂のリスクが高い患者では，肩峰下への注射を代わりに行う．

上腕二頭筋腱炎への注射

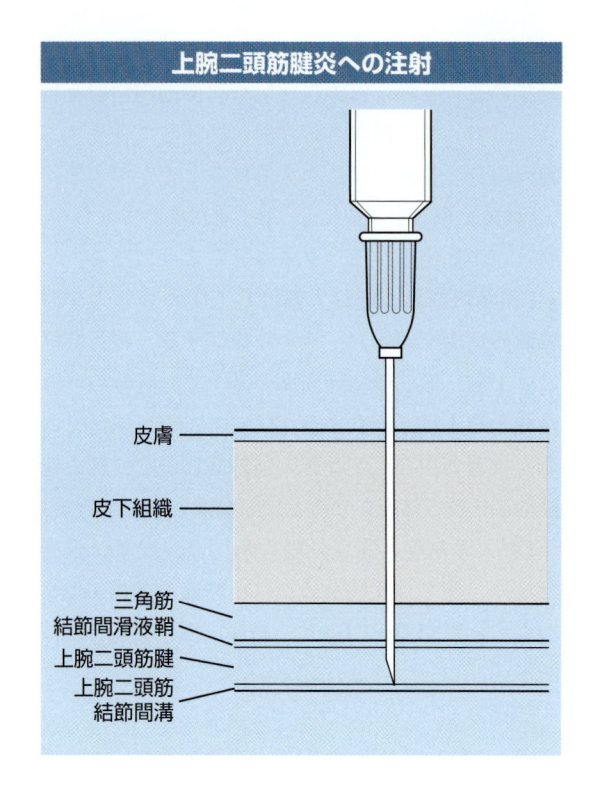

皮膚
皮下組織
三角筋
結節間滑液鞘
上腕二頭筋腱
上腕二頭筋
結節間溝

▶**注射後の対応**

1. 物を持ち上げる動作はすべて制限し，3日間は安静にする．
2. 注射後の痛みに対して冷却（4～6時間ごと15分間）と，アセトアミノフェン（1000 mg，1日2回）〔訳注：日本では1回500 mgを1日3回が上限〕を処方する．
3. 持ち上げる動作を禁止または制限し（体に近く腕を保つ，重量は軽い物とする），腕を上げる動作や体位を避ける（二頭筋腱は肩峰の下にある）ことで，30日間は腱を保護する．
4. 振り子を用いたストレッチ運動を4日目から開始する．
5. 痛みがおさまった後（数週間後），等尺性の肘屈曲運動を始める．
6. 全般的な症状改善が50％未満の場合（50歳以上の年齢，再発性の腱炎，腱断裂の既往，肩の全般状態の不良，関節リウマチなど，腱断裂のリスクを考慮して），6週間後に再度注射を行う．
7. 喪失した筋力が完全に回復するまでは，日常生活，仕事，スポーツへの復帰を延期させる．

▶**手術適応**　上腕二頭筋腱炎や腱断裂に手術が適応になることはまれである．上腕二頭筋長頭腱の修復が必要となることがあまりないのは，上腕二頭筋腱の短頭と腕橈骨筋で屈曲筋力の80％を担っており，肘の屈曲運動によりさらに筋力を高めることが可能だからである．

▶**予後**　上腕二頭筋腱炎は動作の制限，振り子を用いたストレッチ運動，ステロイド注射の治療によく反応する．腱のムチン様変性が発生することが非常に多い．10％の症例で腱の自然断裂が起きる．腱炎と腱の断裂を鑑別するのに特別なX線や画像は必要ない．上腕二頭筋の短頭と腕橈骨筋で肘の屈曲筋力の80％を担っているので，機能障害を引き起こすことはまれである．断裂により問題が解決することが多いが，軽度な変形を残すこととなる．このような理由で，外科的修復が行われる頻度は少ない．重い荷物を扱う労働者やバイオリン奏者，その他，上肢からの筋力を最大限必要とするような患者では，手術のための紹介を行う．

肩甲下滑液包炎 SUBSCAPULAR BURSITIS

第2肋骨または第3肋骨（肩甲骨の上内側角に最も近い方）の直上から刺入する．

針：1½インチ（3.8cm），22ゲージ

深さ：肋骨の骨膜まで3/4～1¼インチ（1.9～3.2cm）

用量：1～2mLの局所麻酔薬，1mLのK40（ケナコルトA®40mg：トリアムシノロンアセトニド）

注意：指を1本ずつ肋骨の上と下の肋間に置き，2本の指の間から刺入する．決して1¼インチ（3.2cm）以上は針を進めない（深すぎると胸膜あり）．

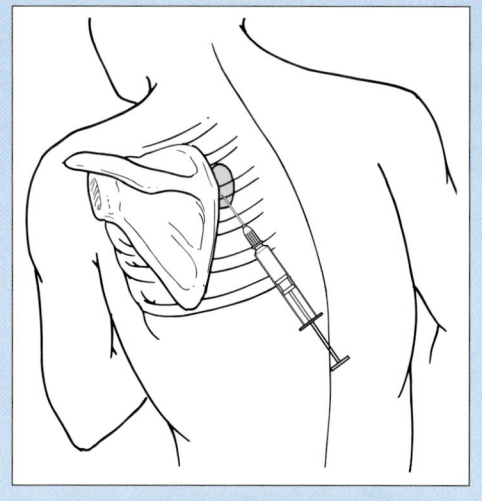

図2-7 肩甲下滑液包に対する注射

▶**病態生理** 肩甲下滑液包炎または肩甲骨胸郭症候群とは，肩甲骨の上内側角と第2肋骨および第3肋骨の間の摩擦により引き起こされる局所の炎症である（用語の違いはこれらの構造物についての正確な知識が混同されていることの表れである．ここは真の滑液包でも真の関節でもなく，単に体の摩擦が生じる部位なのである）．滑液包の炎症は，肩甲骨の過度な動作（機械的な圧迫と摩擦が肩甲骨の上内側角と第2肋骨および第3肋骨の間に起こる）や，外部から背部にかかる圧力により肩甲骨と肋骨の間に圧迫が引き起こされる結果生じる．過度な肩甲骨の動作と関連する状態には，凍結肩〔訳注：狭義の五十肩，癒着性肩関節包炎〕，変形性肩関節症，慢性腱板炎などがある．（正常な肩関節の動きが徐々に失われるにつれて，不相応に肩がすくめられる．）機械的な圧力および摩擦は，痩せていて筋肉の発達がよくない患者，円背の患者，上肢が何度も交互に行き来する動作の必要な仕事をもつ患者（アイロン，組み立て作業など），アスリートで重いベンチプレスの運動を行っている患者でも起り得る．この疾患は，より頻度の高い菱形筋や肩甲挙筋の炎症（体位，ストレス，むちうち）や下部頸椎神経根の放散痛との鑑別を行わなければならない．

▶**具体的症状** 患者は上背部に局在する痛みや，肩をすくめたときのボキッとする感じを訴える．患者は，肩に手を伸ばして上背部の痛いところに触れようとしながら，以下のように症状を訴えることが多い．

「肩を回すたびに音が鳴ります」．
「硬い背の椅子には座ることができません」．
「私は組み立て作業のラインで働いています．手を前後に行き来させなければなりません．この新しい仕事を始めてから，肩の裏側が痛み始めました」．
「もう背を下にして眠ることができません．肩甲骨のところに痛い場所があるんです」．

▶**診察所見** 肩甲骨の上内側角の下方で，第2および第3肋骨の直上に局在する圧痛について診察する．

診察のポイント
①肩甲骨の上内側角の下方で，第2および第3肋骨の直上に局在する圧痛を認める．
②肩関節の可動域は正常である．
③頚椎の神経根性障害や菱形筋・僧帽筋捻挫の徴候は認めない．
④局所麻酔によるブロックで診断を確定する．

①肩甲骨の上内側角の下方に，コイン大の局所の圧痛を認める．圧痛は，第2または第3肋骨のうち上内側角に近い方の肋骨に沿って触知する．正確に炎症部位を触知するには，患者の腕を完全に内転させることが必要である．患者に，反対側の肩に手を置いてもらい，肩の筋肉をリラックスさせるようにする．

②この疾患は，肩関節の可動域には直接影響を与えない．しかし，凍結肩や肩関節の変形性関節症が原因として合併していれば，肩の関節可動域は障害されることがある．

③頚椎神経根症では上背部の同じ領域に放散痛を生じる可能性があるので，頚部の診察はすべての患者で行う必要がある．合併症のない滑液包炎では，頚部の可動域は正常で（90°まで痛みなく回旋することができる），上肢の神経学的所見も正常である．

④局所麻酔によるブロックは診断に不可欠な役割を果たす．リドカイン（1～2 mL）を最も近い肋骨の骨膜の層に注入すると，疼痛と局所の圧痛が完全に消失する．

▶**X線撮影の適応と方法**　合併症のないケースでは肩のX線撮影は不要である．

▶**特殊検査の適応**　特殊検査の適応はない．

▶**診断のポイント**　肩甲骨の上内側角の下方に局在する圧痛があれば，肩甲下滑液包炎の可能性がある．この局所の炎症の状態を頚椎の神経根由来の放散痛や上背部の捻挫による筋肉の炎症と鑑別するため，近接する肋骨レベルに局所麻酔ブロックを行うことで診断を確定しなければならない．

▶**治療目標と治療ステップ 1 2 3**　治療の目標は急性の炎症を緩和し，背景にある原因を発見し，姿勢や肩の筋緊張の改善によりさらなる症状の発現を防ぐことである．K40（ケナコルトA®40 mg：トリアムシノロンアセトニド）による局所のステロイド注射が治療として選択される．

ステップ1　頚部，肩，上背部の診察を行う．背景原因があれば，それを判断する．症状が肩甲骨の上内側角に限局している場合には，局所麻酔により診断を確定する．
- 診断が確定すれば，1 mLのK40を注射する．
- 正しい姿勢をとることの重要性を強調する．
- 肩甲骨へ直接の圧迫を避けるよう指導し，特に硬い表面の椅子にもたれることを止めさせる．
- 腕を反対側の肩に回したり，前後に動かしたり，頭上に上げたりする動作を制限するように勧める．

ステップ2　〈4～6週間症状が持続する場合〉
症状や所見が少なくとも50％以上改善しない場合はK40の注射を再度行う．
- 正しい姿勢をとることの重要性を再度強調する．
- 内旋筋，内転筋の等尺性筋力強化運動を毎日行い，肩甲下筋の筋力ならびに容積を増加させる．
- 難治性の場合，超音波治療を行う．

▶**理学療法の適応と方法**　肩甲下滑液包炎の治療において，理学療法はあまり大きい役割を果たさない．一般的な肩の調整と肩甲下筋の筋力強化運動を組み合わせて行う．理論的には，肩の主要な内旋筋の筋力と容積を増加させることにより，肋骨と肩甲骨の底面の間に自然なクッションが形成されるという有用性がある．この運動を効果的にするため，座位での姿勢を改善することを並行して行う必要がある．

▶**注射手技**　局所麻酔薬の注射は診断を確定するために行われ，ステロイド注射は活動性の炎症を

治療するために行われる．NSAIDsは組織への吸収が悪いため，この疾患ではあまり効果がない．

《体位》患者に座位になってもらう．滑液包を完全に露出するため，患側の肩を完全に内転する．患者に手を反対側の肩に置くよう指示する．

《表面解剖および刺入部位》肩甲骨の上内側角を同定する．肩を完全に内転させ，第2および第3肋骨を同定，マーキングする．指をそれぞれ肋骨の上と下の肋間に置き，針を肋骨の直上から刺入する．

《刺入角度および深さ》刺入は皮膚に対して垂直に行う．深さは，痩せている患者では3/4インチ（1.9 cm），肥満患者では1 1/4インチ（3.2 cm）である．注意：1 1/4インチ（3.2 cm）以上深くは針を進めない（胸膜あり）．1 1/4インチ（3.2 cm）のところで骨膜に達しないときは，針を引き抜いてから再度刺入する．

《麻酔》エチルクロライドを皮膚にスプレーする〔訳注：日本では一般的ではない〕．局所麻酔薬（1〜2 mL）を肋骨の骨膜の硬い抵抗のあるところに注入する．滑液包炎とその上を覆う菱形筋の炎症とを鑑別するために，肋骨の上の筋肉の層に麻酔が入ることを避ける．

《手技》滑液包の注射の成功は，患者を正しい体位に保ち，肋骨の骨膜の層に正確に薬剤を注入できるかどうかにかかっている．針は僧帽筋と肩甲挙筋を貫き，肋骨の骨膜の硬い抵抗のあるところまで進める．しかし，肋骨の骨膜の硬い抵抗がはっきりとわからない場合には，僧帽筋の外側筋膜から3/4インチ（1.9 cm）以上は針を進めない〔僧帽筋および菱形筋の厚さはそれぞれ約3/8インチ（1.0 cm）で計3/4インチ（1.9 cm）である〕．麻酔薬とステロイドは骨膜の層に注入する．

▶注射後の対応

1. 直達外力と肩を前後に動かす動作を避け，3日間は安静を保つ．
2. 注射後の痛みには冷却（4〜6時間ごと15分間）と，アセトアミノフェン（1000 mg，1日2回）〔訳注：日本では1回500 mgを1日3回が上限〕を処方する．
3. 肩への直達外力と極端な肩の動作を制限することにより，30日間は肩を保護する．
4. 正しい姿勢をとることの必要性を再度強調する．
5. 3週間経過したら，内旋筋と内転筋の等尺性筋力強化運動を始める．肩甲下筋の容量や筋力が増加すると，肩甲骨が摩擦を起こしにくくなる．
6. 全般的な症状改善が50%未満の場合は，6週間で再度注射を行う．
7. 疼痛と炎症が改善し，内転と内旋の筋力が回復するまで，日常生活，仕事，スポーツへの復帰を延期する．

▶手術適応　有効な手術法はない．

▶予後　局所麻酔を行った後にステロイドを注射すると，肩甲下滑液包炎の急性炎症の治療に大変効果的である．再発を避け長期予後を改善するため，肩関節や頸部の診察を完全に行い，背景原因があればそれを同定する．背景にある肩関節の関節炎，菲薄化を伴う慢性の腱板炎，変形性の頸椎

肩甲下筋滑液包炎への注射

- 皮膚
- 皮下組織
- 僧帽筋
- 肩甲挙筋
- 滑液包
- 肋骨骨膜

椎間板疾患などを同定するために肩や頚部の単純X線撮影を行う．滑液包炎の再発予防は，正しい姿勢をとり，筋緊張を緩和し，肩甲下筋の筋力と容量を増すことができるかどうかにかかっている．長期の合併症は起こらない．

変形性肩関節症 GLENOHUMERAL OSTEOARTHRITIS

関節内注射では烏口突起の下 1/2 インチ（1.3 cm）から刺入し，上腕骨頭の内側部に向かって外方向に進める．

針：1 1/2 インチ（3.8 cm）または 3 1/2 インチ（8.9 cm）の脊椎穿刺針，22 ゲージ
深さ：上腕骨頭の骨膜または肩関節まで 1 1/2～2 1/2 インチ（3.8～6.4 cm）
用量：用量：3～4 mL の局所麻酔薬，1 mL の K40（ケナコルト A®40 mg：トリアムシノロンアセトニド）
注意：肥満患者では透視を強く勧める．

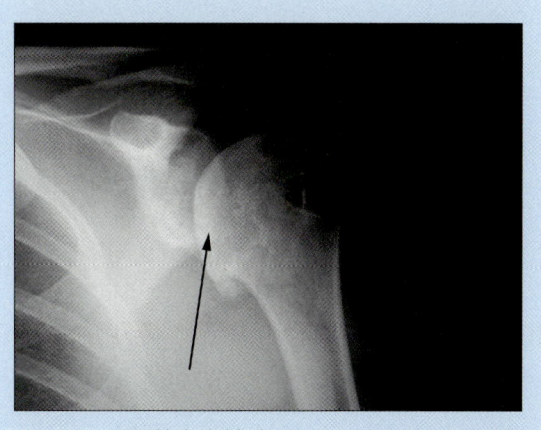

図 2-8 肩関節内注射（矢印は注射の方向を示す）

▶**病態生理** 変形性肩関節症（肩関節唇と上腕骨頭の軟骨の消耗）が問題となることはまれである．ほとんどのケースでは，変形性関節症は，数年から数十年前に起こった肩への外傷の結果として起こる．変形性関節症の発生と関連のある病態として，過去の脱臼，上腕骨頭または頚部骨折，高度の腱板断裂，関節リウマチなどがあげられる．変形性関節症は X 線撮影で診断することができ，上腕骨頭下部の骨棘形成，上腕骨頭の平板化および骨硬化，正常では幅 3～4 mm ある関節軟骨下部の狭小化などの所見を認める．

▶**具体的症状** 患者は，数カ月から数年にわたり，徐々に肩の痛みやこわばりが進行してきたと訴える．患者は，肩の前部をさすりながら以下のように症状を表現することが多い．

「肩がこわばっています」．
「コートを着るとき肩を後ろに回すことができません」．
「フットボールで肩を脱臼しました．コーチに『肩に関節炎がでるよ』と言われました．今 58 歳になりましたが，肩の動きが徐々に悪くなっています．ますますこわばってきました」．
「私の肩はボキボキとひどい音が鳴り，まるでステアリングが悪くなった自分の車が出すような音がします」．

▶**診察所見** 肩の関節面に沿った局所の圧痛や腫脹，外旋や外転の可動域制限，軋轢音について診察する．

診察のポイント

①烏口突起の直下で，前方に局在する圧痛を認める．
②他動運動による外転および外旋の可動域制限を認める．
③回旋時の軋轢音や等尺性の筋緊張を緩めたときのボキボキ音を認める．
④鎖骨下窩の腫脹または肩全般の腫脹

①烏口突起の直下で前方部に圧痛を認める．肩甲上腕前方の関節面に沿った炎症を評価するには，外側やや上方にしっかり圧迫を加えることが必要である．
②終末可動域のこわばりや可動域制限は，変形性肩関節症の特徴的な身体所見である．肩の機能は全般的に低下する．腕の挙上や下部の腰仙椎に手を伸ばす（Apley スクラッチテスト陽性）動作が障害される．肩の外転および外旋筋力の低下が目立つが，これは疾患の重症度を評価する

のに有用である．
③関節から雑音が生じることがよくある．肩の前方で軋轢音やボキボキ音を触知することができる．この音は外転中間位で外転に抵抗を加えることで再現でき，肩にかかる緊張を和らげることにより感じることができる（上腕骨頭がでこぼこした肩関節面の軟骨に対して素早く移動することにより雑音が生じる）．中等度から高度の変形性肩関節症の患者ではこのような音を聞くことがある．
④肩甲上腕関節が重度に障害されているときには関節水腫を伴う．わずかな関節水腫であれば，たいていの場合見つけることができない．中等度から高度の関節水腫の場合は，鎖骨下窩または肩全体が腫脹する．肩全体の腫脹を評価するのに適切な方法は，上から肩関節を見下ろし，前後面を健側と比較することである．

▶**X線撮影の適応と方法** 肩のX線撮影（前後方向，外旋位，肩甲骨Y撮影，軸写撮影）を必ず行う．初期には，関節軟骨の狭小化，肩関節窩下部の不規則性を認める．疾患が進行すると，肩関節窩下部と上腕骨頭の間の距離が徐々に減少し，上腕骨頭下部の骨棘形成が徐々に進む．進行した変形性肩関節症では，上腕骨頭の大きな骨棘，上腕骨頭の平底化，肩関節窩下部の関節軟骨の消失がみられる．

▶**特殊検査の適応** 中等度から高度のケースで，単純X線像によってすでに確立した所見がある場合は，特殊検査は必要ない．この疾患を早期に発見する目的で，関節造影後CTを行うことがある．ヨードの造影剤を用いた関節造影後CTは，肩の外傷をもつ若い活動的な患者において，肩関節唇下部の軟骨のわずかな不整や，関節軟骨の初期の菲薄化を見つけるのに有用である．このような患者では，肩関節深部の痛み，スムーズに肩が動かない，動かすときに音が鳴る，などの症状を訴え，診察上は過可動性を認める．

▶**診断のポイント** 進行する可動域低下，回旋時の軋轢音やボキボキ音という病歴があり，外旋や外転筋力の低下があれば変形性関節症の診断が示唆される．凍結肩〔訳注：狭義の五十肩，癒着性肩関節包炎〕の身体診察所見が変形性関節症とほぼ同じであることから，単純X線撮影が診断確定に必要である．変形性関節症を早期の段階で発見するには，肩関節下部の関節軟骨における初期の菲薄化を明らかにするため，関節造影後CTが必要となる．

▶**治療目標と治療ステップ** **1 2 3** 治療の目標は可動域を改善する運動と筋力強化運動を行うと同時に，炎症を緩和するために，患部の冷却と内服を行うことである．振り子を用いたストレッチ運動を毎日行うことや，外旋および外転の等尺性筋力強化運動を行うことが初期治療として選択される．

ステップ1 腕を挙上できるかどうかや腰背部へ手を回すことができるかどうか（Apleyスクラッチテスト）を評価し，外転および外旋の可動域を測定し，外旋の筋力測定を行うことにより疾患の重症度を決定する．

- 初診時に肩の単純X線撮影を行う．
- 疾患がゆっくり進行する性質であることを患者に伝える．「これは関節がすり減るタイプの関節炎で，大変ゆっくりと進行します」．
- 重労働，腕の挙上，力を使って押したり引いたりする動作を止めるようにする．
- 疼痛と腫脹をコントロールするため，肩の前部を冷却する．
- 肩の前部を温め，振り子を用いたストレッチ運動（☞ p.319）を肩の筋肉をリラックスさせて毎日行う．
- 振り子を用いたストレッチ運動に続き，可動域が最も失われている方向（たいていは，外転および外旋）に他動的なストレッチ運動（☞ p.322）を行う．
- NSAIDs（イブプロフェンなど）を3〜4週間，最大用量で処方し，その後アセトアミノフェン

（1000 mg，1日2回）〔訳注：日本では1回500 mgを1日3回が上限〕に置き換える．
- 重度の変形性肩関節症の増悪には，ベルクロテープ付き肩関節固定具の使用を考慮し，肩のさらなる硬直（凍結肩の発症など）を防ぐため，伸展運動も毎日並行して行う．
- グルコサミンを1日1500 mg処方する〔訳注：日本では健康食品扱いで処方薬ではない〕．

ステップ2 〈6～8週間後のフォローアップ〉
可動域を再評価する．
- 一定方向への他動的ストレッチ運動を行うよう再び強く勧める．
- ステロイドの関節内注射を行うか，またはX線透視下で行う放射線科医に紹介する．
- 腱板炎の合併があれば，その評価および治療を行う．
- 急性の疼痛や炎症がおさまったら，外旋，内旋筋の等尺性筋力強化運動を始め，関節の安定性を改善する．

ステップ3 〈3カ月後のフォローアップ〉
可動域を再評価する．
- 患者を勇気づける．可動域の有意な低下がある場合，症状が引き続き進行性の場合には，X線撮影を再度行う．

ステップ4 〈6～12カ月後も症状が改善しない慢性例〉日常生活の活動性を，可能な範囲で徐々に上げていく．
- 治療で疼痛がコントロールできず肩全般の機能が改善しない場合には，肩関節置換術を専門とする整形外科医への紹介を考慮する．

▶**理学療法の適応と方法** 理学療法は，変形性関節症の急性期のリハビリで重要な役割を果たし，将来の発症予防においても不可欠な役割を果たす．

理学療法のポイント

① 肩の前部を冷却する．
② 外旋と外転の可動域を回復または促進するための可動域訓練を行う．
③ 振り子を用いたストレッチ運動を可能な範囲で行う．
④ 回旋と外転の等尺性筋力強化運動を行い，引き続いてさらに活動的な運動を行う．

●**急性期の対応と回復期のリハビリ** 肩関節の柔軟性を改善するため，温熱，振り子を用いたストレッチ運動，他動的ストレッチ運動を行う．肩を暖かいタオル，湯船，シャワーで10～15分温める．振り子を用いたストレッチ運動（☞ p.319）を5分間行う．腕を垂直に保ち，腰を少しだけ曲げる．この運動を行う際は，肩の筋肉をリラックスさせ次のように指導する．「これは純粋なストレッチ運動です．直径1フィート（30.5 cm）以上の範囲を越えた振り子運動はしないでください．重りを感じながら振り子運動を行ってください」．他動的なストレッチ運動は，振り子を用いたストレッチ運動の後に行う．どのような運動がよいかは個人によって異なる．可動域が最も低下している方向（たいていは外転，外旋）へのストレッチ運動（☞ p.322）を重点的に行う．外転のストレッチ運動は肩の高さまでにとどめ，腱板炎が関節炎に合併している場合は特に気をつける．緊張を感じるが，痛みを生じないところまでのストレッチ運動が必要であることを強調する．毎日運動を繰り返していると，次第に肩関節包が伸びていく．

全般的な腱板の筋力強化運動は，回復に大きく役立つことがあり，特に関節炎に腱板炎が合併している場合は重要である（☞ p.321）．徐々に棘下筋（外旋）や肩甲下筋（内旋）の筋力を増加させると，安定性が高まり，肩関節がしっかり支持されるようになり，関節炎の増悪が少なくなる．日常生活への復帰は，外旋と内旋の筋力が回復するまで延期すべきである．

▶**注射手技** 局所麻酔薬の注射は診断確定のため

行う（腱板疾患の合併を鑑別するなど）．ステロイド注射は関節炎の急性増悪の症状をコントロールするために行う．

▶**手術適応**　肩関節置換術（肩形成術）は難治性の症状や50％以上の可動域低下に対して選択される手術である．

▶**予後**　変形性肩関節症はゆっくり進行する経過をたどる．X線撮影が診断確定に必要であり，疾患の重症度を判断する助けとなる．理学療法による運動と関節内注射とを組み合わせることで，急性の炎症を効果的にコントロールすることができる．外旋，内旋方向の筋力強化運動は，関節の安定性を高め，可動域を改善し，変形性肩関節症増悪の頻度を減らすのに必要である．肩関節置換術は，肩関節の全般的な機能が障害され，日常生活の活動が著しく制限され，難治性の痛みがある場合に適応となる．

肩関節多方向不安定症
MULTIDIRECTIONAL INSTABILITY OF THE SHOULDER

内旋外旋の等尺性筋力強化運動が治療として選択される．この運動は，肩を中間位に保って行う．セラバンド，バンジーコード，インナーチューブまたは同様な補助具を用いて抵抗を作り出す．

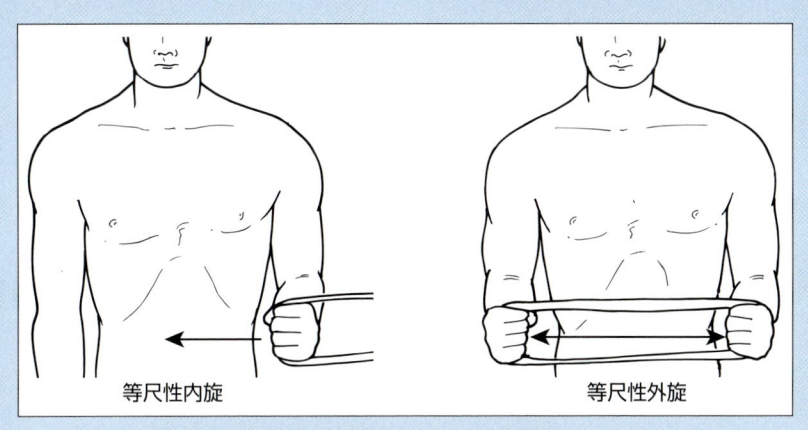

等尺性内旋　　　　　　等尺性外旋

図 2-9　肩関節多方向性不安定症

▶**病態生理**　肩関節多方向不安定症は，肩関節亜脱臼，動揺肩，肩関節部分脱臼と同義である．この疾患は，肩の筋支持力が弱い若年女性，腱板断裂のある患者（筋支持力の低下はミルウォーキー肩〔訳注：高度な腱板断裂と多量の関節液貯留および変形性肩関節症の所見を伴うもの〕がある患者に代表される），40歳未満のアスリートの患者（特に水泳競技や投擲競技者）に多い．肩の診察では以下のような異常を認める．①上腕を下方に牽引することによる陥凹徴候（sulcus sign），②前後方向に力をかけたときの肩関節窩での上腕骨頭の転位，③いろいろな程度の軋轢音やボキボキ音，④最大可動域まで運動（特に回旋）を行った際の脱臼不安感．このような異常な動きにより腱板炎のリスクが高まる．非手術的治療として，①棘下筋や肩甲下筋の筋緊張と筋力を最大限にして，肩関節への筋支持力を高めること，②腕の挙上や物の持ち上げを制限すること，③腱板炎の合併があればその治療をすることがあげられる．40歳以降では，自然に肩周囲の組織が固くなるので，この疾患が問題となることはまれである．

▶**具体的症状**　患者は肩の緩み，肩の鳴る音，腱板炎に典型的な肩の前外側部の痛みを訴える．三角筋の部位をつかんだり，動かないよう押さえたり，こすったりしながら以下のように症状を表現することが多い．

「肩が外れるような感じがします」．
「何か重い物を持ち上げようとするといつも，肩が抜けるような気がする」．
「肩が弱くなっているようです」．
「肩にこのようなボキボキする音が鳴ります」．
「肩に自信がないので岩登りするのが恐いんです」．

▶**診察所見**　不安定性（亜脱臼）の程度，肩峰下インピンジメントや腱の炎症の有無，変形性肩関節症の初期徴候の有無について診察する．

> **診察のポイント**
> ①腕を下方に牽引することにより陥凹が出現する（sulcus sign）．
> ②上腕骨頭の（肩関節窩に対する）前後方向の可動性が上昇する．
> ③painful arc maneuver が陽性になることがある．
> ④腕を 70～80°の外転位にして他動的に外旋させたときに脱臼不安感徴候（apprehension sign）を認める．

①可動性の特徴的な所見は陥凹である．これは肩関節が弛緩していることを客観的に測定するものである．腕を下方に牽引（肘を 90°屈曲させて前肘窩を圧迫）すると，上腕骨が肩峰から引っ張られているのが観察できる．上腕骨頭と肩峰の底面でつくられる間隙が 1/2～3/4 インチ（1.3～1.9 cm）あれば高度の過可動性があるということである．これとは対照的に，線維筋痛症，ストレス，過緊張状態の患者では肩峰下の間隙をつくることができない．

②固定した位置に肩峰を保持しながら，上腕骨頭に前後方向の圧をかけると，過可動性が確認できる．中等度から高度の過可動性があると，上腕骨頭が関節内で動くのを感じることができる．鋭い痛みやボキボキ音は，変形性肩関節症や肩関節唇の断裂の存在を示唆していることがある．

③肩の過可動性に腱板炎が合併することがある．painful arc maneuver が陽性のことがあり，中間可動域内で等尺性に抵抗を加えて外転（棘上筋）や外旋（棘下筋）を行わせると，肩の前外側部の痛みが再現できることがある．

④真性の脱臼のある患者では脱臼不安感徴候を認めることがある．腕を他動的に 70～80°に外転させ，外旋を他動的に強制した際の上腕骨頭の動きを評価する．

▶**X 線撮影の適応と方法** 持続する痛みや可動域制限のある患者，腱板炎が持続する患者では，肩の X 線撮影（正面，外旋位，肩甲骨 Y 撮影，軸写撮影）を必ず行う．

▶**特殊検査の適応** 関節造影後 CT は，肩関節唇軟骨の異常（菲薄化または損傷）や初期の変形性肩関節症の程度（肩関節下部の初期の骨棘形成や肩関節軟骨の減少）の評価のために行う．この検査は，等尺性筋力強化運動によって症状が改善しない場合，可動域制限が持続する場合，回旋時のクリック音や軋轢音が持続する場合に最もよく行われる．

▶**診断のポイント** 過可動性の診断は，身体診察で行う．

▶**治療目標と治療ステップ** **1** **2** **3** 治療の目標は腱板炎の場合と同じである．肩関節の安定性を改善し，変形性関節炎のリスクを減らすため，等尺性筋力強化運動を行うことに重点を置く．外旋，内旋の等尺性筋力強化運動が治療として選択される．

ステップ 1 過可動性の程度を評価し，可動域を測定し，肩の X 線撮影を行う．
- 安静を勧め，頭上での動作，腕の挙上，押したり引いたりする動作，物の持ち上げを制限する．
- 合併する腱板炎に対し冷却を勧める．
- 外旋，内旋筋の等尺性筋力強化運動を低い張力から開始する．

ステップ 2 〈2～4 週間症状が持続する場合〉
NSAIDs（イブプロフェンなど）を 3～4 週間最大用量で処方し，肩峰下に D80（デポ・メドロール®80 mg：酢酸メチルプレドニゾロン）〔訳注：日本では通常 40 mg を用いる〕の注射を行う．
- 外旋，内旋筋の等尺性筋力強化運動を再度強調する．

ステップ 3 〈6～8 週間症状が持続する場合〉
症状が運動や D80 の注射で改善しないときには，肩関節唇断裂を除外するために関節造影後 CT をオーダーする．
- 症状や所見が 50％以上改善しない場合は，4～6

週間で再度注射を行う．

ステップ4　〈3カ月以上症状が持続する慢性例〉
安定性を保つため，筋力強化運動を継続することに重点を置く．
- 腕の挙上を注意して行うか，または制限するように勧める．
- 症状が再発したり持続したりする場合は，頭上での作業の反復を避けるよう患者に伝える．
- 肩を安定化させる手術の経験がある整形外科医へ紹介する．

▶**理学療法の適応と方法**　外旋，内旋筋の等尺性筋力強化運動と一般的な肩のケアを並行して行うことが肩の過可動性の治療の中心である．

理学療法のポイント
①腱板炎が合併しているときには冷却を行う．
②外旋，内旋筋の等尺性筋力強化運動を行う．
③肩の一般的なケアを，回旋筋と三角筋の筋力強化運動に重点を置いて行う．

●**急性期の対応**　腱板炎がある場合は，冷却により疼痛や腫脹を一時的に和らげることができる．

●**回復期のリハビリ**　肩関節の安定性を高め，過可動性を改善させるために，外旋（棘下筋）および内旋（肩甲下筋）の等尺性筋力強化運動（☞ p.321）を行う．外旋の筋力は内旋の筋力と同じで，上腕二頭筋の筋力とほぼ同じであるのが理想である．回旋が強化されたら，肩の一般的な調整を始める．この運動は，筋力が高まるまで毎日行い，その後は週3回で継続する．

▶**注射手技**　局所麻酔薬の注射は，腱板炎や上腕二頭筋腱炎を，潜在性のものも明らかなものも含めて同定するために行う（☞ p.24）．肩峰下や上腕二頭筋の結節間溝への局所麻酔ブロックにより疼痛や機能が著しく改善すれば，経験的にステロイドの注射を行う．

▶**手術適応**　余分な関節包を切除し，関節包の前部を肩甲下筋で強化する目的で，Putti-Platt変法が選択される．それぞれの手技は，関節を安定化させる一方，（可動域の制限や筋力低下をきたさないように）過度な固定を行わないように工夫されている．

▶**予後**　理学療法による内旋，外旋の筋力強化運動は脱臼の頻度や，亜脱臼の程度を減少させる主要な手段である．腱板炎の合併がない限り，抗炎症薬内服やステロイドの注射は適応にならない．肩前方の痛み，可動域制限，肩関節でのクリック音がある患者では，肩のX線撮影とMRIを行うべきである．二次性の肩関節唇断裂，前方関節唇断裂，腱板断裂，変形性肩関節症の程度をきちんと判定するためには，放射線医学的検査が必要である．

　手術に関して紹介する必要があるかどうかは，肩の全般的な機能障害，脱臼の回数や頻度，腱板炎の合併などにより決まる．40～50歳あたりで体が徐々に固くなるにつれ，この疾患はゆっくりと軽快する自然経過をとるため，軽症の症例の多くは内科的に管理可能である．一方，脱臼を頻繁に起こす患者や再発性の腱板炎のある患者では，安定化手術を考慮して整形外科医による評価を受けるべきである．晩年に変形性肩関節症が出現するのを防ぐため，再発性の脱臼は適切に管理しなければならない．

CHAPTER 3 肘関節

肘関節痛の鑑別診断

診断	確定
外側上顆炎（最も多い）	● 局所麻酔ブロック
腕橈骨筋捻挫	● 身体所見
内側上顆炎	● 局所麻酔ブロック
肘頭滑液包炎	
● 製図工肘	● 穿刺；ヘマトクリット
● 化膿性滑液包炎	● 穿刺；グラム染色/培養
● 痛風による滑液包炎	● 穿刺；結晶分析
● 慢性腎不全による出血性滑液包炎	● 穿刺；ヘマトクリット；生化学検査
肘頭部骨棘骨折	● 肘関節 X 線
上腕三頭筋腱炎	● 身体所見
橈骨上腕関節炎	
● 離断性骨軟骨炎	● X 線；MRI；外科的精査
● 外傷後変形性関節症	● 肘関節 X 線
● 炎症性関節炎	● 穿刺；細胞数
● 関節血症	● 穿刺；ヘマトクリット
肘部管症候群	● 神経伝導速度検査
上腕二頭筋腱炎	
● 上腕二頭筋腱断裂	● 局所麻酔ブロック
放散痛	
● 頚椎	● 頚部の回旋；X 線；MRI
● 手根管症候群	● 神経伝導速度検査
● 肩腱板炎	● painful arc maneuver；肩峰下の圧痛；腱の等尺性筋力テスト

外側上顆炎 LATERAL EPICONDYLITIS

外側上顆の直上より刺入する．皮膚を牽引し，皮下脂肪と橈側手根伸筋腱の間の層を同定する．

針：5/8インチ（1.6 cm），25ゲージ
深さ：1/4～1/2インチ（0.6～1.3 cm），腱の直上まで
用量：1～2 mLの局所麻酔薬と0.5 mLのD80（デポ・メドロール®80 mg：酢酸メチルプレドニゾロン）〔訳注：日本では通常40 mgを用いる〕
注意：抵抗がある場合や，患者が鋭い痛みを訴えた場合（深すぎで，おそらく腱の中にあり）は注射をしない．

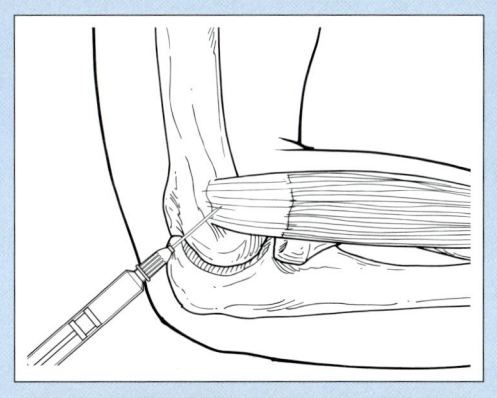

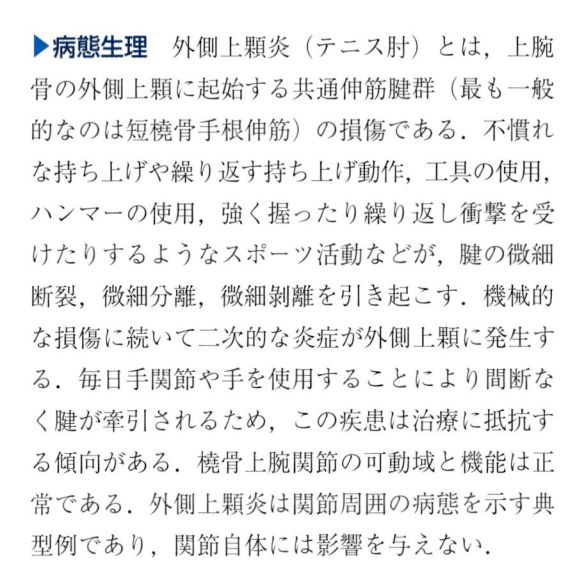

図 3-1 外側上顆炎に対する皮膚と腱の間の層への注射

▶**病態生理** 外側上顆炎（テニス肘）とは，上腕骨の外側上顆に起始する共通伸筋腱群（最も一般的なのは短橈骨手根伸筋）の損傷である．不慣れな持ち上げや繰り返す持ち上げ動作，工具の使用，ハンマーの使用，強く握ったり繰り返し衝撃を受けたりするようなスポーツ活動などが，腱の微細断裂，微細分離，微細剥離を引き起こす．機械的な損傷に続いて二次的な炎症が外側上顆に発生する．毎日手関節や手を使用することにより間断なく腱が牽引されるため，この疾患は治療に抵抗する傾向がある．橈骨上腕関節の可動域と機能は正常である．外側上顆炎は関節周囲の病態を示す典型例であり，関節自体には影響を与えない．

▶**具体的症状** 患者は肘の痛みと前腕の筋力低下を訴える．患者は，外側上顆を指差し，上腕骨下部の外側面をさすりながら，以下のように症状を表現する．

「肘の痛みがひどくなったので，コーヒーカップでさえ持ち上げられません」．
「スクリュードライバーを数時間使用してから，肘がとてもひどく痛くなり始めました」．
「週末はずっと釘を打ち続けていました．それ以来，ずっと肘が痛いんです」．

「トルクレンチを使おうとするたび，肘の外側にこのような鋭い痛みが走ります」．
「先生，何とかしてください．もうバレーボールでスパイクができないんです」．

▶**診察所見** 外側上顆の局所の炎症，共通伸筋腱群の筋力や機能，握力の低下について診察する．

診察のポイント

①外側上顆に局所の圧痛を認める．
②等尺性に抵抗を加えながら手関節の伸展や橈屈を行うことにより痛みが誘発される．
③握力の低下
④肘関節の可動域は正常である．

①局所の圧痛は最もよくみられる所見で，外側上顆のコイン大の領域にみられる．この圧痛は，肘を90°屈曲位にすると一番よくわかる．局所の圧痛が橈骨頭と外側上顆の間（橈骨上腕滑液包―肘の関節包が伸展したもの）にある患者もいる．
②この肘外側の痛みは，手関節を中間位にして等尺性に抵抗を加えながら手関節の伸展や橈屈を行うと誘発できる．（テニス肘に最も関係のある腱は，短橈側手根伸筋である．この筋の機能は手関節を伸展および橈屈させることである．）

③手を強く握ると痛みが誘発される．重症例では，廃用のみならず機械的な損傷によっても握力低下が起こる．重症例であることを証明するために，握力と筋持久力を握力計を用いて客観的に測定することがある．

④肘の関節可動域は正常である．肘の伸展や屈曲ができなくなるときは，肘関節そのものの疾患であることがほとんどである．

▶X線撮影の適応と方法　肘のX線撮影は不要である．ルーチンで行う肘のX線像はほとんどすべてのケースで正常である．

▶特殊検査の適応　特殊検査の適応はない．

▶診断のポイント　外側上顆における痛みの病歴があり，外側上顆に限局した圧痛，等尺性に抵抗を加えながら手関節の伸展や橈屈を行ったときに誘発される肘外側の疼痛，という身体所見があれば診断が行われる．診断を確定し，手根管症候群，頸椎神経根症，腱板炎による放散痛との鑑別を行うために，外側上顆に局所麻酔ブロックを行うことがある．

▶治療目標と治療ステップ　**1 2 3**　治療の目標は，微細断裂した共通伸筋腱群が外側上顆に再付着するようにすること，二次的な炎症を緩和すること，前腕の筋力を回復させることである．炎症を緩和するために外側上顆を冷却すると同時に，牽引および緊張を防ぐために手関節の固定を行うことが治療として選択される．

ステップ1　肘の屈曲および伸展を調べて関節の機能を評価し，握力を測定し，手関節伸展の筋力の測定を行う．
- 腱にかかる緊張や牽引を減らすため，持ち上げ動作，ハンマーの使用，繰り返す手関節の動作，細かい手作業，前腕の回内・回外を制限するように勧める．
- 疼痛と腫脹を緩和するため，外側上顆を冷却する．
- 腱を牽引から保護するため，ベルクロ手関節シーネ（☞ p.298）を使用する．
- NSAIDs（イブプロフェンなど）を3～4週間処方する．このような比較的血流の悪い腱の部位では，経口薬では十分に濃度が上がらないことがある．
- 患者に以下のように伝える．「肘に痛みを感じるかもしれませんが，状態を一番悪くしているのは，手首と手の動作ですよ」．

ステップ2　〈3～4週間症状が持続する場合〉
短上肢ギプス（☞ p.299）をオーダーする．
- 前腕の回外，回内が明らかに肘の痛みに影響を与える場合には，長上肢ギプスを勧める．
- 症状が劇的に改善しなければ，4週間でNSAIDsを中止する．
- 冷却は継続する．

ステップ3　〈6～8週間症状が持続する場合〉
D80（デポ・メドロール®80 mg：酢酸メチルプレドニゾロン）〔訳注：日本では通常40 mgを用いる〕を局所に注射し，さらに3週間ギプス固定を続けるよう強く勧める．
- 症状が50％以上改善しない場合は，4～6週間で再度注射を行う．

ステップ4　〈6～10週間症状が持続する慢性例〉
疼痛がおさまったら筋力強化運動（☞ p.324）を始める．
- 再発予防にテニス肘バンド（☞ p.298）を使用する．
- 前腕の筋緊張や筋力が回復するまで，日常生活，仕事，スポーツへの復帰は延期するよう勧める．
- 手掌を上にして持ち上げを行うよう具体的に患者に示し，なぜこれにより肘に直接かかる力を避けることができるのかということを説明する．
- 症状が続く場合，特に労働者や大工では，整形外科医への紹介を考慮する．

▶理学療法の適応と方法　理学療法は外側上顆炎の急性期治療ではあまり大きな役割を果たさないが，リハビリおよび予防においては不可欠な役割

を果たす.

理学療法のポイント
①冷却を行う.
②ハイドロコルチゾン・ゲルを用いた超音波療法（phonophoresis）を行う.
③握力運動を等尺性に行う.
④手関節伸展の等尺性筋力強化運動を行う.

●**急性期の対応** 冷却およびハイドロコルチゾン・ゲルを用いた超音波療法（phonophoresis）は疼痛と腫脹を一時的に緩和する．冷却はルーチンで行うべきだが，ステロイドの局所注射後に炎症の増悪がみられる場合には特に役に立つ．超音波療法（phonophoresis）は，炎症変化が著明で冷却に反応しないような場合に行われる代替療法である．どちらの治療法も効果を上げるためには，固定を併用する必要がある．

●**回復期のリハビリ** 伸筋群の筋力と筋緊張を回復させるため，等尺性筋力強化運動を行う．等尺性筋力強化運動は，症状と所見が改善してから3～4週間後に始める（☞ p.324）．最初は，握力用パテ，小さな圧縮性のゴム玉，古いテニスボールなどを用いた握力の運動を行う．1回につき5秒間保持し，これを毎日20セットずつ行う．前腕の屈筋群と伸筋群の筋力および筋持久力を徐々に高める．（握ることにより積極的に前腕の屈筋群をきたえると，伸筋群も同時にきたえられる.）この運動に引き続いて，手関節伸展の等尺性筋力強化運動を行う．これは前腕の筋力を完全に回復させ将来の再発を予防するために必須の運動である．外側上顆炎が起こるたびに，共通伸筋腱群の作用は弱くなる．筋力の低下に打ち勝つには，筋力強化運動を週3回継続すると同時に，持ち上げる，ねじる，強く握るなどの動作制限を継続しなければならない．再発するケースでは，このような筋力強化運動を6～12ヵ月は継続すべきである．

▶**注射手技** 固定による初期治療で症状が十分におさまらず，理学療法の回復運動に参加することができない場合は，ステロイドの局所注射が適応となる．

《体位》患者を仰臥位にして，肘を90°に屈曲させ，手を同側の殿部の下に置いてもらう（最大限上顆が露出するようにするため）.

《表面解剖および刺入部位》外側上顆は，肘を90°に屈曲すると最も安定した状態となり，簡単に触知できる．外側上顆は，橈骨頭の1/2インチ（1.3 cm）近位に位置する（他動的に前腕を回内，回外させると，橈骨頭は検者の指の下で円滑に回転する）．刺入部位は，外側上顆の中心の直上である．

《刺入角度と深さ》たいていの患者では，外側上顆を覆う皮下組織はごくわずかである．皮膚と伸筋腱の間の層までの深さは，平均1/4～3/8（0.6～1.0 cm）であるが，1/8インチ（0.3 cm）くらいの浅さのこともある．外側上顆を覆う皮下組織の脂肪があまりに少ないので，皮膚をつまみ上げ，テント状の皮膚に角度をつけて刺入し，1 mLの局所麻酔薬で拡張することにより，ステロイド注射のためのスペースを作る必要がある．

《麻酔》エチルクロライドを皮膚にスプレーする

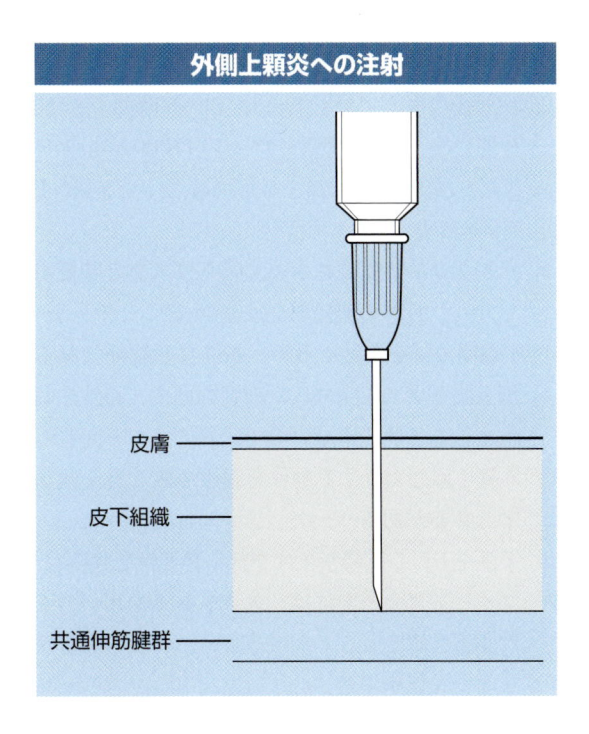

外側上顆炎への注射

皮膚 ———
皮下組織 ———
共通伸筋腱群 ———

〔訳注：日本では一般的ではない〕．局所麻酔薬を皮下組織にのみ注入する（0.5 mL）．

《手技》注射を成功させるためには，皮下組織の脂肪と腱の間の層に正しく薬を注入することが必要である．患者が軽度の不快感を感じる（皮下組織は普通痛みはない）か，ゴム様の腱の抵抗を感じるまで針を徐々に進めることで，注射の深さを正確に判断する．注意：注射の際に疼痛を生じたり，硬い抵抗を感じたりするときは，針が深すぎて，おそらく腱の本体まで達していることを示唆する．〔1/8 インチ（0.3 cm）引き抜く〕．適切な深さは，外側上顆を覆う皮膚に牽引をかけることで確認することができる．針が腱より上で適切な位置にあれば，皮膚に牽引をかけたとき，針は自由に動くはずである．逆に，針先が腱の本体を貫通している場合には，針は動かない．後者の場合には，針を単にそのまま 1/8 インチ（0.3 cm）引き抜けばよい．ステロイドは常に皮下組織の脂肪と腱の間の層に注入しなければならない．

▶注射後の対応

1. あらゆる持ち上げ動作，タイプ打ち，執筆，前腕の回旋，工作器具の使用，ハンマーの使用，外側上顆への直達外力を避け，3日間は安静を保つ．
2. 注射後の痛みに対して冷却（4～6時間ごと15分間）と，アセトアミノフェン（1000 mg，1日2回）〔訳注：日本では 1 回 500 mg を 1 日 3 回が上限〕を処方する．
3. ベルクロ手関節装具や短上肢ギプスを常時使用したり，肘への直達外力を避けることで，3～4週間は肘を保護する．ベルクロ手関節装具も短上肢ギプスも完全には前腕の回内，回外を制限することはできないので，ドアノブを回したり鍵を回したりする動作を制限することを強調する必要がある．
4. 手掌を上にして持ち上げを行う必要性を強調し，タイピングのときにはリストレストを用い，工作器具を使用するときには厚いパッドのあるグリップを使用する．
5. 装具やギプスを中止した後，握力運動を半分の力で始める．患者には次のように指導する．「半分の力（ちょうど前腕が固くなるぐらいの力）で握ってみてください．1～2週間かけて徐々に力を増やしましょう」．
6. 握力が正常に戻ったら，手関節伸展の等尺性筋力強化運動を低い抵抗力で開始し，徐々に抵抗を増やしていく．運動は，不快感を生む手前でとどめる．もし前腕の筋肉に痛みを感じている場合は，少々運動が強すぎることになる．外側上顆炎がさらにひどくなる場合は，運動を中止しなければならない．
7. 痛み，圧痛，前腕の筋力低下が続く場合，特に上述の回復訓練に患者が耐えられない場合は，6週間で再度注射を行う．
8. 痛みと炎症がおさまり，握力と手関節の伸展力が（正常の80％以上に）回復するまで，日常生活，仕事，スポーツへの復帰を延期する．
9. 治療に抵抗する場合や慢性的に症状が続く場合は，肘のX線を撮影し，整形外科医への紹介を行う．

▶手術適応　腱の切除やデブリドマン，腱の延長術や腱切り術が行われるのはまれである（約3～5％の症例）．2回の固定，局所の冷却，1回以上のステロイド局所注射を併用しても急性期の症状がおさまらない場合には，手術を考慮する．注意：手術は，握力や前腕筋力の機能障害が著明な患者に限定すべきである．手術では，腱の張力を90％までしか回復させることができないので，握力が正常の75～80％未満の患者は，機能的な改善を最も実感できる可能性がある．

▶予後　患者の95％は，安静，運動制限，手関節固定，ステロイド注射の組み合わせで改善する．残りの5％は，長期の理学療法による筋力強化運動と前腕の厳密な使用制限で回復することもある．前腕と手関節の機能が回復しない（慢性の腱炎—腱のムチン変性）患者では，外科的精査および腱の修復を考慮することがある．

▶ 内側上顆炎 MEDIAL EPICONDYLITIS

内側上顆から3/8～1/2インチ（1.0～1.3 cm）遠位部に刺入する．皮膚を牽引し，皮下脂肪と腱の間の層を同定する．

針：5/8インチ（1.6 cm），25ゲージ
深さ：1/4～1/2インチ（0.6～1.3 cm），腱の直上まで
用量：1～2 mLの局所麻酔薬，0.5 mLのD80（デポ・メドロール®80 mg：酢酸メチルプレドニゾロン）〔訳注：日本では通常40 mgを用いる〕

注意：抵抗がある場合や，患者が鋭い痛みを訴えた場合（深すぎで，おそらく腱の中にあり）は注射をしない．

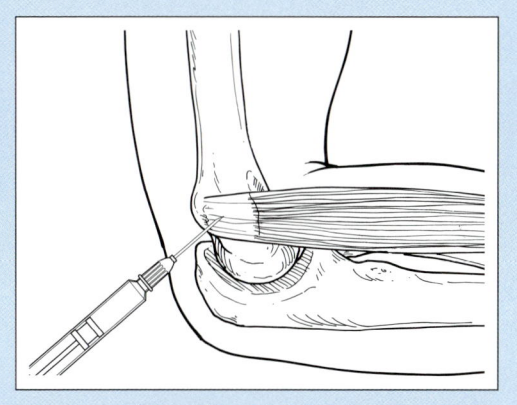

図3-2 内側上顆炎に対する皮膚と腱の間の層への注射

▶**病態生理** 内側上顆炎（ゴルフ肘）は，上腕内側上顆における共通屈筋腱群の損傷である．不慣れな持ち上げや繰り返す持ち上げ動作，工具の使用，ハンマーの使用，強く握ったり繰り返し衝撃を受けたりするようなスポーツ活動などが，橈側手根屈筋腱の微細断裂，微細分離，微細剝離を引き起こす．機械的な損傷に続いて二次的な炎症が内側上顆に発生する．毎日手関節や手を使用することにより間断なく腱が牽引されるため，症状が持続する．橈骨上腕関節の可動域と機能は正常である．内側上顆炎は関節周囲の病態を示す典型例であり，関節自体には影響を与えない．

▶**具体的症状** 患者は肘の痛みと前腕の筋力低下を訴える．症状を表現するときには，患者は内側上顆を指差し，上腕骨下部の内側面をさすりながら，以下のように症状を表現する．

「線維筋痛症のため，首，肩，腕にいつも痛みがあります．でも，肘の内側に沿ったこの痛みは本当にひどいんです」．
「コンピュータを数時間使用後，肘がひどく痛み始めました」．
「肘が体の横にすれる度，鋭い痛みが走ります」．

「握力がだんだんなくなっています．肘がとっても痛いのです」．
「腫れはないなんて信じられません．肘がすごく痛いので，ここに何かあると思っていました（関節の内側面を指し示す）」．

▶**診察所見** 内側上顆の局所の炎症，共通屈筋腱群の筋力や機能，握力の低下ついて診察する．

診察のポイント
①内側上顆に局所の圧痛を認める． ②等尺性に抵抗を加えながら手関節の屈曲や橈屈を行うことにより痛みが誘発される． ③握力の低下 ④肘関節の可動域は正常である．

①局所の圧痛は最もよくみられる所見で，内側上顆のコイン大の領域にみられる．この圧痛は，外側上顆炎の圧痛点と対称的で，骨の直上にある．
②この肘内側の痛みは，手関節を中間位にして等尺性に抵抗を加えながら手関節の屈曲や橈屈を行うと誘発できる（最も関係する腱は，橈側手根屈筋である．この筋の機能は手関節を屈曲および橈屈させることである）．

③手を強く握ると痛みが誘発される．重症例では，廃用のみならず機械的な損傷によっても握力低下が起こる．重症例であることを証明するために，握力と筋持久力を握力計を用いて客観的に測定することがある．
④肘の関節可動域は正常である．肘の伸展や屈曲ができなくなるときは，肘関節そのものの疾患であることがほとんどである．

▶**X線撮影の適応と方法**　肘のX線撮影は不要である．ルーチンで行う肘のX線像はほとんどすべてのケースで正常である．

▶**特殊検査の適応**　特殊検査の適応はない．

▶**診断のポイント**　内側上顆における痛みの病歴があり，等尺性に手関節の屈曲や橈屈を行ったときに誘発される局所の圧痛や痛みという身体所見があれば診断が行われる．診断を確定し，肘部管症候群，頚椎神経根症，腱板炎による放散痛との鑑別を行うために，内側上顆に局所麻酔ブロックを行うことがある．

▶**治療目標と治療ステップ** **1** **2** **3**　治療の目標は，微細断裂した共通屈筋腱群が内側上顆に再度付着するようにすること，内側上顆の炎症を緩和すること，握力および手関節の屈筋の等尺性筋力強化運動を行うことにより，前腕の筋力を回復させることである．内側上顆の炎症を緩和するために冷却を行うと同時に，肘にかかる牽引や緊張を防ぐために手関節の固定を行うことが治療として選択される．

ステップ1　肘の屈曲および伸展を調べて関節の機能を評価し，手関節屈曲の筋力を測定し，握力を測定する．
- 腱にかかる緊張や牽引を減らすため，持ち上げ動作，ハンマーの使用，繰り返す手関節の動作，細かい手作業，前腕の回内・回外を制限するように勧める．
- 疼痛と腫脹を緩和するため，内側上顆を冷却する．
- ベルクロ手関節シーネ（☞ p.298）を使用する．
- NSAIDs（イブプロフェンなど）を3～4週間処方する．このような比較的血流の悪い腱の部位では，十分に濃度が上がらないことがある．
- 患者に以下のように伝える．「肘に痛みを感じるかもしれませんが，状態を一番悪くしているのは，手首と手の動作ですよ」．

ステップ2　〈3～4週間症状が持続する場合〉
シーネに変えて短上肢ギプス（☞ p.299）を使用する．
- 前腕の回外，回内が明らかに肘の痛みに影響を与える場合には，長上肢ギプスを勧める．
- 肘の痛みが3～4週で改善しない場合はNSAIDsを中止する．
- 冷却は継続する．

ステップ3　〈6～8週間症状が持続する場合〉
D80（デポ・メドロール®80 mg：酢酸メチルプレドニゾロン）〔訳注：日本では通常40 mgを用いる〕を局所に注射し，さらに3週間ギプス固定を続けるよう強く勧める．
- 症状が50％以上改善しない場合は，4～6週間で再度注射を行う．

ステップ4　〈6～10週間症状が持続する慢性例〉
疼痛がおさまったら筋力強化運動（☞ p.324）を始める．
- 再発予防にテニス肘バンド（☞ p.298）を使用する．
- 前腕の筋緊張や筋力が回復するまで，日常生活，仕事，スポーツへの復帰は延期するよう勧める．
- 手掌を上にして持ち上げを行うよう具体的に患者に示し，なぜこれにより肘に直接かかる力を避けることができるのかということを説明する．
- 症状が続く場合，特に労働者や大工では，整形外科医への紹介を考慮する．

▶**理学療法の適応と方法**　理学療法は内側上顆炎の急性期治療ではあまり大きな役割を果たさないが，リハビリおよび予防においては不可欠な役割を果たす．

理学療法のポイント

①冷却を行う．
②ハイドロコルチゾン・ゲルを用いた超音波療法（phonophoresis）を行う．
③握力運動を等尺性に行う．
④手関節屈曲の等尺性筋力強化運動を行う．

●**急性期の対応**　冷却およびハイドロコルチゾン・ゲルを用いた超音波療法（phonophoresis）は疼痛と腫脹を一時的に緩和する．冷却はルーチンで行うべきだが，ステロイドの局所注射後に炎症の増悪がみられる場合には特に役に立つ．超音波療法（phonophoresis）は，炎症変化が著明で冷却に反応しないような場合に行われる代替療法である．どちらの治療法も効果を上げるためには，固定を併用する必要がある．

●**回復期のリハビリ**　屈筋群の筋力と筋緊張を回復させるため，等尺性運動を行う．等尺性筋力強化運動は，症状と所見が改善してから3〜4週間後に始める（☞ p.324）．最初は，握力用パテ，小さな圧縮性のゴム玉，古いテニスボールなどを用いた握力の運動を行う．1回につき5秒間保持し，これを毎日20セットずつ行う．前腕の屈筋群と筋力および筋持久力を徐々に高める．この運動に引き続いて，手関節屈曲の等尺性筋力強化運動を行う．これは前腕の筋力を完全に回復させ将来の再発を予防するために必須の運動である．内側上顆炎が起こるたびに，共通伸筋腱群の作用は弱くなる．筋力の低下に打ち勝つには，筋力強化運動を週3回継続すると同時に，持ち上げる，ねじる，強く握るなどの動作制限を継続しなければならない．再発するケースでは，このような運動を6〜12カ月は継続すべきである．

▶**注射手技**　固定による初期治療で症状が十分におさまらず，理学療法の回復運動に参加することができない場合は，ステロイドの局所注射が適応となる．

《**体位**》患者を仰臥位にして，肘を90°に屈曲させ，腕を無理のない範囲で外旋させる．

《**表面解剖および刺入部位**》内側上顆は，肘を90°に屈曲すると，最も突出した状態となり，簡単に触知できる．刺入部位は内側上顆の中心から1/2インチ（1.3 cm）遠位である．

《**刺入角度と深さ**》たいていの患者では，顆上部を覆う皮下組織はごくわずかである．皮膚と伸筋腱の間の層までの深さは，平均1/4〜3/8（0.6〜1.0 cm）であるが，1/8インチ（0.3 cm）くらいの浅さのこともある．皮下組織の脂肪があまりに少ないので，皮膚をつまみ上げ，テント状の皮膚に角度をつけて刺入し，1 mLの局所麻酔薬で拡張することにより，ステロイド注射のためのスペースを作る必要がある．

《**麻酔**》エチルクロライドを皮膚にスプレーする〔訳注：日本では一般的ではない〕．局所麻酔薬を皮下組織にのみ注入する（0.5 mLまたは1 mL．ステロイド注射を行うためにより大きなスペースを作る）．

《**手技**》注射を成功させるためには，皮下組織の脂肪と腱の間の層に正しく薬を注入することが必要である．患者が軽度の不快感を感じる（皮下組

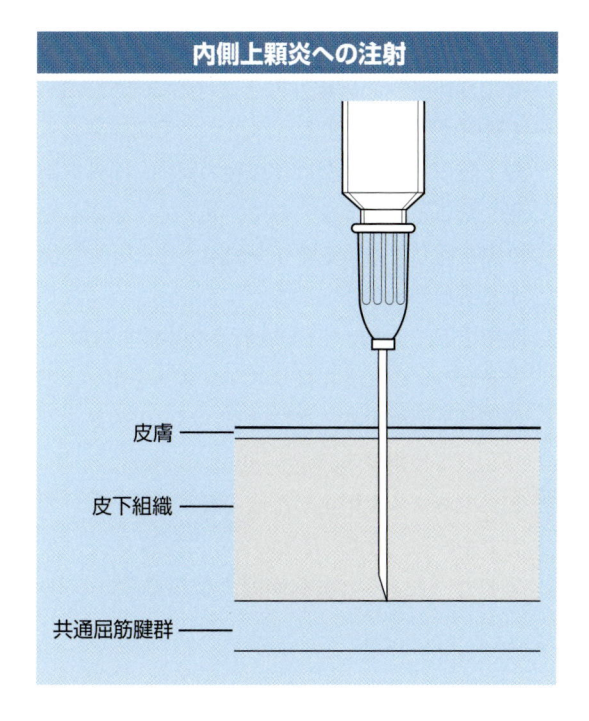

内側上顆炎への注射

皮膚
皮下組織
共通屈筋腱群

織は普通痛みはない）か，ゴム様の腱の抵抗を感じるまで針を徐々に進めることで，注射の深さを正確に判断する．注意：注射の際に疼痛を生じたり，硬い抵抗を感じたりするときは，針が深すぎて，おそらく腱の本体まで達していることを示唆する．〔1/8インチ（0.3cm）引き抜く〕．適切な深さは，外側上顆を覆う皮膚に牽引をかけることで確認することができる．針が腱より上で適切な位置にあれば，皮膚に牽引をかけたとき，針は自由に動くはずである．逆に，針先が腱の本体を貫通している場合には，針は動かない．後者の場合には，針を単にそのまま1/8インチ（0.3cm）引き抜けばよい．ステロイドは常に皮下組織の脂肪と腱の間の層に注入しなければならない．

▶注射後の対応

1. あらゆる持ち上げ動作，タイプ打ち，執筆，前腕の回旋，工作器具の使用，ハンマーの使用，内側上顆への直達外力を避け，3日間は安静を保つ．
2. 注射後の痛みに対して冷却（4〜6時間ごと15分間）と，アセトアミノフェン（1000mg，1日2回）〔訳注：日本では1回500mgを1日3回が上限〕を処方する．
3. ベルクロ手関節装具や短上肢ギプスを常時使用したり，肘への直達外力を避けることで，3〜4週間は肘を保護する．ベルクロ手関節装具も短上肢ギプスも完全には前腕の回内，回外を制限することはできないので，ドアノブを回したり鍵を回したりする動作を制限することを強調する必要がある．
4. 手掌を下にして持ち上げを行う必要性を強調し，タイピングのときにはリストレストを用い，工作器具を使用するときには厚いパッドのあるグリップを使用する．
5. 装具やギプスを中止した後，握力運動を半分の力で始める．患者には次のように指導する．「半分の力（ちょうど前腕が固くなるぐらいの力）で握ってみてください．1〜2週間かけて徐々に力を増やしましょう」．
6. 握力が正常に戻ったら，手関節屈曲の等尺性筋力強化運動を低い抵抗力で開始し，徐々に抵抗を増やしていく．運動は，不快感を生む手前でとどめる．もし前腕の筋肉に痛みを感じている場合は，少々運動が強すぎることになる．内側上顆炎がさらにひどくなる場合は，運動を中止しなければならない．
7. 痛み，圧痛，筋力が50％以上改善しない場合，特に上述の回復訓練に患者が耐えられない場合は，6週間で再度注射を行う．
8. 痛みと炎症がおさまり，握力と手関節の屈曲力が（正常の80％以上に）回復するまで，日常生活，仕事，スポーツへの復帰を延期する．
9. 治療に抵抗する場合や慢性的に症状が続く場合は，肘のX線撮影を行い，整形外科医へ紹介する．

▶**手術適応**　腱の切除やデブリドマン，腱の延長術や腱切り術が行われるのはまれである（約3〜5％の症例）．2回の固定，局所の冷却，1回以上のステロイド局所注射を併用しても急性期の症状がおさまらない場合には，手術を考慮する．注意：手術は，握力や前腕筋力の機能障害が著明な患者に限定すべきである．手術では，腱の張力を90％までしか回復させることができないので，握力が正常の75〜80％未満の患者は，機能的な改善を最も実感できる可能性がある．

▶**予後**　患者の95％は，安静，運動制限，手関節固定，ステロイド注射の組み合わせで改善する．残りの5％は，長期の理学療法による筋力強化運動と前腕の厳密な使用制限で回復することもある．前腕と手関節の機能が回復しない（慢性の腱炎─腱のムチン変性）患者では，外科的精査および腱の修復を考慮することがある．

▶ 肘頭滑液包炎 OLECRANON BURSITIS

尺骨に平行してある滑液包の基部に刺入する．
ベバル（bevel）〔訳注：針先のカット面〕の向きを変えて骨に面するようにする．
シリンジを用いるかまたは用手的に圧を加えて内容物を全部吸引する．
内容液を検査に出す．

針：1 1/2 インチ（3.8 cm），18 ゲージ
深さ：1/4〜3/8 インチ（0.6〜1.0 cm）
用量：0.5 mL の局所麻酔薬（真皮のみ）と 0.5 mL の K40（ケナコルト A® 40 mg：トリアムシノロンアセトニド）

注意：ガーゼと粘着テープで 24〜36 時間圧迫を行う．その後 3 週間はネオプレン肘用装具を付けて保護する．

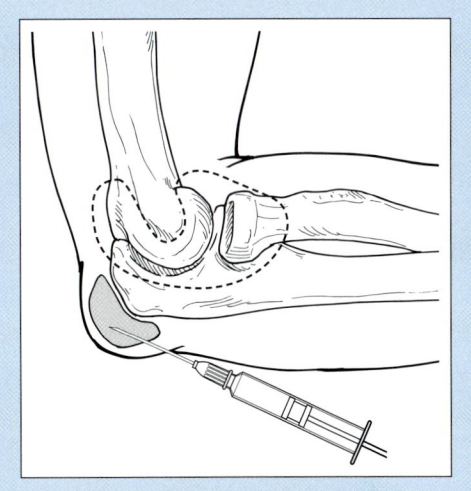

図 3-3　肘頭滑液包の穿刺および注射

▶**病態生理**　肘頭滑液包炎は尺骨の肘頭突起とそれを覆う皮膚との間にある滑液包の炎症である．肘頭滑液包炎は外部の圧迫の影響を受けやすい低圧性の滑液包である．ほとんどの場合（90％），圧迫による外傷を反復することで起こり，一般的には製図工肘とよばれる．肘頭滑液包炎は，感染を受けやすい（原因の 5％は黄色ブドウ球菌または連鎖球菌による感染）という特徴をもつ 2 つの滑液包のうちの 1 つである．残りの 5％は痛風が原因である．痛風は薬剤誘発性で，まず最初に足に影響が出る遺伝性のあるタイプの痛風とは対照的である．鑑別診断をあげ，正確な原因を突き止めるため，滑液包は初診時にすべて穿刺すべきである．感染性の滑液包炎は，経口の抗菌薬で治療を行い，きれいになるまで穿刺を繰り返す．感染性の滑液包炎が蜂窩織炎を合併しているときには，静注の抗菌薬が適応となる．非感染性の滑液包炎は，後に説明する治療の組み合わせで治すことができる．

▶**具体的症状**　患者は肘の真下の疼痛と腫脹を訴える．症状を表現するときには，患者は肘頭突起のあたりをさすったり，腫れを見せるために曲げた肘を上げたりしながら，以下のように症状を表現する．

「5 時間ももたないうちに，このゴルフボールが私の肘の端に出てきたんです」．
「私は地図作製者ですが，徐々に肘にこの腫れが現れてきました」．
「肘の皮膚をさすると，小さなビー玉がいっぱいあるような感じがします」．
「この液状の袋が肘からぶら下がっています」．
「突然肘に赤くて熱く腫れた部分が出てきました」．

▶**診察所見**　滑液包の腫脹，炎症，肥厚について診察する．

診察のポイント

① 肘頭突起に腫脹，発赤，熱感を認める．
② 肘関節の可動域は正常である．
③ 特徴的な穿刺所見を認める．

① 肘頭突起の近位部 1〜2 インチ（2.5〜5.1 cm）の長さにわたって，囊包性の腫脹，発赤，熱感，ま

たはそのすべてを認める．
②肘関節の可動域は影響を受けない．滑液包の腫脹は関節外である．
③滑液包から液体を穿刺することにより，診断を確定する．発赤が滑液包自体の部位を越えて広がり，硬結を伴う場合は，蜂窩織炎を伴う感染性の滑液包炎を疑わなければならない．

▶**X線撮影の適応と方法**　肘のX線撮影は不要である．肘の通常のX線像では，肘頭部の軟部組織の腫脹が示される．約20％のケースで肘頭の骨棘を認めることがある．治療がX線撮影の結果で影響を受けることはまれである．

▶**特殊検査の適応**　特殊検査として滑液包の穿刺液の分析を行う．

▶**診断のポイント**　診断は，滑液包の穿刺液の検査結果に基づいて行う．細胞数，グラム染色，結晶分析は，急性の外傷性滑液包炎と痛風や感染による炎症性の反応とを鑑別するのに役立つ．急性に炎症を起こした外傷性の滑液包炎と感染性の滑液包炎を，単に臨床所見だけで鑑別することは不可能である．原因を正確に判断するため，急性の滑液包炎のある患者にはすべて穿刺を行い，検査を行う必要がある．

▶**治療目標と治療ステップ** **1** **2** **3**　治療の目標は，腫脹の原因を判断し，腫脹と炎症を緩和し，滑液包の壁が再付着するように促し，慢性的な滑液包炎を防ぐことである．穿刺，排液，穿刺液分析が治療として選択される．

ステップ1　グラム染色，培養，尿酸結晶，ヘマトクリットなど，診断につながる検査を行うため，滑液包を穿刺する．
- 24～36時間は，単純な圧迫処置を行う（ガーゼと粘着テープで）．
- 肘頭突起の冷却は疼痛や炎症を緩和するのに有効である．
- 患部への直接の圧迫を避ける．
- 固い1/4インチ（0.6 cm）の厚さのネオプレン肘用装具（☞ p.298）を処方し，圧迫処置の後すぐに装着する．

ステップ2　〈穿刺液分析後の1～2日間〉
感染（黄色ブドウ球菌）に対しては抗菌薬を処方する．痛風を診断し治療する．また外傷性滑液包炎にはK40（ケナコルトA®40 mg：トリアムシノロンアセトニド）の滑液包内注射を行う．
- ネオプレン肘用装具の着用を継続する．

ステップ3　〈4～6週間症状が持続する場合〉
最初の3～4週で再び滑液包に液がたまったり，圧痛が持続したりする場合は，穿刺とK40の局所注射を再度行う．
- まれではあるが，肘の可動域が障害されるような場合は，肘の屈曲，伸展の他動的伸展運動を行う．
- 患者に次のように伝える．「10～20％の人は，袋が腫れて厚くなったままです」．

ステップ4　〈3カ月間症状が持続する慢性例〉
滑液包が肥厚し，患者の日常生活に支障をきたす場合は，整形外科医への紹介を考慮する．

▶**理学療法の適応と方法**　肘頭滑液包炎の治療やリハビリテーションにおいては，理学療法はあまり重要な役割を果たさない．

▶**注射手技**　初期治療として穿刺や圧迫処置を行っても，腫脹や肥厚をコントロールできない場合は，ステロイドによる局所注射が適応となる．
《体位》患者を臥位にして，肘を90°に屈曲させ，腕を胸の上に置く．
《表面解剖および刺入部位》滑液包の腫脹は肘頭突起の直上にある．刺入部位は，尺骨に沿った滑液包の基部である．
《刺入角度と深さ》刺入角度は尺骨に平行にする．深さは表面から1/4～3/8インチ（0.6～1.0 cm）で

ある．

《麻酔》エチルクロライドを皮膚にスプレーする〔訳注：日本では一般的ではない〕．局所麻酔を滑液包の壁に近い皮下組織にのみ注入する（0.5 mL）．滑液包内への麻酔が不要なのは，滑液包の壁には痛覚の受容体が少ないからである．

《手技》治療を成功させる（液体を完全に除去し，炎症をコントロールし，慢性的な壁肥厚を防止する）には，よいタイミングで液体を除去し，適切な抗炎症剤を内服し，注射後に滑液包を圧迫することが必要である．皮下組織を麻酔した後，18 ゲージ針をベバル（bevel）〔訳注：針先のカット面〕を外側に向けて，滑液包の中心に向かって進める．ベバルを尺骨に対して 180°回転させる．穿刺吸引と用手による圧迫（指で両側に圧迫を加えて液体を絞り出す）の組み合わせにより，完全に滑液包の内容物を除去することができる．感染が疑われる場合，針を引き抜き，術後出血を避けるためすぐに圧迫を加え，圧迫包帯を当て，内容液を検査におくる．非感染性の滑液包炎（発熱がない，感染のリスクが少ない，透明で細胞成分のない漿液性の液体，グラム染色が陰性などにより感染を除外する）には，針を留置し，滑液包に 0.5 mL の K40 を注入する．続いて，針を引き抜き，術後出血を避けるためすぐに圧迫を加え，圧迫包帯を当て，内容液を検査におくる．

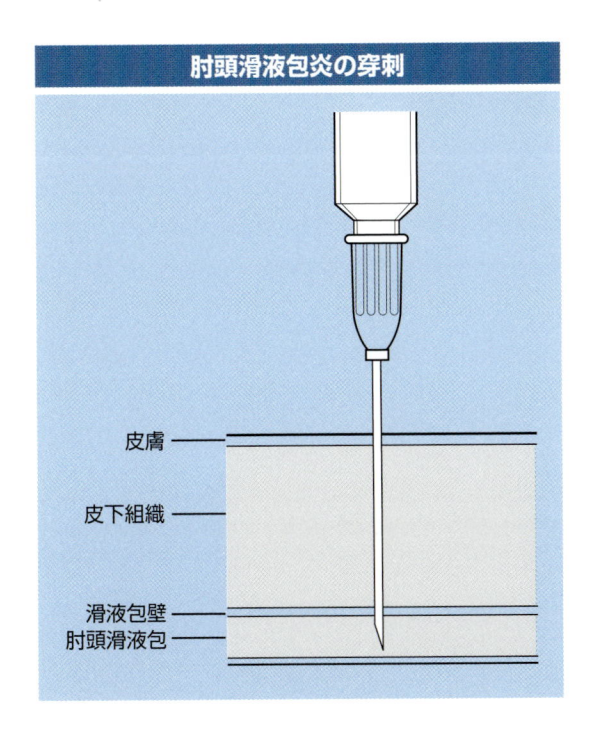

▶注射後の対応

1. 最初の 24〜36 時間はしっかり圧迫を行い，患部への直接の圧迫を避け，肘を可動域いっぱいまで動かすのを避けることで 3 日間は安静を保つ．
2. 痛みに対して冷却（4〜6 時間ごと 15 分間）と，アセトアミノフェン（1000 mg，1 日 2 回）〔訳注：日本では 1 回 500 mg を 1 日 3 回が上限〕を処方する．
3. ネオプレン肘用装具の着用を継続することで，3〜4 週間は肘を保護する．
4. 肘の可動域が影響を受ける場合は（感染性滑液包炎に蜂窩織炎を合併する場合を除けば，肘の可動域は一般的に正常である），次の数週間，屈曲と伸展の他動的伸展運動を毎日行う．
5. 感染性滑液包炎では，炎症反応が強いので，たいていの場合 7〜10 日間は穿刺を繰り返し行うことが必要になる．
6. 腫脹が続く場合や慢性的に肥厚を認める場合には，6 週間で再度注射を行う（「皮膚の下にまるで砂利がある感じがする」）．
7. 再発の可能性を低くするため，6〜12 カ月は患部への直接の圧迫を避ける．
8. 滑液包の腫脹，肥厚，またはその両方が，6 カ月以上経過しても自然によくならない場合は，整形外科医への紹介を行う．

▶手術適応　いろいろな治療〔穿刺，ドレナージ，K40 を 2 回連続しての注射〕を組み合わせても改善がみられず，腫脹が持続したり慢性的な滑液包の肥厚を認めたりする場合は，滑液包摘出術を考慮する．

▶予後　治療の成功は，正確な診断，検査結果に基づいた適切な治療，滑液包の内容物の完全除去

と，再発予防のための保護パッドの使用などができるかどうかにかかっている．このような方法で，80〜85％のケースは治癒する．約15％のケースでは，ある程度の慢性的な滑液包の肥厚を認め，継続した治療が必要となる．このような治療にもかかわらず，5％の患者では，滑液包の腫脹や壁の肥厚が再発する．このような慢性的な滑液包炎の場合は，外科的な滑液包摘出術を考慮する．

▶ 橈骨上腕関節穿刺 RADIOHUMERAL JOINT ARTHROCENTESIS

肘関節を 90°屈曲位とし，外側上顆，橈骨頭，肘頭突起によって作られる三角形の中心に外側より刺入する．
針を橈骨頭に平行に保つ．

針：1 インチ（2.5 cm），21～22 ゲージ
深さ：橈側側副靱帯まで 5/8～3/4 インチ（1.6～1.9 cm）
用量：1～2 mL の局所麻酔薬と 0.5 mL の K40（ケナコルト A®40 mg：トリアムシノロンアセトニド）

注意：表面から浅いところ（3/8 インチ［1.0 cm］）で骨に当たったら，針の向きを変える．

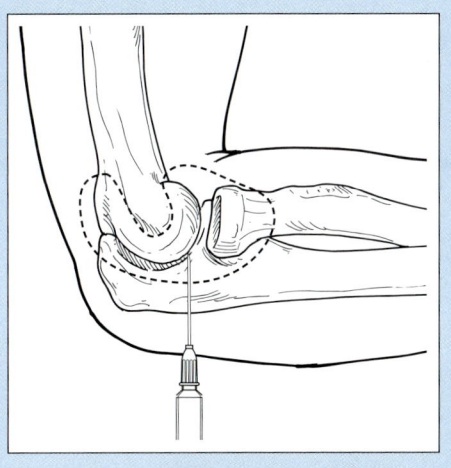

図 3-4　肘関節の穿刺および注射

▶**病態生理**　橈骨上腕関節の穿刺と関節液を分析することにより，肘の関節液が関節血症，炎症性，非炎症性，感染性のいずれであるかの鑑別を行うことができる．関節リウマチ，外傷による変形性関節症，末梢の関節病変を伴う脊椎関節炎疾患は，肘関節水腫を引き起こしやすいリウマチ性の疾患である．化膿性関節炎は非常にまれである．

▶**具体的症状**　患者は，肘関節を可動域全体にわたって動かすことができない，前肘窩に圧迫感を伴う痛みがあるといった症状を訴える．患者は腕を曲げたり伸ばしたりして関節を完全に屈曲，伸展できないことを示したり，変形性関節症の場合は，繰り返すボキボキ音を再現しようとしたりしながら，症状を以下のように表現することが多い．

「腕を完全に伸ばすことができません」．
「肘の圧迫感がひどくなっているように感じます」．
「もう肘がなめらかには動きません．伸ばそうとすると，まるで歯車が引っかかっているみたいになるんです」．
「もうボールを投げることができません．肘がすごく痛くて，だんだん力が入らなくなってきました」．

▶**診察所見**　肘の伸展，屈曲の可動域の評価は，関節内の病変と，関節周囲の軟部組織の病変とを鑑別するのに重要である．また，可動域の測定値は，関節症の重症度や治療の効果と直接相関している．可動域を測定するとともに，軋轢音，動きのなめらかさ，可動域終末でのこわばり，特定の部位での局所の圧痛を評価することにより，単純な関節水腫と，変形性関節症，離断性骨軟骨炎，関節内遊離体，橈骨頭亜脱臼との鑑別を行うことができる．

診察のポイント

① 屈曲，伸展，回外，回内の可動域制限を認める．
② 肘がなめらかに動かない，あるいはひっかかる（遊離体または離断性骨軟骨炎）．
③ 外側の関節面に沿って圧痛と腫脹（肘関節水腫の膨隆徴候）を認める．
④ 他動的に強制屈曲または伸展させたとき，可動域の終点で硬直や疼痛を認める．
⑤ 内反，外反のストレステストで不安定性を認める（大量の慢性の関節液）．

① 橈骨上腕関節疾患の特徴的な所見は，関節可動域の制限である．肘関節水腫の初期徴候は，伸展の制限である．状態が進行すると，屈曲も制

限されるようになる．離断性骨軟骨炎や過去の損傷による変形性関節症により橈骨頭も影響を受けている場合は，回外，回内も制限される．いずれの場合も，可動域終末で硬直を認める．

② なめらかな動作ができない，または他動的な屈曲，伸展でのロッキング（ひっかかり）を認めるときは，関節内遊離体の存在が示唆される．この特徴的な所見の原因としては，離断性骨軟骨炎が最も一般的である．

③ 肘関節の腫脹の特徴は，関節の外側にで最もよくわかるということである．肘を90°屈曲位にすると，橈骨頭，外側上顆，肘頭突起によって作られる三角部に，膨隆徴候を認め，触知することができる．

④ 他動的に屈曲，伸展させることによって可動域終末で硬直または疼痛を認めるのは，変形性関節症の特徴である．

⑤ 長期にわたって肘の関節液が増え続けると，支持靱帯が徐々に緩み始める．関節の支持靱帯に内反，外反ストレスを加えると，このような慢性的な関節腔の伸展によって引き起こされる不安定性が明らかになる．

▶**X線撮影の適応と方法**　肘関節が影響を受けている場合は，肘のX線撮影（側面，前後方向含む）を必ず行う．橈骨と上腕骨の間または肘頭と上腕骨の間に，変形性関節症による狭小化を認めることがある．過去の骨折の所見を認めることもある．しかしながら，単純X線像では，遊離体を伴う離断性骨軟骨炎の所見が明らかでないことがある．

▶**特殊検査の適応**　肘の症状が続き，関節のロッキング（ひっかかり）が明らかな場合は，離断性骨軟骨炎や関節内の遊離体を評価するため，MRIを行ったほうがよい．

▶**診断のポイント**　関節の可動域制限があれば橈骨上腕関節疾患の診断が強く示唆される．診断確定は，関節液の穿刺またはリドカインの関節内注射で疼痛や可動域が改善されることによって行われる．

▶**治療目標と治療ステップ** 1 2 3 　治療の選択は，関節液の性状によって異なるので，まず，初めに関節液を穿刺して分析を行う．関節血症があればドレナージが必要である．非感染性の関節水腫は，ステロイドの注射によって治療できる．化膿性関節炎に対しては，ただちに抗菌薬を経静脈的に投与しなければならない．関節の感染はまれである．診断がついたら，関節可動域を回復させるため，すべての患者に他動的な可動域訓練を行う必要がある．

ステップ1　伸展，屈曲の可動域を測定する．外側関節面の膨隆徴候の大きさを記録し，診断のために関節穿刺を行い，グラム染色，培養，尿酸結晶，細胞数と分画の検査を行う．

- 関節前面全体に冷却を行う．
- 屈曲，伸展の繰り返しを避ける．
- 関節を一時的に支持するために，長上肢後方シーネを処方するが，過度な固定により関節が拘縮するのを避けるため，その必要性については十分吟味する．
- ネオプレン肘用装具（☞ p.298）を使用して，関節を保護して支える．
- 非感染性の関節水腫（リウマチ性，変形性関節症性，脊椎関節炎疾患の診断）の場合にのみNSAIDsを最大用量で2〜3週間処方する．

ステップ2　〈検査分析後の1〜3日間〉
感染を除外した後，リウマチ性や変形性関節症の関節水腫に対し，K40（ケナコルトA®40mg：トリアムシノロンアセトニド）の関節内注射を行う．

- ネオプレン肘用装具の使用を続ける．
- 硫酸グルコサミンを1500mg/日で処方する〔訳注：日本では健康食品扱いで処方薬ではない〕．
- 屈曲，伸展を完全に回復させるため，可動域訓練を始める．

ステップ3　〈3〜4週間症状が持続する場合〉

腫脹と疼痛が持続する場合，関節穿刺と K40 の局所注射を再度行う．
- 屈曲，伸展を完全に回復させるため，可動域訓練を継続する．

ステップ 4 〈3 カ月間症状が持続する慢性例〉
ロッキングや関節水腫が持続する場合は，関節のデブリドマンのため，整形外科医への紹介を考慮する．

▶**理学療法の適応と方法** 肘の外側を冷却すると，疼痛と腫脹が一時的に緩和される．関節の可動域を完全に回復させるためには，他動的な可動域訓練が不可欠である．この訓練は，急性期の疼痛や腫脹がおさまってから行うのが一番よい．関節の可動域が正常になったら，上腕二頭筋，腕橈骨筋，上腕三頭筋の筋力を回復させるため，等尺性筋力強化運動を行う．

橈骨上腕関節の穿刺

（皮膚／皮下組織／長橈側手根伸筋および回外筋／橈側側副靱帯／滑膜／関節）

理学療法のポイント
①肘の外側部を冷却する．
②他動的屈曲，伸展の可動域訓練を行う．
③可動域が回復したら，屈曲，伸展の等尺性筋力強化運動を行う．

▶**注射手技** 緊満感があり痛みを伴う関節血症では穿刺とドレナージを考慮しなければならない．伸展，屈曲または両方の可動域が常に 15〜20°制限され，一連の治療を行っても改善しないような炎症所見があれば，ステロイド注射の適応となる．

《体位》患者を臥位にして，肘は 90°に屈曲させ，腕を胸の上に置く．

《表面解剖および刺入部位》関節の腫脹は，肘を 90°屈曲位にすると，橈骨頭，肘頭突起，外側上顆の間に容易に認められる（肘関節の膨隆徴候）．刺入部位はこの 3 つの骨の突起により作られる三角形の中心である．

《刺入角度と深さ》刺入角度は皮膚に垂直，橈骨頭に平行である．間接腔の深さは，3/4 インチ（1.9 cm）である．

《麻酔》エチルクロライドを皮膚にスプレーする

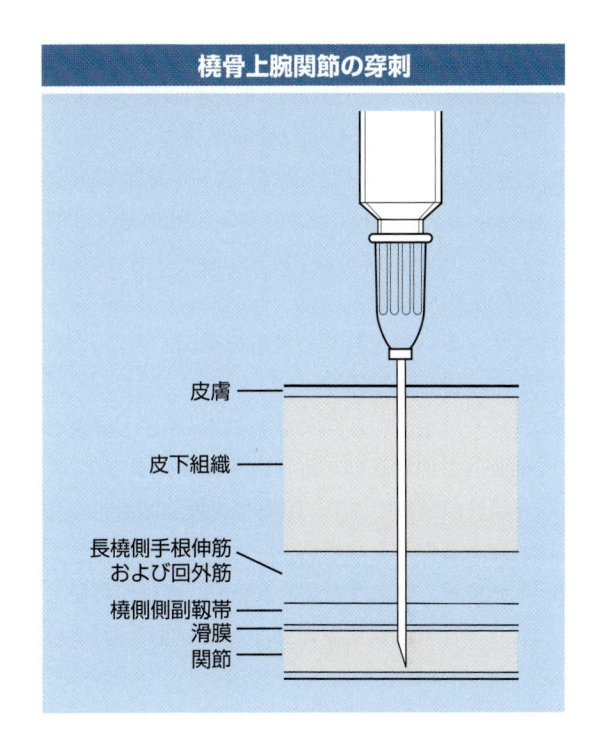

〔訳注：日本では一般的ではない〕．局所麻酔を，皮下組織（0.25 mL），表面からの浅いところで骨の隆起の硬い抵抗を感じる部位（0.25 mL），深い靱帯の抵抗を感じる部位（0.25 mL）に行う．

《手技》穿刺とドレナージを成功させるためには，刺入部位を正確に同定し，肘頭，外側上顆，橈骨頭により作られる「逆さ状の円錐」の頂点にある関節腔に針を注意深く刺入することが必要である．外側アプローチが最も優れた方法である．21〜22 ゲージ針を，橈側側副靱帯の硬い抵抗のあるところまで，橈骨頭に平行に慎重に進める．浅い層〔3/4 インチ（1.9 cm）〕で骨に当たったら局所麻酔薬を注入し，針を 1/4 インチ（0.6 cm）引き抜き，向きを変える．橈側側副靱帯のすぐ外側に麻酔を行った後，靱帯と関節包の硬い抵抗を感じる部位を貫いて，針を 1/4 インチ（0.6 cm）進める．この深さで，吸引を行ってみる．液体が引けない場合は，針の角度を 180°回し，吸引を再度行う．非感染性の関節液であれば，針の位置をその場所に保ったまま，関節に K40 を 0.5 mL 注入する．

▶**注射後の対応**

1. 肘を繰り返し動かしたり，肘を引っ張ったりすることを避け，3日間は安静を保つ．
2. 注射後の痛みに対して冷却（4〜6時間ごと15分間）と，アセトアミノフェン（1000 mg，1日2回）〔訳注：日本では1回500 mgを1日3回が上限〕を処方する．
3. ネオプレン肘用装具の着用を継続することで，3〜4週間は肘を保護する．
4. 疼痛や腫脹が和らぎ次第すぐに，屈曲と伸展の他動的な伸展運動を毎日行うようにする．
5. 化膿性関節炎では7〜10日で再度穿刺を行う必要があるかもしれない．
6. 非感染性，炎症性の関節水腫で，腫脹が持続したり慢性の滑膜肥厚が存在したりする場合は，6週間で再度注射を行う．
7. 可動域が完全に，かつなめらかに回復しない場合（離断性骨軟骨炎や遊離体）は，MRIを行い，整形外科医への紹介を行う．

▶**手術適応**　遊離体の摘出，離断性骨軟骨炎の評価や治療，変形性関節症のデブリドマンを行うために，関節鏡が適応となる．

▶**予後**　局所麻酔は，橈骨上腕関節の炎症性水腫の症状や所見を一時的に改善するのに有効である．肘の関節水腫が治療に反応せず持続する場合は，変形性関節症，離断性骨軟骨炎，遊離体の合併があることを示している．

CHAPTER 4 手関節

手関節痛の鑑別診断

診断	確定
手関節捻挫（最も頻度が高い）	
● 単純性手関節捻挫（靱帯）	● 身体所見；X 線は正常
● 軟骨骨折を伴う手関節捻挫	● 握力の持続的低下，可動域（ROM）制限，圧痛の持続
● 舟状骨骨折	● 可動域の 45%低下；X 線；骨シンチ
● Kienböck 病	● 手関節 X 線で舟状骨の阻血性壊死
● 月状骨脱臼	● 正常な骨アライメントの消失
● 尺骨手根関節の三角軟骨骨折	● MRI または関節鏡
手背ガングリオン	
● 橈骨手根関節より発生	● 穿刺吸引
● 腱鞘より発生	● 穿刺吸引
手根管症候群	● 神経伝導速度検査または局所麻酔ブロック
De Quervain 腱鞘炎	● 局所麻酔ブロック
橈骨手根関節の関節炎	
● 外傷後変形性関節症	● 手関節 X 線
● 関節リウマチ	● 関節液の分析；血沈；リウマチ因子
● 痛風または偽痛風	● 関節液の分析
手関節への放散痛	
● 変形性関節症〔手根中手（CM）関節〕	● 母指 X 線
● 頚椎	● 首の回旋；X 線；MRI
● 円回内筋症候群（手根管症候群に似る）	● 神経伝導速度検査

De Quervain（ドゥケルヴァン）腱鞘炎
DE QUERVAIN'S TENOSYNOVITIS

橈骨茎状突起の端から3/8インチ（1.0cm）近位に刺入し，骨に対して45°の角度で針を進める（感覚をたよりに注意深く骨に進める）．

針：5/8インチ（1.6cm），25ゲージ
深さ：橈骨茎状突起の骨膜に対して3/8〜1/2インチ（1.0〜1.3cm）のところ
用量：2〜3mLの麻酔薬，0.5mLのD80（デポ・メドロール®80mg：酢酸メチルプレドニゾロン）
〔訳注：日本では通常40mgを用いる〕

注意：注射の際には長さ1½インチ（3.8cm）程度の「ふくらみ」ができるようにする．

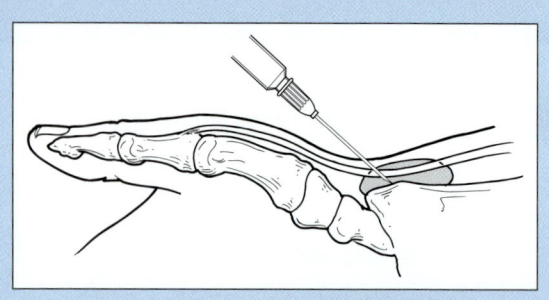

図 4-1　De Quervain 腱鞘炎の注射

▶**病態生理**　De Quervain 腱鞘炎は母指の伸筋腱と外転筋腱の炎症である．母指の繰り返しまたは慣れない動作（つかんだり握ったり）は，橈骨遠位部茎状突起から伸びる嗅ぎタバコ窩（snuffbox）の腱に摩擦や刺激を生じる．20％の患者は出産後6カ月以内の若い母親に生じる（典型的には，新生児を持ち上げるために，母指を繰り返し慣れない動作で持ち上げるために生じるが，場合によっては不適切な末梢静脈内留置針により生じる）．治療せずに放置した場合，摩擦により生じた腱鞘炎から線維化をきたして母指屈曲時の屈曲障害を起こすことがある．後者のような状態を狭窄性腱鞘炎とよぶ．

▶**具体的症状**　患者は手関節の痛みと握ることができないことを訴える．状態を尋ねると，患者は橈骨遠位部茎状突起の上をなでることが多い．

「もう何も握れません」．
「赤ちゃんを抱き抱えようとするたびに，手関節に鋭い痛みが走ります」．
「私の静脈に針を刺してもらって以来こんな鋭い痛みが手首にあるのです（橈骨遠位部を指差しながら）」．

「ここがとても痛くて（橈骨遠位部を指差しながら），腫れてきました」．
「骨が大きくなってきました（橈骨茎状突起を指差しながら）」．

▶**診察所見**　患者の橈骨茎状突起の圧痛と腫脹，長母指伸筋腱，短母指伸筋腱，長母指外転筋腱の炎症の程度，母指の関節可動域（ROM）を診察する．

診察のポイント
①橈骨茎状突起の先端部局所の圧痛
②等尺性に母指を伸展または外転させると疼痛が誘発される．
③Finklestein テスト陽性（母指を屈曲した状態で他動的に伸展させると疼痛が誘発される）〔訳注参照〕．
④（注射によって）ふくらみを形成できる柔軟な腱鞘

①長母指外転筋腱に接する橈骨茎状突起の遠位部付近の局所の疼痛
②母指を等尺性に伸展，外転させることで疼痛が誘発される（母指を外転させて手掌に対して垂直とし，伸展させて母指をヒッチハイカー体勢とする）．

③母指を屈曲させた状態で他動的に母指の腱を橈骨茎状突起から伸展させると疼痛が誘発される（Finklesteinテスト）〔訳注：現在ではEichhoff（アイヒホッフ）テストとよばれている〕. この手技はとても痛いため，しばしば患者は診察者が腱を伸展させるのを妨げるように肩を持ち上げようとする. 腱の線維化は，母指の屈曲と円運動と，橈骨茎状突起を覆う組織の膨隆の程度を評価して判断する. 橈骨茎状突起を覆う軟部組織が正常な場合には，局所麻酔2～3 mLで1 1/2インチ（3.8 cm）程度の長さの「ふくらみ」ができる.

▶**X線撮影の適応と方法**　手関節と母指のX線撮影は不要である. 手関節と母指の単純X線像は正常であり，腱の石灰化は認めない.

▶**特殊検査の適応**　特殊検査の適応はない.

▶**診断のポイント**　診断は，橈骨側の手関節の疼痛の病歴と，橈骨茎状突起の局所の疼痛と母指伸展により誘発される疼痛の診察により疑われる. 診断は局所麻酔ブロックを橈骨茎状突起周囲に直接行うことで確定する. 徴候と症状が消失する場合には母指手根中手（CM）関節や橈骨手根関節の関節炎は除外される. 膨隆した腱鞘は狭窄性腱鞘炎を除外する.

▶**治療目標と治療ステップ** **1** **2** **3**　治療の目標は腱鞘内の炎症を軽減し，癒着を予防し，（腱を伸展させる運動やつまんだり握ったりすることにより生じる）再発性の腱鞘炎を予防することである. 橈骨茎状突起部へのステロイド薬の注射は治療の選択肢となる.

ステップ1　診断を確定し，狭窄性腱鞘炎の評価をする.
- 安静と母指を用いた，つまんだり握ったりする動作を制限することを勧める.
- 橈骨茎状突起部の冷却を行う.
- 母指基部での隣接指とのテーピング（☞ p.302）や背側シーネ固定（☞ p.302），
- ベルクロ母指スパイカギプス（☞ p.301）を指示する.

ステップ2　〈3～4週間症状が増悪または持続する場合〉D80（デポ・メドロール®80 mg：酢酸メチルプレドニゾロン）局所注射を実施.
- 症状が50％以下にならない場合には注射を4～6週間ごとに繰り返す.
- 2回目の注射が必要な重症例では，背側シーネか母指スパイカギプスのある短上肢ギプス（☞ p.299）を用いながら治療することが多い.

ステップ3　〈6～8週間症状が持続する慢性例〉症状が改善しているが母指の屈曲性が障害されている場合には，愛護的に母指を屈曲位でストレッチ運動を行う.
- 2回の注射で活動性のある炎症がコントロールできない場合は整形外科医に腱剥離術の紹介を行う.

▶**理学療法の適応と方法**　理学療法はDe Quervain腱鞘炎の治療の中心的役割を果たさない.

理学療法のポイント

①冷却する.
②ハイドロコルチゾン・ゲルを用いた超音波療法を行う.
③愛護的な屈曲方向へのストレッチ運動を他動的に行う（予防）.

●**急性期の対応**　冷却と超音波療法は炎症を伴う腱鞘炎の治療に用いられる. 橈骨茎状突起部への効果的な冷却は局所の疼痛と腫脹を軽減する. ハイドロコルチゾン・ゲルを用いた超音波療法は少数の症例で効果を示すが，持続性あるいは慢性症例に対する局所ステロイド注射の代替とすることはできない.

●**回復期のリハビリ**　ストレッチ運動は再発性の

腱鞘炎を予防するために用いられる．炎症を伴う腱鞘炎の徴候や症状が消失した後で（3〜4週間後），伸筋腱や外転筋腱を手掌方向へ愛護的に他動的なストレッチ運動を実施する．1回5秒間のストレッチ運動を20セット，毎日実施する（☞ p.326）．

▶ **注射手技** ほとんどの患者は何週間も経ってから受診するため，単純な固定が効果的な期間はすでに過ぎているので（予約が取れなかったり，状態が改善するかと思って待ってみたり，これは単なる関節炎なのだろうと考えてたりしている間に），ステロイド注射を行うことになる．

《体位》手関節は中間位で橈骨を上方に向ける．
《体表解剖と刺入部位》橈骨茎状突起を確認してマーキングする．刺入部位は嗅ぎタバコ窩から1/2〜1 cm近位部の橈骨茎状突起付近で，長母指外転筋腱と長母指伸筋腱の間で橈骨茎状突起の上方を通るところである．
《刺入角度と深さ》針は注意深く45°の角度で橈骨茎状突起の骨膜の硬い抵抗を感じる（疼痛あり）まで進める．もし3/8〜1/2インチ（1.0〜1.3 cm）の深さ（一般的に）で骨に当たらなかった場合には，刺入部位は遠位よりになっている．
《麻酔》エチルクロライドを皮膚にスプレーする〔訳注：日本では一般的ではない〕．局所麻酔薬は橈骨の真上に注入する．
《手技》成功するためには，1回で橈骨骨膜に針を進め，麻酔薬で徐々に組織を広げ，D80注射を行うのを1回ですませることである．エチルクロライドを皮膚にスプレーした後で，25ゲージの針を優しく橈骨茎状突起に進め，腱周囲の軟部組織が広がるように徐々に局所麻酔薬2〜2.5 mLを注入する（ふくらみを形成する）．腱の慢性狭窄を起こしている場合（癒着など）は，注射の際に中等度の圧力をかけることや，ふくらみがあまりみられないこと，あるいはその両者がみられる．針を刺したまま（何度も刺すことは避ける）麻酔薬の入っている注射シリンジを外して，D80の入っているシリンジを取り付ける．ステロイド薬の注射で治療は終了する．

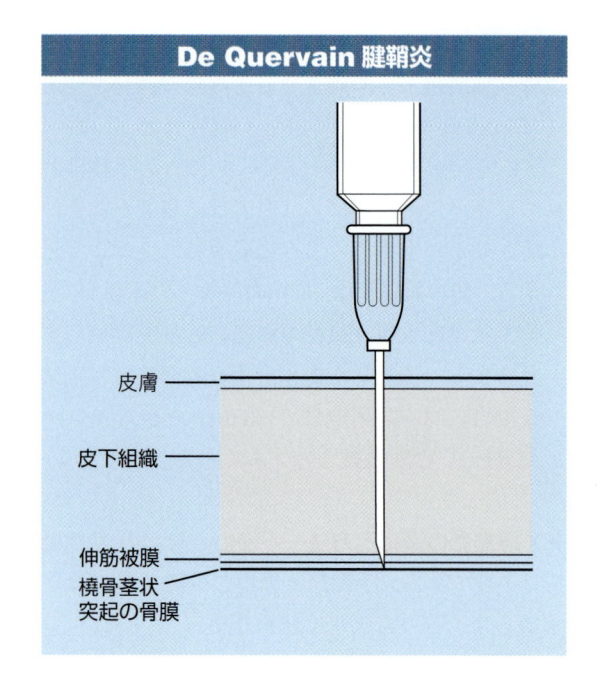

De Quervain 腱鞘炎

皮膚
皮下組織
伸筋被膜
橈骨茎状突起の骨膜

▶ **注射後の対応**

1. つまんだり握ったり，橈骨茎状突起部に直接圧をかけることを避け，3日間安静にする．
2. 注射後の疼痛に対して冷却（4〜6時間ごとに15分間）とアセトアミノフェン（1000 mg，1日2回）〔訳注：日本では1回500 mgを1日3回が上限〕を処方する．
3. 背側シーネや母指スパイカギプス，あるいはベルクロ手関節固定装具を用いながら，手関節を3〜4週間保護する．
4. 3週間後に屈曲位での母指の他動的ストレッチ

表4-1　メチルプレドニゾロン（デポ・メドロール®80）を用いて治療したDe Quervain 腱鞘炎55例の臨床アウトカム*

完全な治癒（1回の注射）	30（58%）
再発（再度注射；再発まで平均11.9カ月）	17（32%）
治療に反応せず，慢性腱鞘炎	5（10%）
合計	52

* 登録患者の95%を前向きに平均4.2年間追試
Anderson BL, Manthey R, Brouns ML. Treatment of de Quervain's tenosynovitis with corticosteroids. Arthrtis Rheum 34:793–798, 1991 より抜粋

運動を開始する．
5. 6週間後に症状が50%以下に改善していない場合は再度注射を実施（注意：2回目の注射を行った患者の30%で皮膚や皮下脂肪の萎縮が生じる）．
6. 再発を避けるために，握ったり手関節を尺側偏位して物を持ち上げるのを避けることが重要であることを再度強調する．
7. 1年間に2回の注射で状態が改善しない場合には整形外科への紹介を行う．

▶**手術適応** 1年間に2回の注射で状態が改善しない場合，手関節背側伸筋支帯の第1区画の開放術が推奨される．

▶**予後** De Quervain腱鞘炎を起こして6カ月以内に治療を受けた患者は予後が非常によい．局所注射を用いて橈骨茎状突起周囲の軟部組織の拡張を行うことは95%以上の症例で有効である．6カ月以上の症状持続がみられる患者は線維化のリスクが高い（狭窄性腱鞘炎）．局所注射とそれによる拡張はこれらの患者にも用いられるが，治療効果は必ずしも十分ではない（表4-1）．

De Quervain腱鞘炎は手関節やCM関節の変形性関節症，あるいは手根管症候群にも併発することがある．両者の症状を訴える患者では手関節と母指のX線，神経伝導速度のいずれかまたは両者が必要となる．

手根中手（CM）関節の変形性関節症
CARPOMETACARPAL OSTEOARTHRITIS

解剖学的嗅ぎタバコ窩内の長母指外転筋腱の近傍である手根骨基部の 3/8 インチ（1.0 cm）近位部に刺入する.

針：5/8 インチ（1.6 cm），25 ゲージ
深さ：大菱形骨に対して 1/2～5/8 インチ（1.3～1.6 cm）
用量：3/8 インチ（1.0 cm）の深さで局所麻酔を 0.5 mL，大菱形骨に向かって）0.5 mL の K40（ケナコルト A®40 mg：トリアムシノロンアセトニド）
注意：中程度の圧をかける必要がある.

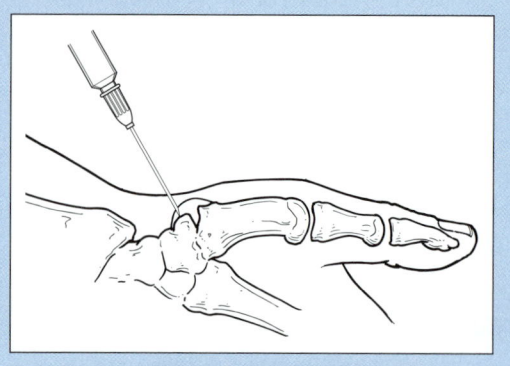

図 4-2　手根中手（CM）関節への注射

▶**病態生理**　手根中手（CM）関節の変形性関節症は母指基部に一般的に認められる変形性関節症である．繰り返しつまんだり握ったりする動作や特定の患者（家族歴を有する）が過度の振動に暴露されることで，手関節の母指中手骨と大菱形骨との間の関節軟骨を摩耗させる．疼痛，腫脹，骨肥大，関節可動域の制限が年余にわたり徐々に進行する．進行した疾患では，関節軟骨の減少，骨棘形成，中手骨の亜脱臼を認める．変形性関節症として一般的に認められるが，変形性関節症の全身発症の始まりを示唆するものではない．

▶**具体的症状**　患者は，母指基部の疼痛，腫脹，肥大を認める．このような状態になった場合，患者は頻繁に手関節の橈骨側から母指基部にかけてさすりながら症状を説明する．骨肥大のある患者全員がこれらの症状を訴えるわけではない．

「私は，親指がずっと痛いのでかぎ針で編み物をするのを止めました」．
「私の親指が祖母と同じように関節炎を起こしたようです」．
「コーヒーカップを持とうとするといつも親指の付け根に非常に鋭い痛みが走ります」．
「親指の骨が大きくなってきたようです」．

「私が家事をするためには親指に力をかけて固定する必要があります」．
オデッサ在住でジャガイモ農園で農家をしていた 85 歳のロシア人女性が，ひどく変形した CM 関節の変形性関節症の治療がいるかどうかを尋ねられたときに「いいえ，先生，痛みがあったのはずっと前です」と答えた．

▶**診察所見**　母指基部の腫脹や炎症，中手骨の亜脱臼，関節可動域の制限の有無について診察する．

診察のポイント
①関節全体にわたる圧痛
②旋回に伴う関節の握雪感
③過度の母指の動作で疼痛が誘発される．
④骨変形，亜脱臼，あるいはその両者（shelf 徴候）
⑤母指球筋の萎縮

①圧痛と腫脹は母指基部全体に認められる．関節を前後に圧迫することにより最も過敏に認められる．嗅ぎタバコ窩を通して圧迫した場合，通常は疼痛は軽度である．手関節を橈骨側に曲げた場合に腫脹は最もよく認められる．この体勢で母指基部の肥大を正確に評価することができる．
②大菱形骨に対して手根骨が無理矢理ねじれた状

態のときには握雪感を触知できる（すり鉢とすりこぎ徴候）．
③他動的に伸屈させてストレッチを行うとしばしば疼痛が誘発される．
④病状が進行すると，骨変形の程度と中手関節亜脱臼が進行して基部が肥大する．進行性の亜脱臼は Shelf 徴候とよばれる異常を生じる．橈骨遠位部と母指のなめらかな輪郭は中手部の骨性隆起に置き換わる．
⑤疾患の終末期には母指球筋の萎縮をしばしば認める．

▶X 線撮影の適応と方法　通常手関節の X 線撮影（正面像と側面像）により，変形性関節症による母指の摩耗の程度を評価することができる．症状がある場合はほぼ全例で X 線像上，異常を認める．骨硬化や非対称性の関節狭小化，橈骨側の亜脱臼を大菱形骨中手骨関節に認める．単純 X 線像における早期変化は認められなかったり，放射線科が指摘しないこともある（X 線像は診察した医師が読影する必要がある）．

▶特殊検査の適応　特殊検査の適応はない．

▶診断のポイント　診断は局所関節の圧痛，関節の握雪感，関節を動かしたときの疼痛などの臨床徴候と，大菱形骨中手骨関節の単純 X 線像上での特徴的な異常所見に基づいてなされる．X 線像はしばしば重症度と手術の必要性の評価に用いられる．局所麻酔ブロックは CM 関節の変形性関節症と，De Quervain 腱鞘炎，橈骨手根関節の関節炎の鑑別のためにしばしば必要となる．

▶治療目標と治療ステップ **1** **2** **3**　治療の目標は，腫脹と炎症を抑え，亜脱臼を減らし（関節をより自由に動かせるようにする），手術の必要性を評価することである．強くつまむ動作と振動への暴露を制限するとともに関節全体にテーピングをすることは，病初期に選択するべき治療法である．解剖学的嗅ぎタバコ窩の深部に局所ステロイド注射を実施することは，進行したあるいは持続性の症例では治療の選択肢となる．

ステップ 1　関節の軟部組織の腫脹と骨肥大，亜脱臼を評価し，手関節の単純 X 線撮影を行う（正面像と側面像）．
- 母指基部全体を冷却する．
- 治療をしている時期には安静を保ち，つまんだり握ったりする動作を制限することを指示する．
- 大きめのサイズの工具やグリップ，作業の負担軽減を図る道具などの利用を勧める．
- 関節全体にテーピング（☞ p.301）を実施したり，背側シーネ（☞ p.299）やベルクロ母指スパイカギプス（☞ p.301）を処方する．
- NSAIDs（イブプロフェンなど）を 3～4 週間処方する．

ステップ 2　〈3～4 週間持続する場合〉
K40（ケナコルト A®40 mg：トリアムシノロンアセトニド）の局所注射を実施する．
- 症状は 50% 以下にならない場合は 4～6 週間後に再度注射を実施する．

ステップ 3　〈6～8 週間症状が持続する場合〉
母指スパイカギプス（☞ p.301）による固定と局所ステロイド注射を併用する．

ステップ 4　〈2～3 カ月症状が持続する慢性例〉
母指の屈曲伸展によるストレッチ運動を関節可動域を維持するために行い，その後母指伸筋と屈筋の積極的な等尺性筋力強化運動を行う（これらの運動に患者が十分耐えられる程度に改善するまで）．
- 関節病変の再燃を防ぐためにつまんだり握ったりする動作を避けることや制限を継続する．
- 2 回の注射と固定，理学療法の運動にもかかわらず母指と手の機能が改善しない場合には，インプラントによる関節手術や腱移植術を考慮して手が専門の整形外科医に紹介する．

▶理学療法の適応と方法　理学療法は CM 関節の

変形性関節症の治療では重要な役割を果たすわけではない．治療の中心は，手の利用の制限と固定，テーピング，炎症を抑える治療である．筋力の低下が強い場合には，伸展，屈曲，内転，外転動作の等尺性筋力強化運動が必要となる．適切な伸展筋力強化運動（通常屈曲よりも筋力低下が目立つため）は関節の橈骨方向への亜脱臼を軽減する．

▶**注射手技** 局所麻酔ブロックはCM関節の変形性関節症とDe Quervain腱鞘炎，橈骨手根関節の疾患を鑑別するために用いられる．ステロイド注射は症状が6～8週間以上持続する場合に抗炎症治療として用いられる．

《体位》手関節は中間位で橈骨を上方に向ける．

《体表解剖と刺入部位》中手骨近位端を同定しマーキングする．刺入部位は中手骨の近位3/8インチ（1.0 cm）で長母指外転筋腱の近接部である．

《刺入角度と深さ》針は45°の角度で大菱形骨の硬い抵抗があるまで注意深く進める〔通常深さは1/2～5/8インチ（1.3～1.6 cm）〕．

《麻酔》エチルクロライドを皮膚にスプレーする〔訳注：日本では一般的ではない〕．局所麻酔薬は皮下脂肪（0.5 mL）と大菱形骨の上方1/4インチ（0.6 cm）（0.5 mL）に注入する．

《手技》嗅ぎタバコ窩の位置で大菱形骨に向けて刺入し骨皮質に注射することで成功する．表層で麻酔をした後で針を優しく45°の角度で大菱形骨に向けて進めていく〔1/2～5/8インチ（1.3～1.6 cm）〕．表層〔3/8インチ（1.0 cm）〕で骨の硬い抵抗を感じた場合には，針を引いて再度進める．この場合，刺入部位が誤ってより遠位であることが一般的にみられる．注意：麻酔は骨上方に注入し，より深い部位にステロイドを注入する．より深い部位で注入する際にはより強い抵抗を感じる．注意：橈骨動脈は嗅ぎタバコ窩を通る．針をゆっくり進めると動脈は脇に移動する．もし橈骨動脈に針が当たった場合，針にすみやかに血液が入ってきた場合（10%の頻度）には，皮膚まで完全に針を引き戻して5分間圧迫し，刺入部位を1/4インチ（0.6 cm）ずらして注入する．

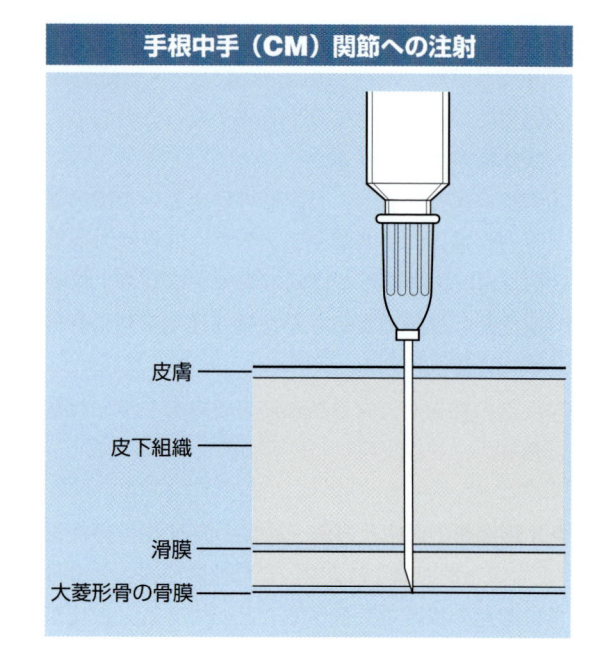

手根中手（CM）関節への注射

皮膚
皮下組織
滑膜
大菱形骨の骨膜

▶**注射後の対応**

1. 3日間安静にして，握ったりつまんだり，振動への暴露や圧を加えることを避ける．
2. 注射後の疼痛に対して冷却（4～6時間ごとに15分間）とアセトアミノフェン（1000 mg，1日2回）〔訳注：日本では1回500 mgを1日3回が上限〕を処方する．
3. 握ったりつまんだり，振動に暴露されることを3～4週間制限し，関節全体にテーピングを行ったり背側シーネや母指スパイカギプスを用いてさらに保護する．

表4-2 トリアムシノロン（ケナログ®-40）による治療を行った手根中手（CM）関節部の変形性関節症50例の臨床的アウトカム

疫学	平均年齢50歳（34～83歳），女：男＝7：1，疾患の左右差なし
注射結果	50例中46例（92%）が1回または複数回の治療に反応 平均10カ月間の症状軽減（3～19カ月）
手術	注射に反応しなかった4例に手術を実施

サニーサイド医学整形外科クリニック（オレゴン州ポートランド）での1990～1996年のデータ

4. 正しいペンの握り方や，工具にパッドを付けること，振動防護力のある手袋，ゴルフクラブやラケットは握る部分が大型のものを用いることなどを強調する．
5. 病気によりあるいは固定により関節可動域が障害されている場合は，3週間後に母指の伸屈による他動的ストレッチ運動を開始する．
6. 症状が50％以下に改善しない場合，6週間後に再度注射する．
7. 2回の注射と，安静，理学療法により少なくとも3～4カ月間症状の改善が得られない場合には整形外科に紹介する．

▶**手術適応** 手術は，症状があり年齢が45～55歳の労働者あるいは活動性のある患者では，しばしば必要となる．治療に抵抗性で，動作の制限や固定，2回の注射にもかかわらず数カ月間症状消失が認められない場合にも手術が適応となる．腱移植術（骨関節間の橈側手根屈筋腱の移植）は62歳以下の患者で適応となり，大菱形骨形成術（大菱形骨の切除）は62歳以上の患者で実施される．両手技は通常負担なく行うことができ，ほとんどの患者で母指機能が改善する．

▶**予後** 局所注射はほとんどの患者で効果的に一時的な症状軽減をもたらす．1回の注射により，特に骨肥大による腫脹が強い場合には，症状コントロールと機能の改善がみられる．数年間に2～3回の治療は有症期と"燃え尽き"期（症状は軽快しているが変形が持続している時期）の行き来の際に用いられる．ほとんどの患者はこのような時期を経由するため，手術目的の紹介はあまり必要とならない（5～10％）（表4-2）．この寛解期に至らなかった患者や，注射や固定に対する反応が短くなっている患者（軟骨減少の進行や骨肥大，関節亜脱臼，持続的な炎症）では手術を考慮する．

ゲームキーパー母指〔母指中手指節（MP）関節尺側側副靱帯損傷〕
GAMEKEEPER'S THUMB

関節尺骨側の遠位中手骨頭突起から1/4インチ（0.6 cm）遠位部に刺入する．同部の靱帯損傷と急性関節炎を鑑別するために麻酔を行う．

針：1.6 cm，25ゲージ
深さ：皮膚直下で尺側側副靱帯の直上1/8〜1/4インチ（0.3〜0.6 cm）
用量：麻酔薬0.25 mL（この疾患に対してはステロイドは用いない）

注意：適切な注射の深さとなるように，骨の硬い抵抗を感じるまで針を進めた後1/8インチ（0.3 cm）針を引く．

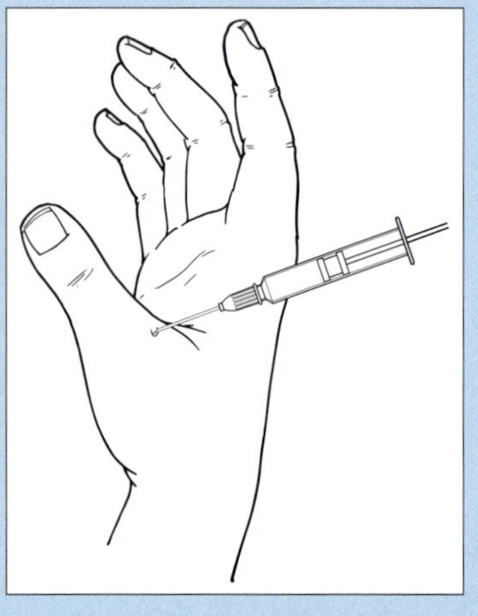

図4-3 ゲームキーパー母指〔母指中手指節（MP）関節尺側側副靱帯損傷〕

▶病態生理　王立狩猟場の猟場番人（ゲームキーパー）は国王のためにしとめた獲物の鶏やウサギの首を絞める際に，母指中手指節（MP）関節の尺側側副靱帯損傷を起こしやすい．今日では，スキーヤーのポールによる外傷がこの損傷の最も多い原因である．外傷や繰り返しの作業のいずれの場合でも，靱帯の断裂はMP関節の不安定性を引き起こし，つまみ動作や母指本来の機能を低下させ，長期的には変性性関節症となる．

▶具体的症状　急性期には患者はMP関節の尺側に沿った疼痛と腫脹を訴える．慢性期には患者は疼痛と筋力低下，不安定性を訴える．患者はしばしば病状を説明するのに，母指を見せて尺側をなでる．

「スキーをしていてひどい転び方をしました．ポールのストラップが私の親指に引っかかりました」．
「縫い物ができません．私の親指は針に糸を通そうとすると痛むのです〔MP関節を指差しながら〕」．
「ハンマーを使おうとするといつも親指が痛くなります」．
「転んでから親指の着き方がおかしくなったと思います」．
「コーヒー用の魔法瓶のふたを取ることができません」．
「親指で押しつぶそうとするととても調子が悪いです．指を曲げられません」．

▶診察所見　MP関節の急性腫脹，関節可動域，側副靱帯の安定性を診察する．

診察のポイント

①MP関節の尺側に沿った局所の圧痛と腫脹を認める．
②尺側側副靱帯に外反ストレステストを行うと疼痛がみられたり過剰な動きが認められる．
③特に急性で腫脹を認める時期に，MP関節の屈曲伸展が障害される．
④不安定性や急性疼痛のためにつまむ力が低下している．
⑤靱帯損傷の程度を完全に評価するために局所麻酔ブロックが必要である．

①MP関節の圧痛は関節の尺側に沿って限局している．関節全体が腫脹しているか，腫脹は尺側に限定している．

②MP 関節はストレステストに対して不安定である．診察者の母指を MP 関節に置き，示指を指節間（IP）関節に置いて，外反ストレスにおける不安定性と自発痛の有無を評価する．反対側の母指の安定性と比較する必要がある．
③MP 関節の屈曲伸展の障害は靱帯と関節の損傷の程度と直接関連している．障害が重度の場合は，MP 関節は 90°まで完全に屈曲できなくなり，伸展は不十分となる．
④母指の筋力や保持力は障害される．
⑤尺側側副靱帯への局所麻酔を行うことによって，障害の程度を正確に評価することができる〔訳注：靱帯損傷の分類：第 1 度；靱帯の一部線維の断裂で，関節包は温存されている．第 2 度；靱帯の部分断裂で，関節包も損傷されることが多い．時には線維が引き伸ばされた状態になり得ることもある．第 3 度；靱帯の完全断裂で，関節包断裂を伴う〕．第 1 度の損傷では上記の診察所見のほとんどがみられるが，関節の不安定性はみられない．第 2 度の部分断裂では関節の不安定性がみられるが，容易に元の位置に戻すことができる．第 3 度の完全断裂では靱帯が伸びきってしまい，解剖学的な元の位置に戻すことが不可能となっている．

▶X 線撮影の適応と方法　手の単純 X 線像は通常正常である．晩期の変性性変化は受傷後何年も経てから認められる．この小関節に対する特殊検査の適応はない．

▶診断のポイント　MP 関節の疼痛と腫脹，MP 関節尺側の局所的な圧痛，外反ストレステストを実施すると悪化する症状に基づき，暫定的に診断される．しかし，確定診断として麻酔ブロックが必要であり，靱帯損傷の程度を確定する．特に高度の障害がある場合には必要である．局所麻酔なしに第 2 度と第 3 度の損傷を鑑別することは不可能である．第 3 度の損傷では一次修復目的の緊急手術が必要となるため，この評価が重要である．さらに，局所麻酔ブロックは手根中手関節から生じる症状なのか，手根管から放散する症状なのかを鑑別するためにも必要である．

▶治療目標と治療ステップ **1 2 3**　背側シーネまたは母指スパイカギプスによる固定がこの靱帯損傷では治療の選択肢となる．局所ステロイド注射は変形性関節症を合併した症例で用いられる．

ステップ 1　局所麻酔ブロックが診断確定と損傷の重症度評価のために，母指 X 線（正面像と側面像）が剝離骨折あるいはその他の骨折の除外に用いられる．
- 腫脹軽減のために MP 関節全体を冷却する．
- 関節全体のテーピング（☞ p.301），背側シーネ（☞ p.299），母指スパイカギプス（☞ p.301）を 4〜6 週間装着して，靱帯の再接着を最大になるようにする．
- 患者教育：「数週間親指を保護して完全に安静にして，靱帯が本来の位置に再度くっつくようにします」．
- 靱帯の第 3 度の完全断裂の場合には手が専門の整形外科に至急紹介する．

ステップ 2　〈回復までの 3〜6 週間〉
第 1 度あるいは第 2 度の捻挫の場合は固定終了後，愛護的に母指の伸展屈曲のストレッチ運動を開始する．
- 屈曲性が回復した場合，母指の等尺性屈曲筋力強化運動を開始する（把握）．
- 握力が十分回復するまでは，重い物を握ったりつかんだりすることは避ける．
- 振動に暴露されることは避ける．

ステップ 3　〈6〜10 週間の慢性例〉
母指が不安定な場合整形外科への紹介を考慮し，握力動作やつかむ動作は避ける．
- 第 1〜2 度の靱帯損傷で固定とその後の理学療法で改善しない場合には D80（デポ・メドロール®80 mg：酢酸メチルプレドニゾロン）〔訳注：日本では通常 40 mg を用いる〕注射を考慮する．
- 第 1 度（単純な靱帯の過伸展）や第 2 度（靱帯の部分断裂）の捻挫で，固定や理学療法，1 回のステロイド注射で改善しない場合には，手が

専門の整形外科医に紹介する．

ステップ 4 〈年余にわたる場合〉
二次性の変形性関節症性変化に対して関節内注射を考慮する．

▶**理学療法の適応と方法**　冷却は本損傷の急性期の疼痛と腫脹を一時的に軽減させる．固定終了後，愛護的な伸展屈曲の他動的関節可動域訓練を数日行い，母指の可動性を完全に回復させる．その後，母指の屈曲での等尺性筋力強化運動（握力）を開始し，関節可動域と握力が回復したらさらに活動的な運動を行う．

理学療法のポイント

①MP 関節全体を冷却する．
②伸展屈曲による関節可動域の他動的運動を行う．
③握力の筋力強化運動を等尺性に実施する．

▶**注射手技**　MP 関節への注射の適応は限定される．局所麻酔ブロックは靱帯損傷の程度を決定し，一次修復を目的とした手の外科への緊急紹介を決定するためにルーチンに行われる．ステロイド注射は頻繁には実施されない．適応の原則は，二次性の変形性関節症の治療である．固定と理学療法での治療がうまくいかない場合に，時にステロイド注射を第 1 度または第 2 度の捻挫の一過性炎症を抑えるために用いることがある．
《体位》手掌を下にして手を平らにし，母指を外転位にして指を伸展させる．
《体表解剖と刺入部位》MP 関節の隆起を同定してマーキングする．中手骨の遠位端の隆起から 1/4 インチ（0.6 cm）遠位部で関節の尺側中部に刺入する．
《刺入角度と深さ》針を皮膚に垂直に刺入する．尺側側副靱帯が皮下組織の下に横たわる最初の組織で，1/4 インチ（0.6 cm）の深さにある．
《麻酔》エチルクロライドを皮膚にスプレーする〔訳注：日本では一般的ではない〕．局所麻酔薬は皮下脂肪と尺側側副靱帯に沿って注入する．

《手技》注射の深さは尺側側副靱帯のゴム状の抵抗を感じるまで徐々に針を進めて正確に決定する．注意：注射の際の疼痛の反応や注射時の硬い抵抗は，針が深すぎて靱帯の組織内に刺入している際にみられる〔1/8 インチ（0.3 cm）引く〕．適切な深さは覆っている皮膚を牽引することで確認できる．針の位置が適切な靱帯の上にある場合には，皮膚を引っ張ると針先が皮下を自由に動く．逆に針が靱帯の組織内を突き抜けている場合には針は固定されている．このような場合には，針を 1/8 インチ（0.3 cm）引く．局所麻酔は皮下組織と靱帯の間に常に注入する．

▶**手術適応**　手術適応の原則は不安定性である．関節の安定性が高度に障害された場合（第 3 度捻挫）に，断裂した遠位靱帯の再接着術，腱移植術，関節固定術が適応となる．手術は数カ月に及ぶ症状の持続（第 2 度捻挫），あるいは変形性関節症を合併して状態が持続する場合にも考慮する．

▶**予後**　治療成績は受傷初期の重症度に直接関連し，随伴する関節軟骨の損傷があるかどうかには無関係である．第 1 度の靱帯の微小断裂と二次

ゲームキーパー母指に対する局所麻酔ブロック

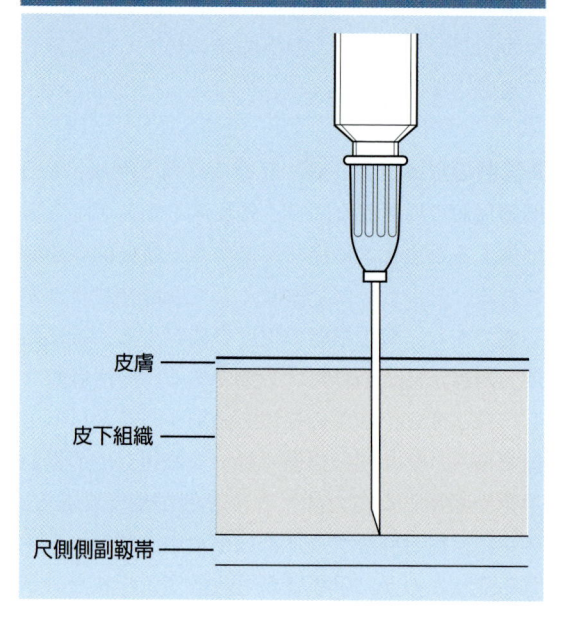

皮膚
皮下組織
尺側側副靱帯

性の軽度の腫脹を有する患者は最も予後がよい．対照的に第 2 度や第 3 度の大きな靱帯断裂を伴う患者では，二次性の炎症反応の程度とは関係なく予後が悪い．靱帯の治癒徴候があるにもかかわらず持続的な腫脹と関節の運動制限を有する患者では，関節軟骨の損傷が存在する．このような患者では外傷後関節炎への進行のリスクが最も大きい．

ほとんどの患者は病理学的な状態に伴う両極端の結果〔訳注：すごくよいかまったく治らないか〕となる可能性がある．最適な予後を得るために，疼痛と腫脹，屈曲伸展障害が持続する場合には，固定とそれに伴う適切な抗炎症治療が必要である．

手根管症候群 CARPAL TUNNEL SYNDROME

手関節の手掌隆起の近位 1/2～3/4 インチ（1.3～1.9 cm）で，手関節の遠位部の皮線上で長掌筋腱の尺側に刺入する．（腱の尺側と豆状骨の間に広い空間がある）．

針：5/8 インチ（1.6 cm），25 ゲージ
深さ：1/2～5/8 インチ（1.3～1.6 cm）
用量：1～2 mL の麻酔薬と 0.5 mL の K40（ケナコルト A®40 mg：トリアムシノロンアセトニド）
注意：患者が神経のぴりぴりした感じを訴えた場合は 1～2 mm 引くか，橈側あるいは尺側に刺入し直す．

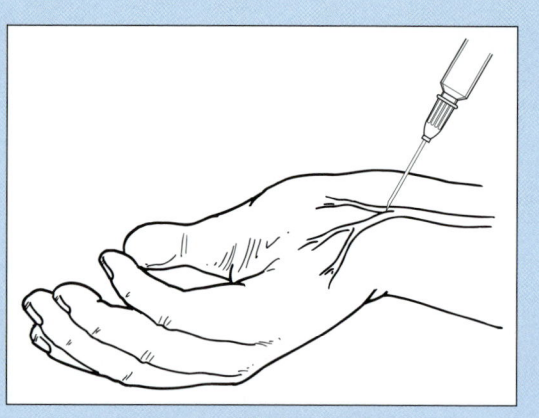

図 4-4　手根管への注射

▶**病態生理**　手根管症候群は正中神経の圧迫性ニューロパチーである．圧迫は，手関節，前腕近位部の円回内筋，まれには穿破性外傷後の前腕遠位部の正中を横走する靱帯の下面で起こる．伝統的に，あるいは解剖学的に手根管症候群という用語は手関節での圧迫に対して用いられる．正中神経の圧迫性ニューロパチーは正中神経症状の原因すべてを含む，より全体を表す用語である．患者は前腕や手の知覚鈍麻や異常感覚痛，筋力低下，筋萎縮を伴う運動機能低下などを含めたさまざまな症状を訴える．疾患の病期は（感覚低下から筋萎縮を伴う運動機能低下まで）圧迫の程度と症状の期間に直接関連している．軽度から中等度の手根管症候群（感覚障害のみ）は薬物療法の組み合わせで治療可能である．進行した運動機能障害を有する手根管症候群は手術療法による除圧が必要となる．

▶**具体的症状**　患者は母指～中指の指先部の感覚障害や前腕から手関節へ放散する疼痛，握力低下，あるいはこれら 3 つすべてを訴える．多彩な症状は疾患の病期や神経圧迫の程度，症状がみられた期間の長さを反映している．患者は病状を聞かれると，手関節，手掌，母指～中指にかけて指でさすりながら説明することが多い．

「私の親指と人差し指，中指は夜眠ったような感じです」．
「1 日中タイプをすると，痛みが腕を行き来します」．
「私の手がしびれたみたいです」．
「長くバイクに乗っていると，私の指は寝てしまったみたいになります」．
「私の手は死んだような感じです．物を落とすようになりました」．

▶**診察所見**　正中神経の機能不全の程度を，母指～中指の感覚の診察や，誘発試験による神経刺激の程度，視診と母指対立運動試験による母指部筋肉の状態により評価する．正中神経症状が手関節からのものでない場合には，回内筋，次いで遠位前腕の診察を実施する．

> **診察のポイント**
> ①母指〜中指の感覚低下
> ②母指対立運動の障害
> ③Tinel 徴候，Phalen 徴候のいずれか，または両方が陽性
> ④近位前腕の回内筋による圧迫
> ⑤正中神経ブロックによる確定診断

　診察したときの時間帯，その日の使用程度，日々の症状の変動などに伴い，症状が強いにもかかわらず，正中神経の診察がまったく正常となることがある．
①2点識別能，触覚，痛覚は母指〜中指の指先部で低下していることがある．
②母指対立運動の強さは低下する．このことは，母指と小指とをくっつけた体勢をとれるかどうかを尋ねることで最もよく判断できる．
③Tinel 徴候と Phalen 徴候の診察は神経の過敏性を評価するために手関節に対して行われる．Tinel 徴候の診察は手関節を伸展させて横走する手根靱帯を勢いよく叩くことで行う．Phalen 徴候の診察は，両側の手関節を手掌方向に十分に屈曲させた肢位で30〜60秒間維持する．
④これらの結果が陰性の場合は，前腕での圧迫を試みる必要がある．肘窩の1〜2インチ（2.5〜5.1cm）遠位部を圧迫する．この圧迫は前腕を回内させようとすることで増強される．
⑤さらに確定させるためには，手関節部での正中神経ブロックあるいはステロイド注射による短時間の反応をみる．

　正中神経の分布は人により異なる．ほとんどの患者は異常知覚を母指〜中指に感じる．しかし，患者によっては示指と中指にのみ感じることがあり，その場合は母指にはほとんど感じない．時に正中神経は薬指の橈骨側面に及ぶことがある．

▶**特殊検査の適応**　手根管症候群では X 線像で特徴的な変化がない．臨床的に手根関節炎あるいは橈骨手根関節炎を疑わせることがない限り，手関節の X 線撮影は不要である．神経伝導速度検査は選択肢の1つである．神経伝導速度検査は通常70％の症例で陽性である．神経伝導速度検査が陰性の場合でも正中神経の圧迫がないと完全に否定することはできない．

▶**診断のポイント**　長期間にわたる症状を訴えたり運動機能障害を認めるような進行例では神経伝導速度検査が選択肢となり，高い診断率を有する．しかし，間欠的あるいは軽度の感覚症状を訴える患者では診断に悩むことがある．神経伝導速度検査はこれらの患者ではしばしば陰性である．臨床的に診断が疑われる場合（特徴的な疼痛パターンや Tinel 徴候，Phalen 徴候を認める場合など），局所麻酔ブロックとステロイド注射を考慮するべきである．90％の患者ではこれらの手技により疼痛が緩和され，手根管症候群の臨床的診断を裏付ける．

▶**治療目標と治療ステップ 1 2 3**　治療の目標は，神経の圧迫を取り除き，同時に屈筋腱鞘炎を治療し，人間工学的な改善により手根管症候群の再発を予防することである．病初期には，治療の選択肢として患者の職場での補助具や手関節シーネの利用がある．運動機能障害を伴う進行例では外科手術を行うべきである．

ステップ1　臨床的あるいは神経伝導速度検査を用いて病期や原因を評価する．利尿薬（体液貯留がある場合），NSAIDs（関節リウマチがある場合），レボサイロキシン（甲状腺機能低下症による粘液水腫）を用いて基礎疾患を治療する．

- 握る，つかむ，繰り返し手関節を動かすといった動作を制限する．
- 振動防護パッド付きの手袋を用いる（Sorbothane®整形装具）．
- キーボードや組み立てラインでの作業時に人間工学的な補助具を用いる．
- 夜間生じる症状を軽減するために金属支柱付きベルクロ手関節シーネ（☞ p.298）を用いる．場合によってはシーネを昼夜持続して用いる．

| ステップ 2 | 〈2～4週間症状が持続する場合〉

病期を再評価する．

- 症状が持続か進行する患者，または運動機能障害を認める患者（主観的な筋力低下，握力低下，筋萎縮），手術を熟考している患者では神経伝導速度検査を依頼する．
- 手関節のX線撮影（正面像，側面像，手根像）を行い，手関節の原発性関節炎や月状骨亜脱臼を除外する．
- K40（ケナコルトA®40mg：トリアムシノロンアセトニド）の局所注射を行う（感覚障害のみ）．
- ベルクロ手関節シーネを処方して昼夜用いる．
- 症状が50%以下にならない場合には4～6週間後に再度注射を行う．

| ステップ 3 | 〈6～8週間症状が持続する慢性例〉

症状が改善した場合には屈筋腱の伸屈性を改善するために伸展位でのストレッチ運動（☞ p.326）を開始する．

- 人間工学的に適切な手の使い方を再度指導する．
- 2回の注射で感覚症状が改善しない場合は神経外科〔訳注：米国では脊椎外科と脳外科をあわせた神経外科という専門医がいる〕医あるいは整形外科医に紹介する．患者が運動機能の障害や喪失を訴える場合は紹介を強く勧める．

▶理学療法の適応と方法　いまだに手術が治療の中心であるが，手根管症候群の治療において理学療法の果たす役割が高まってきている．人間工学的な補助具は治療の反応性やリハビリテーションに大きな影響を与える．正しい解剖学的体位に基づいた適切な手や手関節の装具の意義を強調しすぎることはない．さらに，手の9つの屈筋腱のストレッチ運動は（☞ p.326）全体の再発性を低下させる．このストレッチ運動は局所ステロイド注射と併用した場合に特に効果的である．

▶注射手技　ステロイド注射の適応は特定の状況に限定される．ステロイド注射は断固として手術を拒否する患者や症状が軽度から中等度の手根管症候群の患者，症状が手根管症候群に合致するが神経伝導速度検査が陰性の患者に用いられる．およそ30%の手根管症候群を有する患者が間欠的な症状を訴え，上肢や頚部の診察で所見がはっきりせず，神経伝導速度検査が正常である．このような患者の群ではステロイド注射に反応する（90%）ので，診断目的で経験に基づく治療が行われる．

《体位》手掌を上にして手関節を30°伸展する．

《体表解剖と刺入部位》豆状骨と長掌筋腱を確認してマーキングする．刺入部位は手掌の遠位部の皮線と長掌筋の尺側との間になる．

《刺入角度と深さ》針を注意深く45°の角度で進めていき横走する手根靱帯を突き抜ける〔3/8～1/2インチ（1.0～1.3cm）〕．この角度で5/8インチ（1.6cm）の短針を用いると神経を刺すことはほとんどない．

《麻酔》エチルクロライドを皮膚にスプレーする〔訳注：日本では一般的ではない〕．局所麻酔を皮下脂肪部（0.5mL），横走する手根靱帯の硬い抵抗を感じたとき（0.5mL），手根管内（0.5～1.0mL）に注入する．正中神経ブロックは正確な位置に刺入すると可能となる．

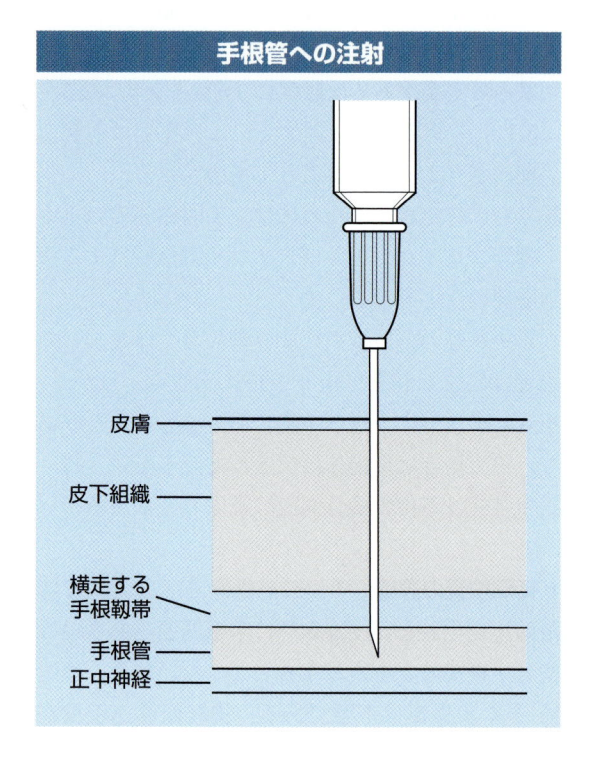

手根管への注射

皮膚
皮下組織
横走する手根靱帯
手根管
正中神経

《手技》注射を成功させるためには，横走する手根靱帯の腱鞘の下部に注射する必要がある．針の進んだ感じや注射液の流れの感じにより，適切な深さを決定することができる．刺入部位と刺入角度を45°にすることにより，適切な注射の深さは1/2～5/8インチ（1.3～1.6cm）となる．靱帯を針が通る際に"プスッというような"，あるいは"ガクッとした"感覚をしばしば感じる．注射液を横靱帯の上あるいは中に注入するときには中等度の圧が必要だが，手根管内に注入する際には最低限の圧で十分である．患者は針が手根管に入ると神経に一時的にぴりぴりした感じを受ける．注意：患者が注射の際に持続的に神経のぴりぴりした感じを受けるときには針の向きを直すか，針を1/8インチ（0.3cm）引く．

▶注射後の対応
1. 3日間安静にして，あらゆる手関節や指の運動，振動の暴露や直接力がかかるようなことを避ける．
2. 注射後の疼痛に対して冷却（4～6時間ごとに15分間）とアセトアミノフェン（1000mg，1日2回）〔訳注：日本では1回500mgを1日3回が上限〕を処方する．
3. 金属支柱付きベルクロ手関節固定装具を用いて手関節の保護を3～4週間行い，握る，つまむ，振動に暴露されるといった状況を避ける．
4. 職場での人間工学的な補助具の使用の必要性を強調する．
5. 3～4週間後に指を伸展させて他動的ストレッチ運動を行う．
6. 症状が50％以下にならない場合は，6週間後に再度注射を行う．
7. 2回の注射で少なくとも4～6カ月の症状の改善が得られなかったり，運動機能の喪失が出現した場合には神経外科あるいは整形外科医に紹介する．

▶手術適応　横走する手根靱帯の開放が症状持続あるいは運動障害（再発性の正中神経障害）を呈した患者では治療の選択肢となる．

▶予後　薬物療法では長期間の症状コントロールは半数以下の患者にしか得られない．局所注射は短期間（月単位）では非常に効果があるが，年余にわたる長期間の効果は25～30％にしか得られない．二次性の要因，特に繰り返し手関節や手を使うことや仕事における調節不可能な因子，避けようのない振動への暴露などにより，症状はしばしば持続する．

　手術は，持続する症状やゆっくりと進行する神経障害，握力低下や母指対立機能が低下するような運動機能障害が存在する場合に適応となる．横走する手根靱帯の開放手術により90％の患者は改善する．10％の患者では，神経損傷や術後神経炎，創部の瘢痕組織形成による再発性の圧迫により改善がみられない．

橈骨手根関節への関節注射
RADIOCARPAL JOINT ARTHROCENTESIS

橈骨遠位部と示指伸筋腱橈骨側との間にある橈骨遠位部，舟状骨，月状骨の結合部の関節に刺入する．

針：5/8 インチ（1.6 cm），25 ゲージで麻酔と注射を行う（吸引のためには 21 ゲージ）．
深さ：1/2 インチ（1.3 cm）で関節内注射を行う．
用量：1 mL の麻酔薬と 0.5 mL の K40（ケナコルト A®40 mg：トリアムシノロンアセトニド）

注意：深さ 1/4 インチ（0.6 cm）で骨の硬い抵抗を感じた場合には橈骨舟状骨靱帯を通る針を引いて，皮膚を引いて針の刺入方向を改めて，再度関節に刺入する．

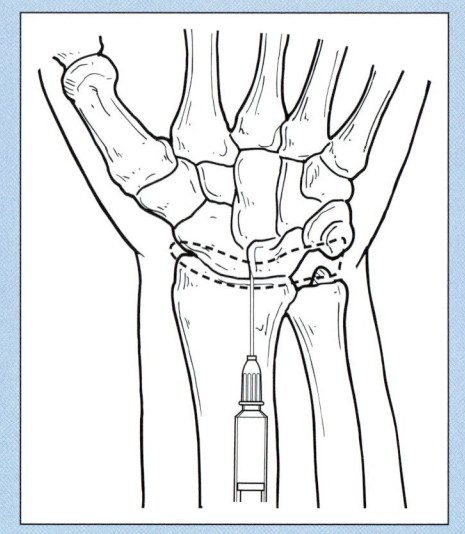

図 4-5　関節穿刺の背側アプローチと手関節への注射

▶病態生理　橈骨手根関節の関節炎はまれである．手関節の高度な障害は屈曲伸展制限（平均的な関節可動域は屈曲 90°，伸展 80°）を伴う手背部の腫脹により疑われる．関節液の穿刺と検査は関節リウマチや外傷後変形性関節症，結晶誘発性関節症，まれな化膿性関節炎との鑑別に用いられる．関節リウマチに伴う橈骨手根関節障害は一般的に認められる．手関節の変形性関節症はまれでありほとんどの場合外傷により生じる（複数回の手関節捻挫，舟状骨または遠位橈骨の骨折，手根骨脱臼）．橈骨手根関節の持続的な腫脹は二次性の手根管症候群の症状を呈する．

▶具体的症状　患者は疼痛，腫脹，手関節の関節可動域制限を訴える．患者はしばしば手関節の遠位部をなでながら，症状を説明する．

「手首を曲げられません」．
「手首が腫れています」．
「普段の組み立て作業ができません．手首を常時動かすと，とても痛いです」．

「何度も手首を捻って，どのくらい捻ったのかを忘れてしまいました．ここ数年野球のコーチをしていて，徐々に手首が痛くなってきました」．

▶診察所見　患者の手関節遠位部の腫脹，舟状骨近位部の圧痛，背屈と掌屈での関節可動域制限について診察する．

診察のポイント

①舟状骨，橈骨，伸筋腱の交差部の圧痛を認める．
②関節可動域制限と他動的な屈曲伸展の最後に認める硬直または疼痛を認める．
③手背部全体の腫脹
④骨肥大，ガングリオン，手背部全体の手根骨隆起を認める．

①関節面に沿った圧痛が遠位橈骨と母指伸筋腱橈骨側の交差部に限局して認められる．指を他動的に屈曲させたりさせなかったときに舟状骨全体に硬い圧を感じる．嗅ぎタバコ窩の近位部にも局所の圧痛を認める．

②関節可動域の制限や他動的な屈曲伸展の最後に硬直を認める．正常な関節可動域は屈曲 90°と伸展 80°である．重度の手関節障害の場合には屈曲伸展ともに 45°となる．
③手関節の腫脹は手関節背部で最もよく認められる．軽度の腫脹の場合は舟状骨全体の深いところに認められる．中等度から重度の関節腫脹の場合には舟状骨部の膨隆突出を認める．
④手関節の変形性関節症の進行期には手背部の骨肥大や関節液貯留，それによる軟部組織のガングリオンを引き起こす．

▶X線撮影の適応と方法　手関節のX線撮影（正面像，側面像，斜位像）を常に行う必要がある．橈骨舟状骨間の正常な関節軟骨の厚さは2～3mmである．関節リウマチでは関節軟骨の対称性が失われ，特徴的な骨菲薄化（傍関節性骨粗鬆症）を認める．手関節の変形性関節症では関節軟骨の対称性消失と橈骨ならびに舟状骨の骨硬化，舟状骨の骨吸収像（萎縮）を認める．

▶特殊検査の適応　関節穿刺検査は化膿性関節炎や結晶誘発性関節炎を除外する際に適応となる．

▶診断のポイント　関節リウマチや変形性関節症の診断は関節可動域の制限や局所の圧痛といった身体診察により強く疑われる．診断は局所麻酔薬の関節内注射により確定される．化膿性関節炎や痛風・偽痛風が疑われる場合には，関節穿刺検査を行う必要がある．

▶治療目標と治療ステップ **1** **2** **3**　治療の目標は炎症の抑制と関節可動域の維持である．関節液の穿刺と検査はうまくいかないことも多い．手関節の障害が軽度の場合には，冷却と金属支柱付きベルクロ手関節固定装具が選択される．局所のステロイド注射は中等度から重度の非感染性関節液貯留の際に治療の選択肢となる．化膿性関節炎はまれである．

ステップ1　屈曲伸展による関節可動域の評価（掌屈と背屈）と手関節の単純X線撮影（正面像，側面像，斜位像）を行う．
- 化膿性関節炎が疑われる場合には吸引と生理食塩水での注入を行い，関節液を検査する：グラム染色と培養，尿酸と結晶分析，白血球数と分画
- 手背部全体の冷却を15分間数回を数日間行う．
- 握る，つかむ，曲げるといった動作を含め，繰り返し運動することを避ける．
- 金属支柱付きベルクロ手関節シーネを処方する（☞ p.298）．
- NSAIDs（イブプロフェンなど）を3～4週間処方する．
- 作業場に人間工学的補助具を装備して，体幹から1～1 1/2 フィート（30.5～45.8 cm）以内の距離で繰り返し動作を行ったり，手関節をまっすぐにして前腕と一直線にしたり，物を持ち上げるときには両手を使うようにする．
- 硫酸グルコサミン1日1500 mgを処方する〔訳注：日本では健康食品扱いで処方薬ではない〕．

ステップ2　〈検査後1～3日〉
化膿性関節炎の可能性が低く，患者がすでに経口NSAIDs を投与されている場合には，関節リウマチや変形性関節症に伴う関節液貯留に対してK40（ケナコルトA®40 mg：トリアムシノロンアセトニド）の関節内注射を行う．
- 金属支柱付きベルクロ手関節固定装具を引き続き用いる．
- 完全な屈曲伸展を維持するために愛護的に関節可動域ストレッチ運動を開始する．

ステップ3　〈3～4週間症状が持続する場合〉
腫脹と疼痛が持続する場合にはK40の局所注射を再度行う．
- 完全な屈曲伸展を維持するために愛護的に関節可動域ストレッチ運動を継続して行う．

ステップ4　〈3カ月症状が持続する慢性例〉
症状が持続し，少なくとも正常の関節可動域の半分以

下に制限される場合には，診断目的の関節鏡検査や関節固定術のために整形外科医に紹介する．

▶**理学療法の適応と方法**　理学療法は橈骨手根関節の関節炎の治療における役割は小さいが，関節障害の予防における役割は大きい．冷却とハイドロコルチゾン・ゲルを用いた超音波療法は疼痛と腫脹の一時的な軽減には効果的である．急性期の症状がコントロールされた場合には，すみやかに愛護的な関節可動域訓練を他動的に開始する．握力や手関節の屈曲伸展に対する等尺性筋力強化運動（☞ p.324）はすべての症状が消失した後で実施する．伸筋と屈筋の筋力のバランスを維持しながら伸筋の安静時筋力を高めておくことは，将来の関節炎の予防に最も有用である．

理学療法のポイント

①手関節背部を冷却する．
②ハイドロコルチゾン・ゲルを用いた超音波療法を行う．
③等尺性に行う握力の筋力強化運動を行う．
④等尺性に行う手関節の伸展の筋力強化運動を行う．

▶**注射手技**　一般的にステロイド局所注射は冷却，運動制限，固定，経口 NSAIDs による症状コントロールが成功しなかった場合に実施する．

《体位》手と手関節を下に伏せて置く．手関節を 30°屈曲して，丸く巻いたタオルにのせて固定する．

《体表解剖と刺入部位》示指の伸筋腱を同定して橈骨との交差部位にマーキングする．橈骨遠位端を触知してマーキングする．刺入部位は腱の橈骨側と橈骨遠位端である．別の正確な刺入部位は，橈骨・舟状骨・月状骨の間の皮膚にしっかりペンを当てて決めることができる．刺入部位はペンで最も窪んだところに決める．

《刺入角度と深さ》針は皮膚に垂直に刺入する．平均的な深さは 1/2 インチ（1.3 cm）である．骨や靱帯の硬い抵抗を浅いところで感じたときには 1/4～3/8 インチ（0.6～1.0 cm）針を靱帯から引き戻して皮膚に牽引をかけて刺入体勢を整える．

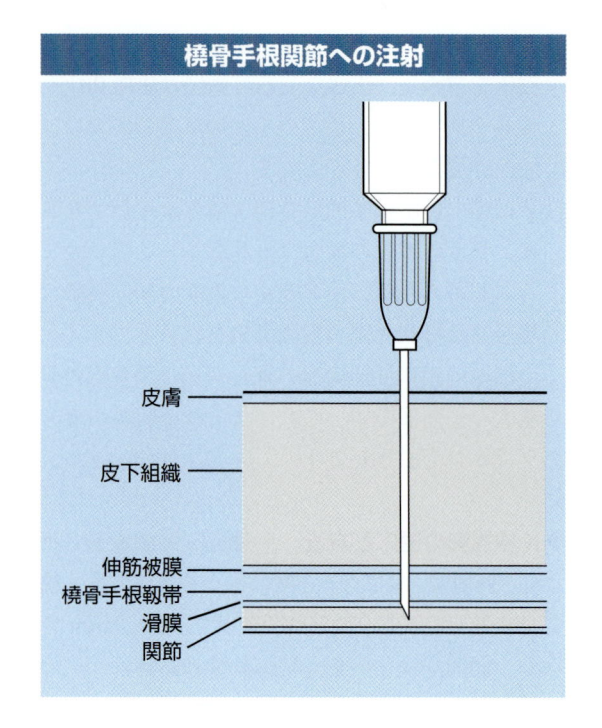

橈骨手根関節への注射

皮膚
皮下組織
伸筋被膜
橈骨手根靱帯
滑膜
関節

《手技》背側アプローチが望ましい．注射を成功させるためには注意深く橈骨・舟状骨・月状骨の間の 1/4 インチ（0.6 cm）の部位で 1/2 インチ（1.3 cm）の深さに刺入する．25 ゲージの針を垂直に橈骨舟状骨間の靱帯を通して手関節内に進める．深さ 1/4 インチ（0.6 cm）のところで骨に当たる場合は針を刺し直さなければならない．25 ゲージの針で関節液を引くことができない場合には，22 ゲージの針を用いる．それでも引けない場合には，関節に生理食塩水 1～2 mL を注入してグラム染色と培養を提出する．無菌性〔訳注：混濁のない〕関節液の場合は，針を刺したまま，0.5 mL の K40 を注入する．

▶**注射後の対応**

1. 繰り返し動作や手関節にまたがる緊張，直接圧をかけるような動作を避けて，3 日間安静にする．
2. 注射後の疼痛に対して冷却（4～6 時間ごとに 15 分間）とアセトアミノフェン（1000 mg, 1

日2回）〔訳注：日本では1回500mgを1日3回が上限〕を処方する．
3. 最初の1週間継続的にベルクロ手関節装具を用いながら（特に関節可動域が30～40％に制限されている進行期の場合），3～4週間手関節を保護する．
4. 等尺性筋力強化運動による屈曲伸展を3週間後に開始する．
5. 6週間後に腫脹が持続したり慢性的に関節滑膜の肥厚が進行する場合には，再度注射を実施する．
6. 関節の長期間の保護を勧める（振動暴露や重い物を持つことを避け，関節保護のために前腕筋力維持を行い，頻繁に使用する際には手関節装具を用いるなど）．
7. 症状が持続する場合や関節可動域が正常の50％以下の場合，あるいは患者が関節固定術を希望する場合には，整形外科医へ紹介する．

▶**手術適応** 重度の運動制限（50％以下）あるいは症状が持続する患者は手関節の関節固定術を考慮する．患者は疼痛緩和の代償として関節運動の制限を受け入れなければならない．この手術は症状緩和には有効だが，残存する関節運動をあきらめきれる患者はまれである．

▶**予後** 関節リウマチと外傷後変形性関節症は，橈骨手根関節を障害するよくみられる疾患だが，X線像と血清学的異常により診断可能である．両疾患は，一時的にせよ，関節内注射によく反応する．最適な効果を得るためにステロイド注射とともに関節固定を行う必要がある．化膿性関節炎は診断確定と適切な抗菌薬の経静脈的投与を行うために関節液検査が必要である．関節液吸引がごく少量（1 mL 以下）であった場合にはグラム染色と培養が優先される．

手関節の腫脹や関節可動域の制限を認め，正常X線像，血清学的検査正常であり手関節の外傷がある場合には，精密検査を行う必要がある．骨シンチやMRIにより，尺骨手根関節を区画している三角軟骨〔訳注：三角線維軟骨複合体〕の離断，手根解離〔訳注：手根不安定症〕，骨内ガングリオン，その他の月状骨，舟状骨，橈骨の微細な変化を認めることがある．

手背ガングリオン DORSAL GANGLION

皮膚に平行になるように周囲の静脈や腱を避けながら触知できる嚢胞の基部に刺入する．

針：5/8インチ（1.6 cm），25ゲージ（麻酔用），1½インチ（3.8 cm），18ゲージ（穿刺吸引用）
深さ：さまざまであるが，3/8インチ（1.0 cm）以上の深さはまれである．
用量：嚢胞壁周囲の皮下組織に0.5 mLの麻酔薬，0.5 mLのK40（ケナコルトA®40 mg：トリアムシノロンアセトニド）
注意：高粘稠度の液を吸引するためには十分な陰圧をかける必要があるため，10 mLシリンジが必要である．

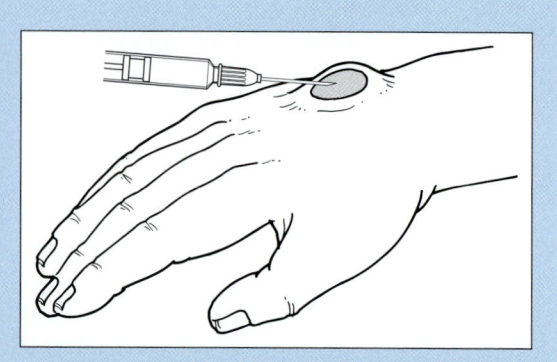

図 4-6 手背ガングリオンの穿刺吸引と注射

▶**病態生理** 手背ガングリオンは滑膜あるいは腱鞘の液体貯留の異常な蓄積である．手関節や伸筋腱の腱鞘の微細な異常が液の過剰産生を引き起こし，皮下組織に漏出する．蛋白含有量の多い液体が組織に反応して嚢胞を形成する．液体の過剰産生は常に手関節や伸筋腱の腱鞘の微細な異常（陳旧性の軟骨・腱の損傷，支持する筋力の低下，支持靱帯の弛緩による過運動性など）により生じる．この状態を言い表す他の用語としては，聖書嚢胞（bible cyst），手関節の嚢胞，背側腱嚢胞がある．手掌側の滑膜嚢胞はきわめてまれに20対1以下の頻度で認められ，ほとんど例外なく母指基部に存在する．

▶**具体的症状** ほとんどの患者は手関節に痛みのない塊があると訴える．しかし，患者によっては，近接した構造に圧がかかったときに嚢胞の症状を訴えることがある（手根骨に圧がかかるとき，または橈骨神経皮枝に圧がかかったときの神経症状など）．

「手首が腫れているのに気づきました．私の兄弟は皆癌で死んでいるので，このことがとても心配です」．

「手の甲に急にこのみにくい腫れが出てきました．これを取って欲しいです」．
「1日中タイプをしています．この数カ月間手の甲に塊があることに気づいていました」．
「何年間もこのこぶが手首の背中側にありますが，最近大きくなってきました」．

▶**診察所見** 嚢胞の特徴（大きさ，可動性，圧迫による硬さなど），手関節や手関節をまたがる背側の腱の機能を評価する．

診察のポイント
①手関節の可動性のよい波動のある嚢胞
②圧痛はごく軽度である．
③ほとんどの症例では手関節の動きは正常である．
④穿刺吸引で粘稠度の強い液の正常

①1〜2 cmの可動性のよい，波動と緊張のある嚢胞を皮下組織で触知する．周囲組織との癒着が激しいことは通常ない．
②嚢胞が皮下神経を圧迫しない限り（橈骨神経皮枝，手指の背側のしびれや知覚異常），圧痛はごく軽度である．
③手根関節や橈骨手根関節の関節炎がなければ手

関節の動きは正常で痛みを伴わないものある．
④診断は濃厚な高粘稠度でほぼ無色の液を嚢胞から吸引すれば確定する（コーンシロップや重量比90％潤滑油の粘稠度）．

▶**X線撮影の適応と方法**　診断には手関節のX線撮影は不要である．基礎に手根関節や橈骨手根関節の関節炎がなければ，ほとんどのX線像は正常である．

▶**特殊検査の適応**　特殊検査の適応はない．

▶**診断のポイント**　診断は典型的な濃厚で非血性の液を吸引することで確定する．

▶**治療目標と治療ステップ 1 2 3**　治療の目標は，この疾患は重大な問題ではなく嚢胞の圧迫を取り去り，嚢胞の再形成を防ぐことであることを患者に説明することである．治療方法は1回の穿刺吸引である．

ステップ1　嚢胞の大きさを測り，手関節の可動域を評価し，伸筋腱の他動的な動きに伴って嚢胞が動くのかを調べる．
- 嚢胞が時間とともに縮小するかどうかを経過観察する．
- 「これは自然に改善します」と，患者に伝える．
- 穿刺吸引を行う．
- 手関節の運動を制限して，すべての繰り返し作業を前方1～1.5フィート（30.5～45.8cm）以内で，手関節を前腕と一直線に固定して，両手で物を持ち上げるようにして行うように勧める．
- 振動を避ける．
- 金属支柱付きベルクロ手関節シーネ（☞p.298）を用いて液の過剰産生を抑える．

ステップ2　〈8～10週間症状が持続する場合〉
穿刺吸引を繰り返し，K40（ケナコルトA®40mg：トリアムシノロンアセトニド）の注射を行う．
- 手関節装具の使用を継続する．

ステップ3　〈12週間以上症状が持続する慢性例〉
K40の再注射を考慮する（1回目の注射がある程度効果を認めた場合）．
- 握り動作と手関節の筋力強化運動（☞p.324）を行う．特にガングリオンが慢性あるいは再発性の手関節の疾患に伴う場合には行う．
- 患者が圧迫に伴う症状や橈骨神経の感覚障害を訴えたり，機能の高度な（運動機能あるいは筋力の）低下を伴う手関節の疾患を伴う場合には，外科的除去術を考慮して整形外科医に紹介する．
- 「人によっては潤滑液を過剰に産生し続けるために手術で除去した後も再発することがあります」と患者に伝える．

▶**理学療法の適応と方法**　ガングリオンの治療と予防を目的とした理学療法の役割は限られている．橈骨手根関節炎が臨床的に認められる場合には手関節の筋力強化運動（☞p.324）が適応となる．一般的に手を使う仕事をよく行う患者の場合には屈曲伸展の増強のために等尺性筋力強化運動を実施する．

▶**注射手技**　経過観察で縮小しない場合には穿刺吸引がガングリオンの治療の選択肢となる．少なくともガングリオンの半数は1回の穿刺吸引に反応する．橈骨神経皮枝に圧迫を起こす場合（手や指の背側の知覚障害）と直径1インチ（2.5cm）以上の再発性嚢胞の場合には，ステロイド注射がガングリオンの治療の選択肢となる．

《体位》手と手関節を下に伏せて置く．手関節を30～45°屈曲して，丸く巻いたタオルにのせて固定する．

《体表解剖と刺入部位》ほとんどの手背ガングリオンは舟状骨の上方に位置して，手関節を屈曲したときに最も明瞭になる．刺入部位は局所の静脈や腱から離れた嚢胞の近位基部になる．

《刺入角度と深さ》18ゲージの針を嚢胞の中心に向けて皮膚に水平に進める．深さは体表から1/4～3/8インチ（0.6～1.0cm）以上になることはまれである．

手背ガングリオンへの注射

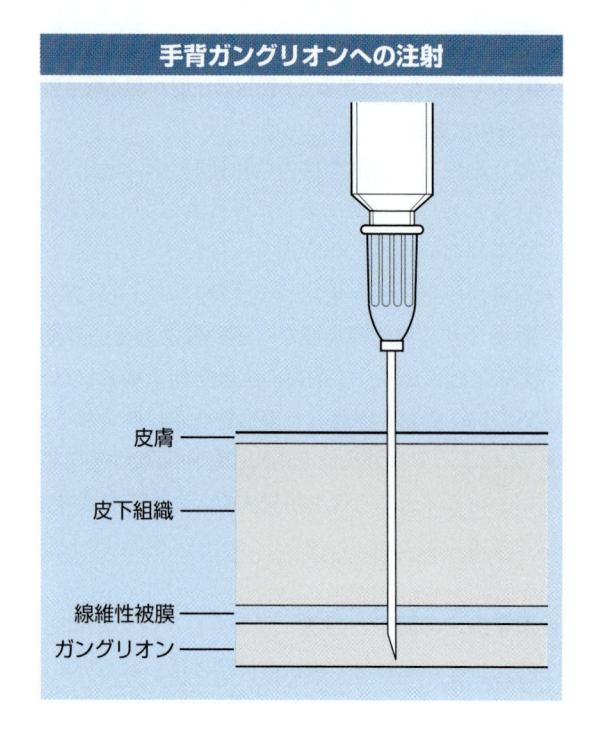

皮膚
皮下組織
線維性被膜
ガングリオン

《麻酔》エチルクロライドを皮膚にスプレーする〔訳注：日本では一般的ではない〕．囊胞に接する皮下脂肪に局所麻酔を実施する（囊胞壁に神経終末がまれに存在するため）．

《手技》注射を成功するためには同じ針を用いて囊胞を完全に吸引し，その後の注射が行えるかどうかによる．吸引に最適な部分は囊胞の基部になる．18 ゲージの針を 10 mL のシリンジに付けて囊胞の中心に向かって進める．ベバル（bevel）〔訳注：針先のカット面〕を 180° 回転させて高粘稠度の液を吸引する．囊胞に他の方向から手で圧をかけることで液の吸引を促進する．針を刺したまま残して囊胞に 0.5 mL の K40 を注射する．

▶注射後の対応
1. 繰り返し動作や手関節にまたがる緊張，直接圧をかけるような動作を避けて，3 日間安静にする．
2. 注射後の疼痛に対して冷却（4〜6 時間ごとに 15 分間）とアセトアミノフェン（1000 mg，1 日 2 回）〔訳注：日本では 1 回 500 mg を 1 日 3 回が上限〕を処方する．
3. 繰り返し持ち上げたり，握ったり，つかんだり，振動を与えることを避けて，3〜4 週間手関節を保護する．
4. 進行した手関節の関節炎が存在する場合にはベルクロ手関節装具を付けることを勧める．
5. 前腕の筋の廃用性萎縮を避けるために，3 週間後には手関節の屈曲伸展の等尺性筋力強化運動を開始する．
6. 液の貯留が再度認められる場合には，6 週間後にステロイド注射を再度行う．
7. 関節液の過剰産生を抑えるために橈骨手根関節の関節内注射を考慮する（特に著明な橈骨手根関節疾患を認める場合）．
8. 圧迫症状，橈骨神経の感覚障害，正常な手関節動作を妨げるような腫脹を有する場合には，整形外科医への紹介を考慮する．

▶手術適応　囊胞と囊胞関節包交通部の切除術がガングリオンの手術手技である．

▶予後　例外なく，手背ガングリオンと診断された患者は液体の過剰産生をもたらす橈骨手根関節や伸筋の腱鞘炎を基礎に有する．手関節，伸筋腱，握力や前腕の筋力の十分な評価を行う必要がある．再発性の手背ガングリオンを有する患者では関節の軽度な異常があるかどうかをみるために X 線検査を実施する必要がある．すべての患者で，ガングリオンと関節や腱にみられる軽微な異常との関連性とこれらに伴う再発頻度を評価する必要がある．

　穿刺吸引と注射の効果はさまざまである．1 回の穿刺吸引は 50% の患者で有効である．穿刺吸引とステロイド注射の併用は残りの 30% で有効である．ほぼ 20% の患者は液の持続的な過剰産生があるために（慢性関節炎，慢性腱鞘炎，腱損傷など）穿刺吸引とステロイド注射の併用に対して無効である．このような患者では囊胞と囊胞関節包交通部の切除術が必要となる．

舟状骨骨折と重度の手関節捻挫
NAVICULAR FRACTURE AND SEVERE WRIST SPRAIN

舟状骨骨折を臨床的に疑うのは，手関節の過伸展状態で転倒したと患者が訴えていた，あるいは手関節を直接受傷した場合，特に以下のような徴候を認めた場合である．

- 手関節の背側の激しい圧痛
- 解剖学的嗅ぎタバコ窩の激しい圧痛
- 疼痛や運動の機械的制限のために関節可動域が正常の半分以下の場合

治療の選択肢：阻血性骨壊死や偽関節，法医学的な問題（訴訟）への発展を予防するために固定を行う．

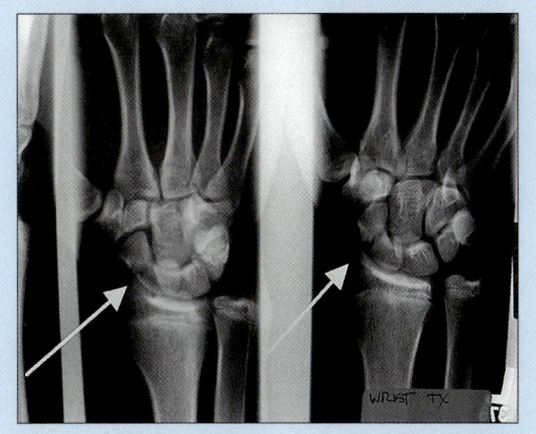

図 4-7　外傷性舟状骨骨折（矢印は中央部骨折を指し示す）

▶**病態生理**　合併症のない手関節捻挫の場合には，冷却，簡単な手関節ギプス，7〜10 日間の運動制限による治療で良好な予後が得られる．手関節の疼痛が強かったり嗅ぎタバコ窩や手関節背側の激しい圧痛を認める場合，手関節の関節可動域が 50％以下に低下している場合には，医療関係者は舟状骨骨折や月状骨脱臼，手根部の阻血性骨壊死の評価と治療を行わなければならない．骨折の存在を見逃した場合には患者の予後が不良となり，医療関係者にとって法医学的な問題（訴訟）を起こす可能性がある．

▶**具体的症状**　患者は手関節の疼痛，腫脹，関節可動域低下を訴える．しばしば患者は反対の手で手関節の動きを抑えるように支えている．

「スケートボードで転びました．それから手関節が曲げられません」．
「手関節をどのように動かしてもものすごく痛いです」．
「数週間前に転びました．医師はＸ線では大丈夫だと言いました．今でも手関節を動かすととても辛いです」．

「また手関節を捻ってしまいました．でも今回はこれまでとは違います．とても痛くて曲げられません」．

▶**診察所見**　患者の舟状骨の圧痛，屈曲伸展時に疼痛のために手関節の関節可動域が制限されるかどうか，背側の腫脹を診察する．

診察のポイント

①手関節背側や解剖学的嗅ぎタバコ窩のいずれかあるいは両者の舟状骨部の急性圧痛を認める．
②疼痛によって手関節の屈曲伸展時の関節可動域が正常の 50％以下に制限される．
③急性の背側腫脹を認める．
④慢性舟状骨骨折の特徴は進行性あるいは慢性の関節可動域低下と中等度の舟状骨局所の圧痛である．

①舟状骨骨折が確定的な徴候としては，手関節背側または解剖学的嗅ぎタバコ窩の深部のいずれか，または両者に激しい骨由来の圧痛を認めることである．舟状骨近位部の骨折では手関節背側で最も圧痛が強い．舟状骨遠位部の骨折では解剖学的嗅ぎタバコ窩に典型的な圧痛を認める．

②手関節の他動的屈曲伸展により激しい疼痛を訴える．ほとんどの患者は手関節の運動がまったくないように防ぎ，手関節の屈曲伸展が45°以上になるような運動に対して抵抗する（正常な関節可動域の半分以下に制限）．
③手関節腫脹は手関節背側でも最も顕著である．ごく軽度な腫脹が窪んだ舟状骨の上に存在する．中等度から重度の関節腫脹は舟状骨の上方に可視可能な隆起や凸面として認められる．
④慢性舟状骨骨折は，急性期に見逃された場合にみられるが，特徴的な進行性あるいは慢性の関節可動域低下（正常の50％以下）と舟状骨周囲の中等度の骨性圧痛を認める．

▶**X線撮影の適応と方法**　手関節のX線像（正面像，側面像，斜位像を含む）は常に必要である．小さな転移のない骨折は初期のX線像では正常のことがある．発症後2～3週間してからのX線像で骨治癒に伴う骨折線が認められる．

▶**特殊検査の適応**　骨シンチとMRIが舟状骨骨折に対する感度のよい検査である．

▶**診断のポイント**　臨床的診断は手関節の外傷の病歴と，診察所見で手関節背側あるいは嗅ぎタバコ窩の奥にみられる舟状骨局所の圧痛，疼痛による手関節の屈曲伸展制限を認めることによる．診断は手関節の単純X線撮影，舟状骨のコーンダウン撮影，特殊検査のいずれかで骨折を認めることである．

▶**治療目標と治療ステップ** **1 2 3**　受傷の程度が強い，あるいは診察で激しい変化が認められて舟状骨骨折が疑われた場合には，手関節と母指をしっかりと固定して，間を置かずに再度診察することが必要である．

ステップ1　屈曲伸展（掌屈と背屈）での関節可動域を測定し，手関節の単純X線撮影（正面像，側面像，斜位像）を行う．

- 診察ではっきりしない所見がある場合には，De Quervain腱鞘炎や伸筋腱腱鞘炎と，橈骨手根関節疾患を鑑別するために，局所麻酔ブロックを行う．
- 急性腫脹に対して手関節背側に冷却を行う．
- 整形外科医への紹介が終了するまで持続的に母指の固定を行うために，母指スパイカギプス（☞ p.301）あるいは後方シーネ（☞ p.300）を処方する．
- 疼痛に対して鎮痛薬を処方する．
- 診断を確定してその後の治療を決定するために至急整形外科に紹介する．

ステップ2　〈2～4週間〉
2～4週間後にX線撮影を再度行い，治癒の進行と阻血性壊死や偽関節の有無を評価する．

ステップ3　〈急性治療後4～6週間〉
母指スパイカギプスや金属支柱付きベルクロ手関節固定装具による母指の固定を継続する．
- 屈曲伸展を維持するために愛護的に関節可動域ストレッチ運動を開始する．
- 握り動作や手関節の伸展屈曲の等尺性筋力強化運動を開始する．
- 日常生活動作やスポーツ活動を徐々に再開する．

ステップ4　〈3カ月後の慢性例〉
症状が持続して，正常の半分以下に関節可動域が低下している場合には，関節固定術について整形外科医に紹介する．

▶**理学療法の適応と方法**　舟状骨骨折の積極的治療としては理学療法の果たす役割は小さいが，固定後あるいは外科手術後のリハビリテーションとしては大きな役割をもつ．冷却は急性疼痛と腫脹を一時的に緩和させるために効果的である．愛護的な屈曲伸展の関節可動域訓練は手関節の完全な関節可動域を維持するために必要である．これらは固定あるいは手術後急性期を過ぎれば開始する．握り動作や手関節屈曲伸展の等尺性筋力強化運動（☞ p.324）は，屈曲性が顕著に回復した後に開始す

る．手関節の伸筋屈筋の安静時筋力が増強することは，両者の筋群の筋力バランスを保ちながらであるが，今後の傷害や変形性関節症への進行を予防する最良の方法である．

> **理学療法のポイント**
> ①急性期の手関節背側の冷却を行う．
> ②愛護的な屈曲伸展の関節可動域訓練を行う．
> ③握り動作や手関節の伸展屈曲の筋力強化運動を等尺性に行う．

▶**注射手技** 局所注射は，舟状骨骨折と De Quervain 腱鞘炎あるいは屈筋腱腱鞘炎が合併していると臨床医が疑う場合にのみ行う．橈骨茎状突起や手関節背側への麻酔により腱の障害が除外できる．ステロイド注射の適応はない．

▶**手術適応** 舟状骨形成術（関節形成術）と関節固定術はよく行われている手術手技である．不完全あるいは治癒のみられない患者に対しては近位手根列切除術（proximal row carpectomy）を救済手術（salvage 手術）として行う．

▶**予後** 舟状骨骨折患者のおよそ 8～10％は適切な固定を行っても治癒せず，偽関節あるいは阻血性骨壊死となる．手術はこのような合併症をもつ患者に対して必要となる．手術治療を希望しない患者は二次性変形性関節症への進展のリスクが高くなる．

CHAPTER 5 手指

▶ 手指痛の鑑別診断

診断	確定
変形性関節症（最も多い）	
●ヘバーデン結節とブシャール結節	●身体所見；X線—手
●外傷後単関節炎	●身体所見；X線—手
●ムチン囊胞	●身体所見；穿刺
●変形性関節症のびらん型	●X線—手
屈筋腱	
●ばね指/屈筋腱鞘炎	●身体所見
●屈曲位固定ばね指	●身体所見
●腱鞘囊胞	●身体所見；穿刺
●良性巨細胞腫	●外科的摘出；生検
手掌腱膜	
●拘縮のない手掌線維腫症	●身体所見
●デュピュイトラン拘縮	●身体所見
●関節可動域制限症候群（長期にわたる糖尿病罹患）	●身体所見
伸筋腱	
●槌指	●身体所見
●背側腱鞘炎	●身体所見
反射性交感神経性ジストロフィー	●身体所見；骨シンチ
関節リウマチ（RA）	●関節液分析；血沈；リウマチ因子
外傷後中手指節関節炎	●身体所見；局所麻酔ブロック；X線
母指中手指節関節尺側側副靱帯損傷（ゲームキーパー母指）	●身体所見；局所麻酔ブロック

ばね指 TRIGGER FINGER

指の刺入部は手掌指節皮線のすぐ近位部で，腱の中心の直上である．母指の刺入部は，手掌指節皮線の中央で，腱の中心の直上である．

針：5/8インチ（1.6cm），25ゲージ
深さ：1/4〜3/8インチ（0.6〜1.0cm），腱に達する深さ
用量：0.5mLの局所麻酔薬，0.5mLのD80（デポ・メドロール®80mg：酢酸メチルプレドニゾロン）〔訳注：日本では通常40mgを用いる〕

注意：腱の本体内の強い抵抗があるときは決して注射してはならない．痛みを生じる場合は，1〜2mm針を引き抜く．

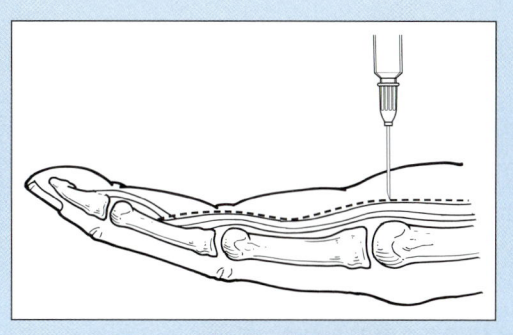

図5-1 ばね指に対する注射

▶**病態生理** ばね指は，2つの指屈筋腱が手掌の中手指節関節骨頭を越えるときに起こる炎症である．繰り返し握ったり，つかんだりする動作，あるいは中手指節関節への直接の圧迫（工具，ゴルフクラブなど）が原因となり，腱の腫脹と，腱鞘の炎症（stage 1—腱鞘炎）が起こる．腫脹が増大するにつれ，腱鞘内，および腱を中手骨につなぎ留めている特定の靱帯 A-1 靱帯性腱鞘（pulley）の下で，2つの指屈筋腱のなめらかな動きが失われる（stage 2—弾発または機械的なひっかかり）．腱の腫脹が続き，もはや後戻りできない限界に達すると，腱がまったく A-1 靱帯性腱鞘（pulley）の下を通過できなくなり，指はひっかかったままの位置にとどまる（stage 3—屈曲位固定指）．

▶**具体的症状** 患者は，握ったり，つまんだりするときに，「指が痛い」あるいは「指をなめらかに動かすことができない」と訴える．患者は，手掌の腱のあたりをさすり，弾発現象を示しながら，以下のように症状を表現する．

「指がいつもひっかかります」．
「朝起きると，指がひっかかっています」．
「指がまた動かなくなり始めました」．
「困ったことに指が戻らなくなりました」．
「指がいつも痛むので編み物を止めざるを得ませんでした」．
「はさみや爪切りを使うと，手に鋭い痛みが走ります（手掌の指の基部を指す）」．
「関節炎だと思っていたので，長い間，痛みについて知らないふりをしていました．治療できるなんて知りませんでした」．

▶**診察所見** 指屈筋腱の活動性の腱鞘炎と機械的ロッキング（ひっかかり）について診察する．

診察のポイント

①中手指節関節頭に局所の圧痛を認める．
②他動的に指を伸展させることにより疼痛が誘発される．
③等尺性に抵抗を加えながら指屈筋を屈曲させることにより疼痛が誘発される．
④近位指節間（PIP）関節（母指以外）や指節間関節（母指）で機械的なロッキング（ひっかかり）を認める．

①腱が中手骨頭を通過する際に，指の基部で，腱の直上に局在する圧痛を認める．10％のケース

では，わずかな腫脹を触知することもできる．
②他動的に指を伸展させることにより疼痛が誘発される．
③等尺性に抵抗を加えながら指屈筋を屈曲させることにより疼痛が誘発される．
④自動的に屈曲する際のクリック感やロッキング（ひっかかり）は，1日のうちの時間帯や，症状の持続時間によって，認めることも認めないこともある．

▶X線撮影の適応と方法　手の単純X線撮影は不要である．腱の石灰化がまれに起こる．

▶特殊検査の適応　特殊検査の適応はない．

▶診断のポイント　ロッキングの病歴があり，身体所見上4つの主要な徴候（ロッキング，中手指節関節部の圧痛，伸展時または等尺性に抵抗を加えながら屈曲させたとき疼痛）のうち3つが認められれば診断が行われる．局所麻酔ブロックが診断に必要なことはまれであるが，デュピュイトラン拘縮の初期症状を合併している腱鞘炎の場合は例外である．

▶治療目標と治療ステップ 1 2 3 　治療の目標は屈筋腱鞘の腫脹と炎症を緩和すること，A-1 靱帯性腱鞘（pulley）の下で腱がなめらかに動くようにすること，再発性の腱鞘炎を防ぐために伸展筋のストレッチ運動を行うことである．最初の4〜6週間は，隣接指とのテーピング（buddy taping）が治療として選択される．症状が6週間以上持続する場合は，ステロイド注射が治療として選択される．

ステップ1　機械的なロッキングや腱鞘炎の活動性の程度を評価する．
- 握る，つかむ，つまむなどの動作を制限する．
- 患指の動きを減らすため，隣接指とのテーピング固定（☞ p.302）のやり方を患者に示す．
- 中手指節関節部への冷却を勧める．
- テーピング固定が我慢できない場合や成功しない場合は，金属性指シーネ（☞ p.302）を勧める．
- 振動を抑える効果をもつパッド付き手袋を勧める（Sorbothane®）．
- 症状の一般的な原因について話し合う．「ばね指は，慣れない作業で強く握ったり，つかんだりした場合や，手掌の腱に直接圧迫を加えた場合になります．ばね指は内科的な問題で起きるのではありません」．

ステップ2　〈4〜6週間症状が持続する場合〉
D80（デポ・メドロール®80 mg：酢酸メチルプレドニゾロン）〔訳注：日本では通常40 mgを用いる〕を局所に注射する．
- 症状が50％以上改善しない場合，6週間で再度注射を行う．

ステップ3　〈10〜12週間症状が持続する慢性例〉
パッド付きまたは大きめの道具を勧める．
- 握るときやつまむときに，力を緩めるよう指導する．
- 症状が十分に改善したら，指の伸展筋のストレッチ運動をゆっくり始める．
- 12カ月以内に2回の注射を行っても症状が改善しない場合や，指が屈曲位に固定している（まっすぐ伸ばせない）場合は外科的解放術を考慮する．

▶理学療法の適応と方法　ばね指の治療全体の中では，理学療法の果たす役割は大きくはない．伸展筋のストレッチ運動は，再発性の腱鞘炎を予防する目的，および術後の回復期に腱のリハビリを行う目的で行われる．屈筋腱の可動性を維持し，中手指節関節での拘縮を減らすため，ゆっくりしたストレッチを毎日20セットずつ行う．理学療法は，活動性の腱鞘炎に対しては不適当である．

▶注射手技　局所の注射は抗炎症治療として行われ，症状が6〜8週間以上持続する場合，単純固定でよくならない場合，ロッキングがひどい場合には，特に適応となる．

《体位》手掌を上にし，指を伸ばした状態で，手を診察台の上に置く．

《表面解剖と刺入部位》手掌指節皮線を同定する．母指以外の指に対する刺入部位は，手掌指節皮線よりちょうど近位部位にある．母指の刺入部は手掌指節皮線の中央にある．

《刺入角度と深さ》針を皮膚に垂直に刺入する．注射の深さは，母指以外のばね指に対しては1/4〜3/8インチ（0.6〜1.0 cm）であり，母指のばね指には1/8〜1/4インチ（0.3〜0.6 cm）である．

《麻酔》エチルクロライドを皮膚にスプレーする〔訳注：日本では一般的ではない〕．局所麻酔を皮下組織に注入する．

《手技》腱の中心への手掌側からのアプローチが好まれる．エチルクロライドスプレーを行った後，皮膚をつまみ上げることにより，針を刺入しやすくし，浅いところにある腱に針が直接刺さる可能性を減らすようにする．局所麻酔は皮膚の直下に入れる．屈筋腱の硬い抵抗，すなわちゴム様の感じのあるところまで，針を注意深く進める．シリンジの重さだけを用いて，針を腱に向けて保持する．針を進めずに，腱の直上で，腱鞘の下の層にステロイドを注入する．

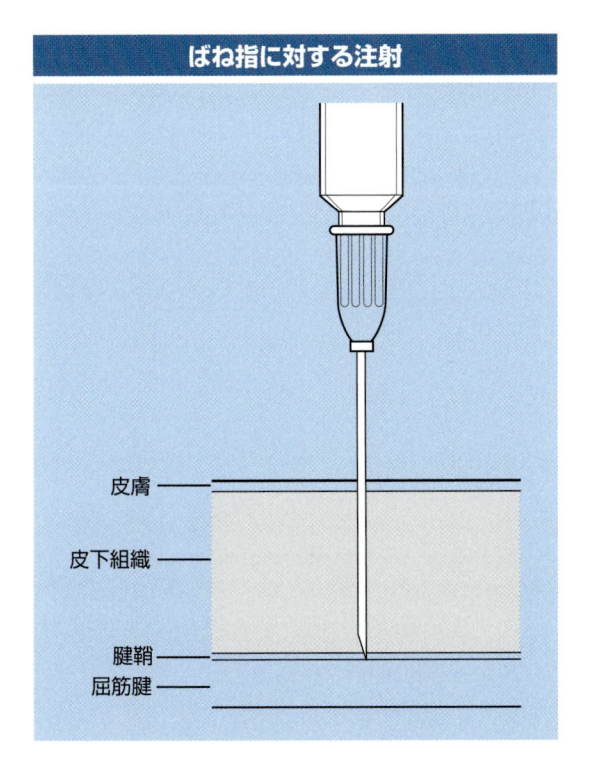

▶注射後の対応

1. 患部への直接の圧迫，握る動作，つかむ動作を避けることにより，3日間は安静を保つ．
2. 最初の数日間は隣接指とのテーピングを行う．
3. 注射後の痛みに対しては，冷却（4〜6時間ごと15分間）と，アセトアミノフェン（1000 mg，1日2回）〔訳注：日本では1回500 mgを1日3回が上限〕を処方する．
4. 繰り返し握ったり，つかんだりする動作，中手指節関節への圧迫，振動を避けることで，3〜4週間は指を保護する．
5. 3週で伸展筋の他動的なストレッチ運動を始める．
6. 腱鞘炎やロッキングが持続する場合は6週でステロイドの注射を再度行う．
7. 再発するケースでは，長期的な予防のため，パッド付き手袋やパッド付き工作道具の使用を勧める．
8. 2回の連続する注射を行っても6カ月以上の寛解が得られない場合は，整形外科医への紹介を行う．

▶手術適応　2回の連続するステロイドの局所注射にもかかわらずロッキングと腱鞘炎が持続する場合は，手術が適応となる．A-1靱帯性腱鞘（pul-

ばね指に対する注射

皮膚
皮下組織
腱鞘
屈筋腱

表 5-1　ばね指 77 例に対する D80 による治療の臨床成績*

1回の注射で回復	45（61％）
1〜3回の追加注射を必要とした再発例	20（27％）
治療不応例	9（12％）†
合計	72

* 前向きに 4.2 年間追跡
† 9 例の患者のうち，5 例には外科的開放術施行，4 例は手術希望せず．

Anderson BC, Kaye S. ステロイドによる手の屈筋腱鞘炎（ばね指）の治療. Arch Intern Med 151:153–156, 1991 より抜粋

ley）の経皮的解放術と観血的解放術は，どちらも同等な効果がある．

▶予後　D80 の局所注射は非常に効果が高い（**表 5-1**）．3 分の 2 のケースでは，1 回の注射で長期的な効果が得られる．4 分の 1 のケースでは，1 年以内に再度注射が必要となる．再発性の腱鞘炎や機械的なロッキングのみられる患者では，仕事やレジャー習慣を調べて，A-1 靱帯性腱鞘（pulley）への圧迫の原因となる活動や，過度な握り動作やつかみ動作を必要とする活動を同定する必要がある．ある 1 つの活動が，腱の腫脹の原因となっていることが多いものである．10％のケースは保存的治療が無効で，外科的解放術が必要となる．この外来手術は安全で効果もある．中手指節関節部の腱の腱膜を鋭く切開する．回復には 3〜4 週かかることがある．まれではあるが，複数のばね指が初期段階の関節リウマチと関連していることがある（☞ p.119）．

腱鞘嚢胞 TENDON CYST

触知する腫瘤の直上より刺入する．

針：5/8 インチ（1.6 cm），21 または 25 ゲージ
深さ：嚢胞まで 1/4〜3/8 インチ（0.6〜1.0 cm）
用量：0.5 mL の局所麻酔薬

注意：治療後，嚢胞を減圧するため両側から用手的に圧迫を加える．

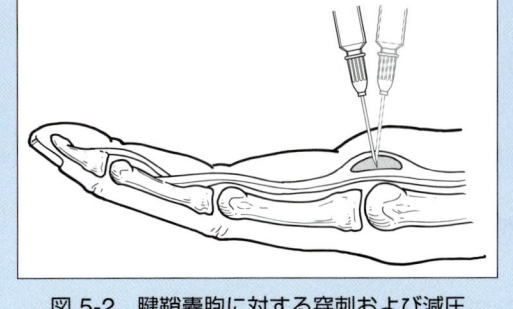

図 5-2　腱鞘嚢胞に対する穿刺および減圧

▶病態生理　腱鞘嚢胞とは，腱鞘の液体が腱自体の中や腱と近接する部分に異常に集積した状態である〔訳注：retinacular ganglion ともよばれる〕．非貫通性の直達外傷により，腱や腱鞘に小さな可逆性の損傷が引き起こされる．この損傷のため，液体が過剰生産され，腱の中に集積したり，皮下組織にしみ出たりする．これにより線維性の嚢胞の形成が誘発される．直径 5〜8 mm という大きさにもかかわらず，よく診断が間違われるばね指と対照的に，この腫瘤が腱の機能を障害することはまれである．指は正常な屈曲，伸展を保持し，中手指節関節の可動性も保たれる．

▶具体的症状　患者は，圧迫でごく軽度の痛みを生じる手掌の腫瘤を訴える．患者は腫瘤の場所を指し示しながら，以下のように症状を表現する．

「ここにちょうど小さな節があります（手掌の指の基部を指しながら）」．
「小さなビー玉とか BB 弾のような物がここに触ります」．
「小さなはさみを使い指に圧がかかると，鋭い痛みが走ります」．
「私のお医者さんは腱の中に嚢胞があると言うんですが，あまり信じられません．すごく心配なんです」．
「調理台に手をぶつけて以来，手のひらにこのしこりがあるのを感じていました（指の基部を指しな

がら）」．
「私はプロの打楽器奏者で，一番好きな楽器はタンバリンです．4 週間前，タンバリンを持とうとするといつも薬指に沿った痛みがあることに気づきました．今では，小さなしこりがあります」．

▶診察所見　腫瘤の場所と大きさ，腱や中手骨頭との位置について評価する．

診察のポイント

①直径 5〜8 mm の平滑で硬い腫瘤を手掌に触知する．
②強い圧迫を行っても圧痛はごくわずかである．
③機械的なロッキング，弾発，手掌の腱膜の肥厚がない．
④単純な嚢胞穿刺によって減圧される．

①硬い腫瘤が手掌に触れ，普通は遠位中手骨頭に隣接したところにある．腫瘤が腱の中にある場合は，他動的に指を屈曲，伸展すると，腫瘤が動くのがわかる．腫瘤が腱に隣接している場合は，他動的な動きで腫瘤が直接動く可能性は低い．
②腫瘤にわずかな圧痛を認めることがある．下にある骨に対して強く圧をかけると痛みの原因となる．この圧痛は最初の数カ月が最も顕著である．時間とともに，この圧痛ははっきりしなくなる．
③屈筋腱には機械的なひっかかりやロッキングを

認めない（すなわち中手指節関節や近位指節間関節は，完全にかつなめらかに屈曲，伸展を行えるはずである）．

▶**X線撮影の適応と方法**　手の単純X線撮影は不要である．囊胞の石灰化はまれである．背景に有意な骨の変形を認めることはない．

▶**特殊検査の適応**　特殊検査の適応はない．

▶**診断のポイント**　手掌の腫瘤の大きさや場所に基づいて暫定的に診断する．穿刺と減圧により診断を確定し，腱鞘囊胞と，巨細胞腫のような充実性の囊胞とを鑑別する．穿刺で囊胞を減圧することができない場合は，手術による診断確定が必要となることがある．

▶**治療目標と治療ステップ** **1 2 3**　治療の目標は，異常な液体の貯留を減圧することである．症状があり自然に消退しない腱鞘囊胞には，穿刺および用手的な圧迫が治療として選択される．

ステップ1　腱鞘囊胞の大きさと腱との関係を評価し，患指の可動性を対側の指と比較し，活動性の腱鞘炎がないかどうかの評価を行う．自然消退しないかどうか，数週間から数カ月間は状態を観察する．

- 患者に次のように伝える．「これは単なる腱の囊胞です．この種の囊胞は，特別な治療なしによくなることが多いです」．
- 振動への暴露や患部への直接の圧迫を減らす（保護のため，手袋を使用したり，粘着性のパッドを腱鞘囊胞の上に貼ったりする）．

ステップ2　〈4～8週間症状が持続する場合〉
穿刺と用手的な減圧を行う．

- 4～6週で穿刺と減圧を再度行うと同時に，0.25 mLのK40（ケナコルトA®40 mg：トリアムシノロンアセトニド）を注射する．
- 握る力やつかむ力を小さくする．パッドのある工具や振動を和らげる手袋（Sorbothane®）を使用する．

ステップ3　〈症状が数カ月以上続く慢性例〉
握る動作やつかむ動作への支障が続く場合は，腱鞘囊胞の外科的減圧術を考慮する．

▶**理学療法の適応と方法**　腱鞘囊胞の治療において，理学療法はあまり大きな役割を果たさない．

▶**注射手技**　症状があり自然消退しない腱鞘囊胞の場合は，穿刺と用手的な圧迫を治療として選択する．

《体位》手掌を上にし，指を伸ばした状態で，手を診察台の上に置く．

《表面解剖と刺入部位》屈筋腱の走行を同定する．腱鞘囊胞の上と下で，腱の中心をマーキングする．腱鞘囊胞を触知し，その両側をマーキングする．刺入部は腱鞘囊胞の直上の中心とする．

《刺入角度と深さ》針は皮膚に垂直に刺入する．注射の深さは1/4～3/8インチ（0.6～1.0 cm）である．

《麻酔》エチルクロライドを皮膚にスプレーする〔訳注：日本では一般的ではない〕．局所麻酔を皮下組織に注入する．

《手技》腱鞘囊胞の上や下に指の先を置いて，腱鞘囊胞を同定する．しっかりと腱鞘囊胞の位置を保持しながら，針を腫瘤の中心に据え，2回以上腱鞘囊胞の本体に突き刺す．針のベバル（bevel）〔訳注：針先のカット面〕は腱の線維に平行を保つ（腱線維を切るというより分ける）．針が腱鞘囊胞内に正確に入ったかどうかを確かめるため，他動的に腱を屈曲，伸展してみる．正しい位置に置かれていれば，針は前後に動くはずである．少量の高粘稠性液が穿刺される場合は，普通失敗である．シリンジを回しながら指の圧で用手的に圧迫すると，ほとんどの腱鞘囊胞は減圧できる．腫瘤のサイズが小さくならない場合は，21ゲージ針で再度同様の処置を行ってもよい．穿刺で減圧することができない腱鞘囊胞は10%未満である（囊胞腔にほんの少量の液体しかない腱鞘囊胞）．

腱鞘嚢胞に対する注射

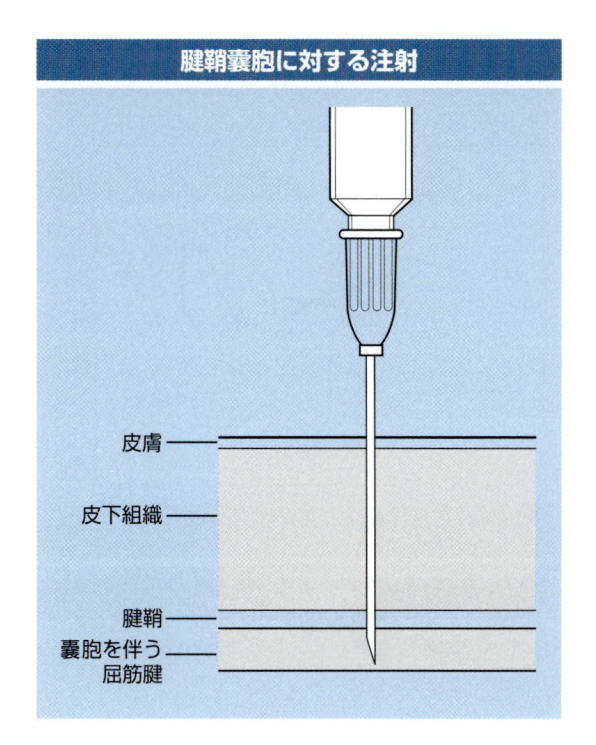

皮膚
皮下組織
腱鞘
嚢胞を伴う屈筋腱

▶注射後の対応

1. 患部への直接の圧迫，握る動作，つかむ動作を避けることにより，3日間は安静を保つ．
2. 最初の数日間は隣接指とのテーピングを行う．
3. 注射後の痛みに対しては，冷却（4〜6時間ごと15分間）と，アセトアミノフェン（1000 mg，1日2回）〔訳注：日本では1回500 mgを1日3回が上限〕を処方する．
4. 繰り返し握ったり，つかんだりする動作，中手指節関節への圧迫，振動を避けることで，3〜4週間は指を保護する．
5. 腱鞘嚢胞の液体が再度貯留する場合，6週で穿刺と減圧を再度行う．
6. 再発するケースでは，長期的な予防のため，パッド付き手袋やパッド付き工作道具の使用を勧める．
7. 経過観察する．腱鞘嚢胞の大きさは，数カ月の経過で徐々に小さくなる．
8. 2回の連続する注射や一定期間の経過観察を行っても状態が改善しない場合は，整形外科医への紹介を行う．患者には，中手指節関節の術後瘢痕によって逆に指の可動域が影響を受ける可能性があることを説明する．

▶**手術適応**　症状（圧迫痛，つまむ動作やつかむ動作の障害，重大な病気ではないかという固執した心配）が続くような問題のある腱鞘嚢胞に対しては，腱鞘嚢胞の切除術を考慮する．（手に施す手術は，腱や隣接する関節に，指の伸展の動作を制限するような強い瘢痕化を引き起こすことがある．）

▶**予後**　穿刺は，ほとんどの腱鞘嚢胞，特に液体で満たされているものに対して非常に効果がある．外科的切除は，腫瘤が持続し，機能が重度に障害された場合に適応となる．美容的な結果を求めて手術をすることは勧められない．術後の瘢痕が発生することがあり，その大きさや場所によっては，指の可動性が元々の腱鞘嚢胞のときより制限されることがある．

　腱鞘嚢胞は，屈筋腱が手掌を通過し指を走行する際，屈筋腱が直接圧迫されたり外傷を受けたりする結果として生じることがほとんどである．リウマチ性や全身性の疾患を反映しているわけではない．そのため，X線撮影（いつも正常）を含む検査の適応はない．再発性の腱鞘嚢胞および多発性の腱鞘嚢胞を生じる患者では，腱鞘嚢胞のできる原因となるような激しい活動や特定の仕事（過度に握る動作，草刈り機やチェーンソーによる振動，歩行用の杖にもたれることなど）を明らかにすることが最も重要である．

デュピュイトラン拘縮 DUPUYTREN'S CONTRACTURE

屈筋腱の中心で結節性の肥厚に隣接した部位に刺入する．
針を垂直に保つ．
腱鞘炎に線維性変化を合併する場合のみ注射が適応となる．

針：5/8インチ（1.6cm），25ゲージ
深さ：1/4～3/8インチ（0.6～1.0cm）
用量：0.5mLの局所麻酔薬および0.25mLのK40（ケナコルトA®40mg：トリアムシノロンアセトニド）

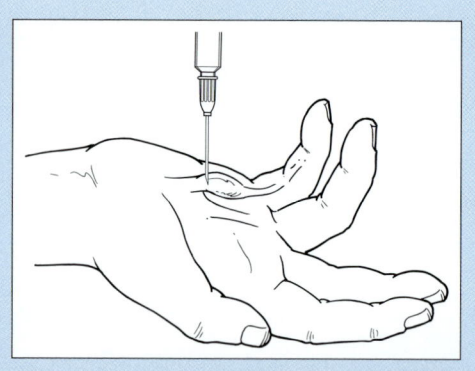

図 5-3 デュピュイトラン拘縮に対する注射

▶**病態生理** デュピュイトラン拘縮とは，進行性の手掌腱膜の線維化である．組織が肥厚すると屈筋腱（典型的には第4，第5指）を覆い，徐々に手掌の指の屈曲拘縮が起きる．この状態は，じわじわ数十年かけて進行する．初期の腱の肥厚は気づかれず，診断に至らないことが多いが，その結果徐々に関節のこわばりが強くなり，手掌が肥厚して指が拘縮する．ほとんどのケースは，遺伝性であり，北欧の家系の人に頻度が高い．慢性肝疾患（進行した肝硬変の典型的肝外徴候の1つ）や術後の瘢痕が原因となるのはごくわずかなケースのみである．

▶**具体的症状** 患者は，指のこわばり，手掌の肥厚，患指の可動性の消失などを訴える．患者は，手掌と指をまっすぐにしようとして，手掌と指をさすりながら，以下のように症状を表現することが多い．

「手のひらにこぶがあります」．
「薬指と小指をまっすぐにすることができません」．
「指がだんだん手の方に引っ張られてきました」．
「もう金槌や小さな工作道具を握ることができない．手を十分に開くことができないのです」．

▶**診察所見** 手掌の線維化の範囲および場所，患指の屈曲・伸展制限（指の屈曲拘縮の程度），腱鞘炎合併の有無について診察する．

診察のポイント
①指を強制的に伸展させると，手掌の屈筋腱上の皮膚にしわができる．
②手掌に無痛性の結節を認める．
③患指に固定した屈曲拘縮を認める．
④活動性の腱鞘炎の所見（圧痛，疼痛，ロッキング）を認めることはまれである．

①屈筋腱の走行に沿って不連続な結節を視診，触診することができる．他動的に患指を伸展すると，中手骨頭上を走行する腱のひだが明らかになる．第4指と第5指の腱に最もよくみられる．
②中手指節関節と近位指節間関節の柔軟性が減り，固定した屈曲拘縮に至る（完全な伸展ができなくなる）．
③活動性炎症の所見はほとんどのケースでみられない．特に，局所の圧痛，腫脹，他動的な屈曲・伸展による痛みは腱鞘炎の合併（ごく初期の場合を除けばまれ）がない限りは認めない．

▶**X線撮影の適応と方法** 手の単純X線撮影は不要である．腱の石灰化は起こらない．

▶**診断のポイント** 痛みを伴わない指のこわばりがあり，腱周囲の肥厚や屈筋腱の変形といった特徴的な身体所見を認めれば診断が行われる．デュピュイトラン拘縮はまれに痛みを伴うことがある．初

期の段階では，腱鞘炎の合併を認めることがある．

▶**治療目標と治療ステップ** **1** **2** **3** 治療の目標は，ゆっくり進行する疾患の性質を患者に説明し，屈筋腱の柔軟性を改善させ，手術の必要性を判断することにある．ラノリン〔訳注：羊毛油〕によるマッサージの後に他動的な屈筋腱のストレッチ運動を行うことが，初期段階の治療として選択される．手術は，腱の拘縮が進行し，手の機能が障害された場合に，治療として選択される．

ステップ 1 線維化の広がりを評価し，指と中手指節関節の柔軟性の消失を測定し，活動性の腱鞘炎の有無について腱を評価する．

- 患者に以下のように伝える．「状態は数年から数十年かけて，ゆっくりと悪くなっていきます」．
- 指の柔軟性と可動域を維持するため，温熱とラノリンマッサージを行った後に，他動的な屈筋腱のストレッチ運動を行う．瘢痕化が避けがたいときは，瘢痕化してから指の拘縮が起こらないように努力する．
- 直接の圧迫により増悪しないようにするため，厚いパッド付き手袋や粘着性のパッドを手掌の肥厚部分に当てるよう勧める．

ステップ 2 〈数カ月から数年かけて持続する場合や進行する場合〉手掌に疼痛があり，腱の上に局在する圧痛を伴う場合（活動性の腱鞘）は，K40（ケナコルト A®40 mg：トリアムシノロンアセトニド）の局所注射を行ってもよい．

ステップ 3 〈数年で屈曲拘縮を呈する場合〉拘縮が進行し，患指の機能低下の原因となる場合は，外科的なデブリドマンと瘢痕の解放術を考慮して，手の整形外科医への紹介を行う．

- 患者には，以下のように伝える．「手術は短期的な効果はありますが，この状態を治癒させるものではなく，一時的に機能を改善させるだけです」．

▶**理学療法の適応と方法** 理学療法のストレッチ運動は，疾患の初期の段階では治療として選択される．屈曲拘縮の予防や，術後患者のリハビリの目的で，他動的な伸展のストレッチ運動を行う．

▶**注射手技** 5％以下のケースで腱鞘炎の合併を認める．ステロイドの局所注射を行うのはまれである（☞ p.103）．

▶**手術適応** 腱を覆う線維性の組織を切除し，開放する目的で，部分的腱膜切除術が手術として選択される．手術が成功するかどうか，病的な組織を完全に除去できるかどうか，正常な筋膜の層を保存できるかどうか，術後出血の程度，術後の瘢痕や回復などにかかっている．筋膜の層（手掌，指，中手骨間など）の数だけ多くのデュピュイトラン拘縮のかたちがあるため，この細かい手術は手を専門にする整形外科医が行うべきである．

▶**予後** デュピュイトラン拘縮は，ゆっくり進行する手の屈筋腱の瘢痕化である．治療はすべて症状緩和目的のものである．瘢痕化の進行を抑える治療はない．しかし，屈曲拘縮の進行を遅らせるために患者に正しいストレッチ運動を指導するのは重要である．機能的に重度の障害がある場合は，線維性の肥厚を外科的に切除することが，治療として選択される．筋膜切開術および筋膜切除術は，たいていの場合短期的には成功する．注意深く手技や切開を行うにもかかわらず，多くの場合疾患は進行する．再発性の線維化や進行性の拘縮の場合には，長期のストレッチ運動に加え，2 回目の手術も勧めることがある．

デュピュイトラン拘縮は慢性肝疾患や糖尿病と関連があるが，95％のケースは特発性であり基礎疾患はない．診断後にさらなる精査が適応となることはまれである．瘢痕化と拘縮は，進行した肝硬変やインスリン依存性の糖尿病の典型的な末期症状である．

中手指節（MP）関節に対する関節注射
METACARPOPHALANGEAL JOINT ARTHROCENTESIS

中手骨頭のすぐ遠位にある関節面の上より刺入し，関節の背側半分にとどめる．

針：5/8インチ（1.6 cm），25ゲージ
深さ：1/4～3/8インチ（0.6～1.0 cm），骨に達する深さ
用量：0.5 mLの局所麻酔薬および0.25 mLのK40（ケナコルトA®40 mg：トリアムシノロンアセトニド）

注意：関節には0.25 mL以上は入らない．局所麻酔薬を皮下組織に注入し，ステロイドを滑膜のすぐ下に注入する．

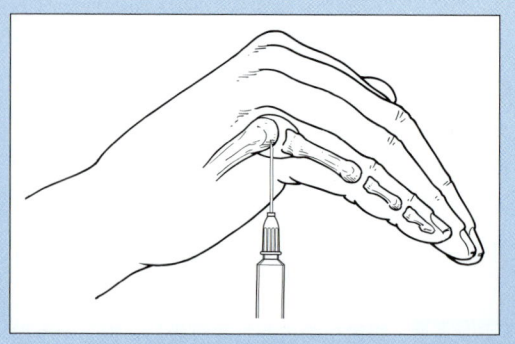

図5-4 中手指節（MP）関節に対する関節穿刺と注射

▶**病態生理** 中手指節（MP）関節が単独に関節炎を起こすことはまれである．第2または第3 MP関節が最も影響を受けやすい．関節の腫脹と炎症は，たいていの場合，かなり以前で患者が認識していないような外傷の結果として生ずる「外傷後単関節炎」である．MP関節炎が多数，特に両側に及んでいるときは，リウマチ性疾患の可能性が高くなる（このような症状で受診する患者は，精査が必要である）（☞ p.119）．MP関節の化膿性関節炎はまれである．化膿性関節炎は，場合貫通性の損傷によって起こる．関節穿刺で関節液を認めるのはまれである．

▶**具体的症状** 患者は，罹患した関節の疼痛や腫脹を訴えたり，または握り拳を作ることができないと訴えたりする．患者は拳を作ろうとしながら，以下のように症状を表現することが多い．

「指の付け根が腫れています」．
「手を握ることができません」．
「指の付け根があまりに痛くてハンマーを握ることができません」．
「手を握ると，まるで腱が滑るような感じがします」．

▶**診察所見** 個々のMP関節の圧痛と腫脹，屈曲・伸展の制限について診察する．

診察のポイント
①罹患したMP関節の腫脹と圧痛を認める．（握り拳を作ったときの正常な隆起と陥凹が消失している．）
②MP関節のスクイーズ徴候が陽性である．
③完全に握り拳を作ることができない．

①MP関節の背側に腫脹と圧痛を認める．MP関節を90°屈曲させると，握り拳の正常な輪郭が見えなくなる．
②MP関節を全体に握り締めると疼痛が誘発される．MP関節が一直線に並ぶようにして，反対の手で関節に圧をかける．
③腫脹がひどいと完全な屈曲ができない．完全な握り拳を作ることができない．
④左右対称で複数のMP関節の腫脹を認める場合は，対称性の小関節の多関節炎を起こす炎症性の関節炎やリウマチ性の疾患の可能性がある．

▶**X線撮影の適応と方法** 1つのMP関節の単関節炎である場合は手のX線撮影（正面，側面像）

は不要である．しかし，複数の MP 関節が罹患しているときは炎症性の関節炎の可能性が高くなり，両側の手の単純 X 線撮影を行って評価すべきである（☞ p.119）．

▶診断のポイント　MP 関節に特徴的な腫脹があり，可動域制限があれば診断が行われる．時に，診断を確定し，局所の関節の問題と屈筋腱の腱鞘炎や支持靱帯の損傷との鑑別を行うために，局所麻酔ブロックが必要になることもある．

▶治療目標と治療ステップ 1 2 3　治療の目標は，関節の腫脹を緩和し，可動域を増加させることである．関節の腫脹が中等度から高度の場合は，非感染性の関節水腫に対してはステロイドの局所注射が治療として選択される．関節が小さく，経口投与された NSAIDs は関節の組織へ浸透しにくいため，ステロイド注射のほうが NSAIDs 内服よりも効果的である．

ステップ 1　罹患している指の本数，可動域の程度を記録し，握力を測定する．（握力計または血圧計カフを使用する．）
- 握る動作とつかむ動作を制限する（屈曲，伸展の繰り返しを制限する）．
- 手を保護するため，大きい工具，パッド，滑り止めテープ，厚い手袋など，職業に応じて適切なものを使用する．
- 軽度の腫脹に対しては，関節を直接冷却するのが効果的である．
- 第 1 または第 2 MP 関節には橈側ギプスシーネ（☞ p.299）を，第 3 または第 4 MP 関節には尺側ギプスシーネ（☞ p.299）を使用することで，3 週間は固定を行う．
- NSAIDs（イブプロフェンなど）を 4 週間試してみてもよいが，小さな関節には浸透性が悪いため，効果は限られている．

ステップ 2　〈3〜4 週間症状が持続する場合〉
K40（ケナコルト A®40 mg：トリアムシノロンアセトニド）の局所注射を行う．
- 症状が 50％以上改善しない場合は 4〜6 週で再度注射を行う．
- 治療を完全にするため，屈曲，伸展の可動域訓練を行い，それに続いて握力運動を行う．

ステップ 3　〈2〜3 カ月症状が持続する慢性例〉
人工関節形成術のため，手の整形外科医への紹介を考慮する．

▶理学療法の適応と方法　MP 関節の単関節炎の治療において，理学療法はあまり大きな役割を果たさない．冷却とハイドロコルチゾン・ゲルによる超音波療法（phonophoresis）により，一時的に疼痛や腫脹を和らげることができる．回復期には，可動域を完全に回復させるため，他動的に屈曲伸展のストレッチ運動を行う．

▶注射手技　非感染性の関節水腫に対する抗炎症治療として，ステロイド注射が好んで行われる．ステロイドの局所注射による反応は，関節の損傷の程度による．滑膜炎に関節軟骨の損傷（関節軟骨の陥凹，亀裂，びらん）が合併している場合は，注射は一時的な効果しかない．関節の単純な腫脹と炎症で，関節軟骨の表面に最小限の損傷しかない場合は，注射により完全に問題が解決するようである．治療に対する反応が，予後を示す最も信頼性のある指標となることが多い．

《体位》手掌を下にし，指を伸ばした状態で，手を診察台の上に置く．

《表面解剖と刺入部位》刺入部位は MP 関節面に隣接したところにある．関節面は中手骨頭より 1/4 インチ（0.6 cm）遠位にある．（握り拳は中手骨遠位の骨頭である．）また，基節骨を背側に亜脱臼させることにより関節面を同定することもできる．第 2 および第 5 指には，神経血管束を避けるため，25 ゲージ針を関節面中央のちょうど上に刺す．第 3 および第 4 指の刺入部位は MP 関節骨頭の中心である．

《刺入角度と深さ》第 2 および第 5 指には，針を

中手指節（MP）関節に対する注射

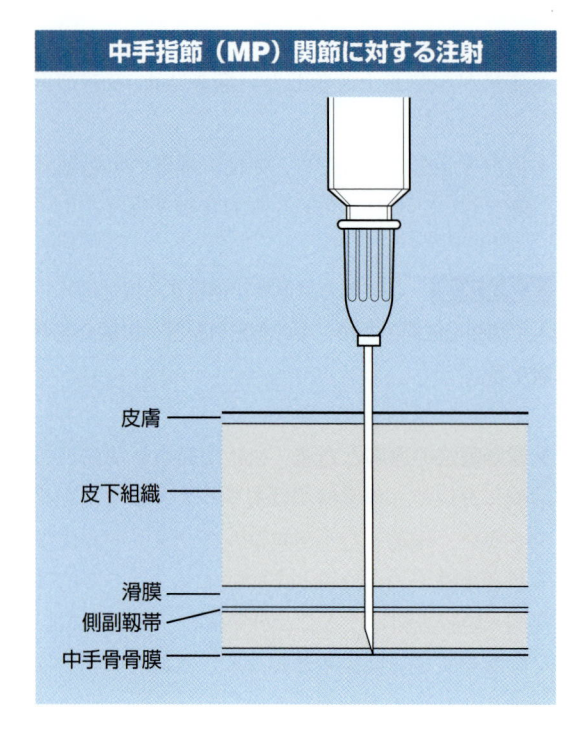

皮膚に垂直に入れ，第3および第4指には，45°の角度で挿入する．注射の深さは，1/4～3/8インチ（0.6～1.0 cm）である．

《麻酔》エチルクロライドを皮膚にスプレーする〔訳注：日本では一般的ではない〕．局所麻酔を皮下組織に注入する（0.5 mL）．

《手技》背側アプローチが望ましい．支持靱帯の硬い抵抗があり，関節包に当たるまで，針を進める．麻酔薬をこの層のちょうど外側に1/8インチ（0.3 cm）注入する．次に，針を骨の硬い抵抗があるところまで進め，0.25 mLのK40を滑膜下に注射する．手の小さな関節は，少量の薬剤しか受け入れることができない．注射の圧が上がる場合は，1/16インチ（1.6 mm）針を引き抜く．関節周囲の注射は関節内注射と同じような効果がある．

▶ **注射後の対応**

1. 患部への直接の圧迫，握る動作，つかむ動作，極端な動作，振動，寒冷を避けることにより，3日間は安静を保つ．
2. 注射後の痛みに対しては，冷却（4～6時間ごと15分間）と，アセトアミノフェン（1000 mg, 1日2回）〔訳注：日本では1回500 mgを1日3回が上限〕を処方する．
3. 繰り返し握る動作，つかむ動作，MP関節への圧迫，振動を避けることにより，3～4週間は指を保護する．さらに進行したケースでは，金属支柱付きベルクロ手関節固定装具の使用を勧める．
4. 2～3週間で他動的な屈曲，伸展の可動域訓練を開始する．
5. 4～5週間で等尺性の握力運動を開始する．
6. 腫脹が持続する，または可動域に重度の障害がある場合には，6週間でステロイドの注射を再度行う．
7. 再発するケースでは長期的な予防のため，パッド付き手袋やパッド付き工具の使用を勧める．
8. 2回連続して注射を行っても症状が改善しない場合は，整形外科医への紹介を行う．

▶ **手術適応** MP関節の人工関節形成術（置換術）は，症例を注意深く選んで行う．可動域が50％以上低下し，関節軟骨のほとんどが消失しているような重篤な患者は，置換術を行うのに最も適している．

▶ **予後** 外傷によって1つまたは2つのMP関節が別々に罹患する．診察を丁寧に行い，手のX線像で関節軟骨の厚さを測定することが，疾患の重症度と予後を決定する一番の方法である．しかし最終的な長期予後は，治療によってどれだけ効果的に炎症反応や損傷した軟骨を滑らかにする生体の能力をコントロールできるかにかかっている．

固定とステロイド注射を同時に行うことで，ほとんどの患者はよくなる．外傷後のMP関節の単関節炎をもつ患者の長期予後は，関節軟骨の損傷の程度，変形が持続するような骨折の合併（転位したボクサー骨折），関節に加わる負荷の大きさにかかっている．

両手のMP関節が対称的に罹患している患者は，炎症性関節炎の典型的なケースである．特定

のリウマチ性の疾患の診断を行うため，系統的な関節の診察ならびに検査を行う．

▶**理学療法の適応と方法**　変形性関節症の全般的な治療において，理学療法の果たす役割は小さい．それは，ほとんどの患者は，医学的治療を求めないか，あるいは介入が必要なほど激しい症状を経験しないためである．しかし，常に患部の関節を温め，寒冷を避けるように指導する．慎重な伸展の運動や握力訓練を含む筋力強化運動（☞p.324）は，機能維持のために勧められる．

▶**注射手技**　時に，手の小関節の1つが，他の関節では経験したことがない程不釣り合いな肥大，疼痛，腫脹を呈することがある（関節の完全な屈曲が障害されるほどの腫脹）．外傷の病歴があることが多い．症状は，数週間かけて徐々に進行する．これは数時間や数日で発症する単関節性の感染性関節炎とは対照的である．この単関節性の外傷性関節炎は基礎にある変形性関節症の増悪であり，関節内注射に反応することが多い．

▶**予後**　単関節のみの変形性関節症は，ほぼ過去の外傷（骨折，軟骨骨折，不安定性の原因となる高度な靱帯損傷）の結果である．外傷後関節炎の急性増悪は注射と固定の組み合わせによく反応するが，それは一時的なものである．再発性の増悪は，患者の職業，余暇活動，X線像上の関節症性変化の程度にもよるが，必発である．注射を含むどの治療も，一時的なものである．手術の適応はまれで，一般的には勧められない．囊胞の摘出，著しい骨棘の切除，関節を再配列する骨切り術などは，関節周囲の重度の瘢痕化や，関節固縮，関節拘縮などの原因となることがあり，それらはすべて，変形性関節症そのものよりさらに関節機能に大きな影響を及ぼすことがある．複数の関節にわたり関節炎があり，特に両側で顕著な炎症性の変化（腫脹，熱感など）を伴うときは，リウマチ性，乾癬性，ループス関連の関節炎に対する精密検査（☞p.348）を行う必要がある．

関節リウマチ RHEUMATOID ARTHRITIS

関節面の中心より刺入する.

針：5/8インチ（1.6cm），25ゲージ
深さ：1/4〜3/8インチ（0.6〜1.0cm）
用量：0.125〜0.25mLのK40（ケナコルトA®40mg：トリアムシノロンアセトニド），最小限の皮下麻酔後に骨に向けて注入する.

注意：関節の軟骨表面の間には針を刺入しない（損傷の可能性）.
関節面に隣接する骨に対して針を慎重に保持し，薬液を骨膜の下に注射すれば関節内に流入する.

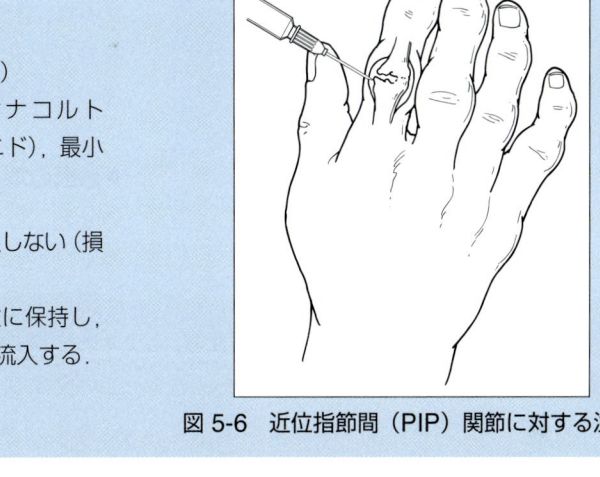

図5-6 近位指節間（PIP）関節に対する注射

▶病態生理　関節リウマチは，いろいろな臨床症状を呈する炎症性の関節炎である．古典的な関節リウマチは，対称的，多関節性で，中手指節（MP）関節，近位指節間（PIP）関節，中足趾節（MTP）関節を含む小関節の関節炎である．患部の関節には，中程度の炎症，紡錘状の腫脹，滑膜の肥厚がみられる．非古典的関節リウマチでは，1つの関節（単関節性）または数個の中から大関節（少関節性）でみられる場合や，古典的関節リウマチと同じ関節分布で小関節炎がほんの短期間のみみられる場合がある（パリンドローム型）．パリンドローム型の関節リウマチは診断が最も難しいが，それは，典型的な疼痛や腫脹が数日間しか続かず，診察の際にはよくなっていることが多いからである．すべての形態で，疾患の最初の数カ月間は，X線および血清マーカーが，正常であることがよくある．ほとんどのケースで，関節リウマチの初期の暫定的診断は，典型的パターンの炎症や腫脹を認める（典型的またはパリンドローム型関節リウマチ）か，または間接液分析にて炎症性浸出液を認める（単関節性または少関節性関節リウマチ）ことによって行われる．

▶具体的症状　臨床像によって異なるが，患者は，倦怠感とびまん性の関節痛，小関節のこわばりと腫脹，またはある特定の関節のこわばり，腫脹，可動性低下などを訴える．

「指の付け根部分が腫れています」．
「朝，ひどいこわばりを取るため，流れる温水を手にかけないといけません」．
「握力がなくなりました．もう，工具を持つことができません」．
「手がすごく痛いので，寝床のシーツを引き上げるのも大変です」．
「足の付け根のところがすごく痛くて，もう靴を履くことができません」．
「階段を上るたびに，足の付け根が痛みます」．
「膝が腫れて，熱をもっています」．
「肘を完全には伸ばすことができません」．

▶診察所見　関節の炎症，腫脹，変形について診察し，骨格のうちどの小・中・大関節が罹患しているかを注意深く調べる．

診察のポイント

①初期—MP 関節, PIP 関節, MTP 関節は正常またはわずかに腫脹している.
②MP 関節, MTP 関節の圧迫テスト (スクイーズ徴候) により激しい痛みを生じる.
③滑膜の肥厚による関節の腫大を認める.
④関節の可動域制限を認める.
⑤変形—尺側変位, 亜脱臼, 槌状足指を認める.

①関節リウマチにおける最初の所見は, 非常に微妙または一過性の (1 日の時間帯による) ことがあり, 診察では発見することができない.
②疾患が進行すると, 腫脹, 局所の圧痛が現れる. MP 関節や MTP 関節を両側から一緒に挟み込み疼痛を再現する方法は, 手と足の罹患をみるのに便利で, 迅速にスクリーニングが行える.
③一方, 個々の関節につきそれぞれ視診, 触診を行い, 局所の圧痛, 腫脹, 肥厚をみる. PIP 関節に対しては, 診察は, 4 本の指を使って関節を順番に圧迫して行うのが一番よい. 1 本の指を関節の上, 1 本を下に置き, さらに指をそれぞれ関節の側面に置く. 滑膜の肥厚を感じるため, 前後にずらして圧迫を加える.
④疾患が進行すると, 指の柔軟性が障害され, 手は, 靱帯の弛緩により締まりがなくなりたるんだ状態になり, 手の内在筋が萎縮し始める.
⑤最終的に, MP 関節の尺側変位が進行する. 全般的に手の筋力がなくなる.

手関節の初期病変では, 関節背側にわずかな腫脹を認め, 他動的に関節を完全に背屈および掌屈させることで激しい痛みが誘発される. 肘の病変では, 完全な伸展制限を認め, 外側関節面の腫脹がみられる (膨隆徴候は肘頭突起と外側上顆の間に現れる). 足関節の初期病変では, 関節前部が全体に腫脹し, 内果・外果周囲の輪郭が消失し, 完全な底屈や背屈によって疼痛が誘発される. 膝の病変では, たいていの場合, 膝関節に中程度の関節水腫を認め, 関節前部に熱感を認め, 深屈曲制限を認める.

▶**X 線撮影の適応と方法** 手の X 線撮影 (正面, 側面撮影) が, 常に必要である. 初期の単純 X 線像は正常であるか, または傍関節部にわずかな骨粗鬆症を認めるのみであることが多い. 疾患が進行すると, 骨粗鬆症がより明白となり, 関節軟骨が対称性に消失し, たいていは MP 関節および PIP 関節の外側辺縁に近い部位の関節にびらんが生じる.

▶**診断のポイント** 関節リウマチの診断は, 疾患の初期にはわかりにくいことがある. 最初の数カ月では (1 年まで), 診断は, 対称性にみられる, 小関節のこわばり・疼痛・腫脹 (古典的関節リウマチ), 炎症性水腫を認める (少関節性または単関節性関節リウマチ) ことによって行われる. 場合により, 「症状が開花する」まで, 再診察, 再評価が 1～2 カ月の間隔で必要となることがある. 月が経つにつれ, 手の単純 X 線像は疾患の程度や重症度を判断するのに有用となるが, 正確な病歴や包括的な診察より得られた厳密な臨床情報にとって代わるものではない. 関節痛や関節炎を呈した患者のスクリーニング検査として, リウマチ因子をあてにすべきではない. この血清マーカーが陽性となるには 6～9 カ月かかることがあり, 臨床的に関節リウマチと診断される患者の少なくとも 15% は, 血清反応陰性である.

▶**治療目標と治療ステップ** **1** 2 3 治療の目標は, 診断を確定し, 疾患の病期を把握し, 疼痛と炎症を緩和するため, 段階的治療を始めることである. 経口剤による全身治療が治療として選択される.

ステップ1 関節の罹患範囲を判定し, 急性滑膜炎について診察し, 手の X 線撮影 (正面, 側面撮影) をオーダーし, 血算および赤血球沈降速度を調べる.

- 大または中関節の腫脹があれば, 関節液を検査分析する.
- 関節に直接冷却を行うことで, 疼痛と腫脹を緩和することができる.
- 繰り返す指の細かい動作, 強く握ったり, つか

んだりする動作を減らす．
- 最も影響の強い関節を適切に固定する．PIP 関節には隣接指とのテーピングを行う．MP 関節には，橈側または尺側ギプスシーネ，あるいは金属支柱付きベルクロ手関節固定装具を用いる．
- 仕事のスケジュールを調整し，繰り返す手作業の間に，休憩時間を加える．
- 休憩と活動の時間のバランスを積極的にとるよう患者を勇気づける．
- 慎重に他動的なストレッチ運動（☞ p.326）を勧める．
- 振動の暴露（掃除機，草刈り機，振動する工具）を避ける．
- 中程度の疾患には，サリチル酸，アセトアミノフェン，および NSAIDs を処方する．
- こわばりを減らすため，温熱を勧める（お湯，シャワー，パラフィン治療など）．
- 麻薬の使用は最小限とする．

ステップ 2 〈数カ月から数年持続または進行する場合〉効果を維持するため，NSAIDs の化学的クラスを変更する．
- 孤立した関節が増悪した場合は局所注射を行う（単独の関節が不釣り合いに腫れた場合は，関節液の分析を常に行い，感染を除外する）．
- 進行性の疾患，特に疾患修飾リウマチ薬の適正な使用のためには，リウマチ専門医への紹介を行う．
- 軽度から中程度の増悪には，2 mL の K40（ケナコルト A®40 mg：トリアムシノロンアセトニド）の筋肉内注射を行う．
- 金塩類，ヒドロキシクロロキン（Plaquenil®），ペニシラミンを処方し，進行例にはメトトレキセートを処方する．
- 中程度から高度の増悪に対しては，中等量の経口プレドニンを 1, 2 カ月間使用し，徐々に漸減する（30～40 mg/日，10～15 mg/日までは 5 mg ごと漸減，その後，治療が終わるまで 1～2 mg ごと；漸減の際は 10～15％以上決していっぺんに減らさない）．
- 重度の増悪に限り，麻薬は一定量に制限して使用する．
- 長期の経口ステロイドの使用を避ける．

ステップ 3 〈数年以上，慢性の関節炎の場合〉
重度の変形に劇的な機能障害が伴う場合は関節置換術のため整形外科医への紹介を行う．

▶**理学療法の適応と方法** 関節リウマチ，特に進行期の治療において，理学療法と作業療法は非常に重要な役割を果たす．

理学療法のポイント
①急性増悪した関節に対して冷却を行う．
②手の小関節に対してハイドロコルチゾン・ゲルを用いた超音波療法（phonophoresis）を行う．
③朝のこわばりを減らすため温熱療法を行う．
④可動域を維持するため他動的ストレッチ運動を行う．
⑤等尺性筋力強化運動を，特に大または中関節に対して行う．
⑥作業療法を（特殊なシーネ，作業補助用具を用いて）行う．
⑦低強度の有酸素運動を，患者が耐えられる範囲で行う．

●**急性期の対応** アイシングとハイドロコルチゾン・ゲルによる超音波療法（phonophoresis）により，一時的に疼痛と腫脹を和らげる．固定（手関節シーネ，隣接指とのテーピング）によりこれらの治療の効果はさらに大きくなる．

●**回復期のリハビリ** 温熱は，患者自らが定期的に行っていることが多いが，これによりゲル化現象と朝のこわばりが緩和される．関節の柔軟性を保持し，腱の拘縮を抑制するために可動域訓練は不可欠である．中関節や大関節はほどよく緊張している筋肉で支持されている必要がある．慢性の関節炎や変形のため運動機能が重度に障害されている場合は，一般的な運動の代わりに，等尺性筋力強化運動を行う．慢性の関節炎や変形によって

日常生活に支障をきたしている場合は，作業療法士への紹介を考慮する必要がある．全般的な状態改善のため，低強度の有酸素運動を勧める．

▶**注射手技**　関節リウマチの初期段階，特に単関節炎性や少関節炎性の場合には，ステロイドの局所注射によって治療がうまくいくことが多い．

《体位》手掌を下にし，指を伸ばした状態で，手を診察台の上に置く．

《表面解剖と刺入部位》近位指節骨の遠位端を同定し，マーキングする．PIP関節の関節面は近位指節骨頭の最も突起した部分より1/4インチ（0.6 cm）遠位である．刺入部位は関節面のそばで，関節中央面の上である．

《刺入角度と深さ》針を皮膚に対して垂直に刺入する．注射の深さは，1/4～3/8インチ（0.6～1.0 cm）である．

《麻酔》エチルクロライドを皮膚にスプレーする〔訳注：日本では一般的ではない〕．滑膜は大変浅い位置にあるので，皮下組織に局所麻酔薬（0.25 mL）を注入するかどうかは任意である．手の小関節をかこむ組織には少量の薬液しか入らないので，麻酔薬の量は最小限に抑えるべきである．

《手技》この手技では，解剖学的に滑膜が近接する骨に付着しているということを利用して，ステロイドを間接的に注射する方法を利用する．滑膜は長さ約1 cmである（☞ p.119）．関節中心に注射を行うのは，難しく，痛みを伴い，危険性（関節軟骨の損傷）があるため，その代わりに，25ゲージ針を滑膜を貫いて，関節面に近接する骨まで進める．関節の中心には直接刺入しない．針を骨にくっつけたまま，薬剤を滑膜の下に注入する．中程度の圧が必要かもしれない．注射の際，過度の圧や疼痛を認める場合は，針を1/16インチ（1.6 mm）引き抜く．

▶**注射後の対応**

1. 患部への直接の圧迫，握る動作，つかむ動作，つまむ動作，極端な動作，振動，寒冷を避けることにより3日間は安静を保つ．
2. 最初の数日間は，隣接するPIP関節の指のテーピングや指のシーネを使用する．
3. 注射後の痛みに対しては，冷却（4～6時間ごと15分間）と，アセトアミノフェン（1000 mg，1日2回）〔訳注：日本では1回500 mgを1日3回が上限〕を処方する．
4. 繰り返し握る動作，つかむ動作，つまむ動作を制限することで，3～4週間は指を保護する．
5. 2～3週間で他動的な屈曲，伸展の可動域訓練を開始する．
6. 4～5週間で等尺性の握力運動を開始する．
7. 腫脹が持続する，または可動域に重度の障害がある場合には，6週間でステロイドの注射を再度行う．
8. 再発する症例では，長期的な予防のため，パッド付き手袋やパッド付き工具の使用を勧める．
9. 再発例や進行例では，薬剤の全身投与についての助言を求めるため，リウマチ専門医への紹介を行う．

▶**手術適応**　全身治療への反応が乏しい場合，関節軟骨の重度の消失，進行性の変形，重度の機能

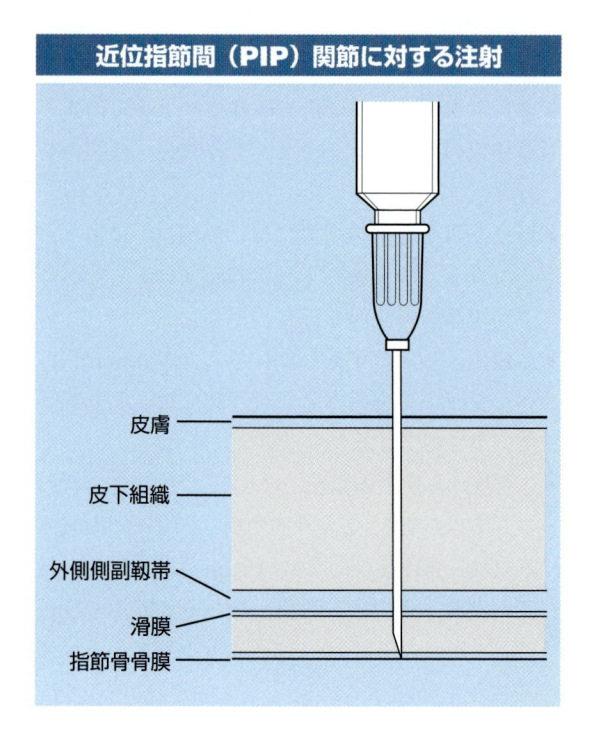

近位指節間（PIP）関節に対する注射

皮膚
皮下組織
外側側副靱帯
滑膜
指節骨骨膜

障害を認める場合には，整形外科医へのコンサルテーションを行うべきである．よく推奨される手術には，大関節に対する滑膜切除術，中から大関節に対する関節鏡視下のデブリドマン，肩，股，膝関節に対する関節形成術，小関節に対する人工関節形成術（置換術）などがある．

▶**予後** 関節リウマチの初期段階，特に単関節炎性や少関節炎性の場合には，ステロイドの局所注射によって治療がうまくいくことが多い．疾患が複数の関節に進行すると（特に複数の小関節が罹患したら），経口剤による全身治療を始める必要がある．スルファサラジン，ヒドロキシクロロキン，金製剤，ペニシラミン，メトトレキセート，細胞障害性の薬剤を始める判断は，遅れてはならない．これらの遅効性の抗リウマチ薬は目に見える臨床効果がでるまで数週間から数カ月かかるかもしれない．進行性の変形や重度の機能障害があり長期にわたり罹患している患者は，滑膜切除術（大関節），関節鏡視下デブリドマン（中から大関節），関節形成術（肩，股，膝関節），人工関節形成術（小関節）の適応について整形外科医の評価を受ける必要がある．

CHAPTER 6 胸部

▶ 胸痛の鑑別診断

診断	確定
胸郭（最も多い）	
● 肋軟骨炎	● 局所麻酔ブロック
● 胸骨軟骨炎	● 局所麻酔ブロック
● Tietze 症候群	● 身体所見
● 流行性胸膜痛〔Bornholm disease：コクサッキー B（1-5）ウィルス感染症〕	● 身体所見；局所麻酔ブロック
● 肋骨骨折（偏位を伴わない場合）	● 胸郭圧迫徴候（介達痛）；胸部 X 線または骨シンチ
● 肋骨骨折（偏位を伴う場合）	● 胸郭圧迫徴候；胸部 X 線
● 剣状突起痛	● 身体所見
胸骨	
● 胸鎖関節挫傷	● 局所麻酔ブロック
● 胸鎖関節炎	● 局所麻酔ブロック；赤沈亢進；身体所見
● 化膿性胸鎖関節炎（経静脈的薬物乱用）	● 関節穿刺と培養検査
胸壁への関連痛	
● 食道裂孔ヘルニア	● 胃腸薬カクテル内服；バリウム透視；内視鏡
● 胆石症	● 肝臓関連生化学検査；腹部超音波検査
● 脾弯曲症候群	● 身体所見；腹部 X 線
● 冠動脈疾患	● 心電図；クレアチンキナーゼ；トロポニン；冠動脈造影
● 大動脈瘤	● 胸部 CT；血管造影
● 肺炎	● 胸部 X 線；血算；培養検査
● 肺塞栓症	● 酸素飽和度；D ダイマー；肺スキャン；CT；血管造影

胸骨軟骨炎/肋軟骨炎 STERNOCHONDRITIS/COSTOCHONDRITIS

肋骨の中心から皮膚に垂直にシリンジを刺入する．

針：5/8インチ（1.6cm），25ゲージ
深さ：1/2〜1インチ（1.3〜2.5cm，部位による）
用量：1〜2mLの局所麻酔薬と0.5mLのD80（デポ・メドロール®80mg：酢酸メチルプレドニゾロン）〔訳注：日本では通常40mgを用いる〕，またはK40（ケナコルトA®40mg：トリアムシノロンアセトニド）

注意：注入の際は，肋骨軟骨接合部に接する軟骨の抵抗に負けないように軽い圧をかけてフラッシュする．

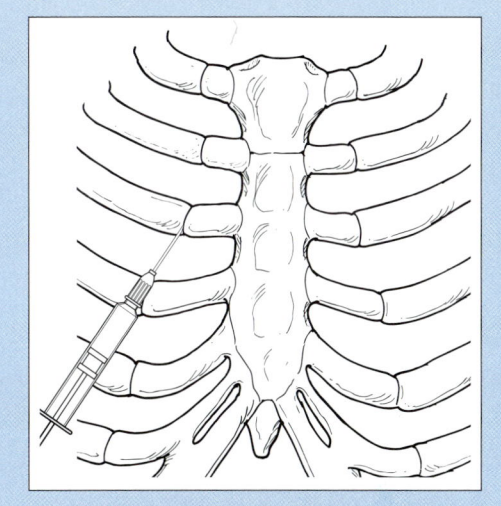

図6-1 肋軟骨炎の局所麻酔注入法

▶病態生理　胸壁軟骨の炎症すべてを指して「肋軟骨炎」とよばれる場合が多いが，厳密には肋軟骨炎とは肋骨と肋軟骨の接合部に生じる炎症のことである．胸骨軟骨炎は胸骨と肋軟骨の接合部に生じる炎症を指す．ほとんどの症例は原因が証明されない（特発性）が，まれに開胸心臓手術に合併することがある．Tietze症候群は，しばしば肋軟骨炎と同義に使われるが，別個の診断名である．このまれな疾患は，局所炎症性変化に急激な球状の膨隆を伴う．胸壁の局所的圧痛と胸部圧迫時の痛みが身体所見上の特徴である．診断は肋軟骨−骨接合部への局所麻酔ブロックで確定する．たいていは数週間で自然軽快するが，まれに炎症が遷延する場合ステロイド局所注射が必要なことがある．

▶具体的症状　ほとんどの患者は前胸部痛を訴える．胸痛による不安症状（特に心疾患の家族歴がある患者は狭心症と混同しやすい）が前景に出ることも多い．患者は症状を説明する時しばしば前胸部をさす．

「たぶん心臓発作だと思うんです！」
「咳をしたり深呼吸をするたびにここが（指1本か2本で傍胸骨領域を指差す）痛むんです」．
「左胸を下にして眠れないんです…左に寝返るとこの鋭い痛みが起きるんです」．
「（冠動脈）バイパス手術をしてから傷跡（術創）のあるほうの胸が鋭く痛むようになったんです」．
「咳をすると死にそうな程痛みます」．
「肋骨の端っこにサンドペーパーが挟んであるみたいです．肉が骨から引きちぎられるような感じなんです」．

▶診察所見　肋骨肋軟骨接合部または胸骨肋軟骨接合部に局所的圧痛と腫脹，および胸郭圧迫で痛みが増強するかどうかを評価する．

診察のポイント

①局所的圧痛は胸骨正中から1インチ（2.5cm）外側か，肋骨肋軟骨接合部にみられる．
②胸壁圧迫で痛みが再現される（肋骨圧迫試験）．
③軟骨直上での局所麻酔で痛みが緩解する．

①胸壁の圧痛（クォーター貨幣大の範囲にとどまる）が胸骨と肋軟骨の接合部または肋骨と肋軟骨の接合部に認められる．肋間腔には圧痛はな

い．胸骨肋軟骨接合部は正中線から 3/4〜1 インチ（1.9〜2.5 cm）外側にある．肋骨肋軟骨接合部は正中線より 3〜4 インチ（7.6〜10.1 cm）あたりにある．
② 通常，胸郭の圧迫で局所疼痛が再現される．胸郭圧迫は前後方向でも左右どちらからでも疼痛を起こす．同様に，深い咳でも痛みが再現される．
③ 診断は，骨-軟骨接合部直上での局所麻酔で確定する．

▶ **X 線撮影の適応と方法**　この疾患では，患者は X 線撮影やその他の特殊検査を希望することが非常に多い．ルーチンの胸部 X 線撮影や単純肋骨撮影がよくオーダーされるが，たいていは異常がなく，疾患特異的な所見もない．同様に骨シンチや MRI などの特殊検査が骨の病的異常や胸腔内疾患を除外するためにオーダーされることが多いが，肋軟骨炎の診断を補助するような特異的異常はない．

▶ **特殊検査の適応**　局所麻酔ブロックが診断的である．

▶ **診断のポイント**　局所的胸痛の病歴と，胸郭圧迫で増悪する肋骨上の局所圧痛からこの疾患が疑われる．局所麻酔ブロックで診断が確定できる．簡単にできる表層麻酔ですみやかに胸痛がコントロールされるので，不安の強い患者には特に有用である．

▶ **治療目標と治療ステップ** 1 2 3 　治療の目標はこの病気が生命にかかわる心疾患でないと患者を安心させ，局所の炎症を軽減することである．4〜6 週間以内の軽症例では局所の圧迫や無理に胸部を広げることを制限し，経過観察することが治療となる．症状が激しかったり持続性の場合はステロイド注射の適応となる．

ステップ 1　胸壁・心臓・肺を注意深く診察する．最も症状の強い骨-肋骨接合部を同定する．不安の強い患者を安心させるために胸部 X 線撮影と心電図をオーダーする．
- 患者に説明する．「これは心臓から来る痛みじゃありませんね」，「たいていは自然に治ってしまいますよ」．
- この疾患は良性であることを保証する．
- 診断を確定するために，または非常に不安の強い患者を安心させるために局所麻酔を行う．
- 2〜3 週間経過を観察する．
- 必要があれば咳止めを処方する．
- 肋骨バンドもしくは腰椎サポーターまたは程よくフィットするブラを処方する（衰弱した患者や 65 歳以上の高齢者には処方しないこと）．
- 以下の動作を制限する：腕を拡げる，側臥位をとる，物を持ち上げる，手を伸ばす，手で押したり引いたりする．

ステップ 2　〈4〜6 週間症状が持続する場合〉
局所麻酔ブロックと 0.5 mL の D80（デポ・メドロール® 80 mg：酢酸メチルプレドニゾロン）〔訳注：日本では通常 40 mg を用いる〕を注射する．
- 動作制限を続ける．

ステップ 3　〈さらに 3〜4 週間症状が持続する場合〉
6 週間後も痛みが続いていれば注射を繰り返す．
- 注射に肋骨バンドを併用する．
- 動作制限を続ける．

▶ **理学療法の適応と方法**　肋軟骨炎の治療において理学療法は有効ではない．ハイドロコルチゾン・ゲルの超音波療法（phonophoresis）の有効性は疑問視されている．

▶ **注射手技**　局所注射麻酔は，前胸部痛の由来が胸郭であるか，それとも冠動脈・胸膜などその他の原因であるかを鑑別するために行われる．ステロイド局所注射は 6〜8 週間以上持続する痛みの治療に対して用いられる．

《体位》患者に仰臥位になってもらう．

《体表解剖学と穿刺部位》胸壁を慎重に触診して，最も強い圧痛を訴えるポイントを確認する．1 本

の指を肋軟骨の直上に，もう1本の指を直下の肋間腔に当てて肋軟骨幅の中心を同定する．胸骨軟骨炎の穿刺部位は胸骨正中線より1インチ（2.5 cm），肋骨幅の中心である．肋軟骨炎の穿刺部位は肋骨上で圧痛が最も強いポイントである．

《刺入角度と深さ》穿刺針は皮膚に対して直角に刺入する．注射の深さは，胸骨軟骨炎で1/2インチ（1.3 cm），肋軟骨炎で1/2～1インチ（1.3～2.5 cm）である．

《麻酔》エチルクロライドを皮膚にスプレーする〔訳注：日本では一般的ではない〕．局所麻酔を皮下組織に0.5 mL浸潤し，さらに針を進めて軟骨または肋骨の抵抗を感じたらその直上に局所麻酔を行う．

《手技》治療が成功するか否かは，最も症状の強い肋軟骨の同定と骨−軟骨接合部の正確な位置の確認にかかっている．最も炎症の強い肋軟骨は，最も痛みが強い関節を慎重な触診で確認することと局所麻酔ブロックで確認できる．局所麻酔後のステロイド浸潤は，間接注射法を用いる．これは，滑膜が肋骨と肋軟骨に付着しているという解剖学的特徴を利用した方法である．滑膜の長さは概ね1 cmである．25ゲージ注射針を骨−軟骨接合部の中心から注射しようとせず（技術的に困難で，痛みが強く，骨・軟骨損傷のリスクがある），接合線の横（骨側でも軟骨側でもよい）で穿刺して，滑膜を通過し骨または軟骨が当たった抵抗を感じるところまで進める．接合部のまんなかに直接穿刺してはいけない．針をしっかり把持し，骨または軟骨の抵抗を感じつつ0.5 mLのK40（ケナコルトA®40 mg：トリアムシノロンアセトニド）またはD80を滑膜の下に注入する．

▶注射後の対応

1. 側臥位，物を持ち上げる動作，強い運動・身体活動，患部を直接圧迫することを避け，3日間安静を保つ．
2. 肋骨バンド（もしくは幅広のブラ）を数日併用する（特に持続例もしくは再発例）．

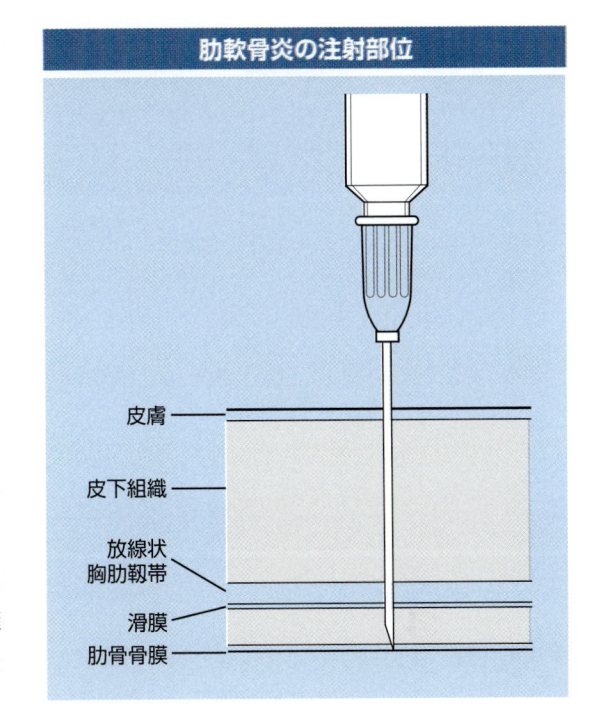

肋軟骨炎の注射部位

皮膚
皮下組織
放線状胸肋靭帯
滑膜
肋骨骨膜

3. 注射後の痛みに対して冷却（4～6時間ごとに15分間）とアセトアミノフェン（1000 mg，1日2回）〔訳注：日本では1回500 mgを1日3回が上限〕を処方する．
4. 側臥位，物を持ち上げる動作，強い運動・身体活動を3～4週間制限し，胸壁を保護する．咳やくしゃみに対して積極的に治療を行う．
5. 局所症状が続く場合は，6週間ごとに局所注射を繰り返す．

▶手術適応　なし

▶予後
ほとんどの場合4～6週間で自然軽快するので，特殊治療は通常不要である．ステロイド局所注射を必要とする症例はほとんど無い．4～6週間経っても症状が遷延する症例では，局所麻酔で良好な症状緩和が得られる．精密検査はたいてい必要ない．局所麻酔やステロイドの効果が悪い場合は胸痛の他の原因精査を考慮する．

胸鎖関節腫脹 STERNOCLAVICULAR JOINT SWELLING

鎖骨近位の中心から皮膚に垂直に針を刺入する.

針：5/8インチ（1.6 cm），25ゲージ
深さ：3/8〜1/2インチ（1.0〜1.3 cm）
用量：1 mLの局所麻酔薬と0.5 mLのK40（ケナコルトA®40 mg：トリアムシノロンアセトニド）
注意：注入の際は，鎖骨近位端の骨膜の抵抗に負けないように軽く圧をかけて薬液をフラッシュする.

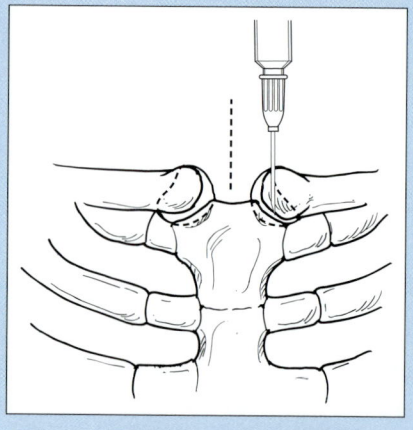

図6-2 胸鎖関節への局所麻酔注入法

▶**病態生理** 胸鎖関節前面の腫脹と炎症はまれである．軽度から中等度の関節腫脹（一見鎖骨近位端が腫大したように見える）の原因は，急性もしくは以前の外傷であることが最も多い．中等度の炎症性変化は脊椎関節症（spondyloarthropathies），とりわけReiter症候群でみられることがある．高度の腫脹，発赤，疼痛を伴う化膿性関節炎が注射薬物乱用にまれに合併する．

▶**具体的症状** 患者は関節の疼痛，腫脹または腫大を訴える．状況を説明するときに腫脹した患部をさす.

「骨が大きくなったんです」．
「右側を下にして眠れないんです．胸の骨の痛みで目が覚めるんです」．
「胸の骨が痛んで腫れてるんです」．
「自動車のシートベルトが嫌になるよ．こないだ軽く追突を起こしてから鎖骨が腫れてきてねぇ…」．

▶**診察所見** 胸鎖関節の腫脹，圧痛，亜脱臼について診察する．

診察のポイント
①関節周囲の圧痛と腫脹
②鎖骨近位端の「偽性腫大（pseudoenlargement）」
③患側の腕を他動的に内転すると痛みが増強する.
④局所麻酔ブロックで診断を確定

①胸鎖関節に圧痛と腫脹がある．胸鎖関節は胸骨切痕の高さで正中線から3/4〜1インチ（1.9〜2.5 cm）外側にある．
②しばしば鎖骨の近位端が拡大したように見える；関節の腫脹による「偽性腫大」である．関節の腫脹によって「骨が腫大したように」見えるだけでなく，鎖骨の前方亜脱臼も起き得る．
③患側の腕を他動的に内転すると，胸鎖関節の痛みが再現性をもって増悪する．この運動で鎖骨が胸骨に押し付けられ，関節を圧迫するからである．
④診断は，関節への局所麻酔で確定する.

▶**X線撮影の適応と方法** 胸部の肺尖前弯撮影（胸鎖関節軸方向撮影）で鎖骨と胸骨を適切に評価できる．胸骨の輪郭とサイズおよび鎖骨近位端のサイズと形状には左右差はないはずである．

▶**特殊検査の適応** 関節の腫脹や鎖骨近位端の腫

大がはっきり出現するため，しばしば骨シンチ，CT，MRIなどが施行されるが，これらの検査では胸鎖関節炎は診断できない．

▶**診断のポイント**　典型的な身体所見（胸鎖関節の局所的圧痛・腫脹）からこの疾患が疑われ，関節直上への局所麻酔ブロックで診断が確定される．X線撮影や特殊検査は感染症や腫瘍を除外するために行われる．

▶**治療目標と治療ステップ** **1** **2** **3**　治療の目標は関節の偽性腫大の原因となっている局所腫脹を軽減することである．発症後4～6週間程度で症状が軽度の患者には，肩の内転や患側を下にして寝ることを制限し，局所の冷却を行う．症状が長く続く，または強い患者では，局所麻酔ブロックとステロイド局所注射の併用が第一選択の治療法である．

ステップ1　胸部肺尖前弯撮影をオーダーし，局所麻酔で診断を確定して，「腫れと亜脱臼で関節が腫脹しているだけですよ」と患者を安心させる．
- 疼痛および腫脹の一時的な軽減のために関節の冷却を勧める．
- 腕を前後左右に振ったり伸ばしたりする動作や直接の圧迫を避けるようアドバイスする．
- 患側上肢を下にして就寝しないようにしてもらう．
- 急性咳嗽があれば咳止めを処方する．

ステップ2　〈4～6週間症状が持続する場合〉
K40（ケナコルトA®40mg：トリアムシノロンアセトニド）の局所麻酔を注射する．
- 動作制限の必要性を再度強調して続ける．

ステップ3　〈8～10週間症状が持続する場合〉
初回注射で疼痛と腫脹の改善が50%未満なら，K40局所注射を繰り返す．
- 局所麻酔とともに肩固定装具を2～3週間併用する．

- 回復を促すために，一般的な肩のコンディショニングを勧める．肩の高さより上に手を伸ばす動作は禁止する．

▶**理学療法の適応と方法**　この疾患の治療およびリハビリテーションにおいて理学療法は重要ではない．症状の一時的なコントロールには，関節直上に氷を置いて冷却する．急性期症状がおさまったら，一般的な肩のコンディショニングが勧められる．関節炎を悪化させないために，ミリタリー・プレス（肩から上に重りを持ち上げること），ベンチ・プレスや大胸筋運動は制限すべきである．

▶**注射手技**　局所注射麻酔は前胸部の腫脹と痛みが胸鎖関節由来であることを確認するために行われる．この手技は，患者が「骨が大きくなってきたんです」と訴えるとき，すなわち鎖骨近位端の偽性腫大がある場合に特に必要である．ステロイド局所注射は6～8週間以上持続する症状の治療のために用いられる．

《穿刺位置》鎖骨近位端の中心を直接穿刺する．
《体表解剖学と穿刺部位》胸部正中線，胸骨切痕，鎖骨近位端の中心を確認してマーキングする．穿刺部位は胸部正中線から3/4～1インチ（1.9～2.5cm）で，鎖骨近位端の中心を直上から穿刺する．
《刺入角度と深さ》穿刺針は皮膚に対して直角に刺入する．注射の深さは，3/8～1/2インチ（1.0～1.3cm）である．
《麻酔》エチルクロライドを皮膚にスプレーする〔訳注：日本では一般的ではない〕．局所麻酔（0.25mL）を皮下組織に浸潤し，さらに針を進めて硬い骨膜の抵抗を感じたらその直上に局所麻酔（0.25mL）を行う．
《手技》治療が成功するか否かは，穿刺点の正確な位置決めにかかっている．局所麻酔で診断を確定したら，K40 0.5mL入りのシリンジに付け替え，針を鎖骨に当たるまで進める．シリンジの重さを骨膜にかけながらステロイドを骨の抵抗を感じつつフラッシュする．これは，小関節に対する間接注射法の一例である．胸鎖関節では，滑膜

胸鎖関節の注射部位

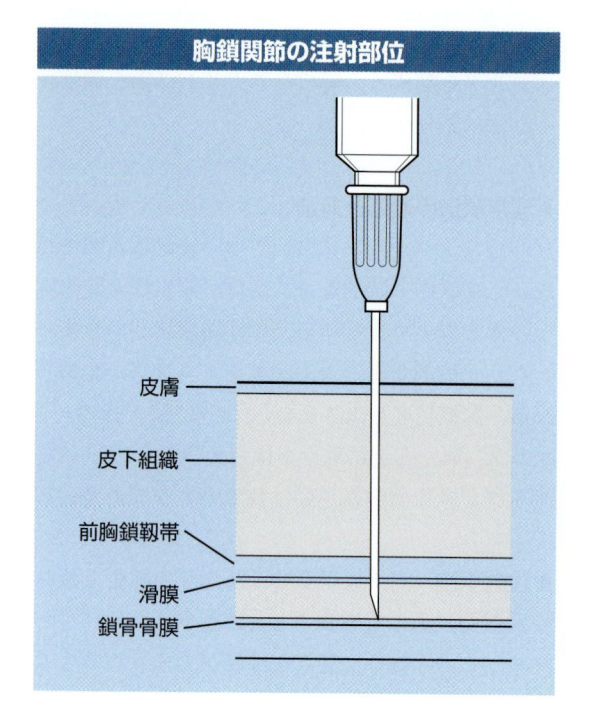

が隣接する胸骨と鎖骨に対して1cmほど付着している．25ゲージ注射針を進めて，滑膜を通過し鎖骨が当たる抵抗を感じるところでしっかり把持し，薬液を滑膜の下に注入すると，薬液が関節に達する．

▶注射後の対応
1. 患側を下にして寝たり，腕を伸ばしたり，物を持ち上げる動作を，強い運動や身体活動，患部を直接圧迫することを避け，3日間安静を保つ．
2. 注射後の痛みに対して冷却（4〜6時間ごとに15分間）とアセトアミノフェン（1000 mg，1日2回）〔訳注：日本では1回500 mgを1日3回が上限〕を処方する．
3. 患側を下にして寝たり，腕を伸ばしたり，物を持ち上げる動作を，強い運動や身体活動，患部を直接圧迫することを避け，3〜4週間局所を保護する．
4. 持続例または再発例では，局所注射に肩固定装具を3〜7日間併用する．
5. 腫脹が持続したり関節可動域制限が続く場合は，6週間ごとに局所注射を繰り返す．

▶手術適応　なし

《予後》胸鎖関節腫脹で受診する患者のほとんどは，「骨が大きくなってきた」と心配している．肺尖前弯X線撮影で鎖骨近位の大きさが正常であることが確認できる．CTやMRIは不要である．局所麻酔ブロックは診断の一部でもあり，患者の不安を和らげるのに役立つ．「関節が腫れて骨を前に押しやっているんです．それで骨が大きくなってきたように見えるんですよ」などと説明する．ステロイド局所注射は局所の炎症と疼痛を緩和するのに効果がある．

CHAPTER 7 腰部

▶ 腰痛の鑑別診断

診断	確定
腰仙椎捻挫（最も一般的）	
●不慣れな，または不適切な使用	●身体所見：局所の圧痛；Schoberの手技
反応性の腰仙椎捻挫（最も一般的）	
●変形性関節症	●X線—ルーチンの腰椎シリーズ
●側弯症	●X線—立位の側弯像
●分離すべり症	●X線—ルーチンの腰椎シリーズと斜位像
●椎間板ヘルニア	●CTまたはMRI
圧迫骨折	●X線—腰椎側面像；骨シンチ；MRI
硬膜病変	●MRI
腰仙椎神経根症（「坐骨神経痛」）	
●椎間板ヘルニア	●CTまたはMRI
●変形性関節症—脊柱管狭窄症	●CTまたはMRI
●腹腔内病変	●超音波またはCT
●「財布」坐骨神経痛〔訳注：厚い財布を後ろポケットに入れたまま運動をすると生じる圧迫性ニューロパチー〕	●病歴
仙腸関節	
●捻挫	●局所麻酔ブロック
●仙腸関節炎	●局所麻酔ブロックX線—骨盤の立位前後像；仙腸関節の斜位像；骨シンチ
放散痛	
●腎（腎盂腎炎・結石など）	●尿検査；経静脈的腎盂造影（IVP）；超音波
●大動脈	●超音波
●大腸（虫垂炎，盲腸癌，直腸癌など）	●便潜血；バリウム注腸検査
●骨盤（腫瘍，妊娠など）	●身体所見；超音波検査

腰仙椎捻挫 LUMBOSACRAL STRAIN

患者は非常に限局した脊柱起立筋への圧痛を訴える．局所麻酔で劇的に症状が緩和する場合，ステロイド注射の最もよい適応である．

針：1 1/2 インチ（3.8 cm），21 ゲージ
深さ：1/4～1 1/2 インチ（3.2～3.8 cm）
用量：2～3 mL の局所麻酔薬と 1 mL の D80（デポ・メドロール®80 mg：酢酸メチルプレドニゾロン）〔訳注：日本では通常 40 mg を用いる〕

注意：最初の組織面（脊柱起立筋筋膜）に麻酔薬を注射してから，筋内に 3 倍ほど針を進注射をし，水平面で径 1 インチ（2.5 cm）の領域に行きわたるようにする．

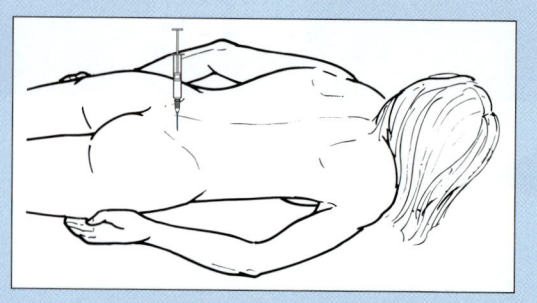

図 7-1　急性の腰仙椎の筋肉（脊柱起立筋）への注射

▶**病態生理**　腰仙椎捻挫は，腰椎を支持する筋の攣縮と痛みであり，多くの異なった状況の最終的な結果として生じる．腰仙椎捻挫は，普通は独自の問題（筋を不適切に伸ばしたり力を入れたりして酷使した結果）として発症するが，かなりの部分が基礎疾患の結果として生ずる．病理学的には，腰仙椎捻挫は，脊柱（脊髄神経，神経根，脊髄）への損傷という脅威に対する生体の自然な反応として理解される．この反応性筋攣縮の最も一般的な原因は，悪い姿勢，側弯，脊椎すべり症，進行した変形性関節症（脊柱管狭窄症），圧迫骨折，種々の原因による神経根症である．重度で持続する筋攣縮は，後天性側弯症（可逆的），正常の腰仙椎弯曲の消失，「感覚性」の坐骨神経痛（一般的で可逆的），大転子部や中殿筋の滑液包炎（腰仙椎捻挫が主な原因）といった二次的な問題を引き起こすことがある．

▶**具体的症状**　患者は，非常に限局した腰痛と筋のこわばりを訴える．患者はしばしば腰と側腹部をさすりながら，以下のように症状を表現する．

「あー，腰が痛い」．「朝から腰がこわばって伸ばすことができません．このこわばりを和らげるのに，長い時間熱いシャワーを浴びなければなりません」．
「以前は足の指を触ることができたのに…」．
「腰のここがこわばってどうしようもないんです．（手で腰の片側をさすりながら）」「心地よく座れるイスがないんです．背もたれが硬いのからリクライニングまでいろいろ試しましたが…」．
「腰を前に曲げると，死ぬかと思うほど痛いです」．
「ベッドで痛みなしに寝ることができません．いいマットレスを使っても同じです」．
「父のような最期を迎えたくありません．父は完全に腰が曲がってしまって，それ以上曲げることもできませんでした」．

▶**診察所見**　傍脊柱筋の攣縮と圧痛の程度を診察し，腰の関節可動域の評価を行う．

診察のポイント

①傍脊柱筋に圧痛と攣縮を認める．
②腰仙椎の弯曲が消失する．
③腰仙椎の前屈制限（Schober テストの異常）と側屈制限を認める．
④神経根症を合併していなければ神経学的所見は正常である．

---

①傍脊柱筋が最も緊張しているのは，L3–L4 付近

の正中から1½インチ（3.8 cm）離れた部位である．次いで代表的なトリガーポイントは，脊柱起立筋の起始部で，仙腸関節のちょうど真上である．

②重度の筋攣縮がみられるケースでは，正常ではみられる腰仙椎の前弯が消失している．捻挫が片側のみであれば，腰が患側に傾くことがある（「後天性」または可逆性の側弯症）．

③腰仙椎の前屈と側屈が制限される．腰仙椎の前屈を測定するSchoberテストは，ほとんどのケースで異常となる．患者にできる限りまっすぐ立ってもらい，腰部の腸骨稜を結んだ線の中央部（正中に位置する）を中心に頭尾側に10 cm離れた距離になるようにマーキングする．患者に腰を前屈してもらい，腰を最大前屈させたときに，先程のマーキング間の距離を再度測定する．50％距離が延びて15 cmになっていれば正常である．前屈したときに生じた症状を患者に報告してもらう．さらに，腰の可動性の客観的な測定として，側屈の程度を測定する．腸骨稜の最も外側の点から上に，20 cm離れた2本の線を側腹部に沿ってマークする．腰を側屈したときに，この距離は（33％延びて）26 cmになっているはずである．

④神経根症を合併していない限り，下肢の神経学的所見は正常である．

▶**X線撮影の適応と方法**　斜位像を含めた腰仙椎X線撮影は，脊椎すべり症の程度，側弯症の重症度，変形性の椎間板疾患の程度，進行した変形性関節症の存在，骨粗鬆症の程度を評価するのに有用である．合併症のない腰仙椎捻挫（側弯症や陳旧性の圧迫骨折と関係のないケース）では，X線像は正常である．

▶**特殊検査の適応**　局所の腰の症状が，中程度から重度の根症状を伴う場合，特に神経学的所見が明らかに存在し，運動機能が障害されている場合には，CTやMRIといった特殊検査が必要となる（☞ p.137）．

▶**診断のポイント**　合併症のない腰仙椎捻挫は，腰に限局した痛み・圧痛・攣縮が存在すること，急性の圧迫骨折・神経根症・硬膜疾患など他の重大な腰の基礎疾患がないことにより診断される．腰仙椎捻挫の症状が非典型的である場合（症状が重度である，間歇的ではあるが重度の根症状がある，一般的でない外傷がある場合など）は，基礎疾患についての精査を迅速に行うべきである．

▶**治療目標と治療ステップ 1 2 3**　治療の目標は，急性の脊柱起立筋の攣縮を緩和すること，ストレッチ運動や筋力強化運動によって筋攣縮の再発を減らすこと，基礎にある構造的な腰の問題を治療することである．ベッド上安静と，理学療法による運動，筋弛緩薬を組み合わせて治療を行う．

ステップ1　腰の診察を系統的に行い，下肢の神経学的診察を完全に行う．Schoberテストを行い，腰仙椎のX線撮影を斜位像を含めてオーダーする．さらに神経根症状が明らかで，運動機能が障害されている場合は，CTまたはMRIをオーダーする（☞ p.137）．

- 急性で重症のケースでは，3〜4日間のベッド上安静を勧める．
- 痛みと攣縮が重度であれば，松葉杖を使用する．
- 腰を冷やしたり温めたりする．
- 軽度の鎮静を引き起こす程度の用量の筋弛緩薬を処方し，臥位になるときのみ内服するように勧める．
- NSAIDsを処方するが，炎症はこの疾患の主たる部分ではないので，効果は限定的なものでしかないことに注意する．
- 最初の1週間は適切な量の麻薬性鎮痛剤を使用するが，それ以降は使用を制限する．
- 深部を温めるために，理学療法士による超音波治療をオーダーする．腰の捻りや，極度の前屈や側屈を制限する．
- 適切な荷物の持ち方について助言する．体に荷物を近づけて，腰ではなく膝を曲げ，決して腰を捻ったまま持ち上げず，重い物はできる限り体に近づけて持ち運ぶようにする．

- 正しい姿勢の重要性について強調する．職場の椅子や車に座るときに腰をしっかり支えるようにする．
- 柔軟性を維持するために，軽度のストレッチ運動を開始する（☞ p.329）．

ステップ2 〈2〜4週間症状が持続する場合〉
神経学的所見と腰の可動域について再評価する．
- 筋力強化運動を開始する（☞ p.331）．
- 腰の筋肉の回復にストレスを与えず，全身状態を立て直すために，水中エアロビクス，衝撃の少ない歩行，水泳などを開始する．
- 内服薬の使用を減らす．
- 正常の活動を徐々に再開するが，引き続き腰の適切なケアに気をつける．

ステップ3 〈6〜8週間症状が持続する慢性例〉
症状が慢性化する場合は，外側から腰を支えるために腰仙椎コルセット（☞ p.303）を使用する．
- 経皮的電気的神経刺激（TENS）装置をオーダーする．
- 三環系抗うつ薬の使用を考慮する．
- ペインクリニックを紹介する．

▶**理学療法の適応と方法** 理学療法は，急性期と慢性期の腰仙椎捻挫の治療において不可欠な役割を果たし，リハビリテーションと予防においては主たる治療法となる．

理学療法のポイント
①冷却と加温を交互に行う．
②衝撃の少ない有酸素運動を行う．
③脊柱起立筋，仙腸関節，中殿筋の伸展運動を他動的に行う．
④背筋腹筋の強化運動を，腰の動きを最小限にして行う．
⑤腰椎牽引を行う．

●**急性期の対応** 腰仙椎捻挫の初期治療においては，急性の筋攣縮を緩和し，腰仙椎の柔軟性を増すために，冷却，加温，軽度のストレッチ運動を行う．冷却と加温，そしてこれらを交互に行うことは，痛みと筋攣縮を緩和するのに効果的である．患者個々の臨床的な効果に基づいてこれらを勧める．ストレッチ運動は，腰の柔軟性を維持するのに不可欠であり，構造的な腰の疾患がある患者では特に重要となる．側屈ストレッチ運動，膝抱えストレッチ運動，骨盤ゆすりストレッチ運動（Williamsの屈曲体操）は，傍脊柱筋，中殿筋，仙腸関節を伸展させるように工夫されている（☞ p.329）．これらの運動は，超急性期の症状が回復したらすぐに始めるべきである．ストレッチ運動は，体を温めた後に行う．最初のうちは，患者は寝そべったままでこれらの運動を行うべきである．痛みと筋攣縮が和らいできたら，立った状態でこれらの運動を行ってもよい．個々の運動は20セットずつ行う．伸展運動は，患者が少し疲れたと感じる程度以上に行わないようにすべきである．

●**回復期のリハビリ** 回復過程を持続し，再発の可能性を減らすために，3〜4週間経ったら筋力強化運動を追加する．筋力強化運動は，急性の筋攣縮が落ち着いたら行う．体を温めてストレッチ運動を行った後で，立膝での腹筋運動，重りを用いた側屈運動，軽い伸展訓練（☞ p.331）を行う．有酸素運動は，再発を予防するのに最良の方法の1つである．水泳，クロスカントリースキーマシン，衝撃の少ない水中エアロビクス，早歩き，軽いジョギングは，腰に負担をかけることの少ない有酸素運動である．

牽引は急性の腰仙椎捻挫にはあまり行われない．急性の椎間関節症や，（自宅でのベッド上安静，内服薬，理学療法にもかかわらず）持続する腰仙椎捻挫の患者は，ベッド上での25〜30ポンド（11.4〜13.6 kg）の腰椎牽引に劇的に反応することがある．さらに牽引は自宅でも，伝統的なストレッチ運動と組み合わせて行うことができる（☞ p.330）．垂直牽引は，下肢を2本の棒にひっかけて体が吊るされる状態にして，台にもたれかかったり，反転台（inversion equipment）を用いたりして行うこと

ができる．腰椎の椎体を個々に引っ張るのに，体重を利用するのである．牽引はそもそも予防のために行われるものである．超急性期の捻挫に対しては不適である．伝統的な理学療法ではよくならない慢性の腰仙椎捻挫の患者は，慢性の痛みをコントロールするためにTENS装置が必要になることがある．

▶注射手技　傍背柱筋や腰椎椎間関節への局注はあまり行われず，その意義にも疑問がある．背柱起立筋に局在する圧痛があり，局所麻酔に反応する患者が時々いる．局所麻酔で劇的に症状が緩和する患者は，ステロイド注射の最もよい適応となる．

《体位》患者には，腹臥位になってもらい，ベッドにぴったりと伏せてもらう．

《表面解剖と穿刺部位》腰仙椎の棘突起をマーキングする．穿刺は，正中から $1^1/_2$ インチ（3.8 cm）離れた部位で，傍背柱筋の凸面で最大の圧痛がある点に直接行う．

《穿刺の角度と深さ》針は皮膚に垂直に刺入する．注射の深さは $1^1/_4$〜$1^1/_2$ インチ（3.2〜3.8 cm）である．

《麻酔》エチルクロライドを皮膚にスプレーする〔訳注：日本では一般的ではない〕．局所麻酔薬を，皮下組織（0.5 mL），筋膜外側の中程度の抵抗を感じる部位（1 mL），そして筋腹そのもの（1〜2 mL）に注入する．

《手技》治療の成功は，正確な筋肉内注射ができるかどうかにかかっている．22ゲージ，$1^1/_2$ インチ（3.8 cm）の針を，深さ約1〜$1^1/_4$ インチ（2.5〜3.2 cm）にある，筋膜外側の硬いゴム上の抵抗を感じる部位まで垂直に進める．筋内に3倍ほど針を進めて，コイン大の領域に行きわたるように，2〜3 mLの局所麻酔薬を注射する．針を引き抜き，局所の圧痛や可動域，またはその両者を再度評価する．痛みと機能が改善していれば，筋内に1 mLのD80（デポ・メドロール®80 mg：酢酸メチルプレドニゾロン）〔訳注：日本では通常40 mgを用いる〕を注射する．しかし，局所麻酔注射は，診断を確定したり，腰仙椎捻挫の急性のケースを治療したりする目的で，それ単独でも行われることがある．

▶注射後の対応

1. あらゆる直達外力，歩行，立位，腰の屈曲や捻り動作を避け，3日間は安静にする．
2. 重症例では，3日間のベッド上安静と，松葉杖による免荷を強く勧める．
3. 注射後の痛みに対しては，冷却（4〜6時間ごとに15分間）と，アセトアミノフェン（1000 mg，1日2回）〔訳注：日本では1回500 mgを1日3回が上限〕を処方する．
4. 長時間の立位，不要な歩行，反復する腰の曲げ伸ばし，物を持ち上げる動作，腰の捻りを制限することにより，3〜4週間は腰を保護する．
5. 反復例や重症例では，最初の2〜3週間，腰仙椎コルセットを処方する．
6. 急性の痛みが回復し始めたら，屈曲位での他動的ストレッチ運動（William体操）を開始する（膝抱えストレッチ運動，骨盤ゆすりストレッチ運動，側屈ストレッチ運動）．
7. 痛みと筋攣縮が持続する場合には，6週間後に再度ステロイドの注射を行う．

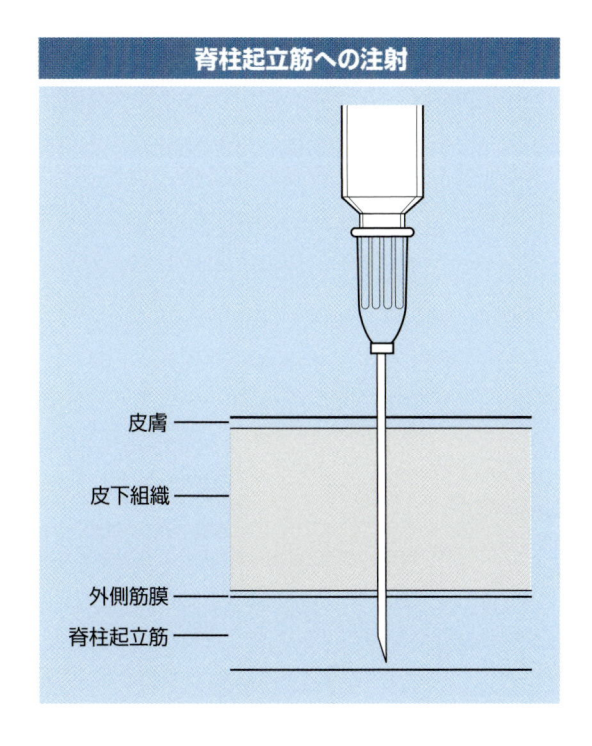

脊柱起立筋への注射

皮膚
皮下組織
外側筋膜
脊柱起立筋

8. 柔軟性が回復してきたら，腹筋と背筋の積極的な筋力運動を開始する．
9. 慢性的に症状がある患者では，椎間板障害（subtle disk），進行性の脊椎すべり症や，他の治療可能な状態がないかどうかを調べるため，単純X線撮影，CTまたはMRIをオーダーする．

▶**手術適応**　合併症のない腰仙椎捻挫の患者では，手術適応はない．治療可能な基礎疾患（椎間板変性，脊椎すべり症，側弯症など）があり，根治的な治療により改善が見込まれる場合は，手術を考慮する．

▶**予後**　ほとんどの腰仙椎捻挫の症状は，安静，ストレッチ運動，7～10日間の筋弛緩薬使用の組み合わせで，完全に治癒する．しかし，腰仙椎の筋攣縮は，背景にある脊柱への何らかの侵害に対する反応である可能性があるため，再発または重症化する捻挫の患者では，背景にある構造的な腰の疾患，腰椎神経根症，脊柱管狭窄症などについての評価を行わなければならない．こうした複雑な例では，腰椎の単純X線撮影，CT，MRI，筋電図などが必要になる．治療可能な基礎疾患が見つかれば，手術の適応となる．

▶ 腰仙椎神経根症，椎間板ヘルニア，坐骨神経痛
LUMBAR RADICULOPATHY, HERNIATED DISK, AND SCIATICA

椎体
側方への椎間板ヘルニア
脊髄神経の圧迫

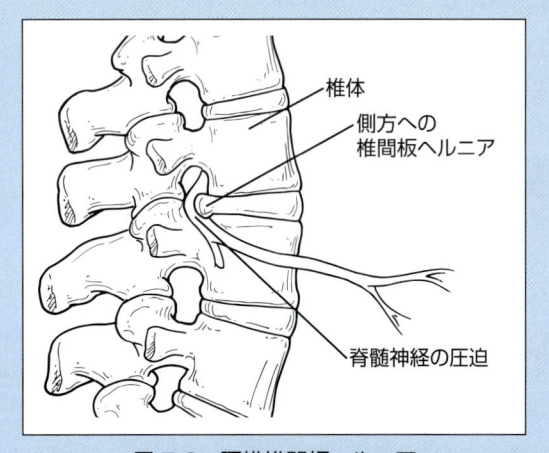

図 7-2　腰椎椎間板ヘルニア

▶**病態生理**　坐骨神経痛（sciatica）とは，腰仙椎神経根や腰仙椎神経叢をなす神経の機能異常に関連して生じる痛みを表現するのに一般的に使用される用語である．椎間板ヘルニア，骨棘（外側陥凹の狭小化や脊柱管狭窄），圧迫骨折，他の外因性の圧力（硬膜外疾患，骨盤腫瘍，「財布」坐骨神経痛）によって神経が圧迫されることにより，進行性に感覚または感覚運動神経，感覚運動内臓神経が障害を受ける．

感覚だけが障害される坐骨神経痛（神経への圧迫が比較的軽度の場合）は，保存的な治療で改善することが多い（☞ p.133）．感覚運動性の坐骨神経痛（運動神経に影響を与えるほどの著明な圧迫がある場合）は，初期の放射線医学的検査，より積極的な治療，外科的介入が必要になる．神経機能への障害が次第に進行する場合は，特にその必要性がある．坐骨神経痛関連の運動機能障害や膀胱直腸障害（感覚運動内臓性の坐骨神経痛といわれ，最重度の神経機能不全である）は，迅速な検査，外科医への紹介，積極的な外科治療が必要となる緊急性のある問題である．

症状が長引く患者（慢性坐骨神経痛，ほとんどすべてが感覚のみの障害）へのアプローチは分けて考える．治療は，理学療法によるストレッチ，適切な腰のケア，長期にわたる固定に重点を置くが，麻酔薬やステロイドの硬膜外注射を行うこともある．この手技は，麻酔科医や診療放射線科医が行うべきである．

▶**具体的症状**　坐骨神経痛の痛みは，神経圧迫の程度により大きく異なる．殿部の痛み，下肢の側面や後面に種々の距離に放散する痛み，下肢の特定部位の痛みなど，患者により痛みを訴える部位はさまざまである．また，足の感覚の消失や異常な感覚（感覚性の坐骨神経痛），下肢の筋力低下や動かしにくさ（感覚運動性の坐骨神経痛），直腸膀胱機能のコントロール不能（内臓神経を巻き込んだ坐骨神経痛）を訴える患者もいる．

「この鋭い痛みが足の下のほうに下りてくるんです．痛みはお尻に始まって，つま先までずっと続きます」．
「足がまるでNovocain（麻酔薬）を打ったときのようです．ぴりぴりしています．」「足を引きずっています」．
「足の力が弱くなったように思います」．
「咳をしたら，電気が足を走り下ります」．
「長時間座ると，つま先がしびれます」．

「ふくらはぎのまんなかに，燃え盛る鉄の棒を当てているかのようです」．

▶**診察所見** 下肢の神経障害の程度（感覚，感覚運動または感覚運動内臓）について診察し，その背景にある原因について評価する．

診察のポイント

①下肢伸展挙上テスト（straight-leg-raising test：SLRテスト）で異常を認める．
②棘突起上に叩打痛を認める．
③神経学的診察で異常（感覚消失，深部腱反射の消失，筋力低下，直腸膀胱コントロールの消失）を認める．
④腰仙椎捻挫の所見について診察する．
⑤背景にある原因を示唆する所見がないかどうか診察する．

---

①坐骨神経痛の特徴的な所見は，SLRテストによる痛みである．この手技は，ある肢位・角度で再現性があり，患者の訴える下肢の根症状も再現できるはずである．症状の誘発が微妙な症例では，足関節を強制的に背屈させることが必要になることもある．
②棘突起上の叩打痛は，急性の椎間板ヘルニア，硬膜外疾患，他の急性の椎骨疾患などの症例でみられることがある．しかし，脊柱管狭窄症や脊柱よりも外側の疾患ではあまり参考にならない所見である．
③神経学的には，神経根性の感覚低下は，神経障害の最も微妙で初期の徴候である．軽い触覚（light touch），痛覚（pinprick），2点識別覚が最初に障害される．症状が進行すれば，深部腱反射の消失，関連する筋群の筋力低下（最もよくみられるのは足の背屈と底屈），直腸膀胱機能の低下（馬尾症候群）がみられることもある．
④腰仙椎捻挫の徴候が坐骨神経痛に伴ってみられることもある（☞ p.132）．局所の傍脊柱筋の圧痛や攣縮，腰仙椎の柔軟性の消失がみられることもある．

⑤一次的な原因が脊髄レベルにおいてはっきりしないときは，背景にある基礎疾患を示唆する徴候を探らなければならない．

▶**X線撮影の適応と方法** 斜位像を含めた腰仙椎X線撮影は，椎骨の整合性，脊椎すべり症の程度，圧迫骨折の存在，変形性関節症の程度（多数の骨棘や椎間関節の著明な骨硬化は脊柱管狭窄の存在への大きな手がかりとなる）を知るのに有用である．しかし，脊椎単純X線撮影は，坐骨神経痛の特定の原因を知るのには有効ではない．

▶**特殊検査の適応** 腰仙椎神経根症の正確な原因を知るためにはCTかMRIが必要となる．これらの画像診断は，硬膜外の転移性腫瘍や膿瘍の診断が考慮されるときには必須である．これらの画像診断により，脊柱管の前後径や，外側陥凹の前後径，椎間板ヘルニアの程度を，解剖学的に正確に測定できると同時に，神経根や硬膜嚢の圧迫の存在や，過去に行われた椎弓切除術の瘢痕組織の存在，椎体の形態異常，脊椎すべり症に伴う線維組織の存在を知ることができる．中程度の症状・徴候を示す患者で，画像診断でも結論が得られない場合は，神経根の特殊な機能障害について評価するために，筋電図が必要になることがある．

▶**診断のポイント** 坐骨神経痛の診断は，患者の訴える神経根による痛みの表現のみに基づいて行われることが多い．神経学的に最も関連のあるものの1つが，患者の表現する痛みの部位であり，下腿後面に沿った痛みはL5–S1，下腿側面に沿った痛みはL4–L5，といった具合である．神経学的診察は，問題の重症度（すなわち，感覚性，感覚運動性，感覚運動内臓性のいずれか）を決定するために行われる．しかし，確定診断のためには，特殊検査が必要となる．

▶**治療目標と治療ステップ** 1 2 3 治療の目標は，診断を確定すること，神経への圧迫を緩和すること，神経の機能を改善すること，随伴する

腰仙椎捻挫を緩和すること，手術の必要性を評価することである．治療法の選択は，神経学的所見によって異なる．感覚性の神経根症や軽度の運動障害を伴う患者に対しては，3日間のベッド上安静に理学療法での運動と筋弛緩薬を組み合わせた治療を行う．激しい運動障害を伴う患者は同様の方法でも治療可能だが，初期の画像診断と神経外科の診察を行うべきである．感覚運動内臓神経の障害を伴う患者は，入院して神経外科医〔訳注：米国では，脳外科と脊柱外科をあわせて神経外科として専門医を標榜している〕の診察を受け，入院日に画像診断を行うべきである．

ステップ1 腰の診察を系統的に行う．Schober テストを行う．下肢の神経機能の評価を行う．

- 症状・徴候の重症度に応じて，腰仙椎のX線撮影，CT，MRIを施行する．
- 鎮痛と筋攣縮緩和の目的で，腰部の筋肉を冷却する．
- 急性期の症状に対して，3～5日間のベッド上安静をオーダーする．
- 歩行と立位を，1日30～45分に制限する．
- 腰へ圧がかかるのを避けるために，松葉杖の使用を勧める（ベッドから風呂場への行き帰りなど）．
- 筋弛緩薬（軽度から中等度の鎮静を起こす程度のもの）と，適切な用量の強力な麻薬を処方する．
- 患者に両側の症状がある，極度の筋力低下がある，便や尿の失禁がある，尿閉があるなどの場合は，患者を入院させ，神経外科医への紹介を行う．

ステップ2 〈7～14日後の急性期のフォローアップ〉神経学的所見と腰の診察所見について再評価する．

- 患者がまだベッド上安静でいる間に，軽いストレッチ運動（☞ p.329）を開始する．上半身の筋力を維持するために，手で持てる重りをベッド上で使用する．
- 松葉杖を使用しながら，ベッド以外で過ごす時間を徐々に増やしていく．ベッド外生活をしながら，単純な腰仙椎コルセット（☞ p.303）を使用する．筋攣縮に対して脊柱起立筋への局所麻酔薬やステロイドまたはその両方の注射を，持続する神経刺激に対してD80（デポ・メドロール®80 mg：酢酸メチルプレドニゾロン）〔訳注：日本では通常40 mgを用いる〕の硬膜外注射を考慮する．

ステップ3 〈2～3週間症状が持続する場合〉神経学的所見と腰の診察所見について再評価する．

- 持続する感覚性の坐骨神経痛に対して，中程度の用量の経口ステロイドを考慮する（プレドニゾン30～40 mgを数日，その後急速に減量する）．
- 薬剤の使用を減らす．
- 腰の筋力強化運動（☞ p.331）を開始する．
- 筋力増強や心血管系の再調整のために水泳を勧める．
- 患者に十分な筋力が回復するまで，歩行の支えに松葉杖を使用する．腰の適切なケアに重点を置く．

ステップ4 〈3～6週間症状が持続する場合や症状が悪化する場合〉運動症状が間欠的にある，持続する，悪化するといった場合は，神経外科医への紹介を行う．

- 持続する感覚性坐骨神経痛の症例は，硬膜外ステロイド注射の目的で，患者を麻酔科医へ紹介する．
- 徐々に日常の活動を再開させるが，腰への適切なケアには注意を払う．
- 症状が慢性的な場合，外固定の目的で腰仙椎コルセット（☞ p.303）を使用したり，TENS装置をオーダーしたり，三環系抗うつ薬の使用を考慮したり，ペインクリニックへ紹介したりする．
- 患部を温めてから，腰部屈曲位での他動的ストレッチ運動（膝抱えストレッチ運動，側屈ストレッチ運動，骨盤ゆすりストレッチ運動）を行い，可能であればMcKenzieの伸展運動を組み合わせて行う．

▶**理学療法の適応と方法** 理学療法は，急性期の治療や再発性坐骨神経痛の予防において不可欠な

役割を果たす．超急性期の症状にはベッド上安静に，歩行時の支えには松葉杖に，ベッド上安静の間には一般的な筋力トレーニングを行うことに，大きな重点が置かれる．

▶**注射手技**　傍背柱筋や腰椎椎間関節への局注はあまり行われず，その意義にも疑問がある．背柱起立筋に局在する圧痛があり，局所麻酔，ステロイドやその両者に劇的に反応する患者が時々いる（☞ p.135）．

▶**手術適応**　大きな椎間板ヘルニアや遊離しているヘルニア，あるいは変形性脊椎症性変化によって脊髄神経や神経根が持続的に圧迫されているような場合には，ヘルニア摘出術や，椎弓切除術（脊柱管狭窄症），椎体固定術（椎体不安定症）などが考慮される．間歇的な坐骨神経痛や，軽度の椎間板膨隆，画像の所見と一致しないような神経根症状の場合は手術の適応とならない．

▶**予後**　最も適切な治療法を決定し，最良の結果を保証するためには，患者の症状と所見を，X線像や画像所見でみられる解剖学的異常と正確に関連付けることが必要である．病歴聴取と神経学的診察は，影響を受けている神経高位と神経障害の程度を決定するために行われる．画像診断は，解剖学的異常を定め，椎間板ヘルニアや脊柱管狭窄，脊椎すべり症，硬膜外膿瘍を鑑別するために行われる．筋電図は，神経障害の程度を確定し，2つ以上の神経根レベルが影響を受けている場合，どの神経根が最も障害されているかを同定するために行われる．腰仙椎神経根症の予後は，診察上の神経学的障害の程度，神経が圧迫を受けていた期間，基礎疾患（椎間板ヘルニア，脊柱管狭窄症，硬膜外膿瘍など），患者の年齢と一般状態によって決まる．感覚障害のみを訴える患者や，ごくわずかな運動障害がある患者は，内科的治療で改善する．ほとんどの患者（75～80％）は，保存的治療に反応する．進行する神経障害，激しい運動障害や失禁を伴うような大きな椎間板ヘルニアや，大きく脱出・移動しているヘルニアの場合は，必ず整形外科医への紹介を行う．

仙腸関節捻挫 SACROILIAC STRAIN

後上腸骨棘から1インチ（2.5 cm）尾側で正中から1インチ（2.5 cm）外側の部位に刺入する．後方支持靱帯の硬い抵抗がある部位まで70°の角度で針を進める．

針：1 1/2 インチ（3.8 cm）または3 1/2 インチ（8.9 cm），22 ゲージ
深さ：1 1/2～2 1/2 インチ（3.8～6.4 cm）
用量：1～2 mLの局所麻酔薬と1 mLのK40（ケナコルトA®40 mg：トリアムシノロンアセトニド）
注意：最大深部で仙腸関節接合部の骨膜に向かって薬液を注入すべきである．

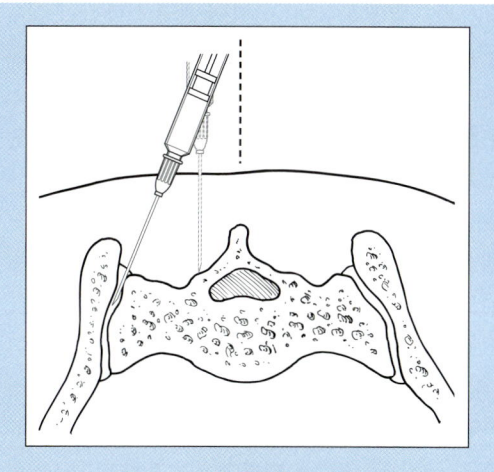

図7-3　仙腸関節への注射

▶**病態生理**　仙腸関節捻挫と仙腸関節炎は，仙骨と腸骨の間の関節に影響を与える2つの代表的な疾患である．仙腸関節捻挫は，不適切な荷物の持ち上げ，捻転による外傷，シートベルト外傷，直達外傷などの機械的な刺激によって生じる．仙腸関節のリウマチ性の炎症を仙腸関節炎といい，たいていはライター症候群，強直性脊椎炎，潰瘍性大腸炎関連の関節炎などの脊椎関節炎と関係している．仙腸関節の化膿性関節炎はまれである．病因にかかわらず，腰痛の原因になるこの特殊な病態の症状は，一般的に腰に非常に限局したものである．重症度が増せば，症状は殿部に放散したり，坐骨神経痛の場合と同様に下肢後面を下方に放散したりすることがある．

▶**具体的症状**　患者は，腰仙椎下方に非常に限局した痛みとこわばりや，殿部や下肢下方に放散する痛みを訴える．患者はしばしば腸骨稜と殿部をさすりながら，以下のように症状を表現する．

「腰を捻るたびにお尻に鋭い痛みを感じます」．
「腰の柔軟性がなくなってきました」．
「座るとこの左側がとても痛くなります（左下方の殿部を指差しながら）」．
「まるで腰にアイスピックを押し付けられているかのようです」．
「ひょいとベッドにあがることができないんです．ほんの束の間でも楽な姿勢でいることができないんです」．
「長時間座った後は腰が非常にこわばって，手で自分自身を持ち上げなくてはならないんです（患者は椅子から立ち上がるとき，手で大腿前面を持ち上げて歩く様子を見せてくれる）」．

▶**診察所見**　仙腸関節の局所の圧痛，腰仙椎の柔軟性，大転子部や中殿筋の滑液包への二次性の炎症の有無について診察する．

診察のポイント

①仙腸関節直上に局所の圧痛を認める．
②圧迫や骨盤への回転力（fabere法）によって痛みが誘発される．
③腰仙椎のこわばり（Schoberテストの異常）を認める．
④二次性の大転子部や中殿筋の滑液包への圧痛がないかどうかみる．
⑤局所麻酔ブロックによって症状が劇的に回復する．

①仙腸関節の圧痛は，患者を腹臥位にすると，最も見つけやすい．コイン大領域の圧痛が，後上腸骨

棘の1インチ（2.5 cm）内側で1インチ（2.5 cm）下方に認められる．関節は腸骨の下に隠れているため，側方から強い圧力を加えなければならない．これは，後上腸骨棘上方に位置し，腰仙椎の弯曲に沿って上行している脊柱起立筋への圧痛がもっと誘発しやすいことと比べて対照的である．

②仙腸関節の痛みは，骨盤への圧迫や，回転力を加えることによって誘発される．患者を側臥位にして，骨盤を側方から押し下げるようにして，圧迫を加えることができる．股関節を「4の字」の肢位（☞p.334）にし，対側の前上腸骨棘と同側の膝を同時に圧迫することで，関節に回転力（トルク）を加えることができる．これを Patrick テストまたは fabere（flexion 屈曲，abduction 外転，external rotation 外旋）テストという．

③腰仙椎捻挫の場合と同様に，仙腸関節に痛みのある患者でも，Schober テストが異常となることがある（☞p.132）．

④大転子部や中殿筋滑液包の痛みが，慢性の仙腸関節捻挫に伴ってみられることがある．

⑤局所麻酔ブロックで症状が劇的に改善すれば，診断が確定する．

▶**X線撮影の適応と方法**　骨盤の立位前後像X線撮影は，仙腸関節炎，脚長差，変形性股関節症，骨盤と大腿骨の異常，下部腰仙椎の状態をスクリーニングするのに優れた検査である．仙腸関節炎や仙腸関節捻挫の可能性があれば，解剖学的にさらに詳細な情報を得るために，骨盤斜位像も撮影するべきである．側弯症，脊椎すべり症や他の構造的な背部疾患の合併が疑われれば，腰仙椎X線撮影の適応がある．

▶**特殊検査の適応**　核医学関節スキャンやMRIは，滑膜炎やびらん性骨疾患に関して，より詳細な情報を与えてくれる．

▶**診断のポイント**　仙腸関節疾患の診断には，局在する腰痛の病歴と，仙腸関節の圧痛という診察所見が必要である．仙腸関節捻挫の診断は，局所麻酔ブロックによって確定する必要がある．仙腸関節炎という特殊な診断には，血沈の上昇とX線像での典型的な変化（びらん性疾患）や核医学関節スキャンでの異常所見が必要となる．仙腸関節への核種の取り込みが周囲の腸骨に比べて1.3倍以上であれば，仙腸関節炎の可能性が非常に高い．

▶**治療目標と治療ステップ 1 2 3**　治療の目標は，仙腸関節局所の炎症を緩和すること，腰仙椎と仙腸関節領域の柔軟性を増すことである．安静と理学療法による運動は，片側の限局した仙腸関節捻挫の治療の選択肢となる．炎症性の仙腸関節炎の患者に対しては，NSAIDs が治療の選択肢となる．仙腸関節捻挫の症状が持続するあるいは激しい患者に対しては，ステロイドの注射が治療の選択肢となる．

ステップ1　仙腸関節，腰仙椎，股関節の2つの大きな滑液包の診察を系統的に行う．腰仙椎の柔軟性について，Schober テストを行う．立位前後像の骨盤X線撮影をオーダーする．

- 仙椎下部の冷却を試みる．しかし，関節が深部にあるため，効果は部分的でしかない．
- 捻り動作や大きな前後屈・側屈動作を避ける．
- 膝を使った適切な物の持ち上げ方を助言する．物を体に引き寄せ，腰ではなく膝を曲げ，決して体を捻って持ち上げないようにする．特に重たい物は体にしっかり引き寄せて運ぶようにする．
- 正しい姿勢を維持することの必要性を強く伝え，職場の椅子や車に乗るときには腰椎サポーターを付けることを勧める．
- 日中は仙腸関節ベルト（☞p.304）を装着するように勧める．
- 筋の柔軟性を維持するために，William の屈曲体操を（☞p.329）開始する．
- 腰仙椎の筋攣縮が合併していれば，夜間は軽度の鎮静を引き起こす程度の用量の筋弛緩薬を勧める．
- 鎮痛薬の使用は7〜10日間以内に制限する．

- 仙腸関節炎が疑われれば，NSAIDsを処方する．
- 急性期の重症例では，3～4日間のベッド上安静を勧める．
- 痛みと攣縮が重度の場合は，松葉杖を使用する．

ステップ2 〈2～4週間症状が持続する場合〉
診断を確定し，仙腸関節由来の症状と腰椎由来の症状を鑑別するために，局所麻酔ブロックを行う．仙腸関節が痛みの主な原因になっていれば，1 mLのK40（ケナコルトA®40 mg：トリアムシノロンアセトニド）を注射する．

- 注射後は3～4日間のベッド上安静を勧める．
- 患部の固定を継続する．
- 痛みと炎症が十分コントロールできるようになったら，屈曲ストレッチ運動（側屈ストレッチ運動，膝抱えストレッチ運動，骨盤ゆすりストレッチ運動）を開始する．

ステップ3 〈6～8週間症状が持続する場合〉
症状が50％以下に改善しない場合は，ステロイドの注射を再度行う．

- 立膝での腹筋運動や重りを用いた側屈運動といった筋力強化運動（☞ p.331）を開始する．
- 一般的な腰の調整を開始する．徐々に水中エアロビクス，衝撃の少ない歩行，水泳を増やすようにする．
- 徐々に日常の活動を再開する．しかし引き続き腰の適切なケアには注意を払う．

ステップ4 〈10～12週間症状が持続する慢性例〉
症状が再発または慢性的に続く場合は，外固定としてベルクロ腰仙椎コルセット（☞ p.303）や仙腸関節ベルト（☞ p.304）を使用する．

- TENS装置をオーダーする．
- 三環系抗うつ薬の使用を考慮する．
- ペインクリニックへ紹介する．

▶**理学療法の適応と方法** 理学療法は，仙腸関節に影響を与える状態の治療において不可欠な役割を果たし，リハビリテーションと予防においても主たる治療法となる．

理学療法のポイント

①仙腸関節を冷却する．
②Williamの屈曲体操（側屈ストレッチ運動，膝抱えストレッチ運動，骨盤ゆすりストレッチ運動）を他動的に行う．
③脊柱起立筋と腹筋の強化運動を，腰の動きを最小限にして行う．

●**急性期の対応** 仙腸関節捻挫の初期治療においては，この限局性の腰痛を伴う急性の筋攣縮を緩和するために，冷却，加温，軽度のストレッチ運動を行う．冷却と加温，そしてこれらを交互に行うことは，痛みと筋攣縮を緩和するのに効果的である．患者個々の臨床的な効果に基づいてこれらを勧める．ストレッチ運動は，仙腸関節と腰の柔軟性を維持するのに不可欠であり，構造的な腰の疾患がある患者では特に重要となる．側屈ストレッチ運動，膝抱えストレッチ運動，骨盤ゆすりストレッチ運動（Williamの屈曲体操）は，傍脊柱筋，中殿筋，仙腸関節を伸展させるように工夫されている（☞ p.329）．これらの運動は，超急性期の症状が回復した後に始めるべきである．ストレッチ運動は，体を温めた後に行う．最初のうちは，患者は寝そべったままでこれらの運動を行うべきである．痛みと筋攣縮が和らいできたら，立った状態でこれらの運動を行ってもよい．個々の運動は20セットずつ行う．ストレッチ運動は，患者が少し疲れたと感じる程度以上に行わないようにすべきである．

●**回復期のリハビリ** 回復過程を持続し，再発の可能性を減らすために，3～4週間経ったら筋力強化運動を追加する．筋力強化運動は，急性の筋攣縮が落ち着いたら行う．体を温めてストレッチ運動を行った後で，立膝での腹筋運動，重りを用いた側屈運動，軽い伸展訓練（☞ p.331）を行う．有酸素運動は，再発を予防するのに最良の方法の1つである．水泳，クロスカントリースキーマシン，

衝撃の少ない水中エアロビクス，早歩き，軽いジョギングは，腰に負担をかけることの少ない，優れた低衝撃の運動である．伝統的な理学療法に反応しないような，仙腸関節由来の慢性疼痛に対しては，疼痛コントロールのためにTENS装置が必要になることがある．

▶注射手技　麻酔薬の局所注射は，仙腸関節に影響を与える状態と，傍脊柱筋（脊柱起立筋起始部）の局所の痛みと攣縮，腰仙椎由来の痛み，下部腰仙椎神経根由来の痛みを鑑別するために行われる．ステロイドの注射は，安静，理学療法による運動，コルセットでうまくいかない仙腸関節の持続的な炎症を治療するために行われる．

《体位》患者には，腹臥位になってもらい，ベッドにぴったりと伏せてもらう．

《表面解剖と穿刺部位》後上腸骨棘を同定してマーキングする．正中に線を1本引く．穿刺部位は，後上腸骨棘から1インチ（2.5 cm）尾側で正中から1インチ（2.5 cm）外側である．

《穿刺の角度と深さ》穿刺角は70°で，針先を外側に向ける．注射の深さは1½〜2½インチ（3.8〜6.4 cm）で，患者の体重により異なる．

《麻酔》エチルクロライドを皮膚にスプレーする〔訳注：日本では一般的ではない〕．局所麻酔薬を，関節（すなわち最も深いところ）に注入するのが理想的である．患者への効き具合に応じて，さらに0.5 mLを，針を関節後面に対して進めながら，腸骨または仙骨の骨膜に沿って注射しなければならないこともある．

《手技》仙腸関節の注射を成功させるためには，仙骨と腸骨の間の可能な限り深い場所に，注意深く針を進める必要がある．（仙骨と腸骨は，仙腸関節が頂点となる逆円錐型の側面を形成している）．針は骨膜の抵抗を触れる部位まで進める．1½インチ（3.7 cm）の深さで骨に達したら，針を1インチ（2.5 cm）引き抜き，5°の角度をつけて再度最も深いところに達するまで針を進める．注射が正確に行えたら，局所麻酔の効果により，柔軟性が改善し，痛みが緩和されるはずである．

▶注射後の対応

1. あらゆる直達外力，歩行，立位，腰の屈曲や捻り動作を避け，3日間は安静にする．
2. 重症例では，3日間のベッド上安静と，松葉杖による免荷を強く勧める．
3. 注射後の痛みに対しては，冷却（4〜6時間ごとに15分間）と，アセトアミノフェン（1000 mg，1日2回）〔訳注：日本では1回500 mgを1日3回が上限〕を処方する．
4. 長時間の立位，不要な歩行，反復する腰の曲げ伸ばし，物を持ち上げる動作，腰の捻りを制限することにより，3〜4週間は腰を保護する．
5. 重症例では，最初の2〜3週間，ベルクロ腰仙椎コルセットや仙腸関節ベルトを処方する．
6. 急性の痛みが回復し始めたら，屈曲位での他動的ストレッチ運動（Williamの屈曲体操）を開始する（膝抱えストレッチ運動，骨盤ゆすりストレッチ運動，側屈ストレッチ運動）．
7. 痛み，炎症，二次性の筋攣縮が持続する場合には，6週間後に再度ステロイドの注射を行う．
8. 柔軟性が回復してきたら，または4〜6週間経過したら，腹筋と背筋の積極的な筋力運動を開

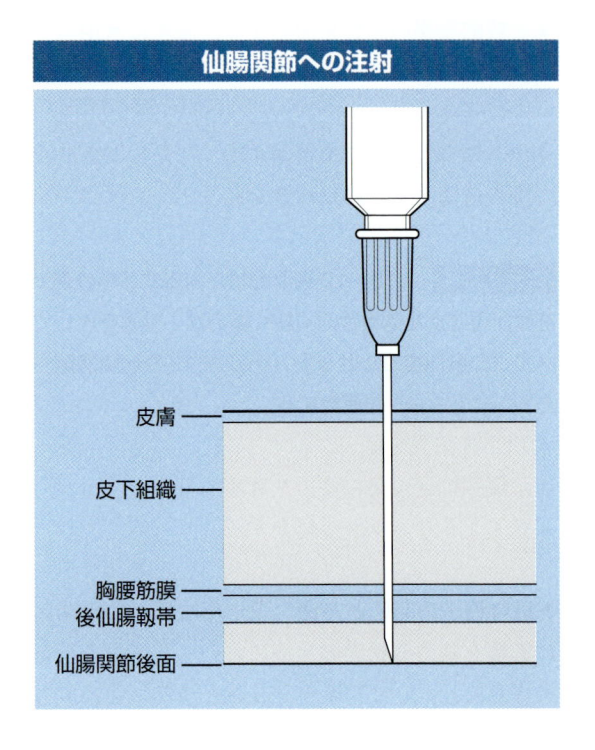

仙腸関節への注射

皮膚
皮下組織
胸腰筋膜
後仙腸靱帯
仙腸関節後面

始する.
9. 脚長差をみるための立位前後像骨盤単純 X 線撮影や，仙腸関節炎や短脚を同定するための核医学骨シンチ，CT や MRI をオーダーする.

▶**手術適応**　手術適応はない.

▶**予後**　腰部や股関節疾患と関係のない，合併症のない仙腸関節捻挫の予後は良好で，局所のステロイド注射や理学療法訓練によく反応する．仙腸関節捻挫を反復するエピソードのある患者は，治療に予想したとおりの反応を示さず，背景に腰部や股関節の疾患があることが多い．仙腸関節捻挫を反復する患者や，治療への反応が乏しい患者は，腰仙椎や股関節の徹底的な診察，骨盤と腰椎の単純 X 線撮影，腰仙椎の CT や MRI が必要である．仙腸関節炎が疑われる患者は，炎症の活動性を知るために，血液検査や骨シンチが必要である．仙腸関節捻挫や仙腸関節炎を反復する患者は，再発の可能性を小さくするために，継続的なストレッチや筋力強化運動が必要である．

尾骨痛 COCCYGODYNIA

正中で仙尾関節の1インチ（2.5 cm）尾側から刺入する．針は70°の角度で，後方支持靱帯の硬い抵抗や，骨の硬い抵抗がある部位まで進める．

針：1 1/2 インチ（3.8 cm），22 ゲージ
深さ：1～1 1/2 インチ（2.5～3.8 cm）
用量：1～2 mL の局所麻酔薬と1 mL の D80（デポ・メドロール®80 mg：酢酸メチルプレドニゾロン）〔訳注：日本では通常 40 mg を用いる〕

注意：支持靱帯または仙骨の骨膜に向かって薬液を注入すべきである．

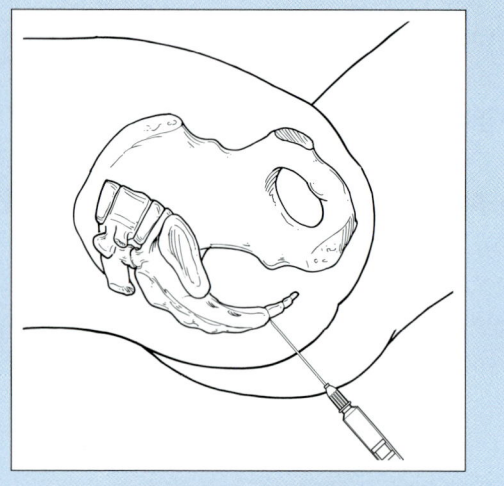

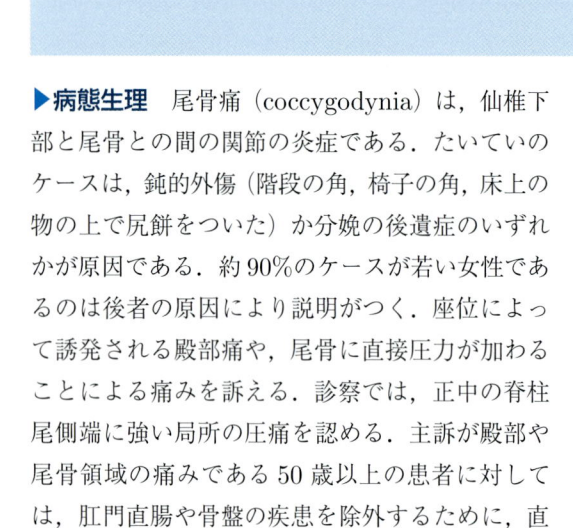

図 7-4 尾骨痛に対する仙尾関節への注射

▶**病態生理**　尾骨痛（coccygodynia）は，仙椎下部と尾骨との間の関節の炎症である．たいていのケースは，鈍的外傷（階段の角，椅子の角，床上の物の上で尻餅をついた）か分娩の後遺症のいずれかが原因である．約90％のケースが若い女性であるのは後者の原因により説明がつく．座位によって誘発される殿部痛や，尾骨に直接圧力が加わることによる痛みを訴える．診察では，正中の脊柱尾側端に強い局所の圧痛を認める．主訴が殿部や尾骨領域の痛みである50歳以上の患者に対しては，肛門直腸や骨盤の疾患を除外するために，直腸診や内診を行わなければならない．

▶**具体的症状**　すべての患者は，直接の圧迫で悪化する殿部痛を訴える．この痛みは，例外なく，殿裂正中に非常に限局した領域の圧痛である．時にこの痛みは，坐骨神経痛の場合と同様に，殿部外側領域や下肢下方への放散痛として表現されることもある．

「お産をして以来，長時間座ることができなくなりました」．
「座ることができなくなりました．唯一座れる方法は，頬杖をつくことです」．

「まるで画鋲の上に座っているようです」．
「私は長時間自転車に乗ることができません．サドルの上にパッドを敷いても，この激しいお尻の痛みを防ぐことはできません」．
「このみっともない痔用の円座に座るのはうんざりです」．

▶**診察所見**　診察は，圧痛が仙尾関節由来のものか，隣接する骨や大腸直腸由来のものかの鑑別に重点を置く．さらに，腰椎疾患の疑いがあれば，関節可動域を評価し，会陰部の神経学的診察を行う．また仙尾関節由来の痛みであることがはっきりしないときは，直腸と骨盤の診察を徹底的に行う．

診察のポイント

①仙尾関節に圧痛を認める．
②尾骨の角度や可動性の異常を認める．
③会陰部の感覚，肛門括約筋，尿や便の排泄は正常である．
④直腸と骨盤の診察は正常である．

①局所の圧痛は，尾骨痛の特徴的な所見である．患者には，側臥位で，股関節と膝関節を90°に屈曲してもらう．仙骨を正中で触知し，岬角か

ら仙尾関節へ下行しながら診察する．内上方に向けて（臍に向けて）触診することで，最大の圧痛（コイン大の領域）を誘発することができる．
②尾骨の角度と可動性は，直腸指診で調べる．直腸内の示指と外側の母指との間で尾骨をつまむことができる．尾骨は注意深く扱わなければならない．注意：この手技はしばしば患者の不快感を引き起こす．尾骨の前向きの角度を記録する．
③合併症のない尾骨痛では，仙髄の診察は正常である．
④関節痛の所見がはっきりしないときは，直腸と骨盤の診察を行う．

▶**X線撮影の適応と方法**　通常の症例では，仙骨と尾骨の単純X線撮影は不要である．尾骨側面像と骨盤立位正面像は関節のなす角の異常を確定するのに施行されることがある．臨床所見で仙尾関節の炎症であると診断ができないときは，必ず単純写真の適応となる．

▶**特殊検査の適応**　合併症のない症例では，特殊検査の適応はない．骨の圧痛が関節辺縁を越えて広がる場合，典型的には1cmを越えて広がる場合は，骨盤の骨シンチやMRIの適応である．仙尾部局所の症状に直腸や骨盤内の症状や所見が伴っているときは，S状結腸内視鏡，大腸内視鏡，骨盤エコー，腹部CTの適応である．

▶**診断のポイント**　診断は，尾骨局所の痛みと仙尾関節の圧痛という病歴から，臨床的判断に基づいて行われる．診断がはっきりしない場合，非典型的な症状所見を認める場合は，診断確定のために局所麻酔ブロックが行われる．

▶**治療目標と治療ステップ** **1** **2** **3**　治療の目標は，仙尾関節局所の炎症を緩和すること，今後加わる刺激から尾骨を保護することである．

ステップ1　仙尾関節の診察を徹底的に行う．局所の圧痛が関節辺縁を越えて広がっていれば，単純X線撮影または骨シンチをオーダーする．関節所見がはっきりしない場合は，大腸直腸や骨盤内の病態がないかどうか，患者を評価する．

- 直接加わる圧力と不必要な座位を避ける．
- 局所を冷却することにより一次的な症状緩和が得られるが，冷却を行うのは非現実的である．
- 圧力を緩和するために，軟らかい枕，クッション，痔疾用の円座を勧める．
- 症状が非典型的な場合は，診断確定のために局所麻酔ブロックを行う．

ステップ2　〈2～4週間症状が持続する場合〉
4～6週間以上症状が持続する場合は，ステロイドD80（デポ・メドロール®80mg：酢酸メチルプレドニゾロン）〔訳注：日本では通常40mgを用いる〕の注射を行う．

- 引き続き，直接加わる圧力と不必要な座位を避ける．
- 引き続き，圧力を緩和するために，軟らかい枕，クッション，痔疾用の円座を勧める．

ステップ3　〈2～3カ月症状が持続する場合〉
1回目の注射で部分的な症状緩和しか得られなかった場合は，再度ステロイドD80の注射を行う．

- 下肢伸展（殿筋）訓練を勧め，殿筋のサイズと筋力を向上させることで尾骨への直接の圧迫を軽減する．
- 症状が持続する場合は整形外科医への紹介を考慮する．

▶**注射手技**　麻酔薬の局所注射は，仙尾関節に影響を与える状態と，仙腸関節，直腸，骨盤内由来の痛みを鑑別するために行われることがある．ステロイドの注射は，安静，局所保護による経過観察でよくならない仙尾関節の持続的な炎症を治療する際に選択する抗炎症治療である．

《体位》患者を側臥位にし，股関節と膝関節を90°屈曲させ，脊椎の尾側端を露出させる．

《表面解剖と穿刺部位》仙骨突起を同定し，殿溝に沿って仙骨最下端までたどる．正確な位置，（肛

門括約筋の）感受性の程度，仙尾関節の可動性を知るために直腸指診が行われることもある．穿刺部位は仙尾関節の1/2～1インチ（1.3～2.5 cm）下方正中である．

《穿刺の角度と深さ》穿刺の角度は70°で，針先を仙尾関節に向けて上方に進める．注射の深さは，皮下組織の厚さにもよるが，1/2～1インチ（1.3～2.5 cm）である．

《麻酔》エチルクロライドを皮膚にスプレーする〔訳注：日本では一般的ではない〕．局所麻酔薬を，皮膚直下（0.5 mL）と，関節のすぐ近傍（0.5～1 mL）に注入する．

《手技》仙尾関節の注射を成功させるためには，支持靱帯の硬い抵抗を触れる部位か仙骨の固い抵抗を触れる部位まで，注意深く針を進める必要がある．助手は，殿溝が露出するように，殿部を上方に牽引する．検者は仙骨下部に1本の指を固く押し付ける．穿刺部位は，検者の指の場所から1/2～1インチ（1.3～2.5 cm）下方である．皮下組織に局所麻酔薬を注入したら，針を支持靱帯または仙骨に向けてさらに進める．実際に関節内には刺入できない．0.5 mLの局所麻酔薬を，関節のすぐ外側に追加注入する．注射が正確に行えたら，局所麻酔の効果により，圧迫による痛みが直ちに緩和されるはずである．さらに靱帯または骨に向けてD80（1 mL）を注入する．

尾骨痛への注射

（図：皮膚，皮下組織，仙尾靱帯，滑膜，仙骨骨膜）

▶注射後の対応

1. 直接の圧力と不要な座位を避け，最初の3日間は仙尾関節を安静にする．
2. 重症例では，3日間のベッド上安静と，松葉杖による免荷を勧める．
3. 注射後の痛みに対しては，アセトアミノフェン（1000 mg，1日2回）〔訳注：日本では1回500 mgを1日3回が上限〕を処方する．
4. 直接の圧力と不要な座位を制限することにより，3～4週間は関節を保護する．
5. 直接の圧力を避けるために，座るときは必ずパッド（軟らかい枕，クッション，痔疾用の円座）を使用するように勧める．
6. 痛みと炎症が持続する場合には，6週間後に再度ステロイドの注射を行う．
7. 急性の痛みと炎症が十分に回復したら，殿筋の積極的な筋力運動を開始する．
8. 2回の連続した注射で改善しないような持続的な痛みと炎症に対しては，関節の角度や不整を評価するために仙骨単純X線撮影をオーダーし，整形外科医への紹介を行う．

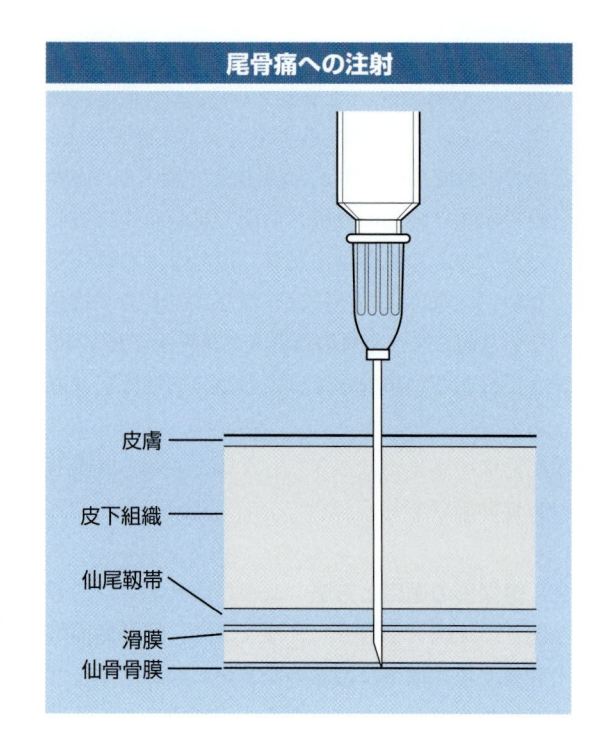

▶**手術適応** 治療がうまくいかない場合，症状が持続する場合，特に仙尾関節が骨折している場合や，正常の円形のカーブが異常をきたしている場合には，尾骨除去術の適応となる．

▶**予後** ほとんどの尾骨痛の患者は，直接かかる圧力の回避，パッドの使用，ステロイドの局注の併用で，数カ月は症状が和らぐ．しかし，長時間の座位による再損傷や刺激によって再発することが多い．治療に反応しない症状がある患者や，3回以上再発する患者は，尾骨除去術の適応となることがある．手術を考慮する患者に対しては，術後

の感染や持続性の会陰部痛が起こる可能性についてしっかり説明を行わなければならない．

CHAPTER 8 股関節

股関節痛の鑑別診断

診断	確定
殿部滑液包（最も多い）	
●大転子滑液包炎	●局所麻酔ブロック
●中殿筋滑液包炎	●局所麻酔ブロック
●坐骨殿筋滑液包炎	●局所麻酔ブロック
●腸骨恥骨滑液包炎	●局所麻酔ブロック
●弾発股（snapping hip）	●身体所見
股関節	
●変形性関節症	●X線—骨盤部，立位正面像
●炎症性関節炎	●関節穿刺，穿刺液分析
●敗血症性関節炎	●関節穿刺，穿刺液分析
●寛骨臼狭小化（shallow acetabulum）	●X線—骨盤部，立位正面像
●亜脱臼・脱臼	●X線—骨盤部，立位正面像
人工股関節	
●インプラントの緩み	●X線；骨シンチ
●インプラント損傷	●X線—骨盤部，正面像
●亜脱臼・脱臼	●X線—骨盤部，正面像
感覚異常性大腿痛	●病歴；身体所見（感覚検査）
骨疾患	
●大腿骨頭壊死症	●骨シンチ；MRI
●大腿骨頸部不顕性骨折	●骨シンチ；MRI
●悪性疾患	●骨シンチ；MRI
放散痛	
●腰仙椎由来	●神経学的身体所見；CT
●仙腸関節由来	●X線；骨シンチ
●血管閉塞性疾患	●身体所見；ドップラーエコー
●鼠径ヘルニア	●身体所見

▶ 大転子滑液包炎 TROCHANTERIC BURSITIS

側臥位で大転子の中心から穿刺する．針を軽く進め，中殿筋腱の硬い抵抗を感じたところで大腿骨膜に向かって1/2インチ（1.3 cm）さらに進める．

針：1 1/2インチ（3.8 cm）の標準針または3 1/2インチ（8.9 cm）の脊椎穿刺針，22ゲージ
深さ：中殿筋腱を通過して骨膜までの1 1/2〜3インチ（3.8〜7.6 cm）
用量：1〜2 mLの局所麻酔薬と1 mLのK40（ケナコルト®40 mg：トリアムシノロンアセトニド）

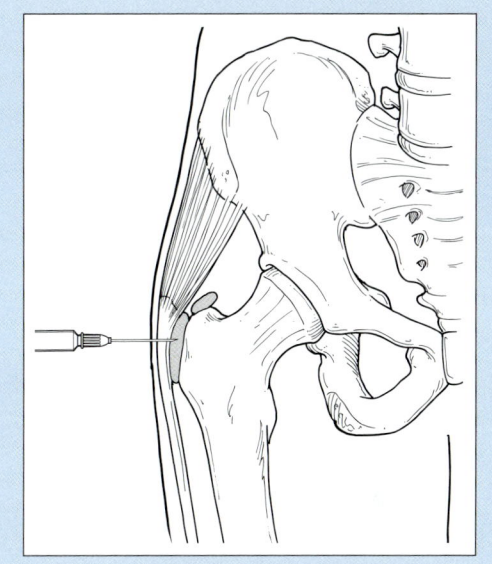

図8-1　大転子滑液包への局所麻酔注入法

▶ **病態生理**　大転子滑液包炎は，大腿骨の大転子突起中部と中殿筋腱・腸脛靱帯の間にある滑液包の炎症である．股関節の頻回の屈曲と直達圧迫によって増悪する．大転子滑液包炎症例の95%は歩行障害により発症する．通常でない歩行や立位のパターンにより，中殿筋腱の摩擦が増加し中殿筋の不均一な収縮が起き，滑液包への刺激が強まる．歩行障害のよくある原因は，腰仙椎異常（75%），脚長の左右不一致（10%），仙腸関節疾患（5%），下腿障害（10%）である．大腿外側への直達外傷や関節可動域低下を伴う変形性股関節症はこの疾患の原因としては比較的まれである．

▶ **具体的症状**　患者は大腿外側に広がる股関節痛や歩行困難を訴える．患者は症状を説明するときしばしば大腿外側をさする．

「右側を下にして寝返ると，この鋭い股関節の痛みで目が覚めるんです」．
「ショッピング・モールを長いこと歩きすぎると，股関節がチクチク痛むんです（大腿の上外側を指差しながら）」．
「横に寝られなくて，一晩中ごろごろ寝返りを打つんです．今じゃ夫は別の部屋で寝てるんです…」．
「この鋭い痛みはここから（大腿外側をさりながら）始まって，膝にかけてはっきり感じるんです」．
「しゃがめないんです．階段を上るのもできなくなっちゃって．股関節をちょっと曲げただけですごく痛いんです」．
「ここ数年背中が痛いんです．最近硬い床に寝るとこの辺に（大腿上外側を指差しながら）もっと鋭い痛みが走るんですよ」．

▶ **診察所見**　大転子部の局所的圧痛の程度を診察し，歩行，腰背部の柔軟性，仙腸関節損傷の程度を評価する．

診察のポイント

① 局所的圧痛が大転子の中央に認められる．
② 股関節の最大屈曲で（軽度だが）疼痛が増悪する．
③ 股関節の等尺性外旋で疼痛が増悪する（25％の症例）．
④ 股関節の可動域（ROM）は正常範囲内
⑤ 歩行障害，脚長の左右不一致，腰背部もしくは仙腸関節疾患を伴う．

① 局所的圧痛が大転子の中央に認められる．この圧痛は，患者に側臥位をとらせ，膝を90°に屈曲させる（この体位で，大転子中部と上部の同定が容易になる）と最も検出しやすい．圧痛の最強点は大転子上部から1½インチ（3.8 cm）下方，大転子外側突起の直上にある．
② 股関節を最大に内旋もしくは外旋させたときに硬さや軽い不快感を経験することがあるが，真の可動域制限はみられない．この所見は50％の症例でみられるが，大転子局所圧痛ほど特異的な所見ではない．
③ 25％の症例では，股関節の等尺性外旋により疼痛が増悪する．
④ 合併症を伴わない症例では，股間節の可動域は正常範囲内である．
⑤ 原因疾患となり得る腰背部疾患，脚長左右差，仙腸関節疾患がないか精査する．

▶ **X線撮影の適応と方法** この疾患では，股関節X線撮影が強く推奨される．立位正面骨盤X線撮影と股関節や腰背部の特殊方向撮影を行い，脚長左右不均一，仙腸関節疾患，胸腰部の器質的疾患がないか評価する．単純X線像では滑液包の石灰化は5％にみられる．

▶ **特殊検査の適応** 骨シンチ，CTもしくはMRIが，腰仙椎，仙腸関節，大腿骨，骨盤に原因疾患がないか否か評価するために行われる．

▶ **診断のポイント** 合併症のない症例の診断は，大腿外側部痛，大転子中部の局所圧痛，局所注射麻酔ブロックによる疼痛緩解といった臨床所見に基づいて下される．局所麻酔ブロックは，大転子滑液包炎と中殿筋滑液包炎（☞ p.156）や腰仙椎由来の関連痛，知覚異常性大腿痛の異常感覚痛（☞ p.164）との鑑別診断に有用なことがある．基礎疾患を有すると思われる合併症症例では，確定診断のために特殊検査が必要である．

▶ **治療目標と治療ステップ 1 2 3** 治療の目標は滑液包の炎症を減らし，歩行障害の原因を修正し，適切な股関節・背部のストレッチ運動により滑液包炎の再発を予防することである．第一選択の治療法は，足を組んで行う中殿筋ストレッチ運動を歩行障害の原因に対する治療と平行して行うことである．

ステップ1 局所圧痛のある部位を決定し，立位正面骨盤X線撮影をオーダーし，歩行障害の原因を評価して修正する〔靴の高さを調整する（shoe lift），腰部ストレッチ運動，膝用装具，足関節保護のためのハイトップシューズ，足関節回内を維持するための特注装具など〕．

- 荷重を減らす（横棒に背もたれる，立つよりは座る，一時的な松葉杖歩行，慢性例では体重減量など）．
- 股関節の屈曲を繰り返さないように指導する：階段を上る，椅子から立ち上がるなどの動作
- 大転子部を直接圧迫しないように指導する．
- 中殿筋滑液包の圧迫と摩擦を減らすために毎日のストレッチ運動（☞ p.335）を勧める．
- 滑液包への圧迫を減らすために，座ったり眠るときには患肢を若干外転・外旋することを勧める．
- NSAIDs（イブプロフェンなど）を最大量で4週間処方する．

ステップ2 〈6〜8週間症状が持続する場合〉
原疾患について再評価する（腰椎CT，骨シンチなど）．
- 立位正面骨盤X線撮影で脚長左右差がないかを

評価する．
- 滑液包に K40（ケナコルト A® 40 mg：トリアムシノロンアセトニド）を注射する．
- 症状が 50%以下に改善しなければ，4〜6 週間ごとに K40 注射を繰り返す．
- 疼痛や歩行障害が強い患者には，松葉杖や歩行器などの歩行補助具による免荷を 5〜7 日間行ってもよい．
- 改善がみられたら，股関節ストレッチ運動を勧める．
- 背筋の硬直が原因の場合は，通常の有酸素運動に加えて腰部のストレッチ運動（膝抱えストレッチ運動，骨盤ゆすりストレッチ運動，側屈ストレッチ運動）(☞ p.329) を行う．
- 直達圧迫を避ける．

ステップ 3 〈10〜12 週間症状が持続する慢性例〉
原疾患のさらなる精査を行う，もしくは治療を続ける．
- 超音波で深部を温める．
- 慢性疼痛に対して経皮的神経電気刺激（transcutaneous electrical nerve stimulation：TENS）装置を行う．
- 治療抵抗例では，直達圧迫と股関節の反復屈曲を長期にわたって制限するよう勧める．

▶**理学療法の適応と方法**　大転子滑液包炎の積極的治療において理学療法は重要であり，再発予防においても主要な役割を果たす．

理学療法のポイント
① 加温する．
② 中殿筋と中殿筋腱のストレッチ運動を他動的に行う．
③ 腰仙椎と仙腸関節のストレッチ運動を他動的に行う．
④ 超音波で深部温熱を行う．
⑤ 慢性疼痛に対して TENS 装置を行う．

●**急性期の対応**　最初の数週間は，滑液包への圧迫を軽減するために，温熱療法と他動的ストレッチ運動が行われる．ストレッチングの準備のために，大腿外側を 15〜20 分間加温する．中殿筋腱ストレッチ運動が滑液包への圧迫軽減目的に推奨される．座位で下肢交叉ストレッチ運動(☞ p.335) を 20 セット行う．両側殿部（両側坐骨結節）が地面に平らに当たっているときに最も大きい伸展が得られる．引き続いて腰部，仙腸関節ストレッチ(☞ p.329) を行う．この 3 領域のストレッチをすべて行うことにより，腰椎，仙腸関節，殿部にわたって柔軟性を上げることができる．治療的超音波でより深部の加温ができ，ストレッチと組み合わせて行ってもよい．器質的腰背部疾患や慢性神経障害による慢性的滑液包炎の患者には TENS 装置が必要な場合がある．

●**回復期のリハビリ**　局所症状が消失してから数週間経過後，毎日のストレッチ運動を週 3 回に減らしてもよい．腰椎，仙腸関節，殿部の柔軟性を維持することで滑液包炎の再発を減らすことができる．

▶**注射手技**　合併症のない滑液包炎症例（治療，修正可能な歩行障害を有しない症例）では，局所注射が抗炎症治療に好んで行われる．

《体位》患者に患側を上にして側臥位になってもらう．膝を 90°屈曲する．この体位で大転子が最もはっきりわかる．

《体表解剖学と穿刺部位》大転子突起の上縁，後縁，前縁を触診してマーキングする．穿刺部位は大転子上端から 1 1/2 インチ（3.8 cm）下方の大転子中央部である．あるいは前後方向で見たときの大転子最外側部である．

《刺入角度と深さ》穿刺針は皮膚に対して直角に刺入する．穿刺の深さは，中殿筋腱までが 1〜2 1/2 インチ（2.5〜6.4 cm），大腿骨骨膜まで 1 1/2〜3 インチ（3.8〜7.6 cm）である〔中殿筋腱・腸脛靱帯の厚さは 3/8〜1/2 インチ（1.0〜1.3 cm）〕．

《麻酔》エチルクロライドを皮膚にスプレーする〔訳注：日本では一般的ではない〕．局所麻酔を中殿筋組織表面に 1 mL，さらに針を進めて大腿骨骨膜に

大転子滑液包への注射

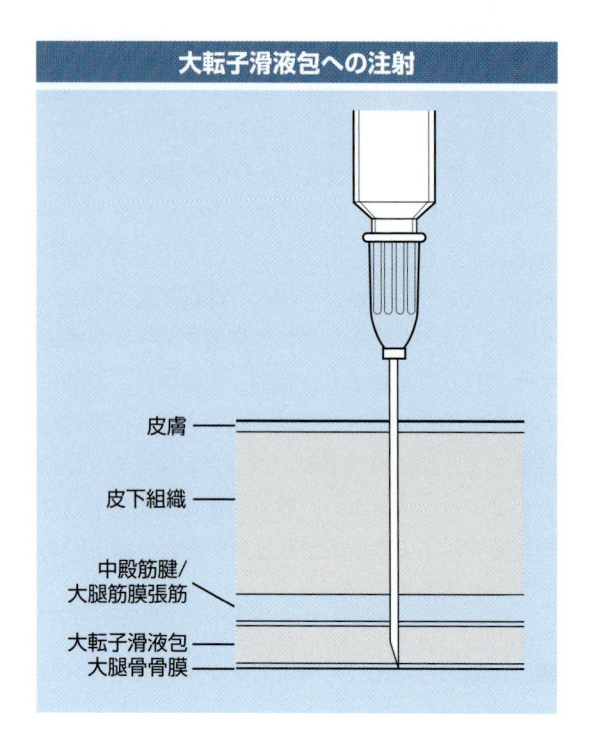

皮膚
皮下組織
中殿筋腱/
大腿筋膜張筋
大転子滑液包
大腿骨骨膜

0.5 mL 局所麻酔を行う．

《手技》治療が成功するか否かは，大腿骨骨膜レベルで滑液包に正確に注射ができるかどうかで決まる．シリンジを軽く把持し，抵抗の少ない皮下脂肪組織を通って中殿筋組織表面に達するとやや硬くゴム様の弾力のある抵抗感を感じる．このレベルで局所麻酔を行い，やや硬い抵抗を感じながら針をさらに 1/2～5/8 インチ（1.3～1.6 cm）進めて骨膜に到達する．注意：針が骨膜に達すると同時に，患者は鋭い痛みを感じる．骨膜での局所麻酔注入にはやや強い圧をかける必要があるが，抵抗が強すぎるときは針を 180° 回転するか，ごくわずかに引く．局所麻酔で大転子部の痛みが十分緩解したら，針はそのままでシリンジを交換し 1 mL の K40 を注入する．

▶注射後の対応

1. 3 日間安静を保つ．患部を直接圧迫したり股関節を繰り返し屈曲することを避ける．
2. 重症例では，3 日間のベッド上安静と松葉杖などによる免荷を推奨する．
3. 注射後の痛みに対して冷却（4～6 時間ごとに 15 分間）とアセトアミノフェン（1000 mg，1日 2 回）〔訳注：日本では 1 回 500 mg を 1 日 3 回が上限〕を処方する．
4. 患部の直達圧迫，股関節屈曲の反復，長時間の立位，不必要な歩行を 3～4 週間制限し，股関節を保護する．
5. 4 日後から大転子滑液包圧迫を軽減するために下肢交叉ストレッチ運動を開始する．
6. 器質的腰背部疾患を合併している患者には，急性疼痛が消失し始めたら腰部・仙腸関節ストレッチ運動（William 体操）(☞ p.329) を開始する．
7. 疼痛が続く場合は，6 週間後に再度ステロイド局所注射を行う．
8. 立位正面骨盤 X 線撮影にて脚長左右不均一の有無を，CT もしくは MRI にて短脚（short leg），椎間板障害（subtle disk），脊椎すべり症，その他歩行障害の原因となる疾患の有無を評価する．
9. 慢性滑液包炎患者（全体の 5％）には，長期にわたって患肢への荷重と直達圧迫を制限するよう指導する．

▶手術適応

ストレッチ運動，歩行矯正，1 年間に 2～3 回の局所注射を行っても改善しない慢性滑液包炎症例には，腸脛靱帯解除術が行われる．滑液包切除術はほとんど行われない．大転子部への摩擦や圧迫が持続すれば，滑液包が再生してくることが多いからである．

▶予後

合併症のない滑液包炎症例（慢性もしくは固定した歩行障害を有しない症例）は，通常 1 回もしくは 6 週間ごとに 2 回のステロイド局所注射で劇的に改善する．治療効果が長続きしない症例は，滑液包の線維性肥厚を生じたかもしくは，見つかっていない原因疾患として，腰仙椎疾患，仙腸関節疾患，脚長左右不均一，もしくは中殿筋腱に高い緊張を及ぼす機能的または神経学的疾患（パーキンソン症候群，過去の脳卒中による筋緊張など）があるかのいずれかである．機能予後には原疾患，患者のストレッチ運動施行コンプライアンス，

肥満の程度が大きく関係する．慢性滑液包炎は重症で固定した歩行障害を有する患者に最も頻繁に起きる．

中殿筋滑液包炎/梨状筋症候群
GLUTEUS MEDIUS BURSITIS/PIRIFORMIS SYNDROME

側臥位で大転子上縁より1インチ（2.5cm）上方から穿刺する．針を45°に傾けて中殿筋腱に向けて刺入し，さらに大腿骨膜に進める．

針：1$\frac{1}{2}$～3$\frac{1}{2}$インチ（3.8～7.6cm）の脊椎穿刺針，22ゲージ
深さ：（骨膜まで）1$\frac{1}{2}$～3$\frac{1}{2}$インチ（3.8～7.6cm）
用量：1～2mLの局所麻酔薬と1mLのK40（ケナコルト®40mg：トリアムシノロンアセトニド）

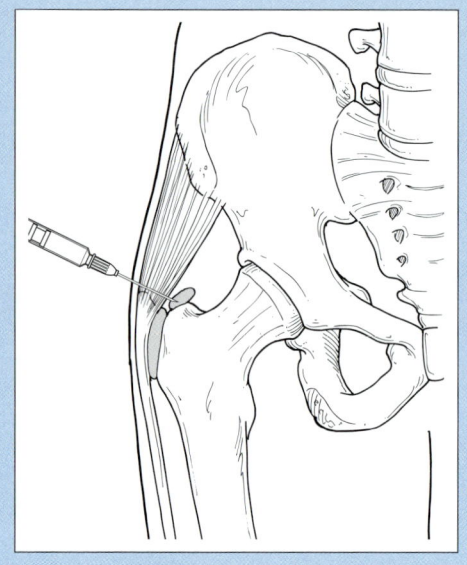

図8-2　中殿筋滑液包への局所麻酔注入法

▶**病態生理**　中殿筋滑液包炎（深部大転子滑液包ともよばれる）は，大腿骨の大転子突起上部と中殿筋腱の間にある滑液包の炎症である．中殿筋腱および梨状筋停止部と大腿骨との摩擦を減らす働きをする．自覚症状，身体所見，基礎疾患（歩行障害の原疾患），治療は大転子滑液包炎と同様である．両者の異なる点は，局所圧痛の部位と，放散痛の性質（中殿筋滑液包炎は殿部に向かって逆行性に放散する傾向がある）のみである．症例の30%に大転子滑液包炎を合併する．梨状筋は，大転子上部の内側面に停止する（股関節外旋筋）．梨状筋症候群（独立した臨床的概念である）は，殿部周辺の痛み，梨状筋のスパスム，坐骨神経痛様の疼痛（梨状筋の側を走行する坐骨神経の圧迫によって起きる，殿部から下腿に向かって放散する疼痛）からなる症候群である．この症候群は中殿筋滑液包への注射により，大転子滑液包炎と同程度によく治る．大転子滑液包炎症例と同様に，中殿筋滑液包炎と変形性股関節症が合併することはまれである（関節症が進行して可動性が低下すると，滑液包炎の進行が抑えられる）．

▶**具体的症状**　患者は大転子滑液包炎患者と同様の股関節痛や歩行困難を訴える．

「右側を下にして寝返ると，この鋭い尻の痛みで目が覚めるんです」．
「ショッピング・モールを長いこと歩きすぎると，尻がチクチク痛むんです（大腿の上外側を指差しながら）」．
「長いこと立ってられないんですよ」．
「この鋭い痛みはここから（大腿外側をさすりながら）始まって，お尻の奥まで感じます」．
「階段を上れなくなっちゃってねぇ，痛くって」．
「側弯のせいで背骨が曲がらないんです．でも一番辛いのはここの鋭い痛みなんです（大腿上外側を指差して）」．

▶**診察所見**　大転子上部の局所的圧痛の程度を診察し，股関節と腰仙椎の可動域を計測し，歩行，仙腸関節を評価する．

診察のポイント

① 局所的圧痛が大転子突起上部に認められる．
② 股関節の回旋運動で疼痛が増悪する．
③ 股関節の等尺性外転運動で疼痛が増悪する（75％の症例）．
④ 股関節の関節可動域（ROM）は正常
⑤ 歩行障害，脚長の左右不一致，腰背部もしくは仙腸関節疾患を伴う．

①圧痛の最強点が大転子突起の直上，正面で中央に認められる．この圧痛は，患者に側臥位をとらせ，膝を90°に屈曲させる（この体位で，大転子中部と上部の同定が容易になる）と最も検出しやすい．

②股関節を最大に内旋もしくは外旋させたときに硬さや軽い不快感を経験することがあるが，真の可動域制限はみられない．この所見は50％の症例でみられるが，大転子局所圧痛ほど特異的な所見ではない．

③75％の症例では，股関節の等尺性外転運動により疼痛が増悪する．

④合併症を伴わない症例では，股間節の関節可動域は正常範囲内である．

⑤原因疾患となり得る腰背部疾患，脚長左右差，下肢異常に伴う歩行障害仙腸関節疾患がほとんどの症例で認められる．

▶**X線撮影の適応と方法**　この疾患では，股関節X線撮影が強く推奨される．立位正面骨盤X線撮影と股関節や腰背部の特殊方向撮影を行い，脚長左右不均一，仙腸関節疾患，胸腰部の器質的疾患がないか評価する．単純X線像で滑液包の石灰化がみられる症例は5％に満たない．

▶**特殊検査の適応**　骨シンチ，CTもしくはMRIが，腰仙椎，仙腸関節，大腿骨，骨盤に原因疾患がないか否か評価するために行われる．

▶**診断のポイント**　合併症のない症例の診断は，大腿外側部痛・大転子上部の局所圧痛・局所注射麻酔ブロックによる疼痛緩解といった臨床所見に基づいて下される．局所麻酔ブロックは，大転子滑液包炎（☞ p.151）や腰仙椎由来の放散痛・知覚異常性大腿痛の異常感覚痛（☞ p.164）との鑑別診断に有用なことがある．基礎疾患を有すると思われる合併症症例では，確定診断のために特殊検査が必要である．

▶**理学療法の適応と方法**　中殿筋滑液包炎の積極的治療において理学療法は重要であり，再発予防においても主要な役割を果たす．

理学療法のポイント

① 加温する．
② 中殿筋と中殿筋腱のストレッチ運動を他動的に行う．
③ 腰仙椎と仙腸関節のストレッチ運動を他動的に行う．
④ 超音波で深部温熱を行う．
⑤ 慢性炎症に対してTENS装置を行う．

●**急性期の対応**　最初の数週間は，滑液包への圧迫を軽減するために，温熱療法と他動的ストレッチ運動が行われる．ストレッチ運動の準備のために，大腿外側を15〜20分間加温する．中殿筋腱ストレッチ運動が滑液包への圧迫軽減目的に推奨される．座位で下肢交叉ストレッチ運動（☞ p.335）を20セット行う．両側殿部，両側坐骨結節が地面に平らに当たっているときに最も大きい伸展が得られる．引き続いて腰部，仙腸関節ストレッチ運動（☞ p.329）を行う．この3領域のストレッチをすべて行うことにより，腰椎，仙腸関節，殿部にわたって柔軟性を上げることができる．治療的超音波でより深部の加温ができ，ストレッチと組み合わせて行ってもよい．器質的腰背部疾患や慢性神経障害による慢性的滑液包炎の患者にはTENS装置が必要な場合がある．

●**回復期のリハビリ**　局所症状が消失してから数週間経過後，毎日のストレッチ運動を週3回に減

らしてもよい．腰椎，仙腸関節，殿部の柔軟性を維持することで滑液包炎の再発を減らすことができる．

▶**治療目標と治療ステップ 1 2 3**　治療の目標は滑液包の炎症を減らし，歩行障害の原因を修正し，適切な股関節，背部のストレッチ運動により滑液包炎の再発を予防することである．第一選択の治療法は，足を組んで行う中殿筋ストレッチ運動を歩行障害の原因に対する治療と平行して行うことである．自覚症状，局所徴候が強い症例にはステロイド局所注射が第一選択である．

ステップ 1　局所圧痛のある部位を決定し，立位正面骨盤 X 線撮影をオーダーし，歩行障害の原因を評価して修正する〔靴の高さを調整する（shoe lift），腰部ストレッチ運動，膝装具，足関節保護のためのハイトップシューズ，足関節回内を維持するための特注装具など〕．

- 荷重を減らす（横棒に背もたれる，立つよりは座る，一時的な松葉杖歩行，慢性例では体重減量）．
- 股関節の屈曲を繰り返さないように指導する（階段を上る，椅子から立ち上がるなど）．
- 大転子部を直接圧迫しないように指導する．
- 中殿筋滑液包の圧迫と摩擦を減らすために毎日のストレッチ運動（☞ p.335）を勧める．
- 滑液包への圧迫を減らすために，座ったり眠るときには患肢を若干外転・外旋することを勧める．
- NSAIDs（イブプロフェンなど）を最大量で 4 週間処方する．

ステップ 2　〈6～8 週間症状が持続する場合〉原疾患について再評価する（CT，骨シンチなど）．

- 立位正面骨盤 X 線撮影で脚長左右差がないかを見直す．
- 滑液包に K40（ケナコルト A®40 mg：トリアムシノロンアセトニド）を注射する．
- 症状が 50% 以下に改善しなければ，4～6 週間ごとに K40 注射を繰り返す．
- 疼痛が強い患者や歩行障害が強い患者には，松葉杖や歩行器などの歩行補助具による免荷を 5～7 日間行ってもよい．
- 改善がみられたら，股関節ストレッチ運動を勧める．
- 背筋の硬直が原因の場合は，通常の有酸素運動に加えて腰部のストレッチ運動（膝抱えストレッチ運動，骨盤ゆすりストレッチ運動，側屈ストレッチ運動）（☞ p.329）を行う．
- 直達圧迫を避ける．

ステップ 3　〈10～12 週間症状が持続する慢性例〉原疾患のさらなる精査を行う，もしくは治療を続ける．

- 超音波で深部を温める．
- 慢性疼痛に対して TENS 装置を行う．
- 治療抵抗例では，直達圧迫と股関節の反復屈曲を長期にわたって制限するよう勧める．

▶**注射手技**　合併症のない滑液包炎症例（機械的な腰背部硬直，短脚，歩行障害などの治療，修正可能な原因を有しない症例）では，局所注射が抗炎症治療に好んで行われる．注意：中殿筋滑液包と大転子滑液包が同時に炎症を起こしている場合は，大転子滑液包炎の治療を優先する（大転子滑液包のほうが股関節の主要な滑液包である）．

《体位》患者に患側を上にして側臥位になってもらう．膝を 90° 屈曲する．この体位で大転子が最もはっきりわかる．

《体表解剖学と穿刺部位》大転子突起の上縁，後縁，前縁を触診してマーキングする．穿刺部位は大転子の中心から 3/4～1 インチ（1.9～2.5 cm）上方である．触診で大転子突起の位置がはっきりしない場合は，大転子部を前後接線方向で見たときの最外側部が大転子上縁の位置の目安になる．

《刺入角度と深さ》穿刺針は皮膚に対して 45° 頭側に傾けて大腿骨と平行に刺入する．穿刺の深さは，中殿筋腱までが 1～2 1/2 インチ（2.5～6.4 cm），大転子上部まで 1 1/2～3 インチ（3.8～7.6 cm）である〔中殿筋腱の厚さは 1/2～5/8 インチ（1.3～1.6 cm）〕．

《麻酔》エチルクロライドを皮膚にスプレーする

〔訳注：日本では一般的ではない〕．局所麻酔を中殿筋組織表面に1mL，さらに針を進めて大腿骨骨膜に0.5mL局所麻酔を行う．

《手技》治療が成功するか否かは，大腿骨骨膜レベルで滑液包に正確に注射ができるかどうかで決まる．シリンジを軽く把持し，抵抗の少ない皮下脂肪組織を通って中殿筋組織表面に達すると，やや硬くゴム様の弾力のある抵抗感を感じる．このレベルで局所麻酔を行い，やや硬い抵抗を感じながら針をさらに1/2〜5/8インチ（1.3〜1.6cm）進めて骨膜に到達する．注意：針が骨膜に達すると同時に，患者は鋭い痛みを感じる．骨膜での局所麻酔注入にはやや強い圧をかける必要があるが，抵抗が強すぎるときは針を180°回転するか，ごくわずかに引く．局所麻酔で大転子部の痛みが十分緩解したら，針はそのままでシリンジを交換し1mLのK40を注入する．

▶注射後の対応

1. 3日間安静を保つ．患部を直接圧迫したり股関節を繰り返し屈曲することを避ける．
2. 重症例では，3日間のベッド上安静と松葉杖などによる免荷を推奨する．
3. 注射後の痛みに対して冷却（4〜6時間ごとに15分間）とアセトアミノフェン（1000mg，1日2回）〔訳注：日本では1回500mgを1日3回が上限〕を処方する．
4. 患部の直達圧迫，股関節屈曲の反復，長時間の立位，不必要な歩行を3〜4週間制限し，股関節を保護する．
5. 4日後から中殿筋滑液包圧迫を軽減するために下肢交叉ストレッチ運動を開始する．
6. 器質的腰背部疾患を合併している患者には，急性疼痛が消失し始めたら腰部・仙腸関節ストレッチ運動（William体操）（☞ p.329）を開始する．
7. 疼痛が続く場合は，6週間ごとにステロイド局所注射を繰り返す．
8. 立位正面骨盤X線撮影にて脚長左右不均一の有無を，CTもしくはMRIにて短脚（short leg），椎間板障害（subtle disk），脊椎すべり症，その他歩行障害の原因となる疾患の有無を評価する．
9. 慢性滑液包炎患者（全体の5％）には，長期にわたって患肢への荷重と直達圧迫を制限するよう指導する．

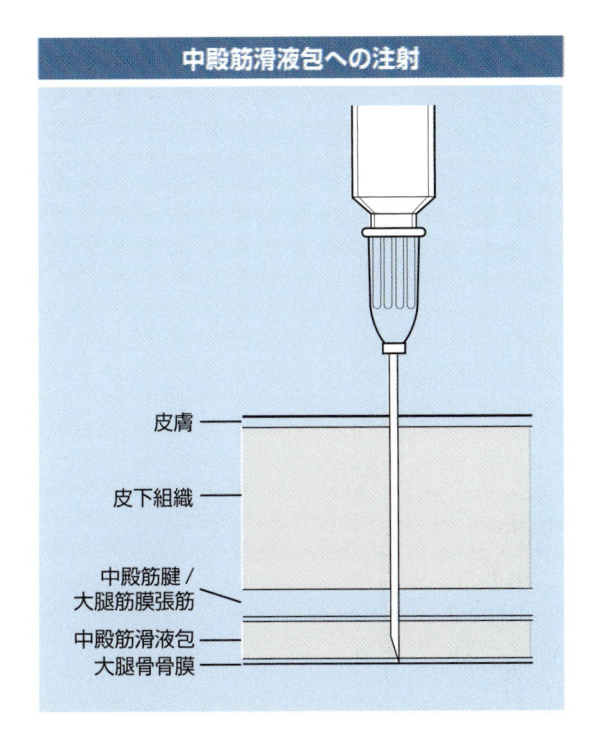

▶手術適応　ストレッチ運動，歩行矯正，1年間に2〜3回の局所注射を行っても改善しない慢性滑液包炎症例には，腸脛靱帯解除術が行われる．滑液包切除術はほとんど行われない．大転子部への摩擦や圧迫が持続すれば，滑液包が再生してくることが多いからである．

▶予後　合併症のない滑液包炎症例（慢性もしくは固定した歩行障害を有しない症例）は，通常1回もしくは6週間ごとに2回のステロイド局所注射で劇的に改善する．治療効果が長続きしない症例は，滑液包の線維性肥厚を生じたかもしくは，見つかっていない原因疾患として，腰仙椎疾患，仙腸関節疾患，脚長左右不均一，もしくは中殿筋腱に高い緊張を及ぼす機能的または神経学的疾患（パーキンソン症候群，過去の脳卒中による筋緊張など）

中殿筋滑液包への注射

皮膚
皮下組織
中殿筋腱／大腿筋膜張筋
中殿筋滑液包
大腿骨骨膜

があるかのいずれかである．機能予後には原疾患，ストレッチ運動のコンプライアンス，肥満の程度が大きく関係する．慢性滑液包炎は重症で固定した歩行障害が患者に最も頻繁に起きる．

変形性股関節症 OSTEOARTHRITIS OF THE HIP

股関節置換術の適応：
- 耐えがたい疼痛
- 機能的 ADL 低下（「靴下を履いたり，靴ひもを結んだりできないんです」．）
- 股関節内旋・外旋可動域が 50％を超える低下
- 2～2.5 時間の手術に耐えられる全身状態を有すること：手術は 60 歳以上で施行されるのが理想的である．
- 人工股関節の寿命は平均で 10～15 年間

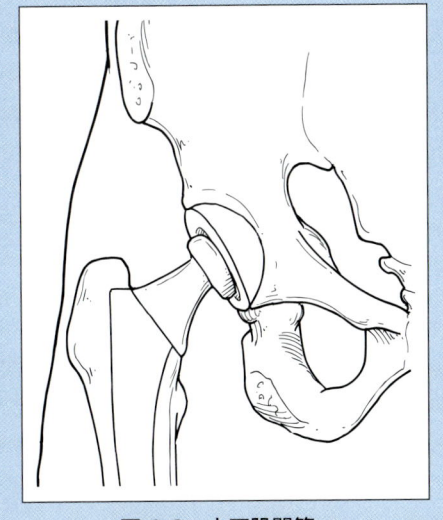

図 8-3　人工股関節

▶**病態生理**　変形性股関節症は，大腿骨骨頭と寛骨臼との間で起きる関節軟骨の摩耗・破断が原因である．肥満，家族歴，全身性関節炎の既往，重度の歩行障害の既往が発症の予測因子である．変形性股関節症は，殿部滑液包炎に次いで，2 番目に多い殿部痛の原疾患である．

▶**具体的症状**　患者は鼠径部や大腿の痛みや可動性低下を訴える．患者はしばしば鼠径部を深く押し込みながら，または大腿近位をつかみながら症状を説明する．

「靴下が自分で履けなくなっちゃったんですよ…．靴ひもを結ぶなんて絶対できませんね」．
「股関節がだんだん硬くなってきてるんです」．
「今度は右股関節が痛くなってきたんですよ．左股関節の手術を受ける前と同じような感じです」．
「庭仕事に身が入らなくって．一度しゃがみ込むと立ち上がるのにクレーンが要るくらいですよ」．
「まったくイライラしますよ．昔は 5 マイル（8 km）は歩いていったものですけど，今じゃ 200 フィート（61 m）も歩いたら股関節が痛み始めてねぇ…」．
「ゴルフコースの周りを散歩するんですがね，今じゃあ（股関節痛のせいで）1 周するうちに 2～3 回休まないといけないんですよ」．
「一定の距離を歩くと，必ずここ（股関節前面を指差して）の奥がうずくんですよ」．
「股に関節炎があるなんて信じられませんねぇ．今まで股関節を痛めたことはないんです．痛いのは太ももの下と膝なんですよ．膝に関節炎が起こってるのだと思っていました」．

▶**診察所見**　患者の歩行，股関節の全般的機能，そして股関節の可動域を評価する．

診察のポイント

①機能低下：正常な歩行ができない，靴下を脱ぐ，足を組むといった日常動作ができない．
②動作の最後に，こわばりと痛みで内旋，外旋が制限される．
③fabere 法 (flexion, abduction, external rotation, extension) 陽性（Patrick テスト陽性）
④鼠径靱帯より 1½ インチ（3.8 cm）尾側の圧痛

①全般的な股関節機能は患者の歩行，椅子から立ち上がり寝台に移動する様子，靴や靴下を脱ぐ

様子，そして足の組み方を観察して評価する．変形性関節症の進行とともに，これらの基本的機能ができなくなってくる．

② 股関節の可動域が制限される．病初期には回旋制限と最大回旋位でのこわばりが共通してみられる．古典的には，内旋が最初に障害され，続いて外旋と外転が徐々に失われる．50歳の健常成人では，内旋，外旋の可動域は45°である．若年の股関節が柔らかい女性では内外旋とも60〜70°ある場合もある．

③ fabere法（flexion, abduction, external rotation, extension，別名：Patrickテスト）が陽性の場合がある．股関節を屈曲・外転・外旋位にして（4の字肢位），前上腸骨棘と膝を押す．この圧迫で股関節の前関節包が伸展され疼痛を生じる．この操作によって急性滑膜炎では中等度の，仙腸性関節炎では最も強い疼痛が誘発される．

④ 鼡径靱帯中部より1½インチ（3.8 cm）尾側，大腿動脈に非常に近い部位に圧痛を認めることがある．注意：これら検査所見はすべて炎症性関節炎で増強し，大腿骨頭壊死症で高度であり，急性感染性関節炎で最も激しい．

▶X線撮影の適応と方法　この疾患では，股関節X線撮影が必ず行われるべきである．立位（荷重）正面および側面骨盤X線撮影，股関節開排位撮影（カエル肢位撮影）等の特殊方向撮影にて股関節病変の程度を評価する．股関節病変のスクリーニングと評価に最も有用な撮影法は，立位正面骨盤撮影である．この写真1枚で左右の股関節の比較，仙腸関節疾患のスクリーニング，そして左右脚長不均一の評価が同時に可能である．加えて，この撮影法は股関節の位置を確認するのに有用である．この撮影法によってshallow acetabulum（寛骨臼の深さが浅くなる）や，股関節形成不全，股関節病変のまれな合併症であるprotrusio acetabuli股臼底突出症（大腿骨頭が骨盤にめりこむように迷入する）などの評価もできる．股関節症の初期変化としては，荷重部の関節裂隙狭小化（正常：4〜5 mm），臼蓋上部の骨硬化，種々の程度の骨棘形成，そして軟骨下骨の骨嚢胞形成である．

▶特殊検査の適応　MRIはルーチンには必要ない．自覚的な疼痛やPatrickテストによる他動的股関節回旋に伴う痛みが非常に強いときは，大腿骨頭壊死症，不顕性骨折，股関節症の原疾患となり得る骨疾患などがないか評価するためにMRIが必要な場合がある．

▶診断のポイント　診断は股関節回旋の制限と，股関節単純X線撮影の特徴的変化とをあわせて行う．

▶治療目標と治療ステップ　**1** **2** **3**　治療の目標は，疼痛を緩解し，機能を保ち，手術に向けて病期を決定することである．軽症例では，NSAIDsを3〜4週間処方し，荷重をかけるような身体活動を軽く制限することが第一選択の治療法である．進行例では，人工股関節置換術が第一選択となる．

ステップ1　患者の内旋，外旋制限を計測（正常：50歳の健常人では40〜45°）し，立位正面骨盤X線撮影を行い，患者の機能的状態を決定する．

- ジョギング，エアロビクスなど股関節への衝撃の強い運動を制限する．
- 衝撃を減らすために，パッド付き足底板（☞ p.310）を勧める．
- 股関節の可動域を維持するために，他動的股関節ストレッチ運動（☞ p.334）を勧める．
- NSAIDs（イブプロフェンなど）を最大量で処方する．抗炎症効果が発現するまで2〜3週間は定期的に服用するよう強調しておく．
- 硫酸グルコサミン1500 mg/日を処方する〔訳注：日本では健康食品扱いで処方薬ではない〕．

ステップ2　〈数カ月〜数年後の再評価〉
股関節の可動域と機能的状態を評価する．

- 回旋が20％以上低下した場合，もしくは股関節機能が著しく変化した場合は，立位正面骨盤X線撮影を撮り直す．

- 現行処方の効果が弱くなったら，他系列のNSAIDsへの変更を考慮する．
- NSAIDsの効果が弱ければ，もしくは副作用等で継続が困難になったら，プレドニゾロンを3週間かけて漸減処方すると一時的に効果が期待できる．30～40 mg/日で開始して，3～4日ごとに5 mgずつ減量する．
- 麻薬を注意しながら使用する．

ステップ3 〈数カ月から数年にわたる進行例〉
股関節の可動域と機能的状態を再評価する．
- 下記の場合，整形外科医への紹介を考慮する．①疼痛が耐えがたい，②機能制限が著しい，③内旋が10～15°しかない，④股臼底突出症が出現した．
- 患者の全身状態を評価し，1～2時間の手術に耐えられるか検討する．

▶**理学療法の適応と方法**　理学療法は股関節症の管理において補助的な役割を果たす．

理学療法のポイント

①内転筋群，回旋筋群，殿筋，殿筋腱のストレッチ運動を他動的に行う．
②腸腰筋と殿筋の等尺性筋力強化運動を行う．
③日常動作の援助のために，作業療法への紹介を行う．

●**急性期の対応，回復期のリハビリ**　股関節の柔軟性を保ち，股関節周囲の筋力を維持するために，ストレッチ運動と筋力強化運動が勧められる．内転筋群，回旋筋群，殿筋群を伸ばすために，4の字（股関節外旋位）ストレッチ，インディアン座り（両下肢外旋位）ストレッチ，膝抱えストレッチ運動（☞ p.334）を1日に20セット行う．ストレッチ運動に引き続き，腸腰筋と殿筋群の筋力強化運動を行う．最初に下肢伸展挙上運動を，重りを使わずに仰臥位および腹臥位で行う（☞ p.337）．筋力が増強してきたら，5～10ポンド（2.3～4.5 kg）の重りを足首に付けて，張力を増やす．機能障害が著しい進行した関節症患者には，作業療法士による評価が有効な場合がある．

▶**注射手技**　関節腔内注射は，手術適応のない進行症例に限定して行う．十分な効果を発揮するために，透視下に整形外科医または放射線専門医が施行するべきである．

▶**手術適応**　手術適応基準を満たす患者は，人工股関節置換術または股関節形成術を考慮すべきである．

▶**予後**　合併症のない股関節症症例は，緩徐な進行をたどる．患者には数年にわたって緩徐に病状が進行すること，自然経過で変形性関節症の急性増悪が起こること，手術適応の状況ではそれがどの程度効果があるかについての教育を行う．局所注射は手術非適応患者の症状緩和にのみ制限すべきである．一方，先天性股関節脱臼，大腿骨頭壊死症や大腿骨頚部骨折の既往があると，進行が速い場合がある．こういった患者は2～4カ月ごとに密なフォローアップが必要である．

感覚異常性大腿痛 MERALGIA PARESTHETICA

前上腸骨綾縁より1インチ（2.5cm）尾側，1インチ（2.5cm）内側から穿刺する．針を皮膚に対して直角に向けて刺入し，皮下脂肪組織を通り大腿四頭筋筋膜に進める．

針：1 1/2 インチ（3.8cm），22 ゲージ
深さ：（骨膜まで）1〜1 1/2 インチ（2.5〜3.8 cm）
用量：1〜2mLの局所麻酔薬と1mLのK40（ケナコルト®40mg：トリアムシノロンアセトニド）

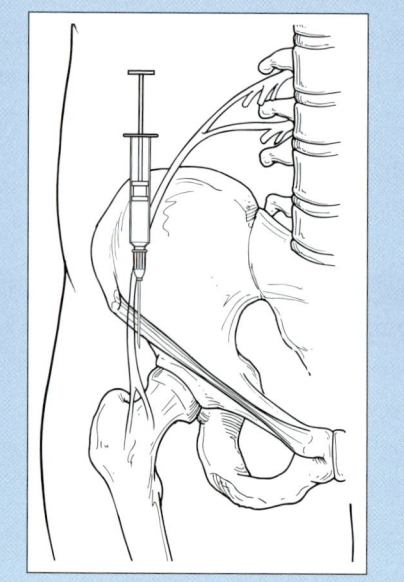

図 8-4　外側大腿皮神経への局所麻酔注入法

▶**病態生理**　感覚異常性大腿痛は，外側大腿皮神経の絞扼性神経障害である．外側大腿皮神経は，骨盤を出てから鼠径部を横切り，大腿に入り込む．さらに大腿四頭筋筋膜を貫通して，上前腸骨棘から約1インチ（2.5cm）遠位，1インチ（2.5cm）内側から皮下脂肪組織に入る．この場所が解剖学的に，神経を覆う皮下脂肪織，腰回りにきつく当たる衣服，鼠径靱帯外側の周囲の瘢痕組織などによる圧迫を最も受けやすい．

下肢の身体所見にて，神経学的異常は感覚障害のみである（外側大腿皮神経は，運動神経成分を有しない純感覚神経である）．大腿前外側に感覚鈍麻（しびれ，ぴりぴり感）や感覚過敏（灼熱痛）が神経圧迫の程度に応じてさまざまにみられる．腰部神経根症の所見とは対照的に，その他の神経学的所見（下肢腱反射，筋力，筋緊張，筋萎縮）や腰背部所見は正常である．

▶**具体的症状**　患者は大腿前外側の特定の範囲に神経痛を訴える．患者はしばしば大腿外側を手で前後にさすりながら症状を説明する．

「太股のここが焼け付くように痛むんです」．
「ジーンズがこすれるとここが（大腿外側を指差して）変な感じがするんです」．
「（大腿上外側をさすりながら）この辺がしびれたりひりひりしたりするんです」．
「神経が締め付けられてると思うんですよ．足のここがしびれてるんです」．
「足に何カ所か感覚のないところ（dead spot）があるみたいです」．

▶**診察所見**　大腿上外側部の感覚機能を調べ，下肢の神経学的検査を施行する．

診察のポイント
①大腿上外側に感覚鈍麻もしくは自発性異常感覚性疼痛が認められる．
②同側下肢の神経学的検査は正常
③股関節，腰背部，仙腸関節は正常

①大腿前外側部において，ピン・プリックと表在感覚が，10インチ×6インチ（25.0×15.2cm）

の卵円状の範囲で低下している．外側大腿皮神経の分布は側面だけとは限らず，大腿前部に分布していることもある．
②下肢の神経学的検査は，①以外には正常である．下肢伸展挙上テスト（SLR）は陰性で，深部腱反射，遠位筋筋力は保たれている．
③股関節，腰背部，仙腸関節の異常は認めない．

▶X線撮影の適応と方法　骨盤および股関節単純X線撮影は不要である．これらの画像検査ではこの疾患に特徴的な変化はみられない．臨床診断がはっきりと決まらない場合は，脊椎すべり症，脊柱管狭窄，椎間板疾患を除外する目的で下位腰椎X線撮影がしばしば行われる．

▶特殊検査の適応　本疾患の診断において特殊検査の適応はない．

▶診断のポイント　本疾患の診断は，特徴的な疼痛の自覚症状の記述，疼痛部位の特徴的な分布，身体所見上の感覚異常，そしてこれらとは対照的に下肢にはまったく神経学的異常がないことに基づいて下される．

▶治療目標と治療ステップ 1 2 3　まず行う治療は，患者教育（「これは神経が締め付けられているわけじゃありませんよ」と保証する）とともに，鼡径部の圧迫を減らす方策を立てることである．ステロイド局所注射はあまり行われず，症状・身体所見が治療抵抗性の場合に限るべきである．

ステップ1　患者に，この疾患は良性であることを教育する．「これは，ひどい腰の病気でもないし，神経が締め付けられているわけでもありません．太股の感覚を司っている神経が外から圧迫を受けているんです．そのイヤな感覚は，圧迫が取れたらすぐに弱くなり始めます．数週間かけて徐々に治りますよ」．
- きつい衣服を避ける．
- 腰を曲げることを制限し（特に腹の出た患者），股関節を頻繁に曲げることも避ける．
- 股関節を繰り返し伸ばす運動を避ける〔フェンシングの突き（lunges），ヨーガの特定のポーズ，脚伸展ストレッチなど〕．
- 1日に3回，1回に20〜30分，大腿上外側を冷却する．
- 鼡径部の緊張を増して神経への圧迫を減らすために，腹部筋力強化運動を勧める（腹筋運動，荷重側屈など）．
- 減量の必要性について話し合う．

ステップ2　〈数カ月症状が持続する場合〉
問題となっている感覚異常が局所的であることを再確認する．
- 自発性異常感覚性疼痛を軽減するために，carbamazepineまたはphenytoinの処方を考慮する（患者に「これはそれ程重大な問題ではありませんから，不快で副作用の起こり得る薬を使って治療するべきではありません」とアドバイスする）．
- NSAIDsはこの疾患にはほとんど効果がない．そもそも物理的圧迫が主な原因であり，炎症の関与はほとんどないからである．
- 麻酔医に，局所神経ブロックの適応について紹介を考慮する．

ステップ3　〈数カ月から数年症状が持続する慢性例〉治療抵抗性の異常感覚痛について，神経外科医〔訳注：米国では，脳外科と脊柱外科をあわせて神経外科として専門医を標榜している〕への紹介を考慮する．

▶理学療法の適応と方法　理学療法は感覚異常性大腿痛の治療には重要でない．腹部筋力強化運動により，外側大腿皮神経への圧迫が軽減できるかもしれないが，有用性は証明されていない．神経への圧迫を起こす運動（フェンシングの突き，ヨーガ，脚伸展運動ないしは機械的伸展など，股関節伸展を繰り返すこと）を避けることが重要である．

▶注射手技　麻酔薬局所注射が診断確定のために，特に腰背部，仙腸関節疾患がこの圧迫性神経障害

に合併している場合に行われる．炎症が主要な病態ではないので，ステロイド注射の効果は限定的である．患者が手術を拒否した場合はほとんどの場合，長時間作用型ステロイド製剤が「最後の手段」として用いられる．

《体位》患者に仰臥位になってもらう．脚はまっすぐで，膝を伸ばしてもらう．

《体表解剖学と穿刺部位》上前腸骨棘（ASIS）を触診してマーキングする．鼡径靱帯はASISから恥骨結合側面にわたって走行する．穿刺部位はASISから3/4〜1インチ（1.9〜2.5 cm）内側，さらに同じ距離だけ尾側である．

《刺入角度と深さ》穿刺針は皮膚に対して直角に刺入する．針を進めると，大腿四頭筋筋膜の硬い抵抗に当たる．この部位で神経の麻酔ブロックが効かなかったら，穿刺角度を内側45°に傾けて再度筋膜まで進める．これでも効かなければ，穿刺角度を外側45°に傾けて再度筋膜の麻酔を行う．

《麻酔》エチルクロライドを皮膚にスプレーする〔訳注：日本では一般的ではない〕．外側大腿皮神経が大腿前部に入り込むポイントには個人差が大きい（たいていはASISの内側であるが，時にASIS近く，もしくはASISよりすぐ外側のことがある）ため，上述のように筋膜上で針の方向を扇状に変えて局所麻酔を繰り返し行い，神経の正確な位置決めを行う必要がある．正確にステロイド注射を行うためには外側大腿皮神経の正確な位置決めが欠かせない．局所麻酔が完全に効く前に，ステロイド（1 mL）を大腿四頭筋筋膜直上へ注入する．

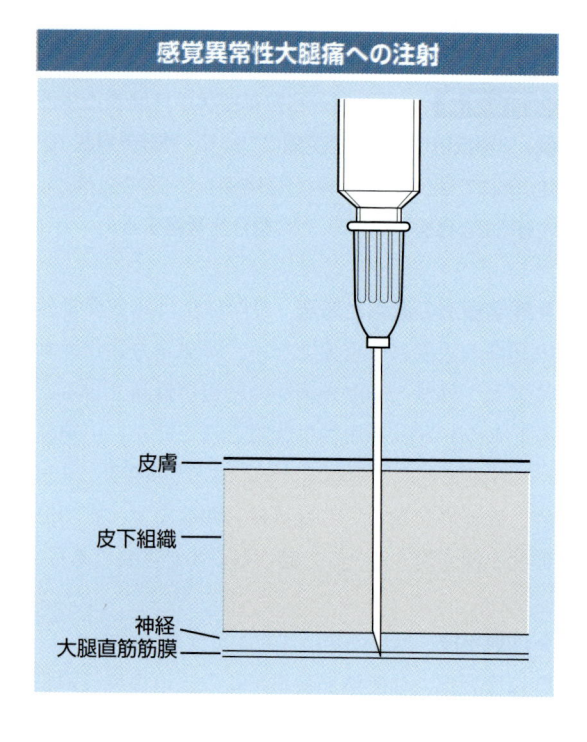

《手技》治療の成功は，段階的局所麻酔ブロックによる外側大腿皮神経の正確な同定とともに，ステロイドを筋膜直上かつ神経に接した部位に浸潤することにかかっている．まず，針の先端に筋膜の硬い抵抗感を感じるまで針をゆっくり進め，大腿四頭筋筋の深さを確認する．もし筋膜の位置がよくわからない場合は，皮膚に牽引を前後にかけてみると皮下脂肪組織と筋膜の境を確認するのに役立つ．針が筋膜直上にあれば，皮膚牽引と同じ方向に針が容易に移動する．針が筋膜を突き抜けていれば，どの方向にも針は動かない．局所麻酔注射で患者の症状が再現されなければ，針を皮膚の近くまで引き戻して針の向きを45°内側または外側に傾け，麻酔ブロックの効果が得られるまで繰り返す．麻酔薬は各部位で1〜2 mLずつ注入し，その後効果を再確認する．外側大腿皮神経の位置が確認できたら，針はそのままでシリンジを交換し1 mLのK40（ケナコルトA®40 mg：トリアムシノロンアセトニド）を注入する．

▶注射後の対応

1. 患部を直接圧迫したり，腰や股関節を繰り返し屈曲することを避け，3日間患肢と股関節の安静を保つ．
2. 注射後の痛みに対して冷却（4〜6時間ごとに15分間）し，アセトアミノフェン（1000 mg，1日2回）〔訳注：日本では1回500 mgを1日3回が上限〕を処方する．
3. 患部の直達圧迫，腰および股関節屈曲の反復を3〜4週間制限し，患肢および股関節を保護する．
4. 腰の締め付けが強い衣服を避け，減量するよう努力する．
5. 疼痛，炎症が続くなら，6週間後にステロイド

感覚異常性大腿痛への注射

皮膚
皮下組織
神経
大腿直筋筋膜

局所注射を再度行う．
6. 患者の症状が椎間板疾患を思わす症状が上部腰仙椎領域にみられる場合，CT もしくは MRI をオーダーする．
7. 疼痛が抵抗性の場合や数カ月の間に 2 度のステロイド注射を行っても効果がない場合は，神経外科医への紹介を行う．

▶**手術適応** ほとんどの症例は保存的治療もしくは経過観察のみで改善する（91％）ため，手術が必要になることはまれである（J Neurosurg 74:76–80, 1991）．保存的ケアにて数カ月にわたり自発性異常感覚性疼痛が続く場合は，絞扼組織の神経剝離術，神経剝離術・神経転位，神経切除術が考慮されることがある．神経切除術を受ける患者には，術後は分布領域の感覚が消失することを説明しておかなければならない．

▶**予後** 感覚異常性大腿痛は多くの場合自然治癒する良性疾患である．神経学的症状は感覚異常だけに限定される（外側大腿皮神経には運動神経線維は含まれない）．もっとも厄介な症状は自発性異常感覚性疼痛である．経口薬で症状がコントロールできない場合は，局所麻酔神経ブロックが考慮される．ごくまれな重症で障害が大きい自発性異常感覚性疼痛に対しては神経剝離術が考慮される．

大腿骨頭壊死症 AVASCULAR NECROSIS OF THE HIP

円靱帯（大腿骨頭靱帯）：大腿骨頭の近位 1/3 に血液を供給している〔訳注：閉鎖動脈の分岐が内部を走行している〕．
- 大腿骨頭
- 骨折線
- 大腿骨頸部
- 大腿骨頸部ハヴァース管：大腿骨頭の遠位 2/3 に血液を供給している〔訳注：内側および外側大腿回旋動脈の分岐〕．

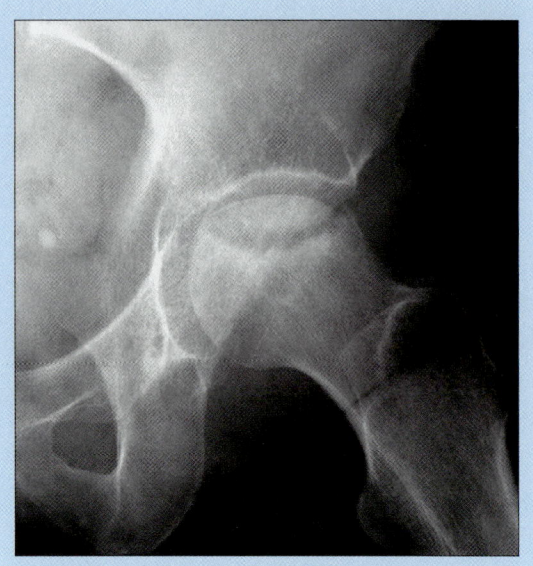

図 8-5　大腿骨頭壊死症

▶**病態生理**　大腿骨頭壊死症は，大腿骨頭近位への血行が遮断されて発症する．よくみられる原因は，外傷，糖尿病，アルコール依存，血液高粘稠状態，経口ステロイド服用（気管支喘息，関節リウマチ，全身性エリテマトーデス患者などがよく服用している）などである．早期診断が重要であるが，局所圧痛を欠き，初診医が強い疑いをもたないことが多く，初回 X 線撮影施行時には異常所見がないことが多い（骨折で骨が圧潰したり，あるいは骨修復が始まって骨折線が出現するまで 1～2 週間かかるため，それまでは X 線所見に異常を認めないことがある）．以下の場合に診断を疑うべきである．①患者が上記危険因子を有する場合，②急性で重度の鼠径部痛を訴える場合，③荷重により強い痛みが起きる場合，④股関節の回旋が制限されており，痛みが耐えがたいと訴える場合．

▶**診察所見**　患者が荷重に耐えられるか否か，歩けるかどうか，股関節の一般機能，股関節の可動域を評価する．

診察のポイント

① 著明な機能低下——明らかに片方の足をかばって歩く，体重を支えられない，松葉杖をついてあるいは車椅子に乗って受診する．
② 股関節の内旋・外旋制限が著明で，最大回旋位で重度の疼痛が出現する．
③ fabere 法が痛みのあまり耐えられない（Patrick テスト異常）．
④ 鼠径靱帯から 1½ インチ（3.8 cm）尾側に著明な圧痛点を認める．

① 全般的な股関節機能は非常に大きく制限される．歩行を試みると，疼痛回避歩行（antalgic gait）〔訳注：痛みを避けるため患肢の接地時間を短くし，歩行速度・歩幅が短縮した歩行〕がはっきりとみられ，患側で全体重を支えることができない．患者によっては松葉杖をついてあるいは車椅子に乗って受診する．また，患肢に体重をかけることを一切拒否する患者もいる．多くは椅子から診察用寝台に移動するだけでも補助を必要とする．
② 股関節の可動域は著しく制限される．股関節症と同様，外旋・外転よりも内旋がより強く制限

される．骨壊死を伴うと，多くの患者は内旋・外旋とも 25～30° 以上は回旋できない（40～50 歳代の健常成人の平均が内旋・外旋とも 45° であり，その半分程度である）．

③ほとんどの患者は，fabere 法（Patrick テスト）に耐えられない．4 の字肢位がとれても，上前腸骨棘と患肢の膝との同時圧迫には耐えられない（患肢股関節包の前壁を圧迫し，大腿骨骨頭と頸部に回転力を伝える）．この手技により，急性滑膜炎では中等度の，化膿性関節炎では最も強い痛みが誘発される．

④典型例では，鼠径靱帯中央部から 1$^{1}/_{2}$ インチ（3.8 cm）尾側，大腿動脈のごく近傍に圧痛点がある．注意：これらの検査所見はすべて，炎症性関節炎で増強され，大腿骨頭壊死症で強度であり，急性感染性関節炎で最も強い．

▶**X 線撮影の適応と方法**　特殊方向撮影（正面および側面骨盤 X 線撮影，股関節開排位撮影（カエル肢位撮影など））が股関節と大腿骨の連続性の評価に必要である．これらの撮影は臥位で行う．患者が短時間の荷重に耐えられるのであれば，立位正面骨盤 X 線撮影も施行する．立位正面骨盤 X 線撮影 1 枚によって，左右股関節の比較，仙腸関節疾患のスクリーニング，脚長左右差の評価，股関節の位置の確認が可能である．発症後 1～2 週間までは異常所見を認めないが，将来，比較読影を行う際に参考となる．経時的に単純 X 線撮影を行うことは，骨折線の出現，骨吸収性骨修復，大腿骨頭の球状輪郭の消失，二次性関節炎による変化を見つけるために有効な手段である．

▶**特殊検査の適応**　患者が前述の症状や所見を認める場合は，特殊検査の施行が必須である．骨シンチは疾患特異度が低く鑑別診断には適さない（大腿骨頭壊死症では，典型的には，大腿骨頭と関節内双方に強い核種の集積を認めるため，関節病変の合併と純粋な大腿骨病変との鑑別ができない）．この場合 MRI が第一選択の検査となる．MRI はより詳細な変化を捉えることができる．例えば，早期では限局的骨萎縮や，関節液貯留，軟骨下骨浮腫などの変化，そして発症後時間が経った症例では，早期の骨折線形成や大腿骨頭の球状輪郭消失といった所見から確定診断ができる．加えて MRI により，骨良性疾患と悪性疾患の鑑別も可能である．

▶**診断のポイント**　本疾患の診断は，急性かつ劇的な股関節機能の低下と急性の股関節回旋制限に加えて，MRI での特徴的な大腿骨の変化に基づいて下される．

▶**治療目標と治療ステップ 1 2 3**　特殊検査にて診断が確定または否定されるまでは，松葉杖または車椅子による免荷を継続しなければならない．

ステップ 1　股関節の全般的機能を評価し，内旋・外旋の減少の程度を測定し（50 歳の健常人では 40 から 45°），もし荷重に耐えられるのであれば立位正面骨盤 X 線撮影を，疼痛が重度で荷重に耐えられなければ緊急 MRI をオーダーする．

- 松葉杖を使用して必ず免荷をし，無血性となった大腿骨頭がつぶれないようにする．
- 1 日に 3 回，20～30 分間ずつ大腿上外側を冷却する．
- 重度の疼痛には麻薬性鎮痛剤を処方する．
- 患者の全身状態と大腿骨頭壊死症の危険因子の評価のために血液検査を施行する．全血血球数，赤血球沈降速度，血糖，肝機能検査，血清蛋白電気泳動，カルシウム，アルカリフォスファターゼを含むこと．
- 診断を確定し，大腿骨頭の変化を評価するために MRI をオーダーする．
- 患者管理をサポートしてもらうために整形外科医への紹介が望ましい．診断が確定し，全身状態の評価がすんだら，手術をどのタイミングで行うか決める．
- 初期診断例の場合，高圧酸素量法を考慮する．

ステップ 2　〈発症後 3～4 週間目〉
手術を施行しない場合は単純 X 線撮影を 2～3 週間ご

とに繰り返し施行する．
- 股関節回旋で疼痛が出なくなり，X線像にて骨折治癒が認められるまで患肢への荷重は避けなければならない．
- 他動的可動域ストレッチ運動を，積極的な股関節伸筋および屈筋の筋力強化運動とあわせて施行する．

ステップ3 〈6～8週間の長期経過観察例〉
再評価を行い，単純X線撮影を繰り返して変形性関節症の程度を確認する．
- ジョギング，エアロビクスなどの衝撃が強い運動を制限する．
- 衝撃を減らすために，すべての靴にパッド付き足底板（☞ p.310）を敷く．
- 股関節の可動域を維持するために，他動的股関節ストレッチ運動（☞ p.334）を続けるよう指導する．
- NSAIDs（イブプロフェンなど）を最大量で処方する．抗炎症効果が発現するまで2～3週間は定期的に服用するよう強調しておく．
- NSAIDsに替えて，プレドニゾロンを3週間かけて漸減処方してもよい．疼痛が治療抵抗性で，機能低下が著しく，可動域が徐々に低下してくる患者は，整形外科医に紹介して股関節置換術を検討する．

▶**手術適応** 骨頭穿孔術 core decompression（骨移植を併用する場合がある）や大腿骨頚部骨切り術にて，骨髄および骨生検を施行し診断を確定する．骨頭穿孔術は大腿骨頭の減圧を図り，理論的には大腿骨頭の遅発性分節圧潰や二次性の変形性関節症への進行を予防する．もし，こうした状態に進展した症例では，人工骨設置換術や人工関節置換術が最も頻繁に行われる．

▶**予後** 大腿骨頭壊死症の予後は早期の診断確定，免荷による骨折部位の壊死・圧潰予防，そして適切な手術介入ができるか否かにかかっている．すべての患者は単純X線撮影，MRIを受け，全身状態の精査を受ける必要がある．プライマリ・ケア医は患者評価を整形外科医からのアドバイスを受けながら行うべきである．

強度の股関節痛（不顕性骨折，感染性関節炎および転移性大腿骨腫瘍）
SEVERE HIP PAIN (OCCULT FRACTURE OF THE HIP, SEPTIC ARTHRITIS, AND METASTATIC INVOLVEMENT OF THE FEMUR)

股関節の不顕性骨折を疑わねばならない状況：

- 骨粗鬆症を有する高齢患者が転倒したとき
- 中等度から強度の股関節痛により，体重を支えられないとき
- 身体診察上，股関節内旋・外旋にて中等度から強度の疼痛が認められるとき

注意：股関節単純Ｘ線撮影では骨折がないとは断定できない．

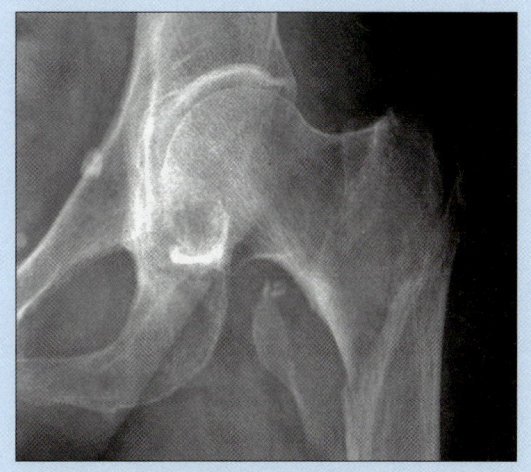

図 8-6　完全骨折に進行した股関節の不顕性骨折

▶病態生理　強度の股関節痛を訴える患者は何らかの臨床的問題点を有している．その多くは重篤で生命の危機につながり得る問題（股関節不顕性骨折，良性または転移性疾患を背景にした大腿骨の病的骨折，急性炎症性関節炎ないし化膿性関節炎）であり，緊急で診断検査を行い早期治療を行わなければならない．臨床医は，この群に属する患者を見分け，悲惨な合併症（完全骨折，大腿骨頭壊死症，骨髄炎）を避けるために素早く対処できなくてはいけない．

▶具体的症状　患者は鼠径部や大腿上部に急性かつ強度の痛みを訴え，同時に体重を支える能力が急激に変化する．

「数週間前から，太股の奥にうずくような痛みがあったんですけど，脚を捻ったら急に痛みがひどくなったんです」（転移性乳癌患者の病的骨折）．
「老人ホームでベッドから落ちちゃって．それ以来看護助手さんが体向してくれるたびに股がひどく痛むんです」（骨粗鬆症を有する高齢女性の不顕性骨折）．
「最初は大腿二頭筋の腱鞘炎だったんですよ．それから足の甲に腱鞘炎が起こって，ここ数日は股関節がえらく痛んで体重をかけたり股関節を曲げられないんです」（淋菌感染症による遊走性腱鞘炎から感染性関節炎に至った陸上競技のコーチ）．
「股関節が死にそうな程痛くて，足に体重を全然かけられないんだ」（股関節の偽痛風）．

▶診察所見　体重を支えられるか，歩行が可能かを評価し，股関節の可動域を測定する．

診察のポイント

①重度の機能低下：体重をかけられないため，松葉杖をついたり車椅子で受診する，明らかな片足歩行
②動作の最後に，こわばりと痛みで内旋・外旋が制限される．
③痛みのため fabere 法に耐えられない（Patrick テスト異常）．
④鼠径靱帯より 1½ インチ（3.8 cm）尾側に著明な圧痛，もしくは大腿骨に回旋を加えたときの重度の疼痛

①骨折の患者および化膿性関節炎の患者は足で体重を支えることを拒否する．炎症性関節炎の患

者は歩行を試みるが著明な疼痛回避歩行を示し，患肢には全体重をかけられない．たいていの患者は椅子から寝台への移動に介助を必要とする．
②股関節の可動域が高度に制限される．股関節の内旋・外旋とも強い痛みを伴う．化膿性関節炎の患者では，股関節包前壁の圧迫が取れるため，股関節屈曲はある程度保たれる．
③急性の関節包液貯留または原疾患（骨折）のために，ほとんどの患者はfabere法（またはPatrickテスト）に耐えられない．
④急性股関節包液貯留の患者では，鼠径靱帯中部より1 1/2 インチ（3.8 cm）尾側，大腿動脈に近い部位に圧痛を認める．大腿骨骨折の場合，圧痛点は骨折部位によって異なる．骨折線上に骨格筋や皮下脂肪が覆っている場合は骨折線上の圧痛を同定しにくい場合がある．

▶**X線撮影の適応と方法** 特殊方向撮影〔正面および側面股関節X線撮影，股関節開排位撮影（カエル肢位撮影など）〕が股関節と大腿骨の連続性の評価に必要である．正面骨盤X線撮影も同時に行い，左右の股関節の比較と骨盤の連続性の評価を行う．患者の疼痛を悪化させることと完全骨折への移行を防ぐため，これらの撮影はすべて臥位で行うのである．

▶**特殊検査の適応** 患者が前述の症状や所見を認める場合は，特殊検査を施行する．骨シンチは転移性腫瘍がある患者に行う．MRIは不顕性骨折に対する第一選択の検査である．化膿性関節炎または重度の炎症性関節炎が疑われる患者では関節液吸引を兼ねた股関節造影が必要である．

▶**治療目標と治療ステップ** **1 2 3** 診断が確定するまで松葉杖や車椅子で免荷すべきである．

ステップ1 〈急性期〉
股関節の全般的機能を評価し，患者の内旋・外旋制限を計測し（正常：50歳の健常人では40〜45°），正面骨盤X線撮影または緊急MRIを行う．

- 杖・車椅子・ベッド安静による免荷が必要である．
- 至急で診断検査をオーダーする：全血血球数，赤血球沈降速度，カルシウム，アルカリフォスファターゼ，単純X線撮影，MRI，骨シンチを含む．
- 至急で整形外科医への紹介を行う．
- 検査結果等から炎症性もしくは化膿性関節炎が疑われた場合は，整形外科医またはインターベンションを行っている放射線科医に緊急に紹介を行い，関節液吸引を手配する．

ステップ2 〈回復期〉
この期間も患者は免荷を続けなければならない．
- 根治的治療が行われ急性疼痛が消失したら，可動域訓練を開始し，徐々に離床を進める．
- 日常活動への復帰は段階的に進める．

▶**理学療法の適応と方法** 理学療法は股関節急性病態の回復期において補助的な役割を果たす．

理学療法のポイント
①内転筋群，回旋筋群，殿筋，殿筋腱のストレッチ運動を他動的に行う．
②腸腰筋と殿筋の等尺性筋力増強運動を行う．
③日常活動へ段階的に復帰する．

●**急性期の対応，回復期のリハビリ** 他動的ストレッチ運動により股関節の柔軟性を保つ．内転筋群，回旋筋群，殿筋群を伸ばすために，4の字（股関節外旋位）ストレッチ・インディアン座り（両下肢外旋位）ストレッチ・膝抱えストレッチ運動（☞ p.334）を1日に20セット行う．柔軟性が回復してきたら，腰筋と殿筋群の筋力増強運動を毎日ルーチンに行う．最初は下肢伸展挙上（筋力強化）運動を，重りを使わずに仰臥位および腹臥位で行う（☞ p.337）．筋力が増強してきたら，5〜10ポンド（2.3〜4.5 kg）の重りを足首に付けて，張力を増やす．日常活動の再開は股関節の柔軟性と筋力が健側と同程度に戻るまで待たなければならない．

▶**手術適応** 手術術式の選択は原因疾患によって

決まる．転移性腫瘍もしくは大腿骨皮質の菲薄化を伴う大腿骨良性腫瘍では，髄内釘による内固定を予防的に行わなければならない．大腿骨頚部または頭部の不顕性骨折患者は，骨治癒を数週間にわたって慎重に待つ場合（手術適応が乏しい場合）もあるし，ピン刺入固定術や人工関節置換術など手術的治療を行うこともある．化膿性関節炎の患者は，関節内ドレナージを繰り返し，関節内圧上昇による大腿骨頭壊死症の合併がないか密な観察が必要である．

CHAPTER 9 膝関節

▶ 膝関節痛の鑑別診断

診断	確定
膝蓋骨（最も一般的）	
● 亜脱臼/脱臼	身体所見；X線—サンライズ撮影
● 膝蓋大腿関節症候群	身体所見；X線—サンライズ撮影
● ダッシュボード損傷（軟骨骨折）	関節鏡（オプション）
● 膝蓋大腿関節症	X線—サンライズ撮影
● 膝蓋骨高位	X線—膝関節側面像
膝関節	
● 変形性関節症：内側コンパートメント，外側コンパートメント，または両方	X線—両側立位正面像
● 炎症性関節炎	関節穿刺/穿刺液分析
● 化膿性関節炎	関節穿刺/穿刺液分析；培養
● 関節血腫（前十字靱帯断裂，内側側副靱帯断裂，半月板断裂，関節包断裂，脛骨高原骨折）	関節穿刺/穿刺液分析；ヘリカルCT；MRI
滑液包	
● 膝蓋前滑液包炎（"housemaid's knee"）	穿刺/穿刺液分析
● 鵞足部滑液包炎	局所麻酔ブロック
● ベーカー囊胞	穿刺または超音波
● 膝蓋下滑液包炎（表層または深部）	局所麻酔ブロック
靱帯	
● 内側側副靱帯損傷—第1度，第2度，第3度	身体所見；局所麻酔ブロック
● 外側側副靱帯損傷—第1度，第2度，第3度	身体所見；局所麻酔ブロック
● 前十字靱帯損傷	身体所見；MRI
● 後十字靱帯損傷	身体所見；MRI
● 腸脛靱帯症候群	身体所見；局所麻酔ブロック
● ばね膝	身体所見
半月板断裂	
● 外傷性または変性	MRI；関節鏡
放散痛	
● 大転子滑液包炎	身体所見；局所麻酔ブロック
● 股関節	X線—立位骨盤正面像
● 大腿骨	骨シンチ
● 腰仙椎神経根症	CT；MRI；筋電図

膝蓋大腿関節症候群 PATELLOFEMORAL SYNDROME

以下の病態を含む．

- 膝蓋大腿関節症候群
- 膝蓋大腿関節亜脱臼
- 膝蓋大腿関節関節炎
- 膝蓋骨脱臼
- 膝蓋骨高位

これらの状況ではすべて，膝蓋骨が大腿骨関節面で異常な運動をすることが特徴である．難治性の場合や，まれではあるが関節液が貯留するような場合は，関節内ステロイド注射の適応となる．

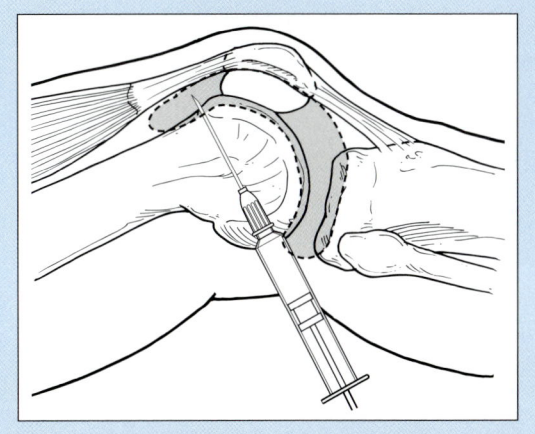

図 9-1　膝蓋大腿関節症候群に対する膝関節への注射

▶病態生理　膝蓋大腿関節症候群は，膝蓋大腿関節での症状を引き起こす一群の状態を指す．膝蓋大腿関節症候群（以前は膝蓋骨軟骨軟化症と病理学的によばれていた），膝蓋骨亜脱臼（異常な膝蓋大腿関節の動きを指す用語），膝蓋骨高位（膝蓋腱の長さが過剰），膝蓋大腿関節症（変形性関節症—長年にわたる症状の終末像）などがこれに含まれる．直達外力（ダッシュボード損傷）に起因するものもあるが，たいていは膝蓋骨が大腿骨関節面で異常な動き（膝蓋骨亜脱臼）を繰り返すことで生じる．外側直筋の過剰な発達（弱い内側広筋とのバランスの欠如）や，脛骨粗面・膝蓋骨の中心・大腿四頭筋の中心で形成される Q 角が，外側への膝蓋骨亜脱臼を起こす力となる．関節鏡視下には，膝蓋骨下面で関節軟骨の欠如（pits and cracks）をみることができる．何十年もかけて関節軟骨面がびまん性に不整となってくるのである（例：変形性関節症）．

▶具体的症状　患者は，膝関節（膝前面）の痛み，膝の「うるさい音」，時に膝の腫脹を訴える．患者は症状を表現するのに，膝蓋骨周辺の全体をさすりながら，実際に膝を曲げて「うるさい」音を示そうとする．

「走った後におさらが痛いです」．
「しゃがんだりひざまずいたりすることができません」．
「膝を曲げるとき，こうやってゴリゴリ音がします」．
「膝がいつもゴリゴリいっていましたが，次第に腫れてきました」．
「あぐらをかくことができません．」
「ステアステッパー（ウォーキングマシン）を使ったり，エアロビクスをしたりすると，決まってその夜には両膝が痛くなります」．
「2 年前，膝をダッシュボードにぶつけました．それ以来，スキーをした後に膝が痛くなります」．

▶診察所見　膝蓋大腿関節の圧痛，アライメント，異常な動きについて診察し，膝関節に関節液貯留がないかどうか診察する．

診察のポイント

① 膝蓋骨後部の痛みを伴う軋轢音（しゃがんだり，膝蓋骨を押さえたり，Insall 手法をしたとき）
② 関節可動域は正常だが膝蓋大腿関節の動きが異常である．
③ 他動的に屈曲進展した際にクリックを触れる．
④ 膝蓋骨脱臼でみられる脱臼不安感テストは陰性である．
⑤ 膝関節液貯留（まれ）

① 膝蓋骨後部の痛みを伴う軋轢音は，大腿骨との関節面で膝蓋骨を他動的に前後に動かすことで，最もよく感じることができる．患者には下肢を伸展位にし，大腿四頭筋をリラックスさせるように指示する．検者の指を膝蓋骨の四隅に置いて下方にしっかり圧を加えることで，膝蓋骨は大腿骨内側上顆および外側上顆，さらに膝蓋大腿関節面下部に対して押し付けられる．軋轢音は関節面下方でのみ触知する．たいていの場合，膝蓋大腿関節症候群はこの部位から進行していく．
② 膝蓋大腿関節のアライメントと動きを，視診，Q 角の測定，膝関節の他動的屈曲伸展によって評価する．膝蓋骨亜脱臼は，膝関節伸展時に（大腿骨との関節面で外側に膝蓋骨がずれることにより）視診ではっきりわかる．さらに亜脱臼は Q 角を測定することでも評価できることが多い．Q 角は，上前腸骨棘から膝蓋骨中心に引いた線と，膝蓋骨中心から脛骨結節中心に引いた線のなす角で，正常は 20° 以下である．
③ 手掌を膝蓋骨中心に置き，膝を他動的に屈曲伸展させると，膝蓋骨のクリックを触れることができる．
④ 脱臼不安感テスト（膝蓋骨脱臼を再現するために内側から外側に圧力を加えるテスト）は陰性である．
⑤ 膝関節液貯留はまれである．中等量から多量の膝関節液貯留は，重症の増悪または進行した疾患であることを示唆する．膝関節液貯留のない単純な膝蓋大腿関節症候群では，膝の関節可動域は正常である．

▶ **X 線撮影の適応と方法** 膝 4 方向，すなわちサンライズ撮影（マーチャント撮影ともいう），立位正面像，側面像，トンネル撮影を施行することが常に推奨される．典型的な所見としては，膝蓋骨の外側への亜脱臼，外側膝蓋大腿関節の関節軟骨の狭小化，膝蓋骨外側面の硬化（慢性的な外側への圧力への反応）がみられる．進行例では，骨棘形成，重度の骨硬化，軟骨下骨嚢胞の形成などの変形性関節症様の変化がみられる．疾患の初期では，亜脱臼がみられるだけかもしれない．

▶ **診断のポイント** 膝蓋大腿症候群の診断は，臨床所見に基づく．痛みを伴う膝蓋骨の軋轢音と X 線像での亜脱臼の所見があれば，高率で診断が示唆される．局所麻酔によるブロックは，膝蓋骨由来の関節痛と鵞足部滑液包炎など関節周囲由来の痛みとの鑑別に必要なことがある．膝蓋大腿症候群で関節の動きが重度に障害されたり，多量に関節液が貯留したりしている場合（1〜2%）は，離断性骨軟骨炎，関節内遊離体，半月板損傷などを除外するために関節鏡が適応となる．

▶ **治療目標と治療ステップ** **1 2 3** 治療の目標は，膝蓋大腿関節の動きやアライメントを改善したり，痛みや腫脹を緩和したり，膝蓋大腿関節の関節炎の進行を遅らせたりすることにある．膝を繰り返し屈曲することを制限し，大腿四頭筋の等尺性筋力トレーニングを行うことが治療の選択肢としてあげられる．

ステップ 1 大腿四頭筋筋力の評価，膝の可動性評価のための踵殿距離測定，Q 角の測定または推測，膝の X 線撮影のオーダーを行う．

- 膝を冷却し，（関節液貯留を伴う場合は特に）挙上する．
- しゃがむこととひざまずくことを絶対に行わないように強調する．
- 膝を繰り返し曲げることを，疾患の重症度によって制限しなければならない（重症では 30° まで，中等症では 60° までに制限する）．

- ジョギングやサイクリングなどの膝を激しく曲げたり衝撃を与えたりする運動の代わりに，水泳，ノルディックスキーマシン，早歩きを勧める．
- 下肢外旋位で完全伸展位にして等尺性に下肢伸展挙上（筋力強化）運動を行うことで，内側広筋の筋力を増強して，膝蓋大腿関節の動きを改善させる．

ステップ2 〈4～8週間症状が持続する場合〉
運動制限とリハビリを再度強調する．
- NSAIDs（イブプロフェンなど）を最大用量で3週間処方し4週目で減量する．
- 膝蓋大腿関節の動きによる悪影響を防ぐため，特に積極的にスポーツを行う患者には，膝蓋骨バンド（☞ p.306）やベルクロ膝蓋骨固定装具（☞ p.306）を勧める．

ステップ3 〈3～4カ月症状が持続する場合〉
症状が6～8週間続く場合や膝関節液が貯留する場合は，ステロイドK40（ケナコルトA®40 mg：トリアムシノロンアセトニド）やヒアルロン酸の関節内注射を行う．
- 症状が50％以下に改善しない場合は，4～6週間で再度注射を行う．

ステップ4 〈4～6週間症状が持続する慢性例〉
毎日または週3回の下肢伸展挙上（筋力強化）運動の必要性を再度強調する．
- 慢性的に症状のある患者では，しゃがんだり，ひざまずいたり，膝を曲げたりすることを長期間禁止する．
- しつこい痛みや機能障害がある場合，膝蓋骨高位やQ角20°以上の場合は，整形外科医への紹介を考慮する．

▶**理学療法の適応と方法** 理学療法は膝蓋大腿関節疾患の治療の要である．

理学療法のポイント

①冷却
②下肢外旋位かつ完全伸展位で大腿四頭筋の等尺性筋力トレーニングを行う．これにより大腿四頭筋全体の筋力が増加し，膝蓋骨にかかる外側の力に対抗する内側広筋をきたえることができる．
③膝への衝撃や反復する屈曲を最小限にするような運動や装具を積極的に使用する．

●**急性期の対応** 急性期の症状に対しては冷却と挙上が行われる．冷却は効果的な鎮痛をもたらし，腫脹を軽減させるのにも役立つ．

●**回復期のリハビリ** 膝蓋大腿関節への刺激を減らすために，運動に制限を加えながら訓練する．筋力強化運動は膝関節を安定化させ，亜脱臼や脱臼を減らし，膝蓋大腿関節の動きを改善させる．仰臥位と腹臥位での下肢伸展挙上（筋力強化）運動（☞ p.337）を，毎日20回ずつ行う．初めは重りなしで行い，症状が改善するに従って，5～10ポンド（2.3～4.5 kg）の重りを足関節に付けて行う．積極的な運動，特に機械を使って行うような運動は，注意深く行わなければならない．完全な膝屈曲を要するような固定自転車，ローイングマシン，総合トレーニングマシンは，最初は避けるべきである．早歩き，水泳，ノルディッククロスカントリースキーマシンは，刺激が少なく，最小限の膝屈曲しか要さないので勧められる．

▶**注射手技** 局所のステロイド注射の適応は限られる．慢性的に痛み，軋轢音，クリックなどの症状がある患者にはヒアルロン酸注射を行うことができる．長引く痛みや関節液貯留といった炎症症状の強い患者や，運動療法やNSAIDsに反応しない患者には，ステロイド注射を行う．関節内注射の手技はp.179を参照のこと．

▶**手術適応** 外側支帯解離術，脛骨粗面移動術，関節鏡下デブリドマンが，一部の症例で行われる．これらの手術はすべて，膝蓋骨への刺激を直接（関

節鏡下デブリドマン）または膝蓋大腿関節の異常な動きを是正することで間接的（外側支帯解離術，脛骨粗面置換術）に減らすために行われる．手術は，注射と同様に，定期的な大腿四頭筋筋力トレーニングの代わりにはならない．

▶**予後** 若年または中年成人で最も一般的な診断である膝蓋大腿関節症候群の予後は一様に良好である．機能障害を起こすことや 50 歳を超えて症状が残ることはまれである．症状は増悪緩解を繰り返し，たいていの場合 50 歳を過ぎて次第に消失する．頻繁に再発する場合や，症状が重篤な場合は，徹底的な評価を受けるべきである．離断性骨軟骨炎，炎症性の関節液貯留，局所の外傷性の軟骨軟化症を合併する膝蓋大腿関節症候群の場合は，両側のサンライズ X 線撮影，関節液分析，関節鏡を施行すべきである．予防的運動の重要性は，いくら強調しても足りないくらいである．大腿四頭筋やハムストリングスの筋力増強や，経口の硫酸グルコサミン使用〔訳注：日本では保険適応はなく市販のサプリメント扱いである〕は，疾患の進行を遅らせることができる．

膝関節水腫 KNEE EFFUSION

膝蓋骨下面と腸脛靱帯の中心とで形成される線の間に外側から穿刺する．外側支帯のわずかな抵抗を感じるところまで針をゆっくり進め，膝蓋骨上極のすぐ上をめがけて角度をつける．

針：1 1/2～3 1/2 インチ（3.8～8.9 cm）の脊椎穿刺針，22～18 ゲージ
深さ：1/2～3 インチ（1.3～7.6 cm）
用量：1～2 mLの局所麻酔薬と1 mLのK40（ケナコルトA®40 mg：トリアムシノロンアセトニド）
注意：関節腔は外側支帯の 1/2～5/8 インチ（1.3～1.6 cm）奥にある．針がこの深さに達したら，軽い圧をかけて穿刺する．

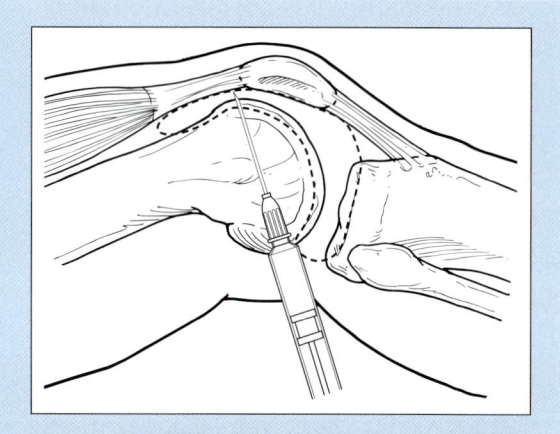

図 9-2　膝の関節内注射（外側アプローチで膝蓋上嚢に刺入する）

▶**病態生理**　膝関節水腫とは，関節液の異常な貯留を意味する．膝関節液は，内容物の細胞成分によって，炎症性，非炎症性，出血性，化膿性に分類される（☞ p.349）．変形性関節症，炎症性関節炎，膝蓋大腿関節症候群，外傷性関節血腫，感染症（淋菌，黄色ブドウ球菌など）が，最も一般的な原因である．関節液が増加すると膝の正常な運動が障害され，最初に屈曲が，次第に伸展が制限されるようになる．膝の屈曲を反復することで生じる水圧により，関節液が膝窩に移動し，屈曲が制限され，膝後方の緊満感が引き起こされ，最終的にベーカー嚢胞が形成されるに至る（約10～15％）．多量に関節液が貯留すると，膝関節周囲の構造物が伸展されることにより，膝関節が不安定になる．

▶**具体的症状**　患者は，膝の腫脹，膝の緊満感，可動域制限を訴える．患者は膝前面を両手でさすりながら，下記のように症状を表現することが多い．

「膝が腫れています」．
「膝を曲げようとすると，膝の後ろに卵があるような感じがします」．
「左膝と比べて右膝がかなり大きく見えます」．
「膝全体が痛くてつっぱった感じがします」．
「1日が終わると腫れが最もひどくなり，脚を引きずらなければならない程です．張り裂けそうな感じがします」．
「膝がカクッとくずれます．膝で体重を支えることができないような感じがします」．
「膝が熱をもっています」．
「膝が腫れて，後に曲げることも完全に伸ばすこともできません」．

▶**診察所見**　膝関節水腫を見つける手技と，客観的な関節可動域測定を同時に行う．

診察のポイント

① 全体的に膝が緊満し，膝蓋骨内側外側の窪みがなくなる．
② 関節液のミルキングサインを認める．
③ 膝蓋跳動が陽性である．
④ 膝蓋骨上方が膨隆している．
⑤ 関節液を穿刺する．
⑥ 完全に膝関節を屈曲することができない（踵－殿部間距離の開大）．

① 膝関節を伸展位にして大腿四頭筋をリラックスさせ，両膝の大きさと形を比較し，膝蓋骨内側外側の窪みを診る．少量の水腫（5～10 mL）でも，解剖学的に正常なこの窪みに貯留し，膝関

節全体に緊満した感じを与える．
② 高粘度で少量の水腫の場合は，関節液のミルキングサインが陽性になることがある．内側の窪み（内側膝蓋支帯の上）に圧をかけ，関節液を外側コンパートメントに寄せる．圧迫を解除し，外側の窪み（外側膝蓋支帯の上）を搾り出すような動きを加えると，関節液は再び内側に現れる．痩せた患者で，粘度が高い関節液の場合にのみ，このテストは有用である．
③ 10〜15 mL の関節液があれば，膝蓋跳動は陽性となる．検者の両手を用いて，関節液を関節の周囲から関節の中心へ搾り込む．さらに示指で膝蓋骨を大腿骨に向かって強く押し下げる．中等量の関節液が貯留していれば，クリックやコツッという感覚を触れる．
④ 多量の関節液（20〜30 mL）は膝蓋上嚢を満たす．膝蓋骨上極の真上にあるこの領域は，正常であれば平坦かわずかに陥凹しているものである．多量の関節液により膝蓋骨上部が凸状になり，外側広筋遠位とその筋膜の下が膨隆する．
⑤ 関節穿刺は膝関節水腫の確定診断を行うために必須の検査である．肥満患者や膝蓋骨周囲の脂肪組織が多い患者では特に必要である．
⑥ 患側の膝が腫大し完全屈曲ができない場合には，関節水腫の存在を常に疑うべきである．屈曲の程度は対側の膝と比較したり，角度を実際に測定したりすることで知ることができる（完全伸展で 0°，膝を直角に曲げれば 90° である）．屈曲の程度を客観的に知る方法として，踵殿距離の測定がある．膝を他動的にやさしく屈曲させ，本来なら踵が届くはずの殿部の部位と踵との間の距離を測定する．この距離は，急性の関節水腫の程度とよく相関する．過去の膝関節手術の既往（人工膝関節置換術や前十字靱帯修復術など）や，下肢に影響を与えるような神経筋疾患がある場合も，膝の完全屈曲は不能となる．慢性の関節水腫の場合は，周囲の支持組織を徐々に押し広げるため，完全屈曲が可能であることもある．

▶ **X 線撮影の適応と方法**　あらゆる場合に膝の X 線撮影（立位正面，側面，サンライズ撮影，トンネル撮影）が推奨される．立位（荷重）撮影は，内側及び外側コンパートメントの軟骨の厚さや，外反膝の程度を知るために行われる．サンライズまたはマーチャント撮影は，膝蓋大腿関節の状態を診る目的で行われる．トンネル撮影は，離断性骨軟骨炎や関節内遊離体を評価するために行われる．側面像は，良質な軟部撮影法で行うと，多量の関節液の存在，骨の病変の位置，軟部組織の石灰化を知る手がかりを与えてくれることがある．

▶ **特殊検査の適応**　関節液検査は膝関節水腫の評価に必要不可欠な検査である．

▶ **診断のポイント**　身体所見に基づいて，膝関節水腫を暫定的に診断することができる．しかし，確定診断のためには関節穿刺による関節液分析が必要である．感染症が鑑別診断にあがる場合は，関節穿刺は必須である．

▶ **治療目標と治療ステップ** **1 2 3**　治療の目標は，水腫の原因を診断し，腫脹と炎症を緩和し，関節の安定性を回復させることである．膝関節を不安定にするような緊満した関節血腫や関節水腫に対しては，関節穿刺が最適な治療となる．多量の非感染性の水腫に対しては，関節穿刺，関節液分析，ステロイド注射が最適な治療となる．感染性の水腫に対しては，入院して経静脈的に抗菌薬投与を行わなければならない．

ステップ 1　踵殿距離を測定する．関節液を穿刺し診断のための検査（細胞数と細胞分類，結晶分析，糖，グラム染色，培養など）を行う．膝の立位正面，側面，サンライズ撮影をオーダーする．
- 感染が疑われれば，入院して想定される菌に対して（ブドウ球菌属をカバーするように）経静脈的抗菌薬投与を開始する．
- 痛みを緩和するために冷却を行い，腫脹を軽減させるために膝を挙上する．

- 重症のケースでは松葉杖での免荷を勧める．
- しゃがむ動作とひざまずく動作を最小限にする．
- 状態に応じて膝の屈曲を制限しなければならない（重症では 30°まで，中等症では 60°まで）．
- 膝が明らかに不安定な場合（過度に膝くずれが起こる場合）は，膝蓋骨固定装具を使用する．
- 筋の支持力を回復し，安定性を増し，水腫の再発を防ぐため，急性期の症状が緩和すればただちに，抵抗負荷をかけない下肢伸展挙上（筋力強化）運動を開始する．

ステップ2 〈数日から4週間までの急性期のフォローアップ〉緊満した水腫を再度穿刺する．
- 再び下肢伸展挙上（筋力強化）運動の重要性を強調し，膝関節を支える大腿四頭筋筋力を保持する（可能な範囲で重りを使う）．
- NSAIDs（イブプロフェンなど）を 4 週間は最大用量で処方するが，3 週目からは減量を始める．

ステップ3 〈3〜6週間持続する場合〉
再度関節穿刺を行い，K40（ケナコルトA®40 mg：トリアムシノロンアセトニド）を膝関節に注射する．
- 症状が 50％以下に改善しなければ，4〜6 週間で再度注射を行う．
- 重りを用いた下肢伸展挙上（筋力強化）運動の重要性を再度強調する．

ステップ4 〈2〜4カ月続く慢性例〉
治療不応例，特に機械的ロッキング現象や重度の膝くずれがある症例では，再度単純X線を撮影またはMRIをオーダーする．
- 基礎疾患（半月板損傷，関節内遊離体，進行した変形性関節症など）に応じて整形外科医への紹介を考慮する．
- 下肢伸展挙上（筋力強化）運動とハムストリング下肢伸展訓練を組み合わせることにより，回復が確固たるものとなる．

▶**理学療法の適応と方法** 膝関節水腫の積極的治療と予防において，理学療法は不可欠な役割を果たす．

診察のポイント
①膝の冷却と挙上を行う．
②松葉杖での免荷を行う．
③支持力と安定性を回復させるために，等尺性に下肢伸展挙上（筋力強化）運動を行う．
④徐々に，注意深く，積極的な活動を再開する．

●**急性期の対応** 最初の数日は，膝を冷却挙上し，荷重を制限する．急性の関節水腫に対しては，常に冷却と挙上を勧める．氷嚢，冷凍コーンの袋，凍らせたタオルなどを冷凍庫から取り出し，10〜15分患部にあてがうと，腫脹や疼痛を緩和するのに効果的である．松葉杖，歩行器，杖は，最初の数日間必要となることがある．

●**回復期のリハビリ** 急性期の症状が改善すれば，筋力強化運動を制限付きで開始する．膝関節の筋支持力を回復させるために，常に下肢伸展挙上（筋力強化）運動（☞ p.337）を勧める．最初は重りなしで，5 秒ずつ 20 セット行う．筋力に改善がみられたら，足関節に 5〜10 ポンド（2.3〜4.5 kg）の重りをかけて行うようにする．この運動は，仰臥位，腹臥位それぞれの体位で行い，大腿四頭筋，ハムストリング筋を強化する．積極的な運動，特に器械を用いた運動は，注意深く行わなければならない．固定自転車，ローイングマシン，総合トレーニングマシンで行う運動は，炎症のある関節や直前に腫脹のあった関節には刺激となることがある．早歩き，水泳，ノルディックスキーマシンなど，膝の屈曲をあまり必要とせず，膝への衝撃の少ない運動が好ましい．

▶**注射手技** 緊満した水腫による圧を緩和し，分析のための関節液を採取する目的で，関節液の穿刺が行われる．局所麻酔薬の注射は，現在の状態が関節由来のものか，膝関節に影響を与える関節周囲の疾患によるものかを鑑別するために行われる．ステロイドの注射は，変形性関節症，関節リ

ウマチ，偽痛風など，非感染性の水腫を治療する目的で行われる．

《体位》患者は仰臥位とし，下肢を完全に伸展させる．患者がリラックスできず，大腿四頭筋の緊張が取れない場合は，丸めたタオルを膝関節の下に置く．

《表面解剖と穿刺部位》腸脛靱帯の中心線，膝蓋骨外側縁，膝蓋骨上極を触知しマーキングする．膝蓋骨をやさしく外側へ押し出し，その外側縁を触れる．穿刺部位は，腸脛靱帯（大腿骨の中央）と，膝蓋骨外側縁と膝蓋骨上極の 1/2 インチ（1.3 cm）下方とを結んだ線の中程に引いた線に沿った場所にある．この部位から穿刺すると，最も安全かつ容易に膝蓋上嚢の上外側部に達することができる．

《穿刺の角度と深さ》針先は膝蓋骨上極に向けて角度をつける．外側支帯（最初の組織面）は，2 1/2 インチ（6.4 cm）の深さにある．関節腔の上嚢は，たいていは，外側支帯からさらに 1/2～5/8 インチ（1.3～1.6 cm）深部にある．

《麻酔》エチルクロライドを皮膚にスプレーする〔訳注：日本では一般的ではない〕．局所麻酔は，外側支帯（1 mL）と関節腔内に行う．

《手技》膝蓋上嚢への外側からのアプローチが，最も関節腔へのアクセスがよく，皮膚から近く，患者に痛み刺激を与えない方法である．針を膝蓋骨上極に向けて 70° の角度をつけて進めると，ゴム様の抵抗がある外側支帯（最初の組織面）に達する．局所麻酔薬（1 mL）を関節面のすぐ外側に注入する．針を引き抜き，次に 20 mL のシリンジを付けた 18 ゲージ，1 1/2 インチ（3.8 cm）の針を外側支帯まで進め，さらに関節内に達する（たいていは突き抜ける感覚やポンという感覚を感じ，患者は痛みを感じる）．関節液の穿刺を容易にするために，内側支帯と関節面に対して軽度の圧を加えると，関節液が外側へ寄せられる．関節液が比較的透明（細胞数が少なければ関節液を通して新聞を読むことができる）であれば，同じ針で 1 mL の K40 を注射する．1 回目の関節内への穿刺で関節液が採取できなければ，持続的に緩やかな陰圧をかけながらゆっくりと針を引き抜く．ゆっくり針を引き抜いてきても関節液が採取できない場合は，膝蓋骨上極のすぐ下面に再度針を刺入する．この部位で再度穿刺を試みる．2 回目も不成功に終われば，関節水腫のない膝関節注射（☞ p.184）が推奨される．

▶注射後の対応

1. 3 日間は安静にし，あらゆる直達外力，しゃがむ，ひざまずく，膝を 90° 以上曲げる，といった動作を避ける．
2. 重症の場合は，3～7 日間松葉杖による免荷を勧める．
3. 注射後の痛みに対しては，冷却（4～6 時間ごとに 15 分ずつ）と，アセトアミノフェン（1000 mg，1 日 2 回）〔訳注：日本では 1 回 500 mg を 1 日 3 回が上限〕を処方する．
4. 直接圧をかける，繰り返し膝を曲げる，長時間の立位，不必要な歩行などの動作を制限し，しゃがむ，ひざまずくなどの動作も引き続き制限することで，3～4 週間膝を保護する．
5. 膝の筋支持力を強化するために，4 日目から下

肢伸展挙上（筋力強化）運動を開始する．
6. 大腿四頭筋筋力が弱い患者や，頻繁に膝くずれを経験する患者に対しては，膝蓋骨固定装具やベルクロ下肢伸展装具を一時的に（3〜4 週間）用いる．
7. 腫脹が持続する場合は，6 週間で再度ステロイドの注射を行う．
8. 慢性例では，単純 X 線撮影（立位正面像，両側サンライズ撮影）または MRI のオーダーを行い，進行した変形性関節症，高度の膝蓋大腿関節亜脱臼，変性または外傷性の半月板断裂の有無を調べる．
9. 進行した関節炎の患者に対しては，長期にわたって膝の屈曲制限（30〜45°）や荷重制限を行う．
10. 2 回連続して注射を行っても 4〜6 カ月間にわたる機能改善や腫脹の緩和が認められない場合は，セカンドオピニオンの目的で整形外科医の診察を求める．

▶**手術適応**　手術法は基礎疾患によって異なる．重度の遷延した変形性関節症では，関節鏡視下のデブリドマンが考慮される．変性または外傷による半月板断裂（☞ p.210）に対しては，半月板切除術が行われる．内科的治療やステロイドの関節内注射に反応しない関節リウマチに対しては，滑膜切除術が行われる．

▶**予後**　穿刺と注射に対する反応は基礎疾患により異なる．軽度から中等量の炎症性水腫（細胞数 1000〜20000）であれば劇的に反応し，6〜18 カ月間は症状から解放される．偽痛風，痛風，急性の関節リウマチで，注射に劇的に反応する場合には，さらなる検査は不要である．非炎症性の水腫（細胞数 100 台）の反応は予測が難しい．変形性関節症の患者は，数週間かけて徐々に改善することがある．合併する鵞足部滑液包炎，内側側副靱帯捻挫，変性による半月板断裂などにより，反応の程度が修飾されることが多い．これらの合併症に対しては，個々に注意を払わなければならない．関節内のステロイド注射への反応が乏しい場合（症状改善の程度が小さい，4〜6 週間以内で再燃する）は，非炎症性または力学的な病態（半月板断裂，前十字靱帯機能不全，重度の内反外反変形，遊離体，関節軟骨の激しい損傷など）が示唆される．このような患者では，単純 X 線撮影の再検，MRI，関節鏡などのさらなる精査が必要である．注射への反応が乏しいということは，反応がよいことと同様に重要である．反応が乏しいということにより，さらなる検査が必要な患者を同定できるからである．

▶ 水腫がない膝関節への注射 DRY TAP INJECTION OF THE KNEE

この注射の穿刺部位は，膝関節水腫の穿刺のときと同じである．針を直接膝蓋骨下面に向ける．

針：$1^{1}/_{2}$〜$3^{1}/_{2}$ インチ（3.8〜8.9 cm）の脊椎穿刺針，22〜18 ゲージ
深さ：1/2〜3 インチ（1.3〜7.6 cm）で膝蓋軟骨の軟らかい抵抗を感じる．
用量：1〜2 mL の局所麻酔薬と 1 mL の K40（ケナコルト A®40 mg：トリアムシノロンアセトニド）

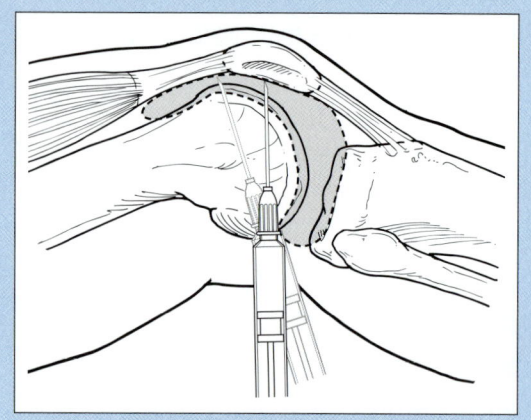

図 9-3　水腫がない膝関節への注射（膝蓋骨への外側アプローチ）

▶病態生理　膝蓋上嚢への側方アプローチで関節液が穿刺できない場合に，関節内にステロイドを注入するもう 1 つの技法がある．針先が関節軟骨のすぐ手前にあれば，確実に関節内注入ができる．症状，所見，単純 X 線撮影，治療の手順，理学療法は，膝関節水腫（☞ p.179）の場合と同様である．

▶注射手技　関節内注射を確実に行うためには，針先は関節軟骨のすぐ近くに位置させなければならない．膝蓋骨への外側からのアプローチが好まれる．このアプローチは，内側あるいは外側の関節面からの注射に比べて，関節軟骨に損傷を与えにくい．膝関節外側には脈管の走行が少ない．膝蓋骨外側は皮膚直下にある．外側からのアプローチは，対側下肢の存在に邪魔されずに行える．

《体位》患者を仰臥位とし，下肢を完全に伸展させる．

《表面解剖と穿刺部位》腸脛靱帯の中心，膝蓋骨外側縁，膝蓋骨上極を触知しマーキングする．膝蓋骨をやさしく外側に動かし，その外側縁を触れる．穿刺部位は，水平面では腸脛靱帯と膝蓋骨外側縁のちょうどまんなかで，膝蓋骨上極から頭尾軸に沿って 1/2 インチ（1.3 cm）尾側である．

《穿刺角度と深さ》針は膝蓋骨下面をめがけて上向きにする．外側支帯（最初の組織面）は 1/2〜$2^{1}/_{2}$ インチ（1.3〜6.4 cm）の深さにある．膝蓋骨の関節軟骨は外側支帯の硬い抵抗を感じる部位のさらに 1/2〜3/4 インチ（1.3〜1.9 cm）深部にある．

《麻酔》エチルクロライドを皮膚にスプレーする〔訳注：日本では一般的ではない〕．局所麻酔を外側支帯（1 mL）と関節内に行う．

《手技》外側アプローチは最も容易で安全である．穿刺部位は膝関節穿刺の場合と同じである（☞ p.182）．針先は膝蓋骨下面に向けて進める．膝蓋骨をやや亜脱臼させた状態にしたほうが注入しやすい．関節内にプツッと入るためには，ある程度の圧が必要である．針のベバル（bevel）〔訳注：針先のカット面〕は膝蓋骨の角度と合わせるため上向きにする（このほうが関節軟骨に損傷を与えにくい）．針を注意深く膝蓋骨下面に進める．穿刺の深さは膝蓋骨をやさしく前後方に固定させることで評価する（力は膝蓋骨内側面から加える）．内側面から加えた力を針先で感じることができる．まさしくこの部位で局所麻酔薬 1〜2 mL（関節内の病態に対する診断にもなる）とヒアルロン酸 2 mL または K40（ケナコルト A®40 mg：トリアムシノロンアセトニド）を 1 mL 注入する．

水腫のない膝関節への注射

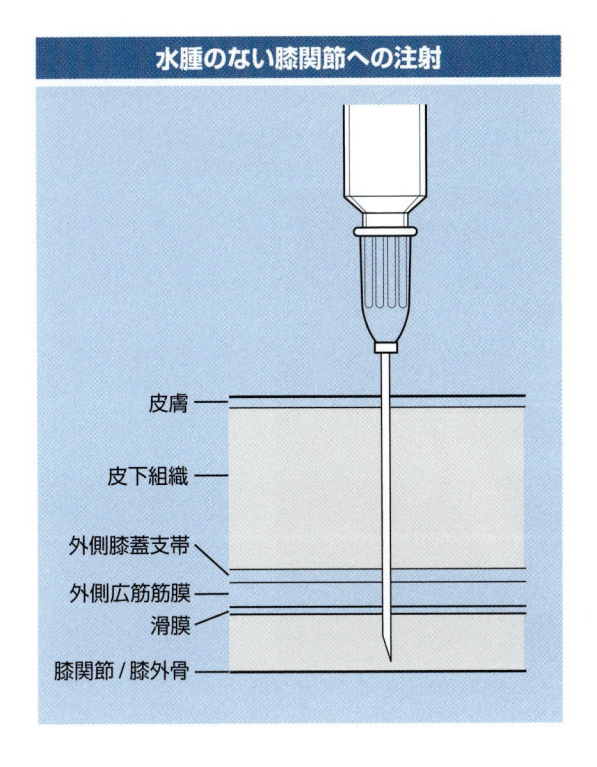

- 皮膚
- 皮下組織
- 外側膝蓋支帯
- 外側広筋筋膜
- 滑膜
- 膝関節/膝外骨

▶**注射後の対応**

1. 3日間は安静にし，あらゆる直達外力，しゃがむ，ひざまずく，膝を 90°以上曲げる，といった動作を避ける．
2. 重症の場合は，3〜7日間松葉杖による免荷を勧める．
3. 注射後の痛みに対しては，冷却（4〜6時間ごとに 15 分ずつ）と，アセトアミノフェン（1000 mg，1日2回）〔訳注：日本では 1 回 500 mg を 1 日 3 回が上限〕を処方する．
4. 直接圧をかける，繰り返し膝を曲げる，長時間の立位，不必要な歩行などの動作を制限し，しゃがむ，ひざまずくなどの動作も引き続き制限することで，3〜4週間膝を保護する．
5. 膝の筋支持力を強化するために，4日目から下肢伸展挙上（筋力強化）運動を開始する．
6. 大腿四頭筋筋力が弱い患者や，頻繁に膝くずれを経験する患者に対しては，膝蓋骨固定装具やベルクロ下肢伸展装具を一時的に（3〜4週間）用いる．
7. 痛みや腫脹が持続する場合は，6週間で再度ステロイドの注射を行う．
8. 症状が持続する症例や慢性例では，単純 X 線撮影（立位正面像，両側サンライズ撮影）や CT，MRI のオーダーを行い，進行した変形性関節症，高度の膝蓋大腿関節亜脱臼，変性または外傷性の半月板断裂の有無を調べる．
9. 進行した関節炎の患者に対しては，長期にわたって膝の屈曲制限や荷重制限を行う．
10. 2回連続して注射を行っても 4〜6 カ月間にわたる機能改善や腫脹の緩和が認められない場合は，セカンドオピニオンの目的で整形外科医への紹介を行う．

▶**予後** 治療に対する反応や長期予後は，炎症の程度，変形性関節症の病期（初期か進行期か），膝蓋大腿関節亜脱臼の程度，関節の機能不全（大腿四頭筋力の低下，靱帯の不安定性，過去の骨折によるアライメント不良，変形性半月板断裂など）の程度による．注射を行うことにより，6〜18 カ月は運動機能不全や膝関節水腫から解放されるはずである．

関節血腫 HEMARTHROSIS

MRI 側面像で半月板の水平断裂が認められる（矢印）．

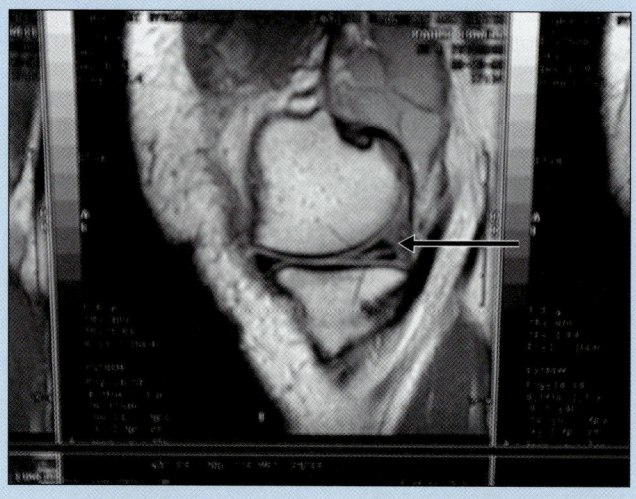

図 9-4　内側側副靱帯，前十字靱帯，内側半月板断裂による関節血腫

▶**病態生理**　急性の外傷性関節血腫の患者へのアプローチは，亜急性または慢性の膝関節水腫を呈するタイプの患者とは明らかに異なる．外傷後に血性の関節液貯留を呈する患者のほとんどは，外科的な（手術を要する）病態がベースにある．前十字靱帯断裂，半月板断裂，膝蓋腱断裂，皮質下骨折が，それらの 90% 以上を占める．まれな病態として，滑膜ひだのインピンジメント（impingement），内側側副靱帯損傷，血液凝固異常（ストレプトキナーゼや第 VII 因子欠損症など）もみられる．アスピリンとワーファリンもまれに関節血腫の原因となる．緊満して貯留している関節液はすべて診断目的で穿刺すべきであり，そのことで痛みは緩和され，血腫の器質化の予防にもなる．明らかに靱帯，軟骨，骨の異常が存在すると思われるときは，ただちに整形外科医への紹介が必要である．診察，単純 X 線撮影，治療の手順，理学療法については，膝関節水腫の場合と同様である．

▶**具体的症状**　患者は膝の腫れ，突っ張り感，強い痛みを訴え，腫れと痛みで膝を曲げることができず，膝に体重をかけることができないと訴える．患者は両手で膝の前面をさすりながら以下のように症状を表現する．

「膝が腫れています」．
「スケートボードから飛び降りたとき膝を捻りました．歩こうとしましたが，2 歩行ったところで膝が外れたような感じがしました」（前十字靱帯断裂）．
「岩から固い地面に飛び降りた直後から膝が腫れ，今はまったく体重をかけることができません」（脛骨高原骨折）．
「寝ている人を起こそうとしたとき，そいつが私の膝の横に倒れこんできたんです」（内側側副靱帯および滑膜の部分断裂）．
「横からタックルを受けた直後から膝が腫れ，今は膝を曲げることができません」（半月板断裂）．

▶**診察所見**　膝関節水腫を見つける手技と客観的な関節可動域測定を行い，背景に軟部組織や骨の損傷がないか注意深く診察する．

診察のポイント

①全体的に膝が緊満し，膝蓋骨内側外側の窪みがなくなる．
②膝蓋骨上方が膨隆し緊満していることが多い．
③完全に膝を屈曲することができない（踵殿距離の開大）．
④前方後方引き出しサインの異常を認める．
⑤外反・内反ストレステストの異常を認める．
⑥脛骨高原部位に骨の圧痛を認める．
⑦関節液の穿刺を行う．

①膝関節は外傷後ただちに血液で満たされ，それにより関節液が緊満し，膝蓋上囊へ 30〜60 mL の血液が広がる．関節液は膝蓋骨上極の 3〜4 インチ（7.6〜10.1 cm）上方まで広がり，大腿四頭筋とその腱を挙上させ，これらを触ると固くなっている．
②血腫が緊満すると屈曲伸展が障害される．患者は膝を軽度屈曲位にしているのが最も楽で，自動的にも他動的にも関節を伸展させたがらない．
③屈曲は著明に制限され，他動屈曲で 90°以下となる．踵殿距離は実践的な屈曲制限の測定法である（☞ p.180）．
④外側側副靱帯および内側側副靱帯の機能を診るための外反・内反ストレステストは，膝関節穿刺を行い，関節内に局所麻酔薬を注入してから行うと最もよくわかる．
⑤同様に前十字靱帯と後十字靱帯の診察も，痛み・筋防御により患者の協力が得られずにうまくいかないときは，膝関節穿刺後に行うべきである．
⑥脛骨高原の圧痛は，膝蓋骨下極のレベルで，関節面の直下にみられる．
⑦関節穿刺を行うことで血腫の確定診断ができる．貯留した血液を除去することで，診断を確定できるだけでなく，痛みを緩和することができる．多量の貯留液を除去し，関節内に局所麻酔を行うことで，支持組織の損傷の程度を正確に診察することができる．

▶**X 線撮影の適応と方法**　あらゆる場合に膝の X 線撮影（立位正面，側面，サンライズ，トンネル撮影）が推奨される．骨折の可能性があるときは，荷重（立位）撮影は禁忌である．サンライズまたはマーチャント撮影は，膝蓋骨の位置および周囲との関係を診る目的で行われる．トンネル撮影は，離断性骨軟骨炎や関節内遊離体を評価するために行われる．側面像は，良質な軟部撮影法で行うと，多量の関節液の存在，骨の病変，膝蓋骨の周囲との関係を診る手がかりを与えてくれる．

▶**特殊検査の適応**　高度の靱帯や軟骨損傷があるため，すべての患者で MRI が必要である．関節液検査は膝関節液の評価に必要不可欠な検査である．

▶**診断のポイント**　関節血腫の診断には関節穿刺が必要である．関節液のヘマトクリットとキサントクロミーを視診することで，出血が最近のものか否かを判断できる．

▶**治療目標と治療ステップ** 1 2 3　治療の目標は，関節穿刺を行って診断を確定し，血液の大半を除去することで痛みを緩和し，局所麻酔と MRI の後に関節の精査を行うことで背景にある軟部組織と骨の損傷を知ることである．

ステップ 1　貯留した血液を除去する．2 mL の局所麻酔薬を注入する．穿刺液のヘマトクリットをみる．靱帯の動揺性を再度診察する．正面，側面，サンライズ撮影，トンネル撮影をオーダーする．

- 痛みを緩和するために冷却を行い，腫脹を軽減するために膝を挙上させる．
- 松葉杖での免荷を強く勧める．
- 骨と靱帯の整合性が確認されるまで，ベルクロ下肢伸展装具を使用する．
- 睡眠時も含め，膝の屈曲を 30°以内に制限する．
- 至急で MRI をオーダーする．
- 膝関節の専門医に関節鏡の適応判断について紹介する．

ステップ 2　〈数日から 4 週間までの急性期のフォ

ローアップ〉血液が再度貯留したら，症状緩和のために再穿刺を行う．
- 急性期の症状が緩和すればただちに，重りなしの下肢伸展挙上（筋力強化）運動を開始する．
- 筋力が保持されていれば回復は早い．
- 再び下肢伸展挙上（筋力強化）運動の重要性を強調し，膝関節を支える大腿四頭筋筋力保持する（可能な範囲で重りを使う）．
- 出血を増悪させるおそれがあるのでアスピリンとNSAIDsは避ける．

ステップ3 〈3〜6週間持続する場合〉
膝関節鏡医への紹介が困難な場合は，2週間間隔で厳重に経過観察し，水腫と支持靱帯の診察を返し行う．
- 6週間で再度穿刺を行い，出血が炎症性水腫に置き換わったら，ステロイドの注射を考慮する．
- しゃがむ，ひざまずく，30〜45°以上膝を曲げる，という動作を最小限にする．

ステップ4 〈2〜4カ月続く慢性例〉
日常生活動作と余暇活動を徐々に再開する．
- 不安定性が持続し，柔軟性の障害が残り，炎症性水腫が持続し，機能回復が十分でない場合は，整形外科医への紹介を考慮する．

▶**理学療法の適応と方法** 関節血腫の積極的治療とリハビリテーションにおいて，理学療法は不可欠な役割を果たす．

理学療法のポイント
①膝の冷却と挙上を行う．
②松葉杖での免荷を行う．
③支持力と安定性を回復させるために，等尺性に下肢伸展挙上（筋力強化）運動を行う．
④徐々に，注意深く，積極的な運動を再開する．

●**急性期の対応** 最初の数日は，膝を冷却挙上し，荷重を制限する．急性の関節血腫に対しては，常に冷却と挙上を勧める．氷嚢，冷凍コーンの袋，凍らせたタオルなどを冷凍庫から取り出し，10〜15分患部にあてがうと，腫脹や疼痛を緩和するのに効果的である．松葉杖は，診断が確定するまでは使用すべきである．またその後も，重大な軟部組織や骨の損傷があれば使用すべきである．

●**回復期のリハビリ** 急性期の症状が改善すれば，筋力強化運動を制限付きで開始する．膝関節の筋支持力を回復させるために，常に下肢伸展挙上（筋力強化）運動（☞p.337）を勧める．最初は重りなしで，5秒ずつ20セット行う．筋力に改善がみられたら，足首に5〜10ポンド（2.3〜4.5kg）の重りをかけて行うようにする．この運動は，仰臥位・腹臥位それぞれの体位で行い，大腿四頭筋，ハムストリング筋をきたえる．積極的な運動，特に器械を用いた運動は，注意深く行わなければならない．固定自転車，ローイングマシン，総合トレーニングマシンで行う運動は，炎症のある関節や直前に腫脹のあった関節には強い刺激となることがある．早歩き，水泳，ノルディックスキーマシンなど，膝の屈曲をあまり必要とせず，膝への衝撃の少ない運動を勧める．

▶**注射手技** 腫脹がひどく，不快な症状が強く，軟部組織や骨の損傷が背景にあるなどの理由で，この疾患に対する治療は，単純な炎症性関節水腫に対する治療に比べて，より積極的なものとなる．緊満した血液貯留からくる圧を緩和し，ヘマトクリット分析のための検体を採取し，背景にある疾患を評価する，という目的で，ただちに関節穿刺を行う．痛みを緩和し，支持組織の診察所見をさらに完全かつ信頼性のあるものとするために，局所麻酔薬注射の関節内注射を行う．ステロイドの注射は，限られた役割しかもたない．ステロイドの注射は，内科的リスクが大きく手術適応にならない患者に対する緩和治療の目的で行われることがある．受傷後に炎症性水腫が持続するときにも，ステロイドの注射が適応になることがある（☞p.179）．

▶**手術適応** 組織損傷の範囲，膝関節の全体的な運動機能，血腫や反応性水腫の持続期間，患者の

生活機能，などにより手術適応が決められる．靱帯修復，靱帯再建，半月板修復，部分または全半月板切除，骨移植などが，最もよく行われる手術である．

▶**予後**　背景にある損傷の程度により，全体的な予後は異なる．支持靱帯や半月板の機能検査と，MRI や関節鏡の所見とを組み合わせて，どのような患者に対して綿密な経過観察を行うか，部分修復術を行うか，再建術を行うかを判断しなければならない．部分的な靱帯断裂は，リハビリテーションが適切に指導されることにより，治癒する．半月板手術は，できるだけ組織を温存する傾向にあり，重度で複雑な断裂がある場合に「部分的半月板切除術」が行われる．脛骨高原骨折の管理や，骨軟骨骨折の修復術の際には，骨折の専門家がチームに入る必要がある．重度の損傷を受けた患者に，将来関節炎を引き起こすおそれがあることを伝えるべきである．膝への衝撃が少なく，膝の屈曲をあまり必要としない運動やスポーツを勧めるべきである．大腿四頭筋の筋力を常に維持することを心がける．軟骨損傷がある場合は，硫酸グルコサミン〔訳注：現在日本では保険適応がなく，市販のサプリメント扱いである〕も使用するべきである．

変形性膝関節症 OSTEOARTHRITIS OF THE KNEE

- 内側関節裂隙の狭小化（正常では6〜8mm）
- 骨棘形成，脛骨高原の磨耗
- 脛骨高原の骨硬化
- 脛骨と大腿骨の角度（正常では8〜10°の外反）

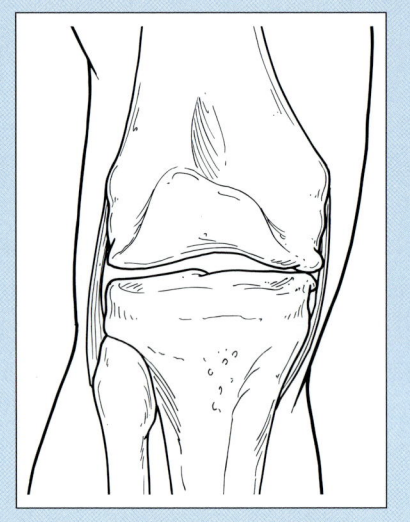

図9-5　膝の磨耗による関節炎

▶**病態生理**　変形性膝関節症は，磨耗による軽度炎症性の関節炎で，関節の3つのコンパートメント（内側，外側，膝蓋大腿関節）に影響を及ぼす．家族歴，肥満，内反膝，外反膝，半月板切除の既往，大腿骨遠位や脛骨骨折の既往があれば，この疾患になりやすい．病理学的には，非対称性の関節軟骨の磨耗，骨棘形成，軟骨下骨の硬化，軟骨下骨嚢胞形成が認められる．X線撮影では，膝関節立位正面像で，脛骨と大腿骨の間の関節裂隙の狭小化が認められる．内側コンパートメントが冒されやすいのは，内側で体重を支え，重心も内側コンパートメントに隣接した部位にあるからである．外側コンパートメントが単独で冒されている場合は，半月板断裂，関節軟骨損傷，支持靱帯損傷など外傷の既往が示唆される．

▶**具体的症状**　患者は，膝の痛み，腫脹，変形を訴える．患者は膝内側を（内側コンパートメントに沿って）さすりながら，下記のように症状を表現することが多い．

「1日が終わると，膝がこわばって痛みます」．
「これ以上『普通に歩く』ことができません．膝がとても痛いので…」．
「とても恥ずかしくて，もうこれ以上この服を着ることができません．膝がとてもごつごつして見えるので…」．
「教会でひざまずくたびに，膝でいやな音が鳴ります」．
「長い間膝が痛かったんです．今では本当にみにくく腫れあがり，いつもガクッと膝がくずれます．近くのスーパーに行くのでさえ不安です」．
「これ以上膝を曲げることができません」．
「22歳のとき右膝の軟骨を切除しました．それ以来膝が腫れ，ポキポキいうようになりました．今ではとにかく痛くて仕方ありません」．

▶**診察所見**　関節面の局所の圧痛，スムーズな運動機能の障害（軋轢音），関節可動域の低下，関節水腫について診察する．

診察のポイント

① 関節面（内側，外側，または膝蓋骨）に圧痛を認める．
② スムーズな運動機能が障害される（他動的，自動的な運動で軋轢音を認める）．
③ 骨棘を触れる．
④ 完全に屈曲伸展することができない．
⑤ 関節水腫を認める．

① 関節面に圧痛を認める．最も多いのは内側関節面の圧痛である．関節面は，膝関節伸展位で大腿四頭筋を弛緩させたとき，膝蓋骨の下 1/3 の領域に位置する．
② 変形性関節症の特徴は，膝を他動的に屈曲伸展させたときに，関節面に軋轢音を認めることである．これは，膝蓋大腿関節症候群で軋轢音を関節前面に触れることや，半月板断裂でポキッという音を 1 回だけ関節面で触れることと比べて対照的である．
③ 進行例では関節面で骨棘を触知する．骨棘は脛骨高原内側で最も大きく触れる．
④ 病態が進行すれば，骨棘や関節軟骨への損傷により，関節可動域に障害をきたす．
⑤ 関節水腫は変形性関節症に合併することが多い．急性に貯留した関節水腫や 20〜25 mL 以上の関節水腫があると，完全な屈曲ができなくなる．
⑥ 時に急激に膝の機械的な運動機能が低下することがある．ポキッという感覚や，引っかかり感などの症状は，変性による半月板断裂の存在を示唆する．

▶ **X 線撮影の適応と方法**　あらゆる場合に膝の X 線撮影（立位正面，側面，サンライズ撮影，トンネル撮影）が推奨される．立位（荷重）撮影は，内側及び外側コンパートメントの軟骨の厚さや，外反膝の程度を知るために行われる．大腿骨と脛骨のなす角度は，正常では 8〜9°である．内側脛骨高原と大腿骨内側顆との距離は，正常では 6〜8 mm である．病態が進行すれば，この空間は徐々に狭小化する．定期的にこの距離を測定することによ

り，手術適応での紹介の必要性を予測することができる．変形性関節症の X 線診断には，骨棘，軟骨下骨の硬化，軟骨下骨嚢胞形成が必ずしも必要ではない．

サンライズまたはマーチャント撮影は，膝蓋大腿関節の状態を見る目的で行われる．トンネル撮影は，離断性骨軟骨炎や関節内遊離体を評価するために行われる．側面像は，良質な軟部撮影法で行うと，多量の関節液の存在，骨の病変の位置，軟部組織の石灰化を知る手がかりを与えてくれることがある．

▶ **特殊検査の適応**　機械的な問題が身体所見で明らかであれば，半月板断裂や関節内遊離体を評価するために MRI をオーダーする．

▶ **診断のポイント**　関節面の圧痛，軋轢音，骨肥大関節液の存在によって診断が予想されたら，立位 X 線撮影により診断を確定すべきである．関節由来の痛みか，関節周囲由来の痛みかを鑑別するために，局所麻酔ブロックが行われることもある．

▶ **治療目標と治療ステップ** **1** **2** **3**　治療の目標は，痛みを緩和し，合併する関節水腫を治療し，膝の機能を保持し，整形外科紹介の是非を評価することである．軽症例では，膝の屈曲と膝への衝撃を制限すると同時に等尺性の下肢伸展挙上（筋力強化）運動を行うことが治療法となる．ある程度の関節水腫を伴うような変形性関節症に対しては，ステロイドの注射が治療法となる．進行した変形性関節症に対しては，人工膝関節置換術の適応となる．

ステップ 1　踵殿距離を測定する．関節液を穿刺し診断のための検査（細胞数と細胞分類，結晶分析，糖，グラム染色，培養など）を行う．膝の立位正面，側面，サンライズ撮影をオーダーする．

- 痛みと腫脹を緩和するために，冷却を行い，膝を挙上する．
- 重症のケースでは松葉杖での免荷を勧める．

- しゃがむ動作とひざまずく動作を最小限にする．
- 状態に応じて反復する膝の屈曲を制限しなければならない（重症では30°まで，中等症では60°まで）．
- 減量が重要であることを助言する．
- 午前中は膝を温め，活動後の腫脹に対しては冷却を行うように勧める．
- 膝が明らかに不安定な場合（頻繁に膝くずれが起こる場合）は，膝蓋骨固定装具やベルクロ下肢伸展装具を使用する．
- 急性期の症状が緩和すればただちに重りなしの下肢伸展挙上（筋力強化）運動を開始し，耐えられる範囲で重りを用いた訓練に進む．
- 硫酸グルコサミンを1500 mg/日で処方する〔訳注：日本では市販のサプリメント扱いである〕．NSAIDs（イブプロフェンなど）を4週間は最大用量で処方するが，3週目からは減量を始める．

ステップ2 〈3〜6週間症状が持続する場合〉
症状が持続していれば，2回目のNSAIDs（1回目とは種類の異なるもの）を3〜4週間処方する．持続する関節水腫に対しては，ステロイドの局注を行う．
- 症状が50％以下に改善しなければ，4〜6週間で再度ステロイドかヒアルロン酸の注射を行う．
- 再び重りを用いた下肢伸展挙上（筋力強化）運動の重要性を強調する．

ステップ3 〈2〜4カ月間続く慢性例〉
治療に反応しないケース，特に機械的ロッキング現象や重度の膝くずれがあるケースでは，再度単純X線を撮影またはMRIをオーダーする．
- ①痛みが長引いている，②機能が重度に障害されている，③関節軟骨の80〜90％が磨耗している，④大腿骨と脛骨のなす角度がさらに開大してくる，といった場合には，手術に対する内科的禁忌がなければ，整形外科医への紹介を考慮する．
- 進行した変形性関節症で，人工膝関節置換術を受けることができない患者に対しては，ベルクロ膝蓋骨固定装具，歩行器，車椅子などの使用を勧める．

▶**理学療法の適応と方法** 変形性膝関節症の積極的治療と予防において，理学療法は不可欠な役割を果たす．

> **理学療法のポイント**
> ①膝の冷却と挙上を行う．
> ②松葉杖での免荷を行う．
> ③支持力と安定性を回復させるために，等尺性に下肢伸展挙上（筋力強化）運動を行う．
> ④徐々に，注意深く，積極的な運動を再開する．

●**急性期の対応** 最初の数日は，膝を冷却挙上し，荷重を制限する．急性の炎症増悪に対しては，常に冷却と挙上を勧める．氷嚢，冷凍コーンの袋，凍らせたタオルなどを冷凍庫か取り出し，10〜15分患部にあてがうと，腫脹や疼痛を緩和するのに効果的である．松葉杖，歩行器，杖は，最初の数日間必要となることがある．

●**回復期のリハビリ** 急性期の症状が改善すれば，筋力運動を制限付きで開始する．膝関節の筋支持力を回復させるために，常に下肢伸展挙上（筋力強化）運動（☞ p.337）を勧める．最初は重りなしで，5秒ずつ20セット行う．筋力に改善がみられたら，足関節に5〜10ポンド（2.3〜4.5 kg）の重りをかけて行うようにする．この運動は，仰臥位・腹臥位それぞれの体位で行い，大腿四頭筋，ハムストリング筋をきたえる．積極的な運動，特に器械を用いた運動は，注意深く行わなければならない．固定自転車，ローイングマシン，総合トレーニングマシンで行う運動は，炎症のある関節や直前に腫脹のあった関節には刺激となることがある．早歩き，水泳，ノルディックスキーマシンなど，膝の屈曲をあまり必要とせず，膝への衝撃の少ない運動が好ましい．

▶**注射手技** ステロイドの局注は，劇的に短期間の症状緩和をもたらす．ステロイド注射の適応は，

①NSAIDsが禁忌，②NSAIDs内服が十分にできない，③炎症と水腫が改善しない，④進行例であるが手術を受けることができない患者に対して症状緩和が必要，⑤患者が希望する，などの場合である．穿刺と注射を行う際，外側からのアプローチがすべての患者で適切であるとはいえない．特に重度の骨棘形成がある膝蓋大腿関節疾患では不適である．このような患者では内側からのアプローチが好ましいが，これは外側アプローチと類似した方法である．穿刺部位は，膝蓋骨内側縁と下肢の中央平面（大腿骨の中心）との中間点である．

▶**手術適応**　進行例では手術が適応となる．変性による半月板断裂や関節内遊離体に対しては，関節鏡視下のデブリドマンが適応となる．高位脛骨骨切り術は62歳以下の患者で選択される手術で，これにより正常では8～9°ある外反角の消失を是正し，温存される外側コンパートメントの関節軟骨に荷重を移動させるようにする．人工膝関節置換術は62歳以上の患者で選択される手術である．

▶**予後**　変形性膝関節症は徐々に進行する疾患で，周期的に痛みと腫脹が増悪するのが特徴である．経口または注射による薬剤投与は，このような急性増悪時にのみ行うべきである．関節水腫のみが合併する変形性関節症の患者は，関節内注射に見事に反応する．注射に対して部分的にまたはごく短期間しか反応しない患者は，鵞足部滑液包炎，内側側副靱帯断裂，前十字靱帯機能不全，関節内遊離体，関節軟骨の極度の磨耗，半月板断裂などを合併していることが多い．このような患者に対しては，身体診察を何度か行って再評価を行うと同時に，再度の両側の立位（荷重）X線撮影，MRI，骨シンチ，関節鏡などを行って，これらの合併症を除外する必要がある．機能障害，関節可動域の低下，立位（荷重）X線所見の悪化が急速に進行するような，進行の早い関節炎の患者では，変性による半月板断裂，膝の内外反角の増大，基礎にあるリウマチ性疾患の悪化，化膿性関節炎の合併などが認められることがある．

膝蓋前滑液包炎 PREPATELLAR BURSITIS

針は滑液包の基部で，膝蓋骨に平行に，滑液包の中心部に向けて穿刺する．あるいは液貯留がわずかで慢性的に滑液包が肥厚している場合には，針を膝蓋骨骨膜の下1/3の部分に向けて進める．

針：1 1/2 インチ（3.8 cm），18～22 ゲージ
深さ：1/4～3/8 インチ（0.6～1.0 cm）
用量：1～2 mLの局所麻酔薬と1 mLのK40（ケナコルトA®40 mg：トリアムシノロンアセトニド）
注意：骨膜上に針先があれば，滑液包内への注射が保証される．

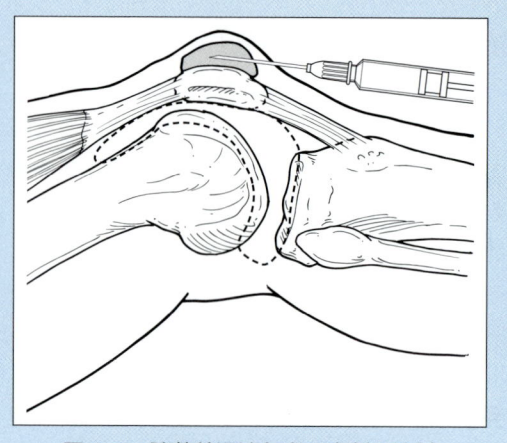

図9-6 膝蓋前滑液包炎の穿刺と注射

▶**病態生理** 膝蓋前滑液包炎は，膝蓋骨とそれを覆う皮膚との間にある滑液包の炎症である．原因としては，転倒，直接の外力，繰り返しひざまずくことによる摩擦（90％は「家政婦の膝」"housemaid's knee" である）などの外傷によるものが多い．全身の滑液包の中でも，感染したり（5％は黄色ブドウ球菌の感染），尿酸結晶で炎症を起こしたりする（5％は急性の痛風による）のは2カ所だけであるが，膝蓋骨前方滑液包はそのうちの1つである．正常の滑液包は，紙くらいの薄さで，ただ単に液体が貯留する可能性のある空間であるというだけである．滑液包が慢性的に刺激を受け炎症を起こすと，滑液包壁は拡張して厚くなり，線維化する．これが慢性滑液包炎という病的な状態である．

▶**具体的症状** 患者は，膝前面の真上の痛みと腫れを訴える．患者は，しばしば滑液包の上をさすり，腫れを指差しながら，以下のように症状を訴える．

「膝が腫れています」．
「膝を流し台でぶつけました．数時間たってから膝が腫れてきました」．
「皮膚の下に大理石の塊があるような感じがします」（慢性の場合）．
「私は家政婦です．よく膝をついて働かなければなりません．気をつけて膝のパッドも使うようにしているのですが，右膝が腫れてきました．これは関節炎でしょうか，先生？」
「膝が炎症を起こしています」．
「膝のお皿の上に瘤があります」（慢性の場合）．

▶**診察所見** 腫脹と炎症の程度，滑液の量，膝の関節可動域を診察する．

診察のポイント
①膝蓋骨下部直上の腫脹と炎症
②滑液包の圧痛と肥厚（慢性の場合）
③膝関節可動域は正常（蜂窩織炎の合併がなければ）

①膝蓋骨直上に囊胞性の液体貯留を触知する．炎症所見の程度は，発症後の時間と原因によってさまざまである．
②急性の場合は，滑液包全体に圧痛を認める（痛風性あるいは化膿性の滑液包炎など）．慢性的に液体貯留や肥厚を認める場合は，圧痛はわずかであることがある（10％は慢性化する）．慢性の膝蓋前滑液包炎では，敷石様のざらざら感や肥厚を触れるのが特徴的である．この肥厚は，2本

の指で滑液包を搾るようにして，対側の膝と厚さを比較するとよくわかる．
③蜂窩織炎や関節の基礎疾患がない限り，膝蓋前滑液包炎では膝の関節可動域は正常である．急性の膝関節水腫でしばしば膝の屈曲制限がみられるのとは対照的に，膝蓋前滑液包炎でみられる関節外の液体貯留は，関節の動きに影響を与えない．

▶**X線撮影の適応と方法**　膝関節の単純X線撮影は，診断に際しては不要であり，臨床判断に影響を与えることもほとんどない．膝関節側面像では，膝蓋骨上部の軟部組織の腫脹を認める．膝蓋骨上極の大腿四頭筋腱の石灰化は，この疾患には関係ない．この石灰化はしばし，大腿四頭筋の疾患を示唆するものではない．

▶**特殊検査の適応**　穿刺液の分析が唯一の特殊検査となる．

▶**診断のポイント**　膝蓋前滑液包炎は，臨床的には，膝関節前方の単純な視診と触診のみで，容易に診断できる．しかし，確定診断を行うためには，滑液包に貯留した液体の穿刺と検査が必要である．

▶**治療目標と治療ステップ** 1 2 3 　治療の目標は，腫脹の原因を同定し，腫脹と炎症を軽減させ，慢性の滑液包の肥厚を予防することである．急性の膝蓋前滑液包炎の治療は，穿刺排液と膝の保護を組み合わせて行う．拡張した滑液包から完全に排液を行うことで，滑液包壁の再生が進み，治癒が促進される．その結果，滑液包炎が反復したり慢性化したりする可能性が減少する．

ステップ1　診断のために滑液包を穿刺する．グラム染色，培養検査，結晶とヘマトクリットの分析を行う．
- 穿刺後24〜36時間は圧迫包帯をする．
- しゃがむ，ひざまずく，膝を90°以上曲げる，といった動作で患部に圧をかけるのを避けるように，患者に助言する．
- 膝前面を冷却することで，効果的な鎮痛が得られ，腫脹の緩和にも役に立つ．
- ネオプレン膝用装具（☞ p.305）やベルクロ膝パッド（☞ p.305）の使用を勧める．
- NSAIDs（イブプロフェンなど）を処方する．

ステップ2　〈穿刺後1〜2日〉
グラム染色で感染が証明されたり，臨床的に疑われた場，ただちに抗菌薬を開始する．蜂窩織炎が化膿性の滑液包炎に合併した場合には，抗菌薬の経静脈投与が必要である．尿酸結晶が認められたら，痛風の評価と治療が必要である．穿刺液検査で感染と痛風が除外されたら，再度穿刺を行いK40（ケナコルトA®40 mg：トリアムシノロンアセトニド）を注射する．
- 職業上恒常的にひざまずきやしゃがむ動作が必要で再発の危険性が高い患者に対して，膝を保護するパッドの装着を勧める．
- 「治療を行っても10〜15％は腫れと肥厚が残る」と患者に伝える．

ステップ3　〈4〜6週間持続する場合〉
症状が50％以下にならなければ，再度滑液包を穿刺してK40を注射する．
- しゃがむこととひざまずくことを制限する．
- 筋力低下があれば，膝の一般状態を保つために，下肢伸展挙上（筋力強化）運動とハムストリングの下肢伸展訓練を組み合わせて行う．

ステップ4　〈数カ月続く慢性例〉
慢性的な滑液包の肥厚に対する根本的な治療のため，整形外科医への紹介を考慮する．

▶**理学療法の適応と方法**　膝蓋前滑液包炎の治療で理学療法はあまり重要な役割を果たさない．膝関節の一般的なケア，すなわち下肢伸展挙上（筋力強化）運動による大腿四頭筋やハムストリングの筋力トレーニングは勧められる．

▶**注射手技**　局所のステロイド注射の適応は，以下のような場合である．①反復する非化膿性滑液

膝蓋前滑液包への注射

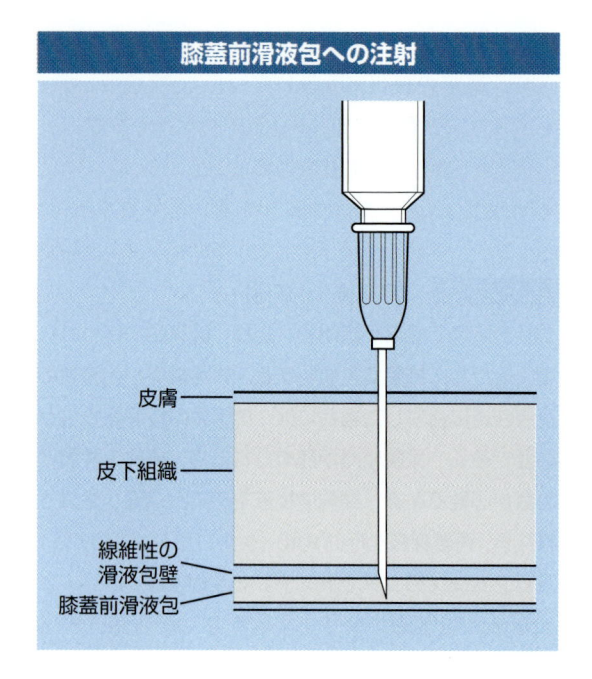

皮膚
皮下組織
線維性の滑液包壁
膝蓋前滑液包

包炎，②痛風による滑液包炎でNSAIDsが禁忌，③慢性的な滑液包の肥厚（膝蓋骨上方の軟部組織に肥厚を触知可能—"bursal pinch"徴候），④感染後に持続する（抗菌薬投与後の培養が陰性である場合）．

《体位》患者は臥位とし，膝関節を完全に伸展させる．

《表面解剖と穿刺部位》滑液包の上縁下縁を同定しマーキングする．穿刺部位は下縁の基部である．

《穿刺の角度と深さ》針は滑液包の基部で，膝蓋骨に平行に，滑液包の中心部に向けて穿刺する．あるいは滑液包の真上で，膝蓋骨の骨膜の硬い抵抗があるところへ向けて45°の角度をつけて穿刺する（液貯留がわずかで慢性的に滑液包が肥厚している場合）．

《麻酔》エチルクロライドを皮膚にスプレーする〔訳注：日本では一般的ではない〕．局所麻酔は，滑液包基部で，皮下組織と真皮にのみ行う．

《手技》圧迫を加えながら完全な穿刺吸引を行えば，最良の結果に結び付く．局所麻酔の後，10 mLのシリンジを付けた18ゲージ針を滑液包の中心に進める．針を180°回転させ，ベバル（bevel）〔訳注：針先のカット面〕が膝蓋骨のほうを向くようにする．やさしく陰圧をかけながら穿刺し，滑液包の上方側方から手で圧を加えることで，排液が促される．針をその位置に保ったまま，シリンジをステロイドの入ったものに付け替え，1 mLのK40を注入する．針を引き抜き，ガーゼと弾力包帯で圧迫をかけて覆う．

▶注射後の対応

1. 3日間は安静にし，あらゆる直達外力，しゃがむ，ひざまずく，膝を90°以上曲げる，といった動作を避ける．
2. 24～36時間は圧迫包帯を続ける．その後ネオプレン膝用装具に付け替える．
3. 注射後の痛みに対しては，冷却（4～6時間ごとに15分ずつ）と，アセトアミノフェン（1000 mg，1日2回）〔訳注：日本では1回500 mgを1日3回が上限〕を処方する．
4. 膝を保護するために，直接圧をかける，繰り返し膝を曲げる，しゃがむ，ひざまずくなどの動作を3～4週間制限する．
5. 筋力低下があれば，4日目から下肢伸展挙上（筋力強化）運動を行う．
6. 腫脹が反復したり持続したりする場合は，6週間で再度穿刺とステロイドの注射を行う．
7. 2回連続して穿刺と注射を行っても腫脹が改善しない場合や，患者が依然として圧痛を訴える場合は，整形外科医への紹介を行う．

▶手術適応
慢性の線維化した滑液包炎（2～4％の例でみられる）の患者では，関節鏡下または直視下での滑液包除去術の適応がある．

▶予後
外傷性滑液包炎の約50～60％は自然治癒するか，穿刺排液とパッドによる保護だけで治癒する．約30～40％の症例では，軽度の炎症反応が持続し，腫脹と痛みをコントロールするために1～2回のK40の注射を必要とする．残る5～10％の症例では，これらの治療に反応せず，慢性の滑液包炎（炎症の持続によって引き起こされる滑液包

壁の肥厚と線維化）へと進行する．このような例では，根治的な滑液包除去術のため紹介を要することがある．化膿性滑液包炎，得にブドウ球菌によるものや，繰り返す外傷を伴う滑液包炎の患者は慢性滑液包炎（線維化，肥厚，再発性液貯留）の危険性が高い．このような例での外科治療は個々の患者によって異なる．滑液包は，膝の正常機能を障害しない．滑液包の腫脹と肥厚が持続するだけならば，手術の適応にはならない．繰り返すひざまずき動作により，痛みと刺激が長引いて困っている患者（絨毯敷き職人やセメント仕上げ工など）は，手術を考慮すべきである．

鵞足部滑液包炎 ANSERINE BURSITIS

圧痛最強点に刺入する．たいていは内側関節面の 1 1/2 インチ（3.8 cm）下方，すなわち，脛骨高原の窪みにある脛骨結節に沿った部分である．

針：1～1 1/2 インチ（2.5～3.8 cm），22 ゲージ
深さ：1/2～1 1/2 インチ（1.3～3.8 cm），正確には脛骨骨膜から 1/8 インチ（0.3 cm）上方で内側側副靱帯の外側である．
用量：1～2 mL の局所麻酔薬と 0.5 mL の D80（デポ・メドロール®80 mg：酢酸メチルプレドニゾロン）〔訳注：日本では通常 40 mg を用いる〕
注意：強い圧をかけて注射しないこと．内側側副靱帯と鵞足部の共通腱との間に正確に注射を行えば，薬液注入はごくわずかな圧で行えるはずである．

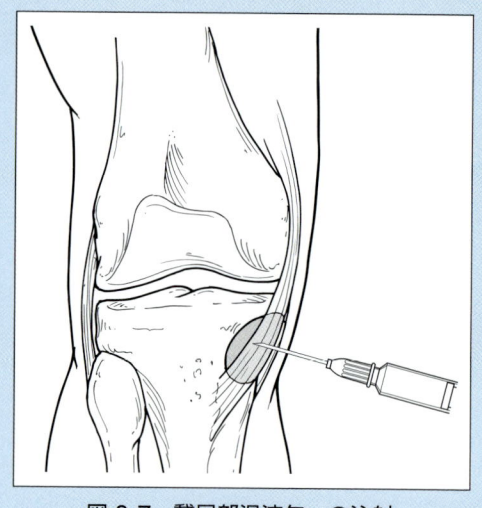

図 9-7　鵞足部滑液包への注射

▶**病態生理**　鵞足部滑液包炎は，脛骨高原内側の内側側副靱帯付着部と，薄筋・縫工筋・半腱様筋の腱でつくられる共通腱との間に位置する滑液包の炎症である．これは直達外力でも発症しうるが，たいていは歩行異常の結果として発症する．膝関節・股関節・骨盤の正常な機械的連携が少しでも失われると，これら 3 つの腱の起始部（薄筋は恥骨から，縫工筋は腸骨から，半腱様筋は坐骨から起始する）が異常に引っ張られる．歩容の異常により摩擦と圧が増すと鵞足部滑液包炎が発症する．鵞足部滑液包炎は変形性膝関節症，慢性膝関節水腫，その他の内因性の膝疾患を伴うことが多い．

▶**具体的症状**　患者は膝の痛み，たいていは膝内側部の限局した部位の痛みを訴える．患者は 1 つの指でその場所を指し示しながら，局所の痛みを表現することが多い．

「ちょうどここにとても鋭い痛みがあります（膝内側を指差しながら）」．
「横を向いて寝ることができません．膝をくっつけて寝ると，膝の内側に鋭い痛みが起こります」．
「何が起こったのかわかりません．ぶつけたりはしていません．膝内側のこの鋭い痛みがだんだんひどくなってきました」．
「膝の内側が少し腫れているように見えます．触るととても痛いです」．
「膝がとても痛いので脚の間に枕を挟んで眠ります」．
「野球をしていたときライナーの球が当たりました．膝の内側に直撃したのです．痛みはとても鋭く，数日は歩けませんでした」．

▶**診察所見**　診察では，脛骨高原内側の圧痛を評価し，膝の診察を系統的に行い，患者の歩容を分析する．

診察のポイント

① 脛骨結節の高さにある脛骨高原内側の陥凹部に，局所の圧痛を認める．
② 内側側副靱帯の外反ストレステストでは痛みは誘発されない．
③ 内因性の膝関節の異常や歩容の異常と関係している．
④ 滑液包への局所麻酔ブロックが有効である．

---

① 脛骨結節と同じ高さで，内側関節面の 1～1 1/4 インチ（2.5～3.2 cm）下方に，局所の圧痛を認め

る．このコイン大の領域は，脛骨高原内側の凹みの中心に位置する．
②内側側副靱帯の外反ストレステストでは痛みは誘発されない．すなわち，内側側副靱帯捻挫の徴候は認めない．
③歩容に影響を及ぼすような筋骨格系の異常がないかどうか，膝関節と下肢を診察する．

▶**X線撮影の適応と方法**　診断のためには，膝関節のX線撮影は不要である．軟部組織にも脛骨高原内側にも，特記すべき所見は認められない．しかし，合併する変形性関節症や関節リウマチ（これらは関節水腫の原因として最も多い）の程度を評価するために，膝関節のX線撮影が強く勧められる．

▶**特殊検査の適応**　合併症のない鵞足部滑液包炎の診断確定のためには，特殊検査は不要である．滑液包炎が歩容異常の結果生じたものである場合は，単純X線撮影，関節穿刺，MRIなどが必要となる．

▶**診断のポイント**　脛骨高原内側の圧痛の存在，内側側副靱帯捻挫を示唆するような徴候がないこと，局所麻酔ブロックで痛みが緩和されることなどに基づいて診断する．症状が滑液包炎に由来するものか，内側コンパートメントの変形性関節症，膝蓋大腿関節症候群，内側半月板断裂などに由来するものかを鑑別するために，滑液包内への局所麻酔薬注射を行う．

▶**治療目標と治療ステップ 1 2 3**　治療の目標は，滑液包の痛みや腫脹を緩和し，歩容異常の原因となるものがあればそれを同定して治療することである．急性の滑液包炎に対しては，膝の屈曲制限，直接の外力から膝を保護すること，冷却などが治療として選択される．滑液包炎の症状や所見が持続すれば，ステロイド注射が初期治療として好まれる．膝関節，股関節，足関節の疾患が滑液包炎に合併している場合は，治療はその双方に対して行わなければならない．

ステップ1　サンライズ撮影を含む膝関節の単純X線撮影を行う．大腿四頭筋の筋力を評価する．歩容を評価する．滑液包由来の症状よりも，何らかの基礎疾患に由来する症状のほうが優位であるようなら，歩容異常の原因（膝関節水腫，変形性膝関節症，脚長差，脳卒中による片麻痺など）を直接治療する．

- 滑液包の局所麻酔ブロックを行った後患者を歩かせ，痛みがおさまったかどうかを確認し，患者の現在の症状が滑液包と関係のあるものかどうか評価する．
- しゃがむ動作と繰り返し膝を曲げる動作を止めるように勧める．
- あらゆる直達外力を避け，夜間膝の間に枕を挟むように勧める．
- 日中直達外力から膝を保護するため，ネオプレン膝用装具を使用する．
- 脚を組むのを避けるように患者に助言する．
- 繰り返し膝を曲げる動作を制限する．
- 急性期の症状に対しては冷却を行う．
- NSAIDs（イブプロフェンなど）を処方する．注意：このように比較的孤立した構造物においては，経口薬剤が十分な濃度にならないことがある．

ステップ2　〈6～8週間症状が持続する場合〉
D80（デポ・メドロール®80mg：酢酸メチルプレドニゾロン）〔訳注：日本では通常40mgを用いる〕の注射を行う．
- 1回目の注射で，症状や所見が50％以下に改善しなければ，4～6週間で再度D80の注射を行う．
- 一次的な原因についての探索を続ける．

ステップ3　〈症状改善から8～10週間後〉
重りを用いた下肢伸展挙上（筋力強化）運動（☞p.337）を開始する．症状がコントロールされるまでは，しゃがむ，ひざまずく，繰り返し膝を曲げるなどの動作を注意深く行うように指示する．

▶**理学療法の適応と方法**　理学療法は，鵞足部滑

ベーカー嚢胞 BAKER'S CYST

針を垂直に保持し，嚢胞の中心部を穿刺する．

針：1 1/2 インチ（3.8 cm），18 ゲージ
深さ：3/4～1 1/4 インチ（1.9～3.2 cm）
用量：1～2 mL の局所麻酔薬と 1 mL の K40（ケナコルト A®40 mg：トリアムシノロンアセトニド）

注意：嚢胞は脂肪層に位置する．神経血管束は嚢胞より深部にある．針先を進めるときは，軽い陰圧をかけ続ける．

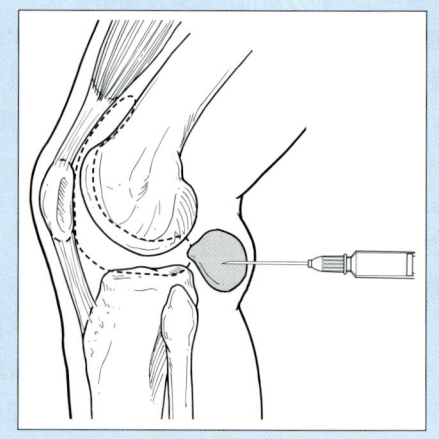

図 9-8　ベーカー嚢胞の穿刺と注射

▶**病態生理**　ベーカー嚢胞は，膝窩の脂肪層の中に滑液が異常に貯留したものである．正常では滑液包に限局している液体が漏出して，皮下組織に線維化反応を起こし，嚢胞を形成する．ベーカー嚢胞は，より一般的にみられる半膜様筋滑液包の拡張（正常な滑液包の突出したもの）と鑑別しなければならない．後者は，膝を繰り返し屈曲することによる静水圧上昇の結果，徐々に腫大してくる．両者とも膝窩内側に位置し，滑液の過剰産生によって腫大してくる．しかし，ベーカー嚢胞は，周囲とは隔離された解剖学的構造をもつ．

　小さい嚢胞は経過観察すべきである．大きい嚢胞で膝関節の屈曲が制限されるような場合は，穿刺してステロイドを注入してもよい．半膜様筋滑液包は，直接穿刺したり注射したりはしない．滑液包の拡張に対しては，その原因疾患（変形性関節症，関節リウマチ，半月板損傷など）の治療を行う．

▶**具体的症状**　患者は，膝の裏の突っ張り感や，下肢後面を下方に走る痛み（後者の症状は嚢胞の破裂を示唆する）を訴える．患者は，しばしば膝の後ろをさすりながら，以下のように症状を訴える．

「先生は私の脚に超音波を当てて，膝の後ろに嚢胞があると言っていました」．
「膝の裏にできものがあるように感じるんです」．
「膝を後ろに曲げたとき，まるで膝の裏に卵があるように感じるんです」．
「膝が腫れて突っ張った感じがするんです」．
「いつも診てもらっている先生には，血の巡りが悪いと言われました．救急外来の先生には，脚に血の塊ができていると言われました．私は本当にわからなくなってしまいました．私はあらゆる検査を受けましたが，脚がどうして痛いのか，いまだにわからないんです」．

▶**診察所見**　患者の膝窩内側に，触知可能な嚢胞性の腫瘤がないかどうかを診察する．そして膝関節全体の診察を行い，滑液の過剰産生を引き起こすような原因がないか調べる．

診察のポイント

①膝窩に嚢胞性腫瘤を認める．
②嚢胞が大きい場合には膝関節の屈曲制限を認める．
③現在あるいは過去に慢性の膝関節水腫の存在がある（あった）．
④末梢血管の機能不全や深部静脈血栓症がない．

---

①患者を腹臥位にし，下肢を完全に伸展させたと

き，楕円形の囊胞性腫瘤を膝窩内側に触知し，視診でも確認できる．
②大きい腫瘤の場合は，膝関節屈曲が 10～15° 制限されることがある．
③膝関節水腫が存在することがある．
④血管機能不全（膝窩動脈瘤を示唆）や膝窩静脈の深部静脈血栓症の徴候（下腿後面の痛み）がない．

▶X線撮影の適応と方法　ベーカー囊胞を診断するのに X 線撮影は不要である．膝窩の単純写真は正常である．しかし，変形性関節症や関節リウマチ（膝関節水腫の一般的な原因）の程度を評価するための膝関節 X 線撮影は推奨される．

▶特殊検査の適応　囊胞の大きさと広がりを明らかにするために，超音波検査を行うことがある．しかし，囊胞が明らかに触知できない場合，この検査が役立つかどうかは疑問である（超音波で発見されるような小さな囊胞が膝関節の機能を障害することはまれである）．関節造影は，関節腔から派生した瘻孔を明らかにするかもしれない．この検査は，外科的に腫瘤摘出を計画する際には役に立つことがある．

▶診断のポイント　触知可能な膝窩囊胞が存在したり，超音波下で液体の貯留した囊胞が描出されたりすれば，ベーカー囊胞を疑う．しかし確定診断のためには，ベーカー囊胞に特徴的な，透明，非血性，高度に粘稠な液体を穿刺して確認する必要がある．

▶治療目標と治療ステップ 1 2 3　囊胞がベーカー囊胞であれ，単なる滑液包の拡張であれ，直接治療を要することは少ない．一般的に，小さい囊胞は経過観察すべきである．膝関節の正常機能を障害するような大きい囊胞に対しては，異常に貯留した液体を穿刺し，ステロイドの注入で囊胞の大きさを縮小させ，慢性的な膝関節水腫の原因を同定し，手術が必要かどうかを決める．

ステップ1　慢性的な膝関節水腫の原因（変形性膝関節症や関節リウマチなど）を評価，あれば治療する．大腿四頭筋筋力を評価し，膝関節の関節可動域を測定する．
- 囊胞を穿刺し，診断を確定する．（典型的には高度に粘稠な液体が吸引できる．）
- 膝関節の正常機能を障害するような大きい囊胞であれば，ステロイドの注入を行う．
- 「ベーカー囊胞は自然治癒することがある」と患者に伝える．
- しゃがむ，ひざまずく，繰り返し膝を曲げる，不要な歩行や立ち仕事，といった動作を制限するよう，患者に助言する（膝の屈曲は 30～45° までに制限する）．
- 重りを用いた下肢伸展挙上（筋力強化）運動（☞ p.337）を行うよう励ます．
- 膝の保温や支持のためにネオプレン膝用装具（☞ p.305）の使用を考慮する．

ステップ2　〈4～6 週間後の継続治療〉
再度穿刺を行う（できる限りの液体を除去する）．
- ネオプレン膝用装具（☞ p.305）の使用を続ける．
- 「このタイプの囊胞は，どのような治療をしたかにかかわらず，再発することが多い」と患者に伝える．

ステップ3　〈8～10 週間持続する場合〉
再度穿刺してステロイドを注射する．
- 囊胞の大きさが 50% 以下にならなければ，4～6 週間で注射を繰り返す．

ステップ4　〈3～6 カ月続く慢性例〉
軽快すれば，重りを用いた下肢伸展挙上（筋力強化）運動（☞ p.337）を行う．
- 症状が反復または慢性的に続く患者に対して，繰り返し膝を曲げたりしゃがんだりする動作を控えるよう助言する．
- 患者が手術を希望したり，液体の過剰産生を引き起こすすべての原因に対する治療が行われていたり，囊胞が膝関節の正常機能を障害してい

たりする場合には，手術による摘出を考慮する．

▶**理学療法の適応と方法**　ベーカー嚢胞の治療で理学療法の果たす役割は小さい．膝関節の一般的なケア，すなわち下肢伸展挙上（筋力強化）運動による大腿四頭筋やハムストリングの筋力トレーニングは勧められる．

▶**注射手技**　局所注射は診断確定のために行われる（穿刺にて典型的な高度粘稠な液体が吸引できる）．また膝関節の正常機能を障害するような大きい嚢胞の場合は，K40（ケナコルトA®40 mg：トリアムシノロンアセトニド）の注射を行う．

《体位》患者は腹臥位とし，膝関節を完全に伸展させる．

《表面解剖と穿刺部位》嚢胞の輪郭をマーキングする．典型的には，膝窩内側から下方に広がる楕円形の構造物である．穿刺部位は嚢胞の中心部である．

《穿刺の角度と深さ》針先は皮膚に垂直に穿刺し，皮下を貫き，嚢胞壁のわずかな抵抗を感じるところに達する〔皮膚表面から3/4〜1 1/4インチ（1.9〜3.2 cm）の深さである〕．

《麻酔》エチルクロライドを皮膚にスプレーする〔訳注：日本では一般的ではない〕．22ゲージ針を使って，皮内，皮下，嚢胞壁のすぐ外側に局所麻酔薬を注入する（0.5 mL）．

《手技》20 mLのシリンジをつけた18ゲージ針を垂直に保持し，嚢胞壁のわずかな抵抗を感じる部位まで進める．注意：神経血管束は嚢胞より深い位置にある．嚢胞より上には皮膚と皮下組織しかない．針を進めるとき陰圧をかけ続ける．嚢胞壁は厚いことが多く，嚢胞内に入ったときに力の抜ける感じやはじけるような感じを受ける．嚢胞が穿刺されたら，針をわずかな抵抗を感じる嚢胞の後壁に達するか，容易に吸引ができなくなるまで，針先を進める．この部位で，針を1/8〜3/8インチ（0.3〜1.0 cm）引き抜く．ここが，嚢胞が虚脱するように穿刺できる最適な部位である．液体が吸引できるように，針のどちらかの側に手で圧

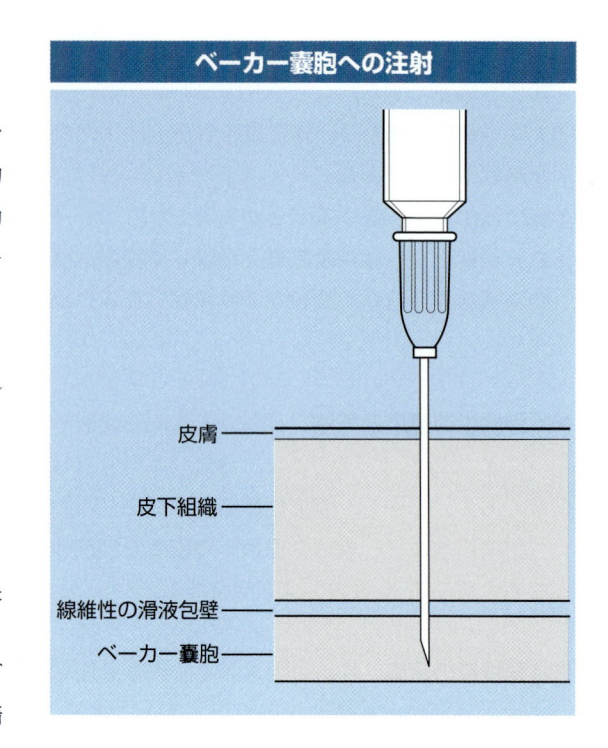

をかける．針先をこの位置のままにして，嚢胞内に1 mLのK40を注入する．

▶**注射後の対応**

1. 3日間は安静にし，あらゆる直達外力，しゃがむ，ひざまずく，膝を90°以上繰り返し曲げる，といった動作を避ける．
2. 膝関節に影響を与える基礎疾患が重篤な場合は，3〜7日間の松葉杖による免荷が必要である．
3. 注射後の痛みに対しては，冷却（4〜6時間ごとに15分ずつ）と，アセトアミノフェン（1000 mg，1日2回）〔訳注：日本では1回500 mgを1日3回が上限〕を処方する．
4. 直接圧をかける，繰り返し膝を曲げる，しゃがむ，ひざまずく，長時間の立位などの動作を制限することで，3〜4週間膝を保護する．
5. 膝関節に影響のある関連疾患（変形性関節症や関節リウマチなど）の治療を最大限行う．
6. 膝関節の支持力を強化するために，4日目から下肢伸展挙上（筋力強化）運動を行う．

7. （嚢胞や関節に）痛みが反復したり持続したりする場合は，6週間で再度穿刺と注射を行う．
8. 2回連続して穿刺と注射を行っても腫脹が改善しない場合や，患者が依然として膝窩に腫れと突っ張り感を訴える場合は，整形外科医への紹介を行う．

▶**手術適応**　膝関節の完全屈曲が制限され，2回連続して注射を行っても嚢胞の大きさが縮小しない場合には，嚢胞摘出術の適応となる．

▶**予後**　ベーカー嚢胞の治療の成功は，短期的には，内容物の完全な吸引とステロイドの正確な注射がうまくいくかどうかによって決まる．穿刺とステロイド注射により，数カ月にわたって症状は緩和される．しかしながら，長期予後は，影響を与えている基礎疾患によって決まる．手関節や足関節のガングリオンと同様に，ベーカー嚢胞が再発しやすいのはそのためである．滑液の過剰産生を引き起こす原因に対処しなければ，嚢胞は再び形成されやすい．膝関節の機能を障害するような再発性のベーカー嚢胞の，外科的に除去する適応となる．外科的切除を行ったとしても，基礎疾患が適切に治療されなければ，内科的治療を行った場合と同様に，ベーカー嚢胞は再発することが多い．

▶ 内側側副靱帯捻挫 MEDIAL COLLATERAL LIGAMENT SPRAIN

関節面直下にある脛骨高原の中心に刺入する．

針：5/8インチ（1.6 cm），25ゲージ，または1$\frac{1}{2}$インチ（3.8 cm），22ゲージ

深さ：皮膚の厚さによって異なるが，約1/2～3/4インチ（1.3～1.9 cm），または脛骨骨膜から1/8インチ（0.3 cm）上方．

用量：1～2 mLの局所麻酔薬と0.5 mLのD80（デポ・メドロール®80 mg：酢酸メチルプレドニゾロン）〔訳注：日本では通常40 mgを用いる〕

注意：内側側副靱帯と骨の間に注射しないこと．そして注射後には必ず固定を行うこと．

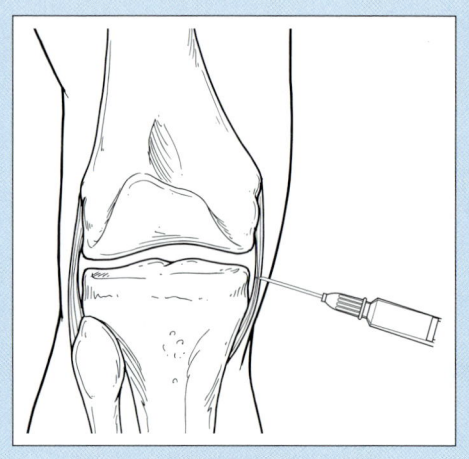

図9-9　内側側副靱帯への注射

▶**病態生理**　内側側副靱帯捻挫は，膝関節内側の「蝶番」靱帯の炎症や部分断裂である．捻挫は，外反ストレステストによる動きの程度によって，第1度，第2度，第3度に分類される．膝を激しく捻ったり，膝が外反位になるような形で転倒したりするタイプの外傷が，すべての内側側副靱帯捻挫で最もよくみられる．炎症を起こしてはいるが機能が保たれている場合，は第1度捻挫である．靱帯が部分的に断裂している場合は，第2度捻挫である．靱帯が完全に断裂して，明らかに膝が不安定になっている場合は，第3度捻挫である．第3度捻挫の患者に対しては，前十字靱帯，内側半月板，またはその両者に損傷が合併していないかどうかについて評価を行わなければならない．

▶**具体的症状**　患者は膝の内側に沿った痛みを訴え，歩行や膝を回したり捻ったりする動作が困難となる．たいていは膝内側部の限局した部位の痛みを訴える．患者は，関節面から脛骨高原の靱帯付着部にかけての部位を指差したりさすったりしながら，症状を以下のように表現する．

「私はフットボールをしていました．右側からタックルを受けた直後に，膝の内側に沿って痛みがありました」．

「浴槽から出ようと思ったときに，足をひっかけ，体がねじれ，膝がぐいと捻られました．それ以来，膝の内側が痛く，敏感になりました」．

「じゅうたんの上でつまずいて膝を捻りました」．

「膝を捻るときはいつも膝の内側に鋭い痛みを感じます」．

「ベッドで寝返りすら打てません．脚がシーツにひっかかり，少しでも捻ろうとすると死ぬ程痛いのです」．

「膝が何カ月もの間腫れていました．しかし今は少し違う感じです．膝が緩んでだらんとしたように感じます」．

▶**診察所見**　内側側副靱帯の炎症や弛緩の程度について診察し，膝全体の安定性について評価する．

診察のポイント

①内側関節面と靱帯脛骨付着部の間の1インチ（2.5 cm）の帯状領域に圧痛を認める．
②外反ストレステストで痛みが誘発される．
③内側側副靱帯が弛緩している（高度の断裂の場合）．
④膝関節水腫，前十字靱帯断裂，内側半月板断裂との関連を調べる．

①内側関節面から脛骨高原の内側側副靱帯付着

部にかけて圧痛を認める．圧痛は約 1 インチ（2.5 cm）長の領域で，靱帯に平行して認められる．
② 外反ストレステストを，膝関節を 30°屈曲位で行うと，急性の痛みが誘発される．
③ 外反ストレステストでは靱帯の不安定性も認めることがある．膝関節を 90°屈曲させ，大腿骨に対して脛骨を強制的に外旋させると，膝関節内側の痛みが誘発される．
④ 残る膝関節全体の診察を行うことで，関節水腫，関節の不安定性，前十字靱帯断裂，内側半月板断裂などを認めることがある．第 3 度の靱帯断裂を引き起こすような激しい外傷は，膝を支持する他の組織の断裂も引き起こすことが多い．

▶ X 線撮影の適応と方法　診断のためには，膝関節の X 線撮影は不要である．ルーチンで行う膝関節 X 線像はたいてい正常である．剝離骨折はまれである．数カ月から数年後に靱帯の石灰化が認められることがある．内側関節面に沿った 1〜1¼ インチ（2.5〜3.2 cm）の三日月型の石灰化は，ペレグリーニ・シュティーダ（Pellegrini-Stieda）症候群とよばれる．この症候群の X 線像は特徴的だが，臨床所見とは直接関係がない．

▶ 特殊検査の適応　他の外傷が疑われれば MRI の適応である．関節包，前十字靱帯，半月板，関節軟骨の断裂（離断性骨軟骨炎）は，第 2 度または第 3 度の内側側副靱帯断裂に合併しやすい．

▶ 診断のポイント　内側関節面を横切る線状の痛みという病歴，外反ストレステストで決まって誘発される膝関節内側に沿った圧痛という身体所見に基づいて診断される．このような局所の関節周囲の病態と関節内の病態とを鑑別するために局所麻酔ブロックを行うことはまれである．

▶ 治療目標と治療ステップ　1 2 3 　治療の目標は，靱帯を骨付着部に再接着させ，膝の筋支持力を強化させ，靱帯に再び損傷を与えるような運動を避けることである．初期治療としては，ベルクロ下肢伸展装具や膝蓋骨固定装具による固定，松葉杖，理学療法による運動が選択される．

ステップ 1　捻挫の病期を決定し，二次性の損傷について評価し，大腿四頭筋筋力の測定を行い，治療開始時の膝の機能（歩くことができる，跛行を呈しながら歩くことができる，体重をかけることができないなど）を評価する．
- 急性期の最初の 7 日間は松葉杖での歩行を勧める．
- 第 2 度と第 3 度の損傷に対してはベルクロ下肢伸展装具（☞ p.306）を，第 1 度の捻挫に対しては膝蓋骨固定装具を処方し，日中は続けて使用するように勧める．
- 痛みと腫脹を緩和させるために，関節面を冷却するように勧める．
- 膝を曲げたり，捻ったり，回したりする動作を，寝ている間も含めて避けるようにする．
- 痛みをコントロールするために，NSAIDs（イブプロフェンなど）を処方する．
- 睡眠時は下肢を伸ばして掛け物を薄くするように勧める．
- 最初の 2〜4 週間は日常生活動作を制限し，スポーツをしないよう助言する．

ステップ 2　〈2〜4 週間症状が持続する場合〉
（急性期の痛みが改善すればただちに）重りなしでの下肢伸展挙上（筋力強化）運動を勧める．
- 運動中は引き続き装具を使用するように勧める．
- 「この靱帯損傷は治るのに数カ月かかります」と患者に伝える．

ステップ 3　〈6〜8 週間症状が持続する場合〉
D80（デポ・メドロール®80 mg：酢酸メチルプレドニゾロン）〔訳注：日本では通常 40 mg を用いる〕の局注を行い，引き続き 3〜4 週間は装具を使用する．
- 徐々に装具を外す時間を増やし，長時間歩くときや激しい運動をするときのみ使用するようにする．

- 徐々に日常の活動を再開し，段階的にリハビリを勧める．
- 重りを用いた下肢伸展挙上（筋力強化）運動（☞p.337）を行う．
- 運動中は装具を使用し，膝を回したり捻ったりするのを避けるように，強く勧める．
- 他の損傷を合併する第3度の靱帯損傷や，軽度の捻挫でも2〜3カ月後に改善しない場合は，整形外科医への紹介を勧める．

▶**理学療法の適応と方法**　理学療法は，内側側副靱帯の急性期治療には大きな役割を果たさないが，リハビリテーションでは大きな役割を果たす．

理学療法のポイント

① 急性の痛みと腫脹に対して冷却を行う．
② 重りなしで（装具を付けながら）等尺性の下肢伸展挙上（筋力強化）運動を行う．
③ 回復期のリハビリでは，重りを用いた下肢伸展挙上（筋力強化）運動を行う．
④ スポーツやトレーニングマシンの使用を注意深く再開する．

●**急性期の対応**　最初の7〜14日間は，冷却，挙上，松葉杖の使用，運動の制限を勧める．脛骨高原内側への冷却は，効果的な鎮痛をもたらす．損傷した靱帯を骨に再付着させるためには，運動の制限が必要である．

●**回復期の対応**　7〜10日後から，膝の支持組織を強化するための運動を開始する．膝の固定装具を使用しながら，下肢伸展挙上（筋力強化）運動（☞p.337）を毎日行う．靱帯にストレス与えないように，膝を完全にまっすぐにして行う．

●**リハビリテーション**　靱帯が強化されてきたら，大腿四頭筋とハムストリング筋の筋力を増強させるために，重りを用いた下肢伸展挙上（筋力強化）運動（☞p.337）を開始する．スポーツや激しい運動，特にマシンを使うような運動は，大腿四頭筋の筋力が対側と同等に回復するまで，開始を延期しなければならない．トレーニングを再開した最初の数週間は，膝関節固定装具を使用すべきである．膝に回転力を加えるような運動やマシンの使用避けなければならない．早歩き，水泳（キックは膝を伸ばしたまま行う），ノルディックスキーマシンは好ましい運動である．

▶**注射手技**　固定を行うと同時に，理学療法で筋力強化運動を行うことが，治療として選択される．ステロイドの局注は，行うとしても補助的なものであり，固定，大腿四頭筋筋力強化運動，数週間の運動制限によっても改善しないような第1度と第2度の断裂に対してのみ適応がある．

《体位》患者を腹臥位とし，下肢は伸展，外旋させる．

《表面解剖と穿刺部位》内側側副靱帯は，大腿骨内側顆に起始して，脛骨高原内側に付着する．穿刺部位は，内側関節面直下の脛骨上である（関節面は，下肢を伸展させたとき，膝蓋骨の下1/3に平行に位置している）．

《穿刺角度と深さ》針は，内側関節面脛骨側の中央部に，皮膚に垂直に刺入する．注射の深さは，脛骨骨膜の1/8インチ（0.3cm）上方で，皮下1/2〜3/4インチ（1.3〜1.9cm）である．

《麻酔》エチルクロライドを皮膚にスプレーする〔訳注：日本では一般的ではない〕．局所麻酔薬を，皮下および脛骨骨膜の1/8インチ（0.3cm）上方に注入する（それぞれに0.5mLずつ）．

《手技》内側関節面直下の脛骨高原を同定する．25ゲージ針を皮膚に垂直に穿刺し，脛骨骨膜の固い抵抗を感じる部位まで進める．骨に達したら，注射を内側側副靱帯付着部の上方に確実に行うため，針を1/8インチ（0.3cm）引き抜く（針が深すぎるよりも浅すぎて失敗するくらいがよい．深すぎる注射により，靱帯の一部が切離されることがある）．固い抵抗を感じたら注入を中止する．局所麻酔の後，局所の圧痛を再確認し，外反ストレステストを行う．これらの所見が著明に改善し，痛みが十分に和らいだら，同じ部位に0.5mLのD80

内側側副靱帯への注射

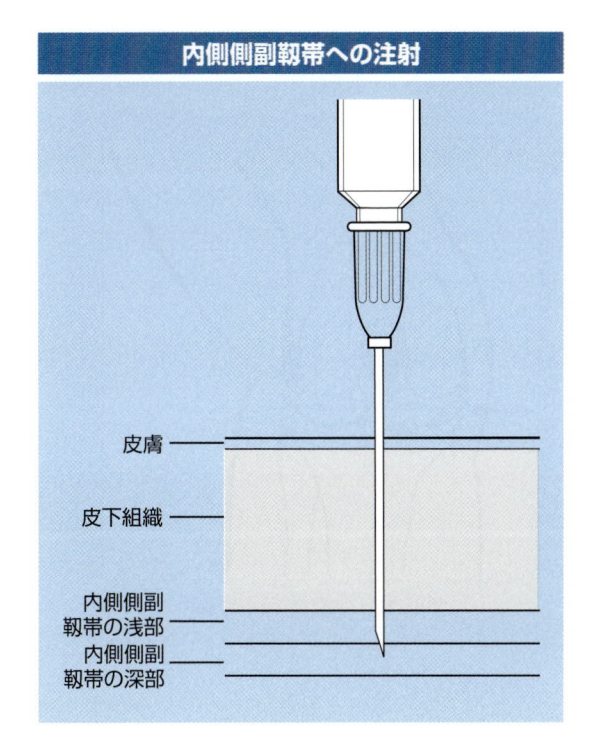

皮膚
皮下組織
内側側副靱帯の浅部
内側側副靱帯の深部

を注射する．注射部位を 5 分間もむようにする．

▶**注射後の対応**

1. 3 日間は安静にし，あらゆる直達外力，膝を捻る，しゃがむ，ひざまずく，繰り返し膝を曲げる，といった動作を避ける．
2. 最初の 3〜7 日間は，松葉杖による免荷を強く勧める．
3. ベルクロ膝蓋骨固定装具（☞ p.306）を，軽症から中等症の損傷では日中だけ，重症では 24 時間続けて使用する．
4. 注射後の痛みに対しては，冷却（4〜6 時間ごとに 15 分ずつ）と，アセトアミノフェン（1000 mg，1 日 2 回）〔訳注：日本では 1 回 500 mg を 1 日 3 回が上限〕を処方する．
5. 直接圧をかける，膝を捻る，回す，曲げる，しゃがむ，ひざまずくなどの動作を制限することで，3〜4 週間膝を保護する．
6. 4 日目から下肢伸展挙上（筋力強化）運動（☞ p.337）を開始する（最初の 1〜2 週間は装具を付けたまま行う）．
7. 痛みが再発したり持続したりする場合は，6 週間で再度ステロイドの注射を行う．
8. 2 回連続して注射を行っても反応せず，患者が依然として捻りや回転時の痛みを訴える場合（膝関節内部の損傷の可能性がある）は，整形外科医への紹介を行う．

▶**手術適応** 高度の靱帯損傷の場合，手術を行うかどうかの決定は早期に行わなければならない．第 3 度の断裂に対して，一次的に修復術を行うか，二次的に再建術を行うかの選択は，不安定性や合併する損傷の程度に基づいて行われる．

▶**予後** ほとんどの内側側副靱帯捻挫は，外傷の結果として生じる．捻挫は，靱帯独自の病態で起こる場合（軽微な捻りによる損傷や単純な転倒―予後はよい）と，半月板や前十字靱帯の断裂を合併している場合（重度の損傷―予後に要注意）とがある．内側側副靱帯損傷は，背景にある関節水腫や関節炎の合併症として生じることもある．多量の慢性関節水腫（支持組織が伸展されている）や，内側関節軟骨の狭小化（関節の狭小化により靱帯が緩んでいる）があると，靱帯は非常に損傷を受けやすくなる．いずれの場合も，損傷の重症度に応じて，MRI，関節鏡，またはその両方が必要で，これらの検査により損傷の広がりを確認する．固定，理学療法，安静が，第 1 度と第 2 度の捻挫に対する初期治療の中心であり，外科的介入は第 3 度捻挫に対して選択される治療である．最終的な予後は，損傷の程度，合併する損傷，膝の基礎疾患によって決まる．第 1 度捻挫は 90％が完全に自然治癒する．しかし，治癒には数カ月かかるケースもある．大きな組織断裂を伴う第 2 度の靱帯断裂の治癒は，予測するのが難しい．プライマリ・ケア医が第 3 度の靱帯断裂に遭遇することはまれである．第 3 度の靱帯断裂は，救急外来でトリアージされ，整形外科医に直接紹介されることが多い．

半月板断裂 MENISCAL TEAR

断裂は，大きさにより部分と完全に，位置により前方・側方・後方に，原因により外傷性と変性に，形式によって水平・垂直・弁状・バケツの柄状に分類される．

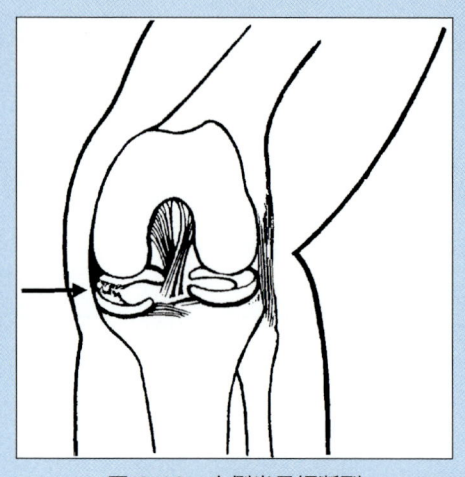

図 9-10　内側半月板断裂

▶**病態生理**　半月板断裂は，大腿骨顆部と脛骨高原との間に位置する，ユニークな線維軟骨板の損傷である．断裂は，部分・完全，前方・側方・後方，外傷性・変性，水平・垂直・弁状（オウムの嘴状）・バケツの柄状に分類される．半月板の位置や衝撃吸収能力は生体にとって有利なため，重度の断裂が引き起こされると膝のスムーズな動きが失われ，典型的なロッキング現象が程度の差はあれ起こり得る．また膝関節水腫や早期発症の変形性関節症に至ることもある．半月板断裂が疑われる患者は，MRIか関節鏡のいずれかを行い，診断を確定しなければならない．大腿骨や脛骨の関節軟骨にまで波及していない小さな断裂は経過観察することができる．このような小さな断裂が将来的に関節損傷に至る可能性は非常に低い．関節軟骨に波及するような中程度から高度の断裂はもっと重症で，膝の腫れがひどくなったり，膝の正常な運動機能を失ったりすることがある．それゆえ，手術が必要になることが多い．

▶**具体的症状**　患者は，なんとなく膝がスムーズに動かない感じ，不可解なあるいは予測できない膝くずれ，そしてまれではあるが膝の跳ねるような感覚（popping）やひっかかり感（ロッキング）を訴える．運動をする患者は，そのひっかかり感を見せようとして，症状を以下のように表現する．

「膝を一定の角度に曲げると，膝が動かなくなるんです」．
「膝がひっかかります」．
「しゃがむとき膝が動かなくなります．立ち上がるときは，すぐに膝がまっすぐになりません．コキッと音が鳴ると強い痛みを感じ，その後にひっかかりが治ります．それがいつもここ（膝内側を指差して）で起こるんです」．
「これ以上しゃがむことができません」．
「一定の方法で膝を捻ると，この鋭い痛みが起こります」．
「私は車を降りようとしていました．そのとき脚を捻りました．脚に体重をかけようとすると，大きい音がなり，直後に膝の内側で鋭い痛みを感じました」．
「その場所を指で示すことはできません．しかし体重をかけようとすると，膝の内側で死んでしまうかと思うくらいの激しい痛みが起こります」．

▶**診察**　スムーズな動きの消失，関節水腫の存在，特徴的な半月板徴候について診察する．

> **診察のポイント**
> ①膝を他動的に動かしたときに，スムーズに動かない．
> ②しゃがんだりひざまずいたりすることができない．
> ③関節面に跳ねるような感覚（popping）を触知する（McMurrayの手技）．
> ④関節水腫を認める．

①ある種の半月板断裂の患者では，膝の診察所見は完全に正常であることがある．部分断裂，水平断裂，前方断裂では，断裂の大きさとその解剖学的な位置の影響で，異常な膝の所見がみられないことがある．このようなタイプの断裂では，膝の正常機能を障害する可能性は低く，また機械的なひっかかり感（ロッキング）を引き起こすことも少ない．

②一般的な膝の機能を評価すると同時に，重症の半月板断裂をスクリーニングすべきである．歩行，他動的および自動的な屈曲伸展，しゃがんでアヒル様歩行ができるかどうかなどを観察することにより，膝の評価を行うことができる．大きくて複雑な断裂，垂直断裂，バケツの柄状断裂では，しゃがんでアヒル様歩行を行うことができない．

③McMurrayテストやApleyグライディングテストは，半月板断裂に対して比較的特異度が高いが，感度は低い．これらのテストでは偽陰性が20〜25％にみられる．McMurray法は数回行うべきである．膝を完全に屈曲し，脛骨を（大腿骨に対して）内旋させることで外側半月板をひっかけ，外旋させることで内側半月板をひっかける．関節面に沿って固く把持している検者の指に跳ねるような感覚（popping）を触れたら，異常と判断する．

④大きな断裂や完全断裂，変形性関節症に関連した断裂では，しばしば関節水腫を合併する．基礎にある変形性関節症の所見がみられることがある．これは半月板の変性断裂の原因としても，長期にわたる半月板断裂の結果としても起こり得る．

▶**X線撮影の適応と方法** 膝のX線撮影（サンライズ，トンネル撮影，正面，側面）が推奨される．膝の単純写真では，変形性の変化，半月板の石灰化，石灰化した遊離体を認めることがある．トンネル撮影では，大腿骨顆間部のノッチを認め，関節内遊離体を認めることがある．

▶**特殊検査の適応** MRIでは半月板断裂の広がりと形式を知ることができるが，その解釈は注意深く行わなければならない．MRIで得られる画像所見は，臨床的に役に立つものも役に立たないものもある．ムチン変性による変化（半月板の中心に認められる高信号）は，よくみられる所見であるが，これは半月板の加齢による変化の一部であり，外傷による半月板断裂と誤って解釈しないようにすべきである．関節鏡は診断確定のためにも治療のためにも行われる検査である．

▶**診断のポイント** 機械的なひっかかり感の訴えと，それを身体診察で確認することができれば，暫定的に診断できる．確定診断はMRIで行うが，可能であれば関節鏡で行うのが望ましい．MRIや関節鏡を行うかどうかの決定は，患者の年齢，手術可能かどうか，手術の必要性に基づいて行う．手術を行うかどうかの決定は，症状の頻度（毎日），膝の全体的な機能（しゃがむことができない，膝が不安定など），断裂の形式（関節面に達するような複雑な断裂），位置（患者の症状との関連），放置した場合にさらに関節軟骨の損傷が伸展しそうかどうかなどに基づいて行う．

▶**治療目標と治療ステップ** **1 2 3** 治療の目標は，断裂の形式と広がりを確認し，膝の筋支持力を強化し，手術の必要性を評価することである．小さい断裂で，症状が頻回でなく，膝の全体的な機能に障害をきたさないような場合は，経過観察すべきである．大きく複雑な断裂で，膝関節水腫が持続する場合は，手術による修復や切除の目的で紹介すべきである．

ステップ 1 機能を評価し，ひっかかり（ロッキング）現象の頻度を確認し，膝の単純 X 線撮影をオーダーする．

- 痛みを緩和し，回復期のリハビリへ参加できる機会を増やし，関節軟骨のさらなる損傷の可能性を減らすため，緊満した血腫の穿刺除去を行う．
- 冷却と下肢の挙上を勧める．
- 急性期の重症例には，松葉杖の使用を強く勧める．
- 大腿四頭筋筋力が弱く，膝くずれが頻繁に起こる場合は，ベルクロ膝蓋骨固定装具（☞ p.306）を処方する．
- 運動とすべてのスポーツを制限する．
- 痛みが和らぎ始めたら，重りなしの下肢伸展挙上（筋力強化）運動（☞ p.337）を開始する．

ステップ 2 〈2〜4 週間持続する場合〉
診断のための検査目的および痛みを和らげるために，持続する膝関節水腫の穿刺を行う．

- 機械的な症状〔訳注：ロッキングなど〕や水腫が持続していれば MRI のオーダーを行う．
- 膝を捻る，回転するなどの動作を完全に禁止しなければならない．また膝への衝撃や繰り返し膝を曲げることも制限する必要がある．
- 関節水腫や機械的な症状が持続しないような小さい断裂の場合は，時間とともに徐々に自然軽快する可能性が高いので経過観察する．

ステップ 3 〈4〜6 週間持続する場合〉
関節水腫が持続し，ロッキング（ひっかかり）が頻繁に起こり，膝の機能に影響を与えるような症状が続く場合は，関節鏡の経験がある整形外科医への紹介を考慮する．

- 「ひどい損傷を受けた軟骨が関節に残っていると，後に関節炎になる可能性があります．しかし，『衝撃吸収剤』である軟骨の大部分を除去したら，永久に関節炎になってしまうことがあります」と患者に伝える．
- 下肢伸展挙上（筋力強化）運動（☞ p.337）とハムストリングの筋力トレーニングを同時に行うことで回復が促進される．

▶**理学療法の適応と方法**　理学療法は，手術を要する半月板断裂の積極的な治療においては重要な役割を果たさないが，術前の準備や術後のリハビリにおいては重要な役割を果たす．膝の全体的なケアはあらゆる場合に勧められる．使用しないことにより筋力が低下する大腿四頭筋とハムストリング筋群の強化に特に重点を置く（☞ p.337）．手術を要さない半月板断裂に対しては，さらに大腿筋群の筋力強化に重点を置く．大腿四頭筋とハムストリング筋群の筋力強化運動は，膝の安定化に大きく寄与し，関節面の不整を改善し，膝の耐久力を強化する．さらにこれらの治療を組み合わせることで，将来的に膝が損傷を受けにくくなる．

理学療法のポイント

① 急性期の症状に対しては冷却と挙上を行う．
② 等尺性に下肢伸展挙上（筋力強化）運動を行う．
③ 大腿四頭筋とハムストリングの筋力トレーニングをマシンを使って行う（最初は 30〜45°までとする）．
④ 徐々に活動を再開する．

▶**注射手技**　膝の正常でスムーズな動きを障害するような大きな断裂に対しては，関節鏡によるデブリドマンが治療として選択される．しかし，それまでのつなぎの治療として，膝の穿刺が行われることがある．これは，急性の緊満した血腫による圧迫症状をすみやかに緩和する目的で勧められる．さらに，変性による半月板断裂を合併する変形性関節症の患者には，ステロイド注射が勧められる（☞ p.179）．

▶**手術適応**　部分的半月板除去術は，好んで行われる手術法である．この手術は，正常な衝撃吸収能力をもつ半月板を可能な限り保存するように行われるからである．

▶**予後**　半月板断裂は，典型的な機械的問題であり，膝関節に影響を与える．膝の正常な機能を回復させるため，抗炎症治療よりも外科的な評価治

療が行われることが多い．原因となる関節炎を背景に（急性関節炎の一部として）発症した半月板断裂でなければ，ステロイドの注射が症状緩和をもたらすことはあまりない．関節内注射を正確に行っても，効果が短期間（数日）しかもたない場合は，機械的な問題が病態の中心であることを意味する．

　半月板断裂の管理は，断裂の形式（半月板内部の断裂，水平断裂，垂直断裂），著明な機械的症状（ひっかかり）が存在するかどうか，関節水腫が持続しているかどうかによって異なる．半月板内部の断裂，水平断裂は，安静，運動制限，リハビリ，関節穿刺による内科的治療が可能である．（関節軟骨に達するような）垂直断裂，多量の持続する関節水腫を伴う断裂，機能障害を引き起こすような症状が頻回に発現するような断裂の場合は，関節鏡による評価を行うべきである．半月板の修復術，部分的な半月板切除，完全な半月板除去のいずれを行うかは，手術の際に決定する．断裂の大きさ，位置，組織への血流，患者の年齢，全身状態などが，修復を行うか切除を行うかを決定する際の主要な判断材料となる．

CHAPTER 10 足関節および下腿

▶ 足関節および下腿痛の鑑別診断

診断	確定
靱帯（最も一般的）	
● 足関節捻挫（第1度，第2度，第3度）	● 身体所見；X線（適応があれば）
● 腓骨の剝離を伴う足関節捻挫	● 身体所見；足関節X線
● 腓骨筋腱の剝離骨折を伴う足関節捻挫	● 身体所見；足関節X線
● 離断性骨軟骨炎や軟骨骨折を伴う足関節	● 身体所見；足関節X線；MRI
● 骨間膜分離を伴う足関節捻挫	● 身体所見；X線―ストレス撮影
● 不安定性を伴う足関節捻挫	● 身体所見；X線―ストレス撮影
腱	
● アキレス腱炎	● 身体所見；MRI
● アキレス腱断裂	● 身体所見；MRI
● 腓骨筋腱鞘炎	● 局所麻酔ブロック
● 後脛骨筋腱鞘炎	● 局所麻酔ブロック
滑液包	
● アキレス腱皮下滑液包炎	● 局所麻酔ブロック
● 踵骨後部滑液包炎	● 局所麻酔ブロック
関節	
● 変形性関節症，外傷後	● 足関節X線
● 炎症性または化膿性関節炎	● 穿刺/関節液分析
踵	
● ヒールパッド症候群（heel pad syndrome）	● 身体所見
● 足底筋膜炎	● 局所麻酔ブロック
● Sever病（18歳未満）	● 足関節X線
● 踵骨疲労骨折	● X線；骨シンチ
● 三角骨症候群	● 骨シンチ
足根管症候群	● 神経伝導速度
放散痛	
● 腰仙椎神経根症	● CT；MRI；筋電図
● コンパートメント症候群/シンスプリント	● 下腿の診察
● ベーカー囊腫	● 膝の診察；超音波検査

足関節捻挫 ANKLE SPRAIN

部位：前距腓靱帯は外果の 1/2 インチ（1.3 cm）前方，踵腓靱帯は外果の 1/2 インチ（1.3 cm）下方

針：5/8 インチ（1.6 cm），25 ゲージ

深さ：1/2〜5/8 インチ（1.3〜1.6 cm）

用量：1〜2 mL の局所麻酔薬と 0.5 mL の D80（デポ・メドロール®80 mg：酢酸メチルプレドニゾロン）〔訳注：日本では通常 40 mg を用いる〕を用いる．

注意：最初に局所麻酔を行って部位を確認すること．ステロイド注射後は重症度に応じて 1〜4 週間固定を行うこと．

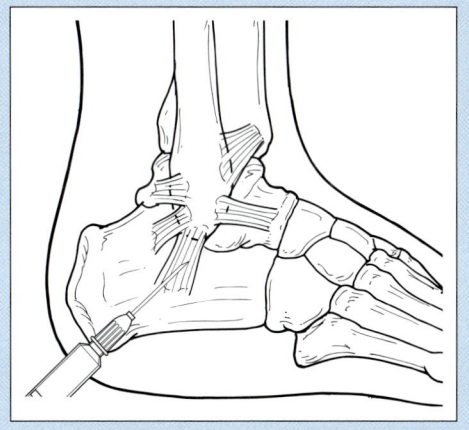

図 10-1　踵腓靱帯への注射は外果下端の直下に行う

▶**病態生理**　足関節捻挫とは足関節を支える靱帯の損傷をいう．損傷の程度は，靱帯の微小断裂から完全断裂まで，部位は靱帯の体部や骨への付着部（この場合は剝離骨折を伴う）までさまざまである．損傷を受けるのが最も多いのは前距腓靱帯であり，次いで踵腓靱帯が多い．最も多い損傷のタイプは足関節の内反によるもので，内反によりこれらの靱帯に異常な力が加わる．捻挫は組織損傷の程度によって，第 1 度（微小断裂），第 2 度（部分断裂），第 3 度（全層断裂）に分類される．また捻挫は，急性，反復性，慢性にも分類される．断裂した靱帯が再接着しない，あるいは骨からの起始部や付着部に再接着しない場合，その靱帯は足関節に不安定性を残し，結果的に反復性の足関節捻挫や，離断性骨軟骨炎，遅発性の変形性関節症を引き起こすことがある．

▶**具体的症状**　急性期の症状は，足関節の痛み，腫脹，皮下出血，および荷重がかけられないことである．反復性あるいは慢性の場合には，上記に加えて足関節の不安定性を訴えることがある（足くずれが起こる，なめらかに動かないなど）．

「自分が思っていたよりも高い段差を踏み外して，足の外側から地面につきました．するとすぐに足首が腫れてきて，体重をかけることができなくなりました」．

「走ってコーナーを曲がろうとしたとき，急に足首がガクッとくずれました」．

「ジャンプして着地するとき，足の外側から地面に着いてしまいました．それ以来，足首の外側に鋭い痛みがあります」．

「何年も前に足首を痛めたことがありますが，それ以来足首に力が入らないんです」．

「4 週間前に足首を捻挫しました．そのとき大きな皮下出血ができて，今はもう消えましたが，今もまだ足首に力が入らないんです」．

「バスケットボールをするときはいつも，足首がガクッというんです．ハイトップシューズを履くんですが，それでも上手に走ったりジャンプしたりができないんです」．

「足首を痛めてから，はしごを上るときにこの足首を信用できないんです．ある体勢をとったら，足首がガクッとくずれるようになるんです」．

▶**診察所見**　診察は，足関節のアライメントと機能（荷重や歩行が可能かどうか）の評価から始める．足関節外側のそれぞれの靱帯について，圧痛，

炎症，不安定性がないかどうか診察する．

診察のポイント

① 荷重や歩行が可能かどうかを最初に評価する．
② 外果の前方下方に，圧痛，腫脹，皮下出血がみられる．
③ 強制内反，強制底屈，またはその両方で痛みが誘発される．
④ 抵抗を加えながら底屈や外反を等尺性に行うと痛みは誘発されない．
⑤ 足関節の関節可動域には異常を認めない（急性期でない場合）．
⑥ 回復期に足関節の不安定性〔引き出しテスト陽性（positive drawer sign）や距骨ノック徴候（talar knock sign）〕がみられる．

① 足関節捻挫の患者の診察は，患者が立位，荷重，歩行が可能かどうかを評価することから始める．微小な損傷の場合は，患者は歩行可能であるが足関節をかばうような歩き方をする．第3度の捻挫で腓骨骨折を伴うような場合は，患者は荷重をかけることをせず，歩行を促されても拒否する．
② 軽度の足関節捻挫の場合，外果の前方下方に圧痛がある．中等度から重度の足関節捻挫では，圧痛とともに腫脹と皮下出血がみられる．重度の場合は，痛みのあまりにそれ以降の診察が困難となることがある．
③ 他動的に足関節を内反または底屈させると，損傷された靱帯に応じて，痛みが誘発される．この受動的ストレッチ徴候は症状が改善するにつれて徐々に軽快するものである．
④ 腓骨筋腱の等尺性運動によって外果下方に痛みが誘発されたり（活動性の腱炎），第5中足骨基部の腱付着部に痛みと圧痛が誘発されたり（剝離骨折）することがある．
⑤ いったん急性症状が軽快すれば，足関節の関節可動域は正常である．
⑥ 長期にわたる反復性または慢性例では，足関節が不安定性を示す．前方および後方引き出しテストが陽性となる．さらに足関節を前方後方に他動的に動かすと，ノック音が聞こえることがある〔距骨ノック徴候（talar knock sign）〕．距骨ノック徴候は脛骨と腓骨の骨間膜が分離している徴候であることが多い．長期にわたって足関節の不安定性が続くと，関節可動域の制限が生じ，ぎりぎりまで足関節を動かしたときに軋轢音や痛みを生じることがある（足関節の変形性関節症など）．

▶**X線撮影の適応と方法** 足関節のX線撮影（ルーチンで正面像，モルティス撮影，側面像）は，足関節，距骨下関節，外果内果を評価するために行う．さらに特殊な後前斜位撮影や距骨下関節撮影は，距腿関節や距骨下関節の整合性を詳細に評価し，外果や第5中足骨基部（腓骨筋腱付着部）の剝離骨折を除外するために行う．ルーチン撮影はたいてい正常である．回復期にも症状が持続している患者や反復性の足関節捻挫の患者では，足関節の特殊なストレス撮影を行うこともある．足関節に内反ストレスをかけたときの距腿関節の開大は，関節の不安定性を示す所見である．

▶**特殊検査の適応** 固定し，回復期リハビリテーションを行っているにもかかわらず長期にわたり局所の所見が持続している患者は，MRIが有効である可能性がある．MRIでは距骨上面の離断性骨軟骨炎や，初期の変形性関節症変化がみられることがある．

▶**診断のポイント** 診断は内反による損傷の病歴と明確な身体所見に基づいてなされる．単純X線撮影は，外果や第5中足骨基部の剝離骨折や完全骨折を除外するために用いられる．まれに，足関節捻挫と腓骨腱の腱鞘炎，距骨下関節炎を鑑別するために局所麻酔によるブロックが行われることがある．

▶**治療目標と治療ステップ** 1 2 3 　治療の目標は，足関節の外側靱帯を骨の付着部に再接着させること，足関節を横断する腱を強化すること，そし

て反復性の足関節捻挫を予防することである．急性の足関節捻挫では，足関節と下腿の荷重制限と固定（ハイトップシューズ，テーピング，エアー・キャスト，短下肢歩行ギプスなど）が治療の要である．

ステップ 1 　患者を診察し，オタワ診断基準（荷重と歩行が可能かどうか，骨の圧痛，組織の腫脹と皮下出血，損傷の重症度）を用いて損傷の重症度を評価する．4つの基準のうち2つを満たせば，単純 X 線撮影を行う．

- 松葉杖を用いた荷重制限を強く勧める．
- 腫脹と疼痛を緩和するために冷却と下肢挙上について助言する．
- 歩行，立位，衝撃，繰り返し足関節を曲げることを制限する．
- 損傷の重症度に基づいて，エースラップ（弾性包帯），松葉杖，テーピング，エアー・キャスト，ウンナブーツ，短下肢歩行ギプスなどを処方して患部を固定する．10～20％の患者は足関節捻挫を反復する危険（靱帯が解剖学的に正しく治癒しなかった場合）があるので，内反外反を予防するため患部の固定に重点を置く．

ステップ 2 　〈1～3 週間後のフォローアップ評価〉
軽いストレッチ運動を背屈底屈から始める．

- 関節の柔軟性が著明に回復したら，外反の等尺性筋力強化運動を始める．
- 患者にハイトップシューズやベルクロ足関節装具（☞ p.308）を付けるように助言する．
- ストップ・アンド・ゴースポーツ，バスケットボール，ランニング，激しいエアロビクスは制限するように勧める．
- 「回復は週単位でなく月単位の時間がかかる」と患者を教育する．
- 徐々に日常の運動やスポーツに戻れるようにリハビリテーションを完遂する．

ステップ 3 　〈6～8 週続く難治例〉
D80（デポ・メドロール®80 mg：酢酸メチルプレドニゾロン）〔訳注：日本では通常 40 mg を用いる〕の局注を行うとともに，短下肢歩行ギプスを装着させる．

- 症状が 50％以下に改善しない場合は，4～6 週間後に再度注射する．
- 日々のストレッチと筋力運動を行う必要性を再度強調する．
- 腫脹，痛み，不安定性が長引く場合には足関節の MRI を行う．
- 症状や不安定性が長引く場合には整形外科医への紹介を考慮する．

▶**理学療法の適応と方法**　理学療法は，足関節捻挫の積極的治療とリハビリテーションにおいて，重要な役割を果たす．

理学療法のポイント

①急性期の痛みと腫脹に対しては冷却と挙上を行う．
②固定後のリハビリテーションとしては温熱と足関節のストレッチを行う．
③外反位での等尺性の筋力強化運動を行う．

●**急性期の対応**　急性期の痛みと腫脹を効果的に改善するために，最初の数日は冷却と挙上を行う．1日に数回，15～20 分の冷却挙上を行うことで，出血や腫脹に由来する組織の変形を軽減できる．

●**回復期のリハビリ**　急性期の痛みと腫脹がおさまったら，正常な関節可動域を回復し，足関節を強化するために，運動を行う．固定ギプスなどで固定した後に，足関節のストレッチ運動（☞ p.340）を行う．最初は背屈と底屈のストレッチ運動を行い，次に内反と外反をやさしく行う．ストレッチの前に足関節を温める．毎日各方向に 20 回ずつ他動的にストレッチ運動を行う．足関節の強化および安定化のために，等尺性運動（☞ p.341）を行うが，これは捻挫の反復予防のために最も有効な方法である．靱帯の断裂や重度の損傷による筋力低下からの回復のために，筋力強化運動が必要である．正常の活動を再開する前に，両方のタイプの運動を行うことが回復期には必要である．

踵腓靱帯への注射

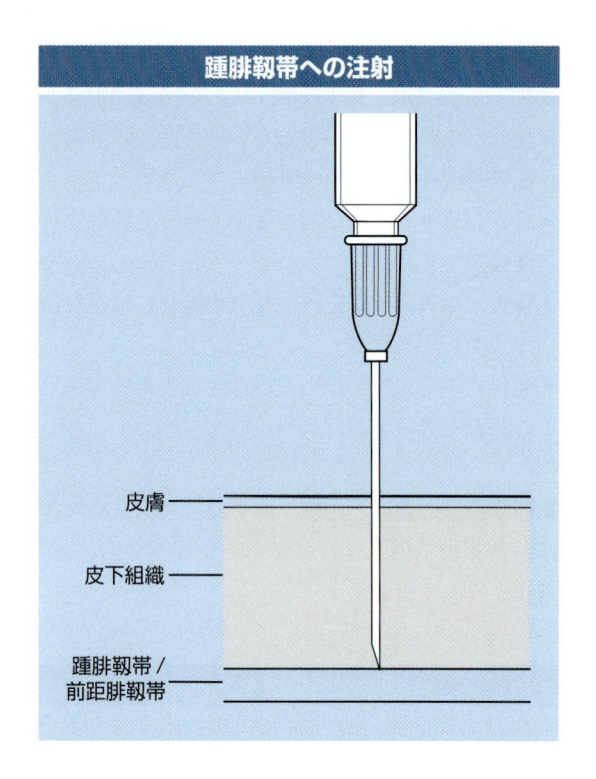

皮膚
皮下組織
踵腓靱帯／前距腓靱帯

▶**注射手技**　治療の選択肢は，局所の固定と理学療法（筋力トレーニング）を組み合わせて行う．局所のステロイド注射を行うことはまれだが，固定を行っているにもかかわらず炎症が持続する患者には行うことがある（第1度の捻挫に限る）．

《体位》患者は仰臥位とし足関節は中間位とする．

《表面解剖と穿刺部位》外果の頂部と最強の圧痛点を同定しマーキングする．穿刺部位は，損傷された靱帯によって外果の1/2インチ（1.3 cm）前方（距腓靱帯）または下方（踵腓靱帯）である．

《穿刺の角度と深さ》最強の圧痛点に向けて，皮膚に垂直に針を穿刺する．深さは皮下1/2～5/8インチ（1.3～1.6 cm）である．

《麻酔》エチルクロライドを皮膚にスプレーする〔訳注：日本では一般的ではない〕．局所麻酔薬（0.5 mL）を，皮下1/4～1/2インチ（0.6～1.3 cm）にある外側靱帯の硬い抵抗を感じる場所に注入する．

《手技》すべての注射薬は靱帯の直上，すなわち皮下組織と靱帯の間に注入する．組織面は，針先をゆっくり進めていくと容易に同定することができる．すなわち硬い抵抗を感じるか，皮膚を牽引したときに針先がその場所にとどまっていれば，針先は靱帯にある（もし針先が靱帯よりも上にあれば，牽引したときに皮膚や皮下組織とともに針先が動くはずである）．局所麻酔を行った後，不安定性と痛みが改善したかどうかについて，再度足関節を診察する．局所の圧痛および他動的内反による痛みがなくなっていて，引き出しテスト陽性と距骨ノック徴候（talar knock sign）が陰性であれば（明らかな不安定性の徴候がなければ），0.5 mLのD80を注入する．

▶**注射後の対応**

1. 3日間安静を保ち，あらゆる不要な荷重を避ける（「薬剤の効果がでるまで3日かかります」と説明する）．
2. 重症例では，最初の数日は松葉杖による免荷を行う．
3. 元々の損傷の重症度により，ひも付きハイトップシューズ，エアー・キャスト，短下肢歩行ギプスなどによる固定を1～4週間続ける．
4. 注射後の痛みに対しては，冷却（4～6時間ごとに15分間）やアセトアミノフェン（1000 mg, 1日2回）〔訳注：日本では1回500 mgを1日3回が上限〕を処方する．投与を行う．
5. 足関節の捻りや回旋を伴うすべての動作を避け，不要な歩行や立位を制限することにより，3～4週間は足関節を保護する．
6. 3～4週間で足関節外反・内反の等尺性筋力強化運動（☞ p.341）を開始する．
7. 痛みが再燃したり持続したりする場合には，6週間後に再度ステロイドの注射を行う．
8. 不安定性や痛みが持続する場合にはMRIを行い，関節の腫脹が悪化する場合には足関節の穿刺を考慮する．
9. 2回の注射にも反応せず，患者が依然足くずれ（不安定性）や腫脹（離断性骨軟骨炎や軟骨骨折），回旋や捻り動作時の痛み（距骨骨折や腓骨筋腱炎）を訴えたりする場合は，整形外科医に紹介する．

▶**手術適応** 進行した第3度捻挫は一次的に修復可能であり，また足関節の不安定性が残る場合は二次的に再建術を行うことも可能である．

▶**予後** ほとんどの足関節捻挫は，安静と固定に反応し，後遺症を残さずに治癒する．重症の足関節捻挫（荷重ができない，鶏卵大の腫脹，他動的可動域測定おいて内反が不可能，骨の圧痛などを伴う場合）は注意深く管理し，25～30％に起こるといわれる不安定性の持続や足関節捻挫の再発を回避する．不適切な運動制限，固定，リハビリテーションは，非解剖学的な治癒，支持靱帯の脆弱性，足関節捻挫の再発をきたすことがあり，最終的に後年に変形性関節症を引き起こすことがある．不完全な治癒（再発性足関節捻挫や不安定性）という結果を避けるために，治療は，厳重な固定，理学療法，筋力訓練，活動の段階的な再開などに重点を置く．こうした管理により，回復後の不安定性のリスクが高い患者を守ることができる．

痛みや腫脹の持続は，元々の靱帯損傷の治癒が不十分であることや，未確認の骨・腱・関節軟骨の損傷の存在を示唆する．4～6週間経っても治癒しない患者は，不安定性を評価するためにストレス撮影を，離断性骨軟骨炎を評価するためにMRIを，潜在する骨折を評価するために核医学骨シンチを，足関節や距骨下関節への損傷を評価するために関節液分析を行うべきである．

足関節穿刺 ARTHROCENTESIS OF THE ANKLE

足関節に到達するには，長母指伸筋のすぐ内側からの前内側アプローチ，短指伸筋のすぐ外側からの前外側アプローチがある．

針：1½インチ（3.8cm），22ゲージ
深さ：脛骨舟状靱帯内側または腓骨舟状靱帯外側のいずれかから1～1¼インチ（2.5～3.2cm）
用量：2～3mLの局所麻酔薬と0.5mLのK40（ケナコルトA®40mg：トリアムシノロンアセトニド）
注意：骨に当たったら，針を靱帯から引き戻し，皮膚を牽引しながら，正中か下方に向けて再度針を進める．

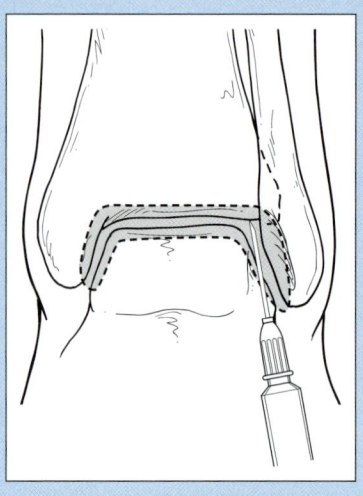

図10-2 足関節穿刺と注射

▶病態生理 足関節の水腫はまれな問題である．足関節腫脹は，浮腫（水分貯留，うっ血性心不全，静脈瘤，深部静脈血栓症），足関節捻挫や骨折が原因であることが多い．真の足関節水腫は，足関節前面を覆い，内果外果の突起部を斜走し，関節の底屈背屈を制限するような，帯状の腫脹として現れる．距腿関節の穿刺と滑液分析は，種々の足関節腫脹の原因を鑑別するのに必須である．足関節腫脹の原因としては，外傷性関節血腫，変形性関節症に伴う非炎症性水腫，リウマチ性疾患に伴う炎症性水腫，そしてまれなものとしては化膿性関節炎があげられる．

▶具体的症状 患者は，足関節前面または側面の腫脹，足関節のこわばりや痛みを訴える．患者は，足関節をじっと見つめ，腫れているように見えるかどうかわれわれに尋ねながら，症状を語り始める．

「足首が腫れているように思うんです」．
「一日中レジの前で立ち仕事をしてるんですが，仕事が終わる頃になって，足首の内側がこわばってきたように感じます」．
「足首がぐらぐらするように感じます．ある姿勢をとろうとすると，足首がガクッとくずれます」．
「足にぴったり合う靴を見つけることができないんです」．
「こけたりはしていません．それなのに，何年か前にこけて骨折したときと同じような足首のようなんです」．

▶診察所見 関節水腫，関節面に沿った圧痛，距腿関節の可動域について診察する．

診察のポイント
①足関節前面の腫脹，または足関節全体の緊満感
②足関節前面の関節線に沿った圧痛
③足関節底屈背屈が不能，または痛みを伴う．
④特徴的な関節液，または局所麻酔ブロックによる確認

①足関節水腫は見つけにくい．少量の水腫があれば，足関節前面にわずかな緊満感を引き起こすが，下腿浮腫との鑑別は困難である．中等量から多量の水腫があれば，浮動感を感じる（ballotable）はずである．両側の果部後方に指で圧を加える（4本指全部を果部周囲にひっかけて軟部組織を前方に圧迫する）と，母指でどちらか一方の伸筋腱に力を加えたときに，軟らかい

スポンジのような感触として滑液の移動〔訳注：波動〕を触れるはずである．
② 前面の関節線〔内果頂部の 1/2 インチ（1.3 cm）上方と外果頂部の 3/4 インチ（1.9 cm）上方を結んだ線〕に沿って圧痛がある．
③ 急性の滑膜炎であれば，底屈背屈が不能であるか，または底屈背屈の終わりでこわばりや痛みを感じる．
④ 関節液の穿刺，または，関節内注射での症状緩和は，関節の関与を確認するために必須である．

▶X線撮影の適応と方法　足関節の単純 X 線撮影（正面，側面，斜位像）は必ず行う．脛骨と距骨の間の，内側または外側の骨棘を伴う変形性関節症様の狭小化は，側面と正面像で最もよくわかる．関節軟骨の厚さは平均 2～3 mm である．

▶特殊検査の適応　滑液分析は行うべきである．MRI は，距骨上面の骨軟骨炎や遊離体を除外するために行う．

▶診断のポイント　足関節全体の緊満感と，足関節前面に浮動感を伴う関節液を触知することにより診断が示唆される．診断および原因の特定には関節穿刺による分析が必要である．

▶治療目標と治療ステップ 1 2 3　急性の関節水腫に対しては，診断的治療として関節穿刺と関節液の分析を行う．治療の選択肢としては，冷却，挙上，荷重制限，関節可動域訓練がある．

ステップ1　診断のために関節穿刺を行う（グラム染色と培養，尿酸結晶の分析，細胞数と分画）．足関節の単純 X 線撮影をオーダーする．足関節の関節可動域（特に背屈）を測定する．
- 冷却と挙上は痛みと腫脹を軽減するために有効である．
- 荷重制限を強く勧める．
- 下記のような装具を処方して固定を行う．エースラップ（弾性包帯），ハイトップシューズ（軽症の場合），ベルクロ足関節装具，エアー・キャスト，ウンナブーツ（中等症の場合），短下肢歩行ギプス（重症の場合）．松葉杖による免荷も併用する．
- 腫脹と痛みが十分コントロールされるまで，歩行，立位，力強くまたは繰り返し足関節を曲げることを制限する．
- 軽症の場合は，2～3 週間の NSAIDs 内服が有効である．
- 硫酸グルコサミン 1500 mg/日を処方する〔訳注：日本では健康食品扱いで処方薬ではない〕．

ステップ2　〈検査後 1～3 日〉
痛風の評価と治療，繰り返す血腫の除去，変形性関節症や炎症性の関節炎に対しては K40（ケナコルト A®40 mg：トリアムシノロンアセトニド）の関節内注射を行う．
- 足関節を 3 週間安静にした後，他動的関節可動域訓練（☞ p.340）を背屈と底屈から開始する．
- 関節の柔軟性が著明に改善した後，内反の等尺性筋力強化運動（☞ p.341）を開始する．
- ハイトップシューズやベルクロ足関節装具（☞ p.308）の装着を勧める．
- ストップ・アンド・ゴースポーツ，バスケットボール，ランニング，激しいエアロビクスを制限する．

ステップ3　〈3～4 週間持続する場合〉
K40 の関節内注射を反復する．関節の安静も併用する．
- 関節の柔軟性と支持力を維持するために，アキレス腱のストレッチ運動と腓骨筋腱の筋力強化運動を毎日行う必要性があることを，再度強調する．

ステップ4　〈8～10 週間続く慢性例〉
可動域制限が 50％以上あるような進行例や，日常生活動作を制限するような症状が持続するケースは，整形外科医への紹介を考慮する．

▶理学療法の適応と方法　足関節水腫のリハビリ

テーションでは，理学療法が重要な役割を果たす．急性期の痛みと腫脹を軽減するために，最初の数日は冷却と挙上を行う．

理学療法のポイント

① 急性期の痛みと腫脹に対して，冷却と挙上を行う．
② 関節可動域訓練を行う前に関節を温め，訓練は他動的に行う．
③ 足関節の支持力を増強させるために，内反の筋力強化運動を等尺性に行う．

●回復期のリハビリ　急性期の痛みと腫脹が落ち着いたら，正常な関節可動域への回復と足関節の強化のための訓練を行う．足関節のストレッチ運動（☞ p.340）は，関節を 15〜20 分間温めてから行う．最初は背屈と底屈の筋力回復に重点を置く．通常の活動ができるようになれば，内反と外反の筋力は自然に回復する．各方向への他動的なストレッチ運動を，毎日 20 セット行う．内反と外反の等尺性筋力強化運動（☞ p.341）は，足関節を強化し安定させるために行う．内反筋の腱，特に長腓骨筋腱の筋力増強に重点を置く．足関節の内反と外反を，それぞれ 5 秒間保持する運動を，毎日 20 セット行う．通常の活動を再開する前に，内反と外反の筋力回復が必要である．

▶注射手技　反復する関節炎に対しては，冷却，挙上，荷重制限が治療の主軸である．化膿性関節炎が疑われれば，診断的関節穿刺が必要となる．多量の，または持続する非化膿性関節液貯留に対しては，ステロイドの関節内注射が適応となる．

《体位》患者は仰臥位とし，足関節は 15〜20° 底屈位に保持する（これにより関節包前面が固定される）．

《表面解剖と穿刺部位》内果頂部の 1/2 インチ（1.3 cm）上方と外果頂部の 3/4 インチ（1.9 cm）上方を結ぶ線を引く．この線と，短指伸筋の交点のすぐ外側（前外側アプローチ），または長母指伸筋との交点のすぐ内側（前内側アプローチ）が穿刺点である．

《穿刺の角度と深さ》針は皮膚に垂直に穿刺し，関節の中心部に向ける．深さは皮下 1〜1 1/4 インチ（2.5〜3.2 cm）である．

《麻酔》エチルクロライドを皮膚にスプレーする〔訳注：日本では一般的ではない〕．局所麻酔薬（0.5 mL）を皮下，伸筋支帯の硬い抵抗を感じる部位，そして関節内に注入する．

《手技》外側の関節腔のほうが広く，また障害となる構造物が少ないため，前外側アプローチが第一選択である．表面の組織に局所麻酔薬を注入したら，22 ゲージの針をゆっくりと伸筋支帯の硬い抵抗を感じるところまで進める．浅いところ〔1/2 インチ（1.3 cm）〕で骨に当たったら，皮膚を牽引しながら，針を再度下方または内側よりに進める．針先が関節腔に向かっていれば，1〜1 1/4 インチ（2.5〜3.2 cm）の深さまでスムーズに何にも当たらずに進むはずである．注意：針が皮膚に対して 15〜20° 以上傾いていれば，関節腔内には入らない．関節液の視診または検査で急性の感染症が除外されたら，K40 0.5 mL を関節内注射する．

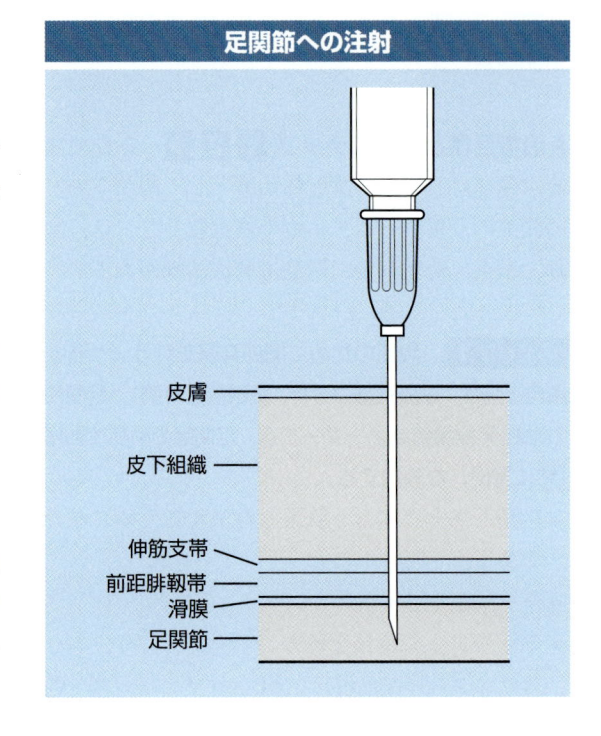

足関節への注射

皮膚
皮下組織
伸筋支帯
前距腓靱帯
滑膜
足関節

▶注射後の対応
1. 不必要な荷重を避け，3日間は安静にする．
2. 重症例では，最初の数日は松葉杖を使用する．
3. 関節炎と腫脹の重症度に応じて，ひも付きハイトップシューズ，エアー・キャストや短下肢歩行ギプスで1～4週間固定を行うことを勧める．
4. 注射後の痛みに対しては，冷却（4～6時間ごとに15分間）と，アセトアミノフェン（1000 mg，1日2回）〔訳注：日本では1回500 mgを1日3回が上限〕を処方する．
5. 足関節の捻りや回旋を伴う動作を避け，不要な歩行や立位を制限することにより，3～4週間は足関節を保護する．
6. 痛みと腫脹が著明に改善したら，足関節の屈曲伸展の他動的訓練を開始する．これに続き，足でアルファベットを書くように動かすことで可動域を保つようにする．
7. 足関節の支持力を強化するために，3～4週間で足関節外反・内反の等尺性筋力強化運動を開始する（足関節は常に中間位を保つようにする）．
8. 腫脹が再燃したり持続したりする場合には，6週間後に再度ステロイドの注射を行う．
9. 2回の注射にも反応せず，患者が依然荷重時の痛み（関節内遊離体や距骨上面の離断性骨軟骨炎を疑う）を訴えたりする場合は，MRIを行い，整形外科医に紹介する．

▶手術適応　中等症の患者，特に関節内遊離体，離断性骨軟骨炎，進行した関節炎の患者では，関節鏡によるデブリドマンを考慮する．関節のすり減りが進行している場合，長引く痛みや機能の低下がみられる場合は関節固定術の適応がある．

▶予後　一般的に，長期予後は基礎疾患（外傷性離断性骨軟骨炎，リウマチ性関節炎など），関節軟骨の障害の程度や厚さ，関節の柔軟性や筋力を回復させるための回復期リハビリを行う患者の能力によって決まる．軽度の外傷による少量の関節水腫（可動域制限は20％以下）の場合は，冷却，挙上，ハイトップシューズ，活動制限，理学療法が効果的である．逆に多量の血性の水腫（外傷性関節血腫）がみられる場合は，ただちに穿刺排液を行い，より強固な固定を行い，2～4週間の松葉杖による免荷を行う必要がある．予後は，特殊検査で確認される関節軟骨の障害の程度（軟骨骨折，離断性骨軟骨炎，および潜在性骨折，無血管性壊死，骨嚢胞などの骨の損傷）に大きく左右される．

　関節リウマチ，変形性関節症，結晶誘発性関節炎による中程度の炎症性水腫の場合は，穿刺排液，ステロイド注射，中等度の固定，荷重制限を組み合わせて治療する．予後は，炎症の程度，関節軟骨の障害の程度，薬物療法で基礎疾患がいかにコントロールできるかに左右される．

　化膿性関節炎の患者の予後は，最も予測しがたい．予後は，起炎菌，発症から抗菌薬静注までの時間，関節軟骨の障害の程度に左右される．予後が予測しがたいため，化膿性関節炎の患者は入院し，荷重制限を続け，穿刺排液を反復し（関節液が再貯留し続ければ），理学療法士による可動域訓練や筋力保持訓練を積極的に行わなければならない．

アキレス腱炎 ACHILLES TENDINITIS

これは腱周囲への注射である．踵骨の上方約 1 1/2 インチ（3.8 cm）の，腱外側縁に沿って刺入する．

針：1 1/2 インチ（3.8 cm），22 ゲージ
深さ：表面　3/8～1/2 インチ（1.0～1.3 cm）
用量：2～3 mL の局所麻酔薬と 1 mL の D80（デポ・メドロール®80 mg：酢酸メチルプレドニゾロン）〔訳注：日本では通常 40 mg を用いる〕（0.5 mL ずつを腱の内側外側に注射する）．

注意：腱に刺入しない．注射するときは必要最小限の圧で行う．エアー・キャストか短下肢歩行ギプスによる 3～4 週間の固定が必要である．

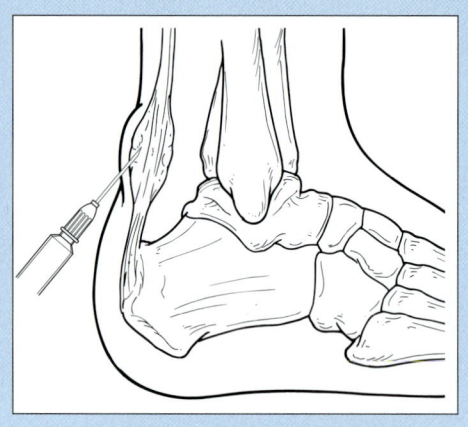

図 10-3　アキレス腱炎に対する腱周囲への注射

▶病態生理　アキレス腱炎は，アキレス腱の踵骨付着部より約 1 1/2 インチ（3.8 cm）上方の，筋−腱移行部の炎症である．反復するジャンプ，捻り，衝撃により，腱に微小断裂が生じ，二次的に炎症が生じる．このような病理学的変化により腱が脆弱化し，約 10％の症例で腱の完全断裂を引き起こす．ランナー，短く緊張したアキレス腱をもつ患者，ライター症候群の患者は，特にリスクが高い．活動のレベルが急激に変化したり，運動の前のウォーミングアップが不完全であったり，腱のストレッチが不十分であったりすると，腱炎になりやすくなる．

▶具体的症状　患者は，歩行時，立位時，荷重のかかるスポーツをするときの足関節後面の痛みを訴える．患者は，踵の後ろを指差しながら，症状を以下のように表現する．

「2 マイル（3.2 km）も走ったら，踵が痛くなり始めて，走るのを止めなければならないんです」．
「ジャンプするときはいつも，踵から足の後側にかけて鋭い痛みを感じます」．
「靴が，まるで骨をこすっているかのような感じなんです」．
「このスジが痛くて，ジョギングの歩幅を小さくしなければならないんです」．
「私のアキレス腱は，右側のほうが大きいんです」．
「足のストレッチをしようとしたら，足の後側に沿って鋭い痛みが起きるんです」．
「バスケットボールをしていたら，突然足首の後ろにものすごい痛みを感じたんです．誰かが私を蹴ったのではないかと後ろを振り返ったのですが，そこには誰もいませんでした．今では，一歩進むごとに足首の後ろが痛いです」．

▶診察所見　アキレス腱の痛み，筋−腱移行部における腱周囲の肥厚，腱断裂の徴候について診察する．

診察のポイント

① 踵骨の上方 1 1/2 インチ（3.8 cm）の部位での圧痛と「敷石様」肥厚
② 等尺性に抵抗をかけて行う足の底屈運動で誘発される痛み
③ 他動的に足を背屈させて腱が伸展されたときに誘発される痛み
④ 足関節の関節可動域は，他の疾患がなければ正常である．
⑤ 筋力や腱の機能自体は障害されていない．

① アキレス腱は，筋−腱移行部で肥厚している．肥

厚は踵骨付着部の上方 1〜1 1/2 インチ（2.5〜3.8 cm）でみられ，形は紡錘形で，敷石様の触感がある．この領域全体に圧痛があり，特に腱を側方から圧迫したときに著明である．
②等尺性に抵抗をかけて行う足の底屈運動で痛みが誘発される．
③他動的に足を背屈させて腱が伸展されたときも痛みが誘発される．一般的には，他動的に伸展させたときのほうが痛みは強い．
④足関節の関節可動域は保たれるが，痛みによって正確に背屈の可動域を測定することはできないかもしれない．
⑤腱の全長を触診することで，腱の欠損部がないことを確認する．下腿の筋力は保たれるが，急性期の痛みによってのみ弱くなることがある．

▶X線撮影の適応と方法　足関節と下肢の骨構造の単純X線像は正常である．筋-腱移行部に石灰化はみられない．踵骨の腱付着部に偶発的に石灰化がみられることはよくあるが，アキレス腱炎の徴候とは関係がない．

▶特殊検査の適応　MRIは，術前の病期分類のためにしばしば行われる．腱周囲の腫脹，変性性変化，腱の肉眼的断裂が認められることがある．

▶診断のポイント　診断は，身体所見上の異常に基づいて行われる．腱の微小断裂と，部分断裂または完全断裂による炎症性変化とを鑑別するために，MRIが行われる．注意深い触診とストレステストの後に局所麻酔によるブロックを行うことで，ごくわずかな筋力低下や触知困難な腱断裂が明らかになることがある．

▶治療目標と治療ステップ　**1 2 3**　治療の目標は，腱周囲の腫脹と肥厚を改善させることで，腱を完全断裂しないように保護し，微小断裂を起こしている腱を治癒させ，筋と腱を徐々に伸展させることで腱炎の反復を予防することにある．治療法は個々によって異なる．他動的なストレッチ運動や荷重制限は，軽症の腱炎に対して行われる．エアー・キャストや短下肢歩行ギプスによる固定は，中等症から重症の腱炎に対して行われる．

ステップ1　疾患の程度（腫脹の横方向の幅と上下方向の長さ）を測定し，足関節の屈曲・伸展の可動域を測定し，腱の部分断裂が疑われればMRIを行う．
- 症状が軽度のアキレス腱炎は以下の治療法に反応するはずである．
- 安静と荷重制限の重要性を患者に伝える．
- 症状が超急性のものであれば，7〜10日間の松葉杖の使用を強く勧める．
- 急性の腫脹と痛みに対して冷却を勧める．
- 歩幅を小さくするように助言する．
- パッド付きヒールカップやヒールリフト（☞ p.310）を処方する．
- 腱の肥厚部位の摩擦を減らすために，ニュースキン®，モールスキン®（☞ p.308）や二重靴下を勧める．
- V型のノッチが入ったテニスシューズを勧める．

ステップ2　〈3〜6週間持続する場合〉
NSAIDs（イブプロフェンなど）を常用量で3〜4週間処方し，血流の乏しいこの部位へのわずかな組織移行性によってもある程度の効果があるかどうか確認する．
- ベルクロ足関節装具やエアー・キャスト（☞ p.308）を処方する．

ステップ3　〈6〜8週間持続する場合〉
中等症から重症例では，より強固な固定法をさらに3〜4週間続ける．
- 固定によっても症状がコントロールされなければ，腱の部分断裂や完全断裂を除外するためにMRIを行う．
- MRIで断裂が否定的であれば，D80（デポ・メドロール®80 mg：酢酸メチルプレドニゾロン）〔訳注：日本では通常40 mgを用いる〕を局所に注射し，同時にエアー・キャストや短下肢歩行ギプスを使用する（尖足位にする）．

ステップ 4 〈10～12週間続く慢性例〉
毎日のアキレス腱のストレッチ運動（☞ p.340）を処方する．

- ストレッチ運動に引き続き筋力強化運動（☞ p.341）を勧める．
- ハイトップのテニスシューズを勧める．
- すべての痛みが改善し，関節の柔軟性が回復し，筋力が回復するまで，ランニング，ジャンプ，足関節を繰り返し曲げる運動を禁止する．
- 徐々に活動を再開するように助言する（例えば筋力トレーニングやランニングの時間と距離を毎週10％ずつ増やしていく）．
- 引き続き，踵後面に沿った摩擦を減らすように助言する．
- 高度に衝撃の加わるスポーツ，ジャンプ，長距離ランニングを制限する．
- 適切な固定や局所注射にもかかわらず，痛みや腫脹が長引く場合は，整形外科医への紹介を考慮する．

▶**理学療法の適応と方法**　アキレス腱炎の治療とリハビリテーションにおいては，理学療法が重要な役割を果たす．

理学療法のポイント
①急性期の痛みと腫脹に対して，冷却を行う．
②ハイドロコルチゾン・ゲルによる超音波療法を行う．
③足関節背屈位でのストレッチ運動を他動的に行う．
④足関節背屈位でのストレッチ運動を自動的に行う．
⑤足関節底屈位での等尺性筋力強化運動を行う．

●**急性期の対応**　最初の数週間は，急性の痛みと腫脹を緩和するために，冷却と超音波療法を行う．筋-腱移行部に直接冷却と超音波療法を行うことで，痛みと腫脹が短期間緩和される．急性期の症状がなくなったら，日常的に背屈位での軽い他動的ストレッチ運動を行う．短縮して柔軟性のなくなった腱は，引き続き痛みを感じやすい．手で圧をかけるストレッチ運動や，非常に軽い壁を使ったストレッチ運動（☞ p.340）は，毎日行うべきである．下腿にわずかな不快感があるのは正常範囲で，腱に生じる急性の鋭い痛みは避けなければならない．このストレッチ運動は，局所を保温してから行う．

●**回復期のリハビリ**　完全治癒のためには，腱のストレッチ運動を毎日続けることが必要である．腱炎の再発予防のためには，ストレッチ運動と筋力強化運動が必要である．他動的ストレッチ運動は，回復期にも続ける．急性期の症状が改善して3～4週間経過したら，30°の背屈を行う運動を，痛みを感じない範囲で開始する．背屈が完全にできるようになったら，等尺性筋力強化運動を開始する．この運動は，セラバンド（TheraBand®），大きいサイズのゴムバンドやバンジーコードを用いて毎日行う．足関節を中間位に保って，20セット行う．筋力が増強したら，荷重をかけた自動的筋力強化運動（☞ p.341）を行うことが可能である．筋力の回復にあわせて，元通りの荷重運動を再開することが可能となる．

▶**注射手技**　局所注射の役割については議論のあるところである．局所のステロイドの注射は，腱周囲の慢性の炎症と肥厚を効果的に改善し得る．しかし，注射の効果については，一方で腱断裂のリスクとのバランスを考えなくてはならない．このリスクを減らすために，注射は厳密に固定をして行うよう強く勧める．

《体位》患者は腹臥位とし，足は診察台の端にかかるように置いてもらう．足関節は中間位とする．

《表面解剖と穿刺部位》腱周囲の肥厚を同定する．刺入部位は2カ所で，肥厚部位の両側である．

《穿刺の角度と深さ》針は，周囲が肥厚している腱の側方に沿って刺入し，腱に平行に針を進める．深さは皮下3/8～1/2インチ（1.0～1.3 cm）である．

《麻酔》エチルクロライドを皮膚にスプレーする〔訳注：日本では一般的ではない〕．局所麻酔薬（0.5 mL）を皮下（0.5 mL）と，腱周囲の肥厚部位（0.5 mLずつ両側）に注射する．

アキレス腱炎への注射

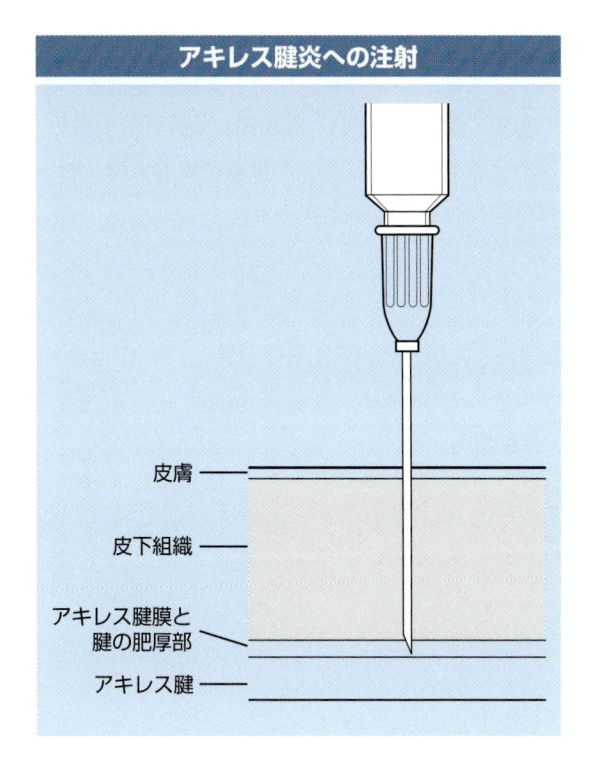

皮膚
皮下組織
アキレス腱膜と腱の肥厚部
アキレス腱

《手技》腱周囲の注射を行う．局所麻酔薬とステロイドを，腱周囲の肥厚に沿って1インチ（2.5 cm）の長さに注射する．注意：決して腱そのものに注射をしない．腱周囲の肥厚の最も下方から刺入して，針を肥厚の最も上方に向けて進め，ゆっくりと針を下方に引き抜き，腱に沿って薬液の軌跡を残せば，最も安全に注射ができる．局所の圧痛が著明に改善し，背屈がまったく正常になれば，同様に0.5 mLのD80を注射する．この手技を腱の反対側にも行う．腱の肥厚は腱の内側のほうに起こりやすいが，注射は腱の両側に同量ずつ行うようにする．

▶注射後の対応
1. エアー・キャストか短下肢歩行ギプスによる3～4週間の固定を強力に勧める．「固定は注射後の断裂から腱を守るために必要です」．
2. エアー・キャストが選ばれたら，最初の数日は松葉杖の使用を勧める．
3. 注射後の痛みに対しては，アセトアミノフェン（1000 mg，1日2回）〔訳注：日本では1回500 mgを1日3回が上限〕を処方する．
4. エアー・キャストの固定が終了したら，足関節の屈曲位伸展位で他動的ストレッチ運動を開始する．最初は手で，次第に軽い壁を使ったストレッチ運動を行うようにする．
5. 回復期には，ジャンプ，捻り動作，局所への衝撃を禁止する．
6. 回復期には，歩幅を小さく保つ．
7. 腱の上にパッド（二重靴下，フェルトリング，モールフォームなど）を当てて，ハイトップシューズを使用する．
8. 柔軟性が部分的に回復したら，足関節内反位での等尺性筋力運動を開始し，次に底屈位での等尺性運動を行う．
9. 注射と固定で症状が改善しなければ，MRIと整形外科医への紹介を行う．

▶手術適応　慢性のアキレス腱炎に対する手術には，腱の微小断裂に対する詳細な観察と，腱周囲の線維化組織の剥離が含まれる．腱の断裂に対しては，腱の修復術が行われる．

▶予後　アキレス腱炎は，残念ながら，慢性化したり再発したりする可能性がある．それは，おそらく腱断裂の程度（微小断裂から全層断裂まで），炎症の程度，足関節背屈を行うためのストレッチ運動を行う患者の能力などによる．治療は，肥厚の程度，症状が始まってからの期間，断裂のリスク，患者による治療の受け入れなどに基づいて，個別化して考えるべきである．軽度の症状が2～3カ月続くような患者では，安静，固定，ストレッチ運動に非常によく反応する．症状が4～6カ月続く中等症から重症の患者や，腱の肥厚の幅が正常の2～3倍になっている患者，外傷の病歴がある患者では，3～4週間の強固な固定，密度の濃い理学療法による回復期訓練が必要であり，また腱に部分断裂が生じるリスクが高くなる．ギプスによる固定は不便で，またステロイドの注射で断裂のリスクは高まるが，強固な固定と局注による治療の

決断を先延ばしにしてはいけない．腱周囲や腱自体の慢性の炎症が，それ自体で腱断裂を起こしてしまう主要な原因になる．著明な腱の炎症は，ただちに治療を行わなければならない．腱の肥厚が著明であれば，2〜3カ月が経過すれば，局注を行うことを強く考慮する必要がある．腱が自然断裂するすべてのケース，腱炎が慢性化するほとんどのケースは，整形外科医による評価を受けるべきである．腱の修復術は，腱周囲組織外科的剥離や，ムチノイド変性を起こした組織の鋭的切開と組み合わせて行われることがある．

▶ アキレス腱皮下滑液包炎 PRE-ACHILLES BURSITIS

踵骨の後上面正中に刺入する.

針：5/8 インチ（1.6 cm），25 ゲージ
深さ：1/4～3/8 インチ（0.6～1.0 cm）
用量：0.5～1 mL の局所麻酔薬と 0.5 mL の D80（デポ・メドロール®80 mg：酢酸メチルプレドニゾロン）〔訳注：日本では通常 40 mg を用いる〕

注意：この注射は腱の表面に行うべきである．注射するときに高い圧が必要なときは，腱の中に注入している可能性がある．

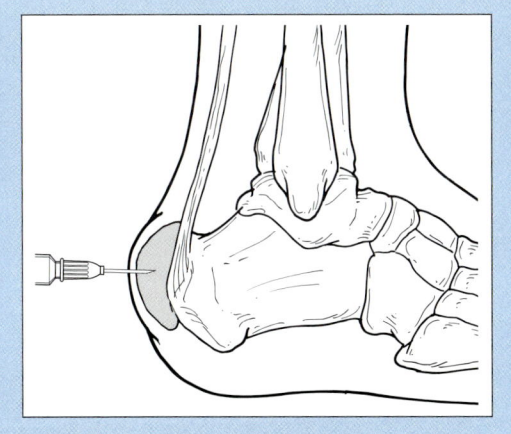

図 10-4　アキレス腱皮下滑液包への注射

▶**病態生理**　アキレス腱皮下滑液包炎（"pump bump" ともよばれる）は，アキレス腱の踵骨付着部と皮膚との間にある滑液包の炎症である．この滑液包の機能は，足に合わない靴やきつい靴を履くことで生じる，皮膚と腱の間の摩擦を減らすことである．アキレス腱皮下滑液包炎は，しばしばアキレス腱炎と間違われるが，病態，部位，治療への反応がまったく異なる．アキレス腱皮下滑液包炎の圧痛と炎症は，踵骨の直上に存在する．それに対して，アキレス腱炎の圧痛と炎症は，踵骨の 1 1/2 インチ（3.8 cm）上方（近位）に存在する．滑液包が慢性的に刺激を受けると，踵骨のすぐ後方に石灰化が生じることがある（Haglund 変形）．アキレス腱皮下滑液包炎が機能障害を引き起こすことはまれで，直接腱断裂に至るようなことはない．

▶**具体的症状**　患者は，踵の後面が痛く，局在する腫れを自覚する．患者は足を回して腫れを見せながら，あるいは踵後面をさすりながら，以下のように症状を表現する．

「私は丁度足に合う靴を見つけられません．踵の後ろに力を入れて立つことができません」．
「踵の真後ろにしこりがあります」．

「『踵の後ろにカルシウムが沈着している』とかかりつけの先生に言われました．その先生は治療法がわからないとのことで，ここへ紹介されました」．
「踵の後ろが痛みます」．

▶**診察所見**　診察では，局所の滑液包の圧痛と腫脹を評価する．

診察のポイント

①踵骨後面の局所的な圧痛と腫脹
②他動的に足を背屈させて足関節が伸展されたときにほとんど痛みがない．
③等尺性に抵抗をかけて行う足の底屈運動は痛くない．
④足関節の関節可動域は正常である．

①踵骨後面に局所的な圧痛と腫脹が存在する．25 セント硬貨サイズの炎症が踵底部の正中 1 インチ（2.5 cm）上方にある．
②アキレス腱炎の所見はない．他動的に足を背屈させて腱が伸展されたときに，ほとんど痛みが誘発されない．
③抵抗下の自動底屈運動でも，ほとんど痛みが誘発されない．
④足関節の関節可動域は正常である．

▶**X線撮影の適応と方法**　足関節の単純X線撮影がしばしばオーダーされるが，診断には不要である．側面像では，踵骨後面から隆起する石灰化像を認めることがある．たいていの場合は，石灰化の存在が臨床判断や長期予後に影響を与えることはない．しかし，長さ1cmに達するような石灰化は，その大きさゆえ歩行に影響を与える．

▶**特殊検査の適応**　特殊検査の適応はない．

▶**診断のポイント**　診断は，身体所見での圧痛と腫脹に基づいて行われる．局所麻酔薬によるブロックが，他の踵骨の基礎疾患（疲労骨折，骨端症，距骨下関節炎など）との鑑別に必要になることはまれである．

▶**治療目標と治療ステップ** 1 2 3 　治療の目標は，踵部の摩擦を減らすこと，滑液包の炎症を減らすこと，ストレッチ運動を行うことで滑液包炎の再発を防ぐことである．踵部の摩擦を減らすための装具（大きめのフェルトリング，モールスキン®，ニュースキン®，V型のノッチが入ったテニスシューズ，パッド付きヒールカップ）も治療に用いられる．

ステップ1　踵の摩擦を減らすために，パッド付きヒールカップ，モールスキン®，二重靴下，粘着性ニュースキン®（☞p.308）などを処方する．
- 大きめのフェルトリング（☞p.312）の使用を勧める．
- ベッドで横になるとき，フリース製のヒールパッドの装用を勧める．
- 背面が固い靴の使用を避けるよう勧める．
- V型のノッチが入ったテニスシューズを勧める．
- 歩幅を小さくするように助言する．
- 急性期の腫脹と炎症が回復したら，他動的アキレス腱ストレッチ運動（☞p.340）を勧める．

ステップ2　〈3～6週間持続する場合〉
D80（デポ・メドロール®80mg：酢酸メチルプレドニゾロン）〔訳注：日本では通常40mgを用いる〕の局所注射を行う．
- ステップ1で勧めたことを再度強調する．

ステップ3　〈8～10週間持続する場合〉
症状が少なくとも50％以上改善しなければ，4～6週間で再度注射を行う．
- 2回目の注射と歩行ギプスの併用を勧める．

ステップ4　〈2～3カ月間続く慢性例〉
大きい石灰化や慢性の炎症に対して，整形外科医への紹介を考慮する．
- すべての不快な症状が改善し，完全に柔軟性が回復するまでは，完全な活動再開を延期する．

▶**理学療法の適応と方法**　理学療法は，摩擦を減らす装具，局所注射，固定と比較すると，あまり大きい役割を果たさない．滑液包は，皮膚表面からわずか3/8～1/2インチ（1.0～1.3cm）という表層に位置するので，冷却は鎮痛に有効である．アキレス腱のストレッチ運動（☞p.340）は，役に立つことが多い．

▶**注射手技**　麻酔薬の局所注射は，しばしば診断を確定するために使われ，局所の炎症を効果的に鎮めるためにステロイドの注射と併用することもある．重症例や反復する症例では，予後を改善させるために，注射と固定（エアー・キャストや歩行ギプス）を組み合わせて行うことがある．

《体位》患者は腹臥位とし，足は診察台の端にかかるように置いてもらう．足関節は中間位とする．

《表面解剖と穿刺部位》アキレス腱の踵骨付着部を同定する．穿刺部位は，腱付着部の上方正中である．

《穿刺の角度と深さ》穿刺角度は皮膚に垂直である．深さは，皮膚と腱付着部の固い抵抗部分を感じる部位との境界面で，皮下およそ1/4～3/8インチ（0.6～1.0cm）である．

《麻酔》エチルクロライドを皮膚にスプレーする〔訳注：日本では一般的ではない〕．局所麻酔薬を皮下

アキレス腱皮下滑液包への注射

皮膚
皮下組織
滑液包壁
アキレス腱皮下滑液包
アキレス腱

(0.25 mL) と，腱のすぐ後方 (0.25〜0.5 mL) に注射する．

《手技》滑液包を正確に同定するために，圧をかけながらの注射法が用いられる．穿刺部位をわかりやすくするために，正中の皮膚をつまむようにする．腱の固い抵抗を触れるところまで針を進める（針先で組織の抵抗があるのを感じるか，または，麻酔薬注入時に圧が必要なのを感じる）．中程度の圧を一定にかけながら，麻酔薬がスムーズに注入できるところまで，針をゆっくりと引き抜いてくる．適切な位置に注入すると，10セント硬貨大の膨隆ができるので，目で見てわかるはずである．注意：滑液包には，ごく少量の薬液しか注入できない．診断確定のためには，必要最小量の麻酔薬を用いるべきである．そして患者を再び診察し，局所の圧痛が著明に改善していれば，0.5 mLのD80を注射する．注意：注射時に強い圧を感じるときは，腱内への注射になっていることが示唆される．

▶**注射後の対応**

1. 不必要な荷重を避け，3日間は安静にする．
2. 踵を直接の圧迫から保護するために，踵に十分なパッド（二重靴下，フェルトリング，モールフォームなど）を当てて，ひも付きハイトップシューズを履くように勧める．
3. 注射後の痛みに対しては，冷却（4〜6時間ごとに15分間），アセトアミノフェン（1000 mg，1日2回）〔訳注：日本では1回500 mgを1日3回が上限〕を処方する．
4. 不必要な歩行と立位を避けることで，3〜4週間足関節を保護する．
5. 歩幅を小さくするように勧める．「仕事の行き帰りには時間をかけて歩くようにしてください」．
6. 痛みと腫脹が回復したら，足関節屈曲位と伸展位での他動的なストレッチ運動を開始する．
7. 腫脹が再発または持続したら，6週間でステロイドの注射を再び行う．
8. 2回の注射にも反応せず，患者が依然踵の後ろの痛みを訴える場合は，単純X線撮影と整形外科医や足専門治療士〔訳注：米国では足専門の治療士がいる〕に紹介する．

▶**手術適応** 滑液包の慢性的な痛みがあり，長さ1 cm以上の石灰化を伴っていれば，踵部の大きい石灰化を外科的に除去する必要がある．

▶**予後** アキレス腱皮下滑液包は，靴からの圧や摩擦に敏感で，また治癒しにくいことがある．再治療を要することも珍しくない．症状が軽度の滑液包炎は，冷却，歩幅を小さくすること，腱への摩擦を減らす装具（二重靴下，モールスキン®，ニュースキン®，パッド付きヒールカップ，粘着性パッド）を用いること，徐々に腱のストレッチ運動を行うことで改善する．中等症から重症の例では，ステロイドD80の注射を行うと同時に，エアー・キャストや短下肢歩行ギプス（☞ p.309）を3週間装着する．局所注射で長期間の症状緩和を得られない場合は，足関節の単純X線撮影を施行し，踵骨の整合性とアキレス腱の石灰化について評価すべき

である．1 cm 以上の踵骨棘がある患者の予後については注意を要する．こうした患者では，手術が必要となることが多い．

踵骨後部滑液包炎 RETROCALCANEAL BURSITIS

アキレス腱の側方で踵骨の1インチ（2.5cm）上方から穿刺する．

針：1 1/2 インチ（3.8cm），22 ゲージ
深さ：3/4～1 インチ〔1.9～2.5cm，脛骨と距骨から 1/2 インチ（1.3cm）後方〕
用量：0.5mLの局所麻酔薬と0.5mLのK40（ケナコルトA®40mg：トリアムシノロンアセトニド）
注意：薬液はアキレス腱にではなく，距骨に隣接した部位に注入する．

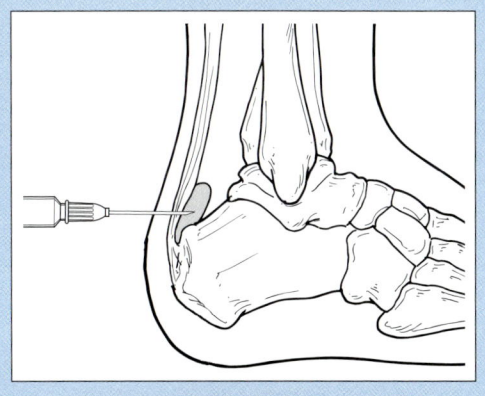

図 10-5　踵骨後部滑液包への注射

▶**病態生理**　踵骨後部滑液包炎は，アキレス腱と足関節後部との間にある小さい滑液包の炎症であり，あまり一般的ではない．踵骨後部滑液包の機能は，完全底屈位になったときに，アキレス腱と距骨との間の潤滑油の役割を果たすことである．症状は，足を完全底屈位にしたときに悪化する，漠然とした踵後面の痛みである．診断は，足関節後方の緊満感と，アキレス腱と足関節の間の軟部組織の圧痛によって疑われ，滑液包内への局所麻酔によるブロックによって確定される．鑑別診断としては，踵骨疲労骨折，足関節の関節炎，足根管症候群があげられる．

▶**具体的症状**　患者は，足関節後方の痛みと歩行時の痛みを自覚する．患者はしばしば2本の指を使ってアキレス腱のどちらかの側をさすりながら，以下のように症状を表現する．

「階段を早足で上るとき，いつも足首の後ろが痛いです」．
「足首を骨折しました…足の後ろ全体が腫れているんです」．
「どこが悪いのか誰もわからないようです．X線は正常です．血液検査では，痛風や他の異常は見つかりません．MRIですら正常です．でも足首の後ろが痛いんです」．
「膝が腫れて，足を引きずって歩いていました．今は，足首の後ろに痛みがあります」．
「どこも腫れているようには見えません．足首も普通に動きます．しかし足首の後ろがこんなに痛いんです」．

▶**診察所見**　診察では，足関節後方の軟部組織の圧痛と腫脹をみる．そしてアキレス腱の柔軟性を評価する．

診察のポイント
①アキレス腱と足関節の間の間隙に圧痛と腫脹がある．
②他動的に足関節底屈位にしたときに痛みが誘発される．
③等尺性に抵抗をかけて行う足関節の内反，外反，底屈運動では痛みがない．
④足関節の関節可動域は正常である．

①アキレス腱と足関節後方の間の軟部組織に圧痛と腫脹がある．距骨のすぐ後方の軟部組織に圧を加えると痛い．重症例では腫脹は激しく，距骨とアキレス腱の間の間隙を満たし，内果，外果の後部が不明瞭となる．
②足関節に力を加えて最大底屈位にさせ，滑液包を圧迫すると，痛みが誘発される．

③足関節をまたがる腱の等尺性筋力テストでは，滑液包は影響を受けない．抵抗を加えて行う足関節の背屈，底屈，内がえし，外がえし運動では痛くない．
④足関節の関節可動域は正常である．

▶X線撮影の適応と方法　診断には，足関節の単純写真は不要である．石灰化は生じない．長距離ランナーでは，踵骨の疲労骨折を除外するために，足関節単純写真または骨シンチが必要となることがある．

▶特殊検査の適応　特殊検査の適応はない．

▶診断のポイント　特徴的な身体所見によって，暫定的に診断される．距骨に隣接する滑液包内への局所麻酔によるブロックによって，診断が確定される．

▶治療目標と治療ステップ 1 2 3　治療の目標は，滑液包の腫脹と炎症を改善させ，アキレス腱のストレッチ運動を勧めることで再発を予防することである．治療法としては，足関節の安静と局所へのステロイドの注射がある．

ステップ1　腫脹の程度を評価し，足関節の関節可動域を測定する．滑液包の病変と隣接する骨や関節の病変とを鑑別するために，局所麻酔薬によるブロックを行う．
- 足関節の反復運動を制限するよう助言する（階段の昇降を制限する，平坦な道を歩く，ジャンプやジョギングをしないなど）．
- ハイヒールを避けるように助言する．
- 歩幅を小さくするように伝える．
- 衝撃の影響を少なくするために，パッド付きヒールカップ（☞ p.310）を処方する．

ステップ2　〈3～6週間持続する場合〉
NSAIDs（イブプロフェンなど）を処方するが，組織移行性が悪いため効果が十分でないことがあるので注意する．
- NSAIDsが無効または禁忌の場合は，K40（ケナコルトA®40 mg：トリアムシノロンアセトニド）の局所注射を行う．
- ハイトップシューズやベルクロ足関節装具（☞ p.308）を勧める．

ステップ3　〈8～10週間持続する場合〉
症状が50％以下に改善しない場合は，4～6週間で再度注射を行う．

ステップ4　〈12～14週間続く場合〉
足関節の柔軟性が減少していれば，アキレス腱のストレッチ運動（☞ p.340）を勧める．

▶理学療法の適応と方法　踵骨後部滑液包炎の治療では，理学療法はあまり重要な役割を果たさない．痛みと腫脹には，冷却と挙上が常に勧められる．足関節の一般的なケアは勧められる．他にこの滑液包炎に対する特殊な治療法はない．

▶注射手技　麻酔薬の局所注射は，診断を確定し，滑液包炎を，足関節炎，踵骨病変，足根管に由来するものと鑑別するために行われる．局所のステロイドの注射は，抗炎症治療の目的で好んで行われる．

《体位》患者は腹臥位とし，足は診察台の端にかかるように置いてもらう．足関節は中間位とする．

《表面解剖と穿刺部位》アキレス腱，踵骨上縁，足関節後縁を同定し，マーキングする．穿刺部位は，アキレス腱側方で，踵骨の1インチ（2.5 cm）上方である．

《穿刺の角度と深さ》針は，アキレス腱側方から，距骨正中をめがけて穿刺する．深さは，約1インチ（2.5 cm）である．

《麻酔》エチルクロライドを皮膚にスプレーする〔訳注：日本では一般的ではない〕．局所麻酔薬を皮下（0.5 mL）と，距骨のすぐ後方（0.5 mL）に注射する．

《手技》足の神経血管束と後脛骨動脈および神経

踵骨後部滑液包への注射

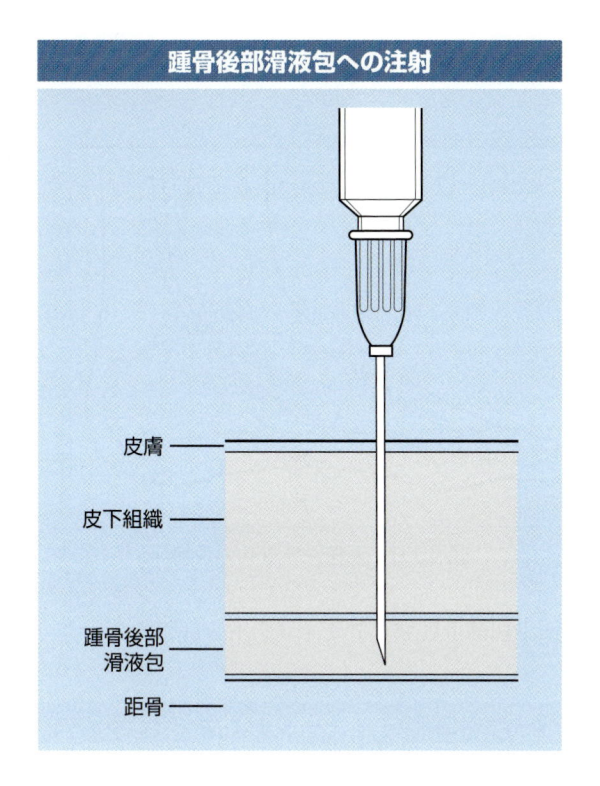

皮膚
皮下組織
踵骨後部滑液包
距骨

を避けるために，側方アプローチが行われる．針は，距骨の固い抵抗がある部位まで進める．距骨のすぐ後方に局所麻酔薬を注入し，患者を再度診察する．強制的足関節底屈での圧痛と痛みが改善していれば，K40 を 0.5 mL 注射する．

▶注射後の対応
1. 不必要な荷重を避け，3 日間は安静にする．
2. 踵を直接の圧力から保護するために，踵に十分なパッド（二重靴下，フェルトリング，モールフォームなど）を当てて，ひも付きハイトップシューズを履くように勧める．
3. 注射後の痛みに対しては，冷却（4～6 時間ごとに 15 分間），アセトアミノフェン（1000 mg，1 日 2 回）〔訳注：日本では 1 回 500 mg を 1 日 3 回が上限〕を処方する．
4. 不必要な歩行と立位を避けることで，3～4 週間足関節を保護する．
5. 歩幅を小さくするように勧める．「仕事の行き帰りには時間をかけて歩くようにしてください」．
6. 痛みと腫脹が回復して 3～4 週間経過後，足関節屈曲位と伸展位での他動的なストレッチ運動を開始する．
7. 腫脹が再発または持続する場合は，6 週間でステロイドの注射を再び行う．
8. 2 回の注射にも反応せず，患者が依然踵の後ろの痛みを訴える場合は，足関節の単純 X 線撮影（脛距関節のわずかな変化を見つける）と，整形外科医や足専門治療士〔訳注：米国では足専門の治療士がいる〕への紹介をする．

▶手術適応　手術適応はない．

▶予後　踵骨後部滑液包炎は，まれな病態である．局所へのステロイドの注射が効果的な治療法である．アキレス腱のストレッチ運動や筋力トレーニングにより，再発の可能性が減少する．症状や所見が持続する場合，足関節（回内位，関節炎，足根骨癒合症），距骨（距骨下関節炎，距骨上面の離断性骨軟骨炎），踵骨（骨病変）のわずかな異常を除外する必要がある．滑液包除去術は行われない．

後脛骨筋腱鞘炎 POSTERIOR TIBIALIS TENOSYNOVITIS

内果後縁のすぐ下方から穿刺する．

針：5/8インチ（1.6 cm），25ゲージ
深さ：3/8〜1/2インチ〔1.0〜1.3 cm，脛骨と距骨から1/2インチ（1.3 cm）後方〕
用量：1〜2 mLの局所麻酔薬と0.5 mLのD80（デポ・メドロール®80 mg：酢酸メチルプレドニゾロン）〔訳注：日本では通常40 mgを用いる〕

注意：針のベバル（bevel）〔訳注：針先のカット面〕を腱と平行に保つこと．

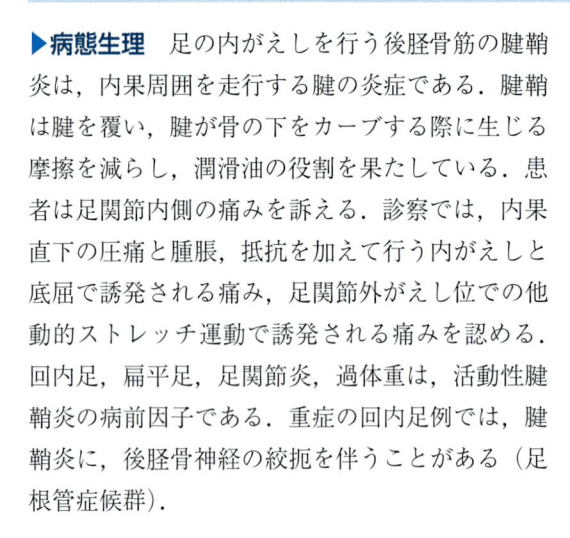

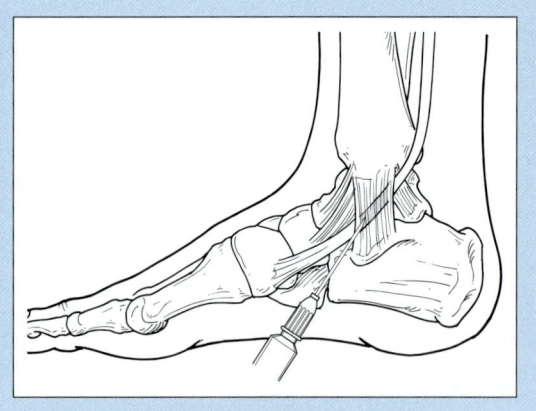

図10-6 後脛骨筋腱への注射

▶**病態生理** 足の内がえしを行う後脛骨筋の腱鞘炎は，内果周囲を走行する腱の炎症である．腱鞘は腱を覆い，腱が骨の下をカーブする際に生じる摩擦を減らし，潤滑油の役割を果たしている．患者は足関節内側の痛みを訴える．診察では，内果直下の圧痛と腫脹，抵抗を加えて行う内がえしと底屈で誘発される痛み，足関節外がえし位での他動的ストレッチ運動で誘発される痛みを認める．回内足，扁平足，足関節炎，過体重は，活動性腱鞘炎の発病前因子である．重症の回内足例では，腱鞘炎に，後脛骨神経の絞扼を伴うことがある（足根管症候群）．

▶**具体的症状** 患者は，足関節内側の痛みと腫れ，歩行時の痛みを訴える．患者は痛い場所を指差しながら，以下のように症状を表現する．

「一歩踏み出すたびに，足首の内側のあたりに鋭い痛みを感じます」．
「足首の後ろのあたりが腫れています（足関節内側を指差しながら）」．
「きつい靴で足首の内側がこすれて…．皮膚は正常なので，中のほうがやられているに違いありません」．

▶**診察所見** 診察では，腱鞘の炎症と腫脹，足関節の関節可動域とアライメントを評価する．

診察のポイント

①内果のすぐ下方と後方に圧痛と腫脹を認める．
②抵抗を加えて行う等尺性の足関節内がえしと底屈で痛みが誘発される．
③足関節外がえし位での他動的ストレッチ運動で痛みが誘発される（ことがある）．
④足関節の関節可動域は正常である．
⑤回内足，扁平足，尖足はこの疾患に関連する．

①内果下方後方の三日月状の領域に圧痛と腫脹を認める．腫脹は時に非常に激しく，内果下縁の間隙を満たす程になる．
②腱に抵抗を加えて等尺性運動をさせると，必ず痛みが誘発される．一般的に底屈よりも内がえしのほうが，強い痛みを感じる．
③強制的足関節外がえしでは，必ず痛みが誘発されるわけではない．
④合併症のない場合は，足関節の可動域は正常である．
⑤回内足，扁平足，尖足が存在することがある．

▶**X線撮影の適応と方法** 診断には，足関節の単純写真は不要である．石灰化は生じない．合併する関節炎がなければ，足関節の単純写真は正常で

ある．

▶**特殊検査の適応**　特殊検査の適応はない．

▶**診断のポイント**　内側足関節痛の病歴，局所の腱鞘の圧痛および等尺性運動による痛みという診察所見から暫定的に診断され，局所麻酔によるブロックによって，診断が確定される．局所麻酔によるブロックは，腱鞘炎と，足関節や足根管からくる痛みとを鑑別するのに必要である．

▶**治療目標と治療ステップ 1 2 3**　治療の目標は，腱鞘の炎症を改善させ，基礎にある足関節や足関節アライメントの異常を是正することである．初期治療としては，回内足，扁平足，尖足の是正と，足関節炎の治療などが行われる．

ステップ1　診断を確定し，腱の病変と足関節や足関節の支持靱帯の病変とを鑑別するために，局所麻酔薬によるブロックを行う．
- 足関節の回内足（ハイトップシューズ，足底支持板，内側楔状足底板），扁平足（足底支持板），中足部痛（パッド付足底板）を評価し治療する．
- 患部への直接の圧力や衝撃，不要な立位や歩行を制限するように，患者に助言する．
- 腱にかかる緊張を緩和するために，歩幅を小さくするように指示する．
- 痛みや腫脹を緩和するために，冷却を勧める．
- ベルクロ足関節装具（☞ p.308）を処方する．
- NSAIDs（イブプロフェンなど）を4週間，常用量で処方する．

ステップ2　〈6～8週間持続する場合〉
D80（デポ・メドロール®80 mg：酢酸メチルプレドニゾロン）〔訳注：日本では通常40 mgを用いる〕の局所注射を行い，同時に固定（短下肢歩行ギプスやエアー・キャストなど）も行う．
- 症状が50％以下に改善しない場合は，D80の局所注射を行う．
- 1回目の注射で強固な固定が指示されていない場合は，2回目の注射時にこれを強く指示する．

ステップ3　〈8～10週間後の回復期〉
他動的なストレッチ運動を，足関節の全4方向につき，優しく行うことを勧める．
- 症状がほぼ改善したら，足関節内がえしと外がえしの等尺性筋力強化運動（☞ p.341）を勧める．
- 患者の状態に応じた，石膏を用いた，強固な装具について，足専門治療士〔訳注：米国では足専門の治療士がいる〕への紹介を考慮する．

▶**理学療法の適応と方法**　理学療法は，後脛骨筋腱鞘炎の固定を外した後の回復期リハビリテーションで重要な役割を果たす．足関節のストレッチ運動（背屈と内がえしに重点を置く）を段階的に毎日行う．この運動を，足関節を温めてから20セット行う．これを，固定を外した直後から開始するか，局所注射を行った約4週間後から開始する．

▶**注射手技**　麻酔薬の局所注射は，診断を確定し，腱鞘炎と距骨下関節炎とを鑑別するために行われる．局所のステロイドの注射は，足関節のアライメント，アーチの異常に対する治療や足関節の固定に反応せず，症状が持続する場合に適応となる．

《体位》患者は仰臥位とし，下肢はまっすぐに伸ばし，下腿は外旋させる．

《表面解剖と穿刺部位》内果の輪郭を同定する．針は骨の後縁のすぐ後方から刺入する．

《穿刺の角度と深さ》針は，皮膚に垂直に穿刺し，腱の固い抵抗〔3/8インチ（1.0 cm）〕か骨の固い抵抗〔1/2インチ（1.3 cm）〕がある部位まで進める．

《麻酔》エチルクロライドを皮膚にスプレーする〔訳注：日本では一般的ではない〕．局所麻酔薬を皮下（0.5 mL）と，腱の固い抵抗がある部位（0.5 mL）に注射する．

《手技》腱鞘内注射がこの手技の目的である．この手技は2つの方法で行うことができる．針を進めて，腱のゴム状硬の抵抗を容易に感じることができたら，この浅い場所に薬液を注入する．しか

後脛骨筋腱への注射

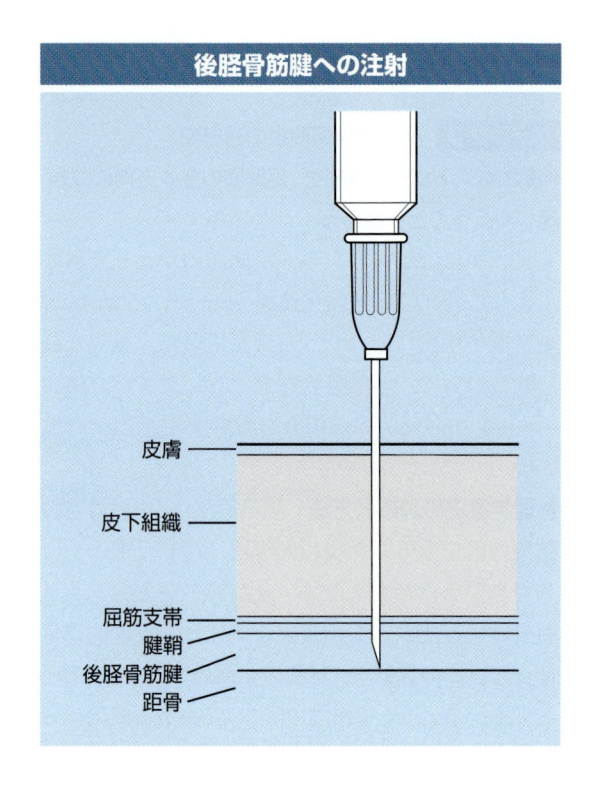

（図中ラベル：皮膚／皮下組織／屈筋支帯／腱鞘／後脛骨筋腱／距骨）

し腱を同定するのが困難であれば，針を骨の固い抵抗がある部位まで進める．注射は，針を骨から1/8インチ（0.3 cm）だけ引き抜いて行う．注意：ベベル（bevel）〔訳注：針先のカット面〕は腱の走行に平行に保たなければならない．皮膚に刺入する前に，シリンジ側方にある印字とベバルの向きとの関係に注意する．いずれの方法をとっても，針が腱鞘内にあれば，注射に必要な圧は最小限ですむ．局所の圧痛と，抵抗を加えて行う等尺性足関節内反による痛みが改善していれば，0.5 mLのD80を注射する．

▶注射後の対応
1. 不必要な荷重を避け，3日間は安静にする．
2. 症状と所見の重症度と関連する基礎疾患（回内，関節炎など）に応じて，ひも付きハイトップシューズ，エアー・キャスト，短下肢歩行ギプスなどを履くように勧める．
3. 注射後の痛みに対しては，冷却（4〜6時間ごとに15分間），アセトアミノフェン（1000 mg，1日2回）〔訳注：日本では1回500 mgを1日3回が上限〕を処方する．
4. 不必要な歩行と立位を避けることで，3〜4週間足関節を保護する．
5. 腱にかかるストレスを減らすために，歩幅を小さくするように勧める．
6. 3〜4週間経過後，足関節屈曲位と伸展位での他動的なストレッチ運動を開始する．
7. 足関節の柔軟性が部分的に回復したら，足関節内がえしと外がえし位での等尺性筋力強化運動を開始する．
8. 腫脹が再発または持続する場合は，6週間でステロイドの注射を再び行う．
9. 2回の注射にも反応せず，患者が依然足関節内側の痛みと腫脹を訴える場合は，足関節の単純X線撮影（脛距関節のわずかな異常を見つける）と，整形外科医や足専門治療士の診察を依頼する．

▶手術適応　手術適応はない．

▶予後　合併症がない（回内足や扁平足がないなど）症例では，注射と固定により，治療はたいてい成功する．再発性の腱鞘炎は，治療困難な足関節の不安定性，足関節の変形，肥満，過去の外傷などによる生体力学的なストレスの結果起こることが多い．長期にわたる治療の成功は，これらの基礎疾患の治療ができるかどうかにかかっている．手術は，腱の断裂などまれなイベントが起こった場合に行われるのが一般的である．

足底筋膜炎 PLANTAR FASCIITIS

足底筋膜起始部の3/4インチ（1.9cm）遠位の足底部正中から穿刺する．

針：1½インチ（3.8cm），22ゲージ
深さ：1～1½インチ（2.5～3.8cm）
用量：1～2mLの局所麻酔薬と1mLのD80（デポ・メドロール®80mg：酢酸メチルプレドニゾロン）〔訳注：日本では通常40mgを用いる〕

注意：踵部の特殊な脂肪組織に注射するのを避けるため，深さ1インチ（2.5cm）以上の深さに注射しなければならない．

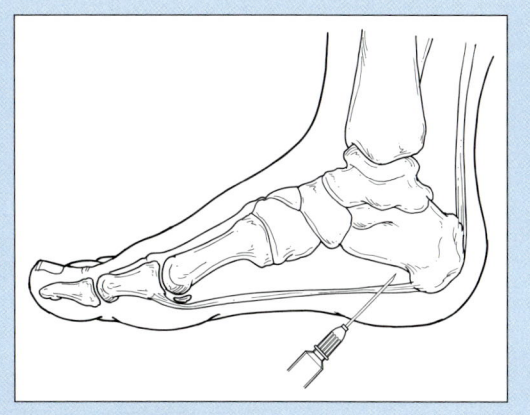

図10-7　足底筋膜への注射（足底からアプローチ）

▶**病態生理**　足底筋膜炎は，足のアーチを形成する重要な靱帯である縦走靱帯起始部の炎症である．扁平足，凹足，回内足などの変形やアキレス腱が短い場合は，足底筋膜炎を起こしやすい．肥満，コンクリート上での労働，足に合わない靴，毎日立っている時間が長いなどの状況は，症状を悪化させる．病態が純粋な炎症であり，Reiter症候群と関連しているケースが時々ある．

足底筋膜炎の患者は，足底筋膜起始部やそのすぐ内側の局在する圧痛を訴え，踵骨の圧迫でもわずかな痛みを訴える．これとは対称的に，ヒールパッド症候群と診断される患者は，踵全体の痛みを訴え，踵全体に圧痛もある．踵骨骨折，踵骨疲労骨折，Sever骨端症の患者は，踵全体の痛みを訴え，踵骨の側方からの圧迫でその痛みが再現される．

▶**具体的症状**　患者は，歩行や立位で増悪する踵の痛みを訴える．患者は，踵の底をつかみ，前後にさすりながら，以下のように症状を表現する．

「踵に力をかけるたびに，踵に激しく鋭い痛みを感じます」．
「踵に力をかけると痛むので，つま先立ちで歩かなければなりません」．
「1日中コンクリートの上で立ち仕事をする今の仕事につくまでは，この扁平足で困ったことは一度もなかったんですが…」．
「この種の平べったい靴を履くと，踵が必ず痛み始めるので，履くことができません」．
「まるで踵の底を打撲したかのようです」．
「踵が痛むので，ハイヒールはもう履くことができません」．
「この踵のせいで，もうこれ以上エアロビクスをすることができません」．

▶**診察所見**　診察では，足底筋膜起始部の痛みと炎症，足関節のアライメント，アキレス腱の柔軟性，足のアーチの形状を評価する．

診察のポイント
①足底筋膜の踵骨起始部に圧痛を認める．
②踵骨の圧迫で痛みがある．
③アキレス腱の柔軟性がない．
④関連する状態として，回内足，扁平足，凹足がある．
⑤足底筋膜の起始部に局所麻酔ブロックを行う．

①足の縦アーチの起始部の正中またはやや内側に圧痛を認める．踵後部から1¼～1½インチ（3.2～3.8cm）の部位に10セント硬貨大の圧痛部位がある．圧痛をみるために強い圧迫が必要になることがある．

②踵骨の内側から外側への圧迫ではわずかに痛みを訴えることがあるが，筋膜起始部局所の圧痛よりも痛みが強いことはまれである．踵骨圧迫による痛みのほうが局所の圧痛よりも強いようなら，踵骨疲労骨折を除外するために所見を再度取り直すべきである．
③アキレス腱の柔軟性が制限されることがある．特に症状が2～3カ月続く症例では制限されやすい．歩幅が小さくなったり，足をかばったりする結果，アキレス腱が短くなることが多い．正常ならば足関節は25～30°背屈できるものである．
④関連する所見として，回内足，扁平足，凹足がある．足関節アライメントと足アーチの形状は立位で評価しなければならない．

▶**X線撮影の適応と方法**　診断には，足関節の単純X線撮影は不要である．長距離ランナーでは踵骨疲労骨折を除外するために，踵骨外傷のある患者では踵骨骨折を除外するために，慢性的に症状を認める患者では圧迫で痛みが増悪するような巨大な（1cm以上の）踵骨棘を除外するために，X線撮影が適応となる．踵骨の微小な石灰化はきわめてよくみられる所見（人口の10％―足底筋膜炎より大幅に多い）であり，慢性的な炎症反応の表れである．このような小さな踵骨棘は，踵骨という屋根に保護されているので，手術の適応にはならない．

▶**特殊検査の適応**　長距離ランナーでは，踵骨疲労骨折の除外のために骨シンチが行われる．足底筋膜起始部局所の圧痛よりも踵への側方からの圧迫による痛み（calcaneal compression sign）のほうが強い場合は，骨シンチを行うべきである．

▶**診断のポイント**　病歴と特徴的な身体所見に基づいて診断を行う．ヒールパッド症候群（自然治癒する踵の特殊な脂肪層の痛み），踵骨疲労骨折（ほぼランナーにしか起こらない），距腿下関節炎を鑑別するために，足底筋膜起始部への局所麻酔ブロックを行うことがある．

▶**治療目標と治療ステップ** 1 2 3　治療の目標は，足の縦アーチの炎症を改善させ，踵と足関節の運動機能を回復させることである．治療は，いかなる場合も，パッド付き足底支持板の装着，回内足の整復，荷重制限から始めるべきである．

ステップ1　踵を診察し，患者を立位にして足アーチの評価を行う．患者によっては，局所麻酔ブロックを行って診断を確定する．
- 軽症の場合は，ヒールカップ，立ち仕事のための気泡クッション，パッド付き足底板（☞ p.310）により，踵への衝撃緩和を勧める．
- パッド付き足底支持板（Spenco®，Sorbothane® など）（☞ p.310）を勧め，足にぴったり合った靴を続けて履けるようにする．
- つま先立ちや趾球に力をかけること（階段昇降，ペダルこぎ，エクササイズマシンなど）を避け，立位や歩行を制限するよう患者に助言する．
- 踵を冷却するように勧める．
- アキレス腱のストレッチ運動を最初は用手的に，柔軟性が回復したら壁を利用して行うように勧める（☞ p.340）．
- ゴムボールで踵をマッサージするように提案する．

ステップ2　〈3～4週間持続する場合〉
NSAIDs（イブプロフェンなど）を処方するが，組織移行性が悪いため効果が十分でないことがあるので注意する．
- 足アーチを支持する目的で，足関節とアーチのテーピングを行う．
- 踵へのパッドの使用を再び強く勧める．

ステップ3　〈6～8週間持続する場合〉
足のX線撮影（正面，正面斜位，側面位）を施行する．
- D80（デポ・メドロール®80 mg：酢酸メチルプレドニゾロン）〔訳注：日本では通常40 mgを用いる〕の局所注射を行い，同時に軟らかい足底支持板

を付けたハイトップシューズで固定を行う．
- 症状が50％以上改善されない場合は4～6週間で再度注射を行い，同時にさらにしっかり患部を保護するためにエアー・キャストか短下肢歩行ギプスでの固定を行う．
- 扁平足や凹足の程度が強い患者に対しては，患者の状態に合わせた（カスタムメードの）足底支持板の使用を勧める．

ステップ4 〈3～4カ月続く慢性例〉
外科的デブリドマンの目的で足専門治療士〔訳注：米国では足専門の治療士がいる〕への紹介を考慮する．

▶**理学療法の適応と方法** 理学療法は，足底筋膜炎の急性期治療と予防において重要な役割を果たす．

理学療法のポイント
①急性期の痛みに対しては冷却を行う．
②踵を温めてマッサージする．
③アキレス腱のストレッチ運動を他動的に行う．

●**急性期の対応** 痛みと腫脹を緩和するために，最初の数週間は，冷却，マッサージを行い，踵にパッドを当てる．踵の中心を冷やすことにより，効果的な鎮痛が得られ，腫脹を緩和するのにも役立つことがある．3/4～1インチ（1.9～2.5 cm）下方の足底筋膜起始部に冷却が伝わるように，10～15分間は冷やさなければならない．患者の中には，保温とマッサージを行うことで，より効果的な鎮痛が得られ，腫脹を分散するのに役立つことがある．マッサージは，踵の下でテニスボールを転がしたり，振動を利用した足マッサージ機を利用したりして行うことができる．

●**回復期のリハビリ** 急性期の症状が十分に改善したら，ストレッチ運動を開始する．足底筋膜炎に対する最も重要な治療は，アキレス腱のストレッチ運動（☞ p.340）である．アキレス腱の柔軟性が増すと，足底筋膜にかかる緊張が緩和される．足底筋膜，踵骨，アキレス腱の三者は，足関節の運動にかかる負荷を共有する役割を果たす．ある部位が硬くなれば，別の部位での緊張が高まることになるのである．他動的にも自動的にも，ストレッチ運動は毎日行うべきである．パッド付き足底板，パッド付き足底支持板，支持力のある靴などの使用により，足底筋膜炎は再発しにくくなる．

▶**注射手技** 治療の中心は，踵へのパッド装着（ヒールカップ，ヒールクッション，パッド付き足底板），アーチの保護（パッド付き足底支持板，支持力の高い靴），アキレス腱のストレッチ運動である．症状が持続する場合に，ステロイドの局所注射の適応となる．治療困難なケースでは，2回の注射と強固な固定が必要となる．

《体位》患者は腹臥位とし，足は診察台の端にかかるように置いてもらう．

《表面解剖と穿刺部位》踵骨下面と足底筋膜起始部〔踵後面から約1～1$\frac{1}{2}$インチ（2.5～3.8 cm）〕を同定する．穿刺部位は，筋膜起始部の遠位3/4インチ（1.9 cm）の正中である．

《穿刺の角度と深さ》針は45°の角度で穿刺し，

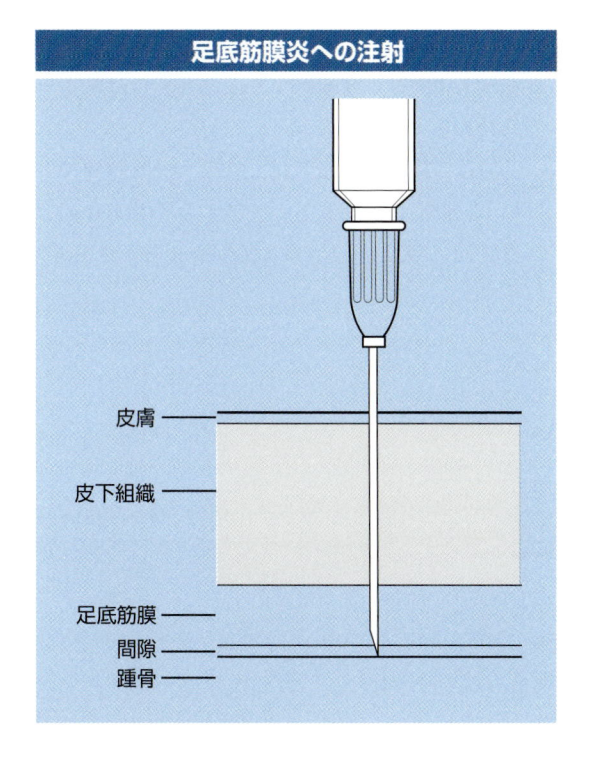

足底筋膜炎への注射

皮膚 ―
皮下組織 ―

足底筋膜 ―
間隙 ―
踵骨 ―

筋膜の固い抵抗がある部位〔1インチ（2.5 cm）〕まで進め，さらに骨の固い抵抗がある部位〔1 1/2インチ（3.8 cm）〕まで進める．

《麻酔》エチルクロライドを皮膚にスプレーする〔訳注：日本では一般的ではない〕．局所麻酔薬を皮下（0.5 mL），皮内（0.25 mL），筋膜の固い抵抗がある部位（0.5 mL），筋膜と踵骨の間（0.5 mL）に注入する．

《手技》筋膜と踵骨の間に正確に注射し，heel padの特殊な脂肪層への注射を避けるために，足底からのアプローチを強く勧める．足底表面に充分な麻酔を行う．針は，あまり抵抗のない脂肪層を貫通し，やや固い抵抗のある筋膜へ進める．筋膜を貫通するとき，プツッという力の抜ける感覚を感じることが多い．注意：針が骨膜に達すると，患者は痛みを感じることがある．局所麻酔で圧痛が緩和されたら，1 mLのD80をゆっくり注入する．注意：間隙は狭いので，急速に注射すると痛みを伴うことがある．

▶注射後の対応

1. 不必要な荷重を避け，3日間は安静にする．
2. 重症度と，合併する回内足や関節炎の有無に応じて，ひも付きハイトップシューズ，エアー・キャスト，短下肢歩行ギプスなどを付けるように勧める．
3. 注射後の痛みに対しては，冷却（4〜6時間ごとに15分間），アセトアミノフェン（1000 mg，1日2回）〔訳注：日本では1回500 mgを1日3回が上限〕を処方する．
4. 不必要な歩行と立位を制限することで，3〜4週間足関節を保護する．
5. 筋膜にかかるストレスを緩和するために，歩幅を小さくするように勧める．
6. 痛みと腫脹の改善から3〜4週間経過後，アキレス腱の他動的ストレッチ運動を開始する．
7. 痛みが再発または持続したら，6週間で注射を再び行い，同時に固定を行う．
8. 2回の注射と強固な固定に反応しない場合は，整形外科医や足専門治療士への紹介をする．

▶手術適応　手術としては，筋膜のデブリドマンや踵骨棘の切除術がある．

▶予後　ステロイドの注射，パッド付き足底支持板，荷重制限の組み合わせで，約60%のケースで治療に成功する．足底筋膜炎は，アキレス腱の緊張，回内足，アーチの異常に起因する生体力学的な緊張によって起こるので，治療への反応は，注射と3〜4週間にわたる強固な固定（短下肢歩行ギプス）の組み合わせで高まる．肥満，アーチや足関節の異常，長さ1/2〜3/4インチ（1.3〜1.9 cm）以上の大きな踵骨棘，長時間の立ち仕事，コンクリート上での仕事などの条件がある患者では，しばしば足底筋膜炎の持続や再発（約10%で起こる）がみられる．このような症例では，原因となっている組織のデブリドマンや，合併する（1 cm以上の）踵骨棘の切除を考慮することがある．

ヒールパッド症候群 HEEL PAD SYNDROME

治療は，踵へのパッドの装着を行う．

- 踵骨
- 踵の特殊な脂肪層
- 足底筋膜

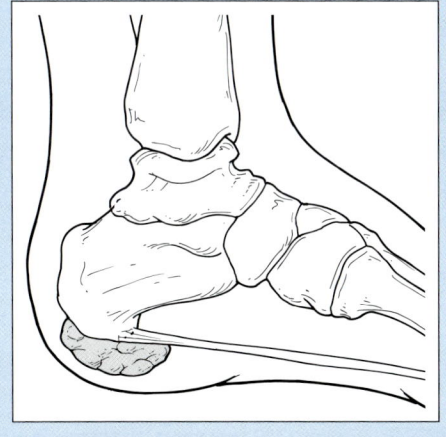

図 10-8　ヒールパッド症候群

▶病態生理　踵骨を覆って保護する特殊な脂肪層への外傷による痛みを，ヒールパッド症候群とよぶ．外傷の病歴，踵全体のびまん性の圧痛，両側から脂肪層をつまむことによって増悪する痛み，局所の骨の圧痛（踵骨骨折や足底筋膜炎で認める）がないことなどが，この疾患の診断を示唆する．X線像は正常である．治療の目的は，脂肪層への直接の外力を緩和すること，組織の治癒と正常への回復を進めることである．

▶具体的症状　患者は，歩行や立位で増悪する踵全体の痛みを訴える．症状は，足底筋膜炎のものとほとんど同じである．

「まるで踵の底を打撲したかのようです」．
「はしごの一番下の段からジャンプしたときに，踵が固い地面に着いたんです．それ以来，踵に体重をかけることができないんです」．
「踵を石で打撲しました．峡谷を歩いていて，岩の上へ強く足を着いたんです」．
「踵がとても痛いので，片方の足だけで歩いています」．

▶診察所見　診察では，足底筋膜起始部の圧痛や，踵骨疲労骨折に特徴的な骨の圧痛と比較しながら，踵全体の敏感さをみる．

診察のポイント

①踵全体が痛い．
②ヒールパッドを側方から圧迫すると非常に痛い．
③踵骨の圧迫では痛みがない．
④足底筋膜起始部の圧痛は認めるが，踵の他の部位の痛みよりは強くない．
⑤足関節の関節可動域は正常である．

①中程度の圧迫で踵全体が痛む．
②ヒールパッドを内側から外側へ圧迫すると非常に痛い．母指と示指で両側から脂肪層をつまむと非常に痛い．
③Sever 骨端症，踵骨疲労骨折，踵骨骨折では，踵骨を側方から圧迫したときに局所の圧痛を認めるのが特徴である．ヒールパッド症候群では，母指と示指を用いて，または両手で，踵骨を内側から外側に圧迫しても痛みはない．
④足底筋膜は正常である．踵の遠位にある足底筋膜起始部は，踵の他の部位に比べて圧痛は弱い．
⑤距腿関節と距骨下関節は正常である．足関節の内がえしと外がえしは正常で，痛みは誘発されない．

▶**X 線撮影の適応と方法**　足関節の単純 X 線像は正常である．

▶**特殊検査の適応**　特殊検査の適応はない．

▶**診断のポイント**　ヒールパッドに限局する特徴的な身体所見に基づいて診断する．足底筋膜炎，踵骨骨病変，距骨下関節炎の所見を認めない．

▶**治療目標と治療ステップ** **1** **2** **3**　治療の目標は，踵を保護し，踵の特殊な脂肪層を治癒させることである．

ステップ 1　ヒールパッドを診察し，所見により足底筋膜炎，踵骨骨病変，距骨下関節炎を除外する．
- ヒールカップや立ち仕事のための減圧マットなど（☞ p.310）を用いた，踵への衝撃緩和を勧める．
- パッド付き足底支持板（Spenco®, Sorbothane® など）（☞ p.310）を勧め，足にぴったり合った靴を続けて履けるようにする．
- つま先立ちや趾球に力をかけること（階段昇降，ペダルこぎ，エクササイズマシンなど）を避け，立位や歩行を制限するよう患者に助言する．
- 踵を冷却するように勧める．

ステップ 2　〈3～4 週間持続する場合〉
足底筋膜炎，踵骨骨病変，距骨下関節炎について，再度評価する．
- 荷重を制限し，ヒールカップを続ける．

▶**理学療法の適応と方法**　理学療法は，ヒールパッド症候群の急性期治療や予防においてあまり重要な役割を果たさない．冷却は急性期に行われる．

▶**注射手技**　この疾患に対する注射はない．

▶**手術適応**　この疾患に対する外科的手技はない．

▶**予後**　合併症のないヒールパッド症候群の患者は，踵への適切なパッドの使用により，2～3 週間以内に症状が改善するはずである．症状が持続する患者では，踵骨へのわずかな外傷（疲労骨折や偏位のない骨折），足底筋膜炎，距骨下関節の炎症について評価すべきである．

脛骨疲労骨折 TIBIAL STRESS FRACTURE

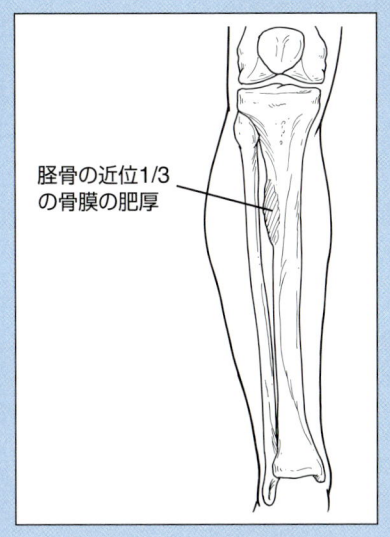

脛骨の近位1/3の骨膜の肥厚

図 10-9 脛骨疲労骨折

▶**病態生理** 脛骨の疲労骨折は，脛骨の近位 1/3 への微小な外傷が反復されることによって起こり，非常に小さな横断面に起こることが多い．この骨折は例外なく，ランナー，プロのバレエダンサー，軍の新兵に起こるが，重度の骨粗鬆症をもつ患者もこの骨折になりやすい．X 線像では，ランナーは脛骨の近位 1/3 の骨膜に肥厚がみられるのに対し，バレエダンサーでは中 1/3 にみられる．真の骨折線を認めるのはまれである．疲労骨折は，もっと一般的にみられるシンスプリント〔訳注：脛骨疲労性骨膜炎．遠位 1/3 が多い〕や前方コンパートメント症候群，腰仙椎の根症状による下肢外側の局在痛やしびれなどとの鑑別が必要である．

▶**具体的症状** 患者は，下腿前面に沿った深部痛を訴える．ランニング，長時間の歩行や立位によって，痛みは増悪する．患者はしばしば下腿前面をさすりながら以下のように症状を表現し，どうして走ったりテニスをしたりすることができないのかと訴える．

「8 マイル（12.8 km）走ったとき，脛にこの鋭い痛みを感じ始めました」．
「先生，これはシンスプリントだと思います」．
「走るときに脚が痛いだけです」．
「この骨の上の痛みがひどくなってきました（下腿前面を指差しながら）」．

▶**診察所見** 診察では，脛骨前面に沿った圧痛と，下肢の前方コンパートメントの圧上昇の所見がないかどうかをみる．

診察のポイント
①身体所見は完全に正常な場合がある．
②脛骨前面に圧痛がある．
③脛骨へねじる力が加わると痛い．
④前方コンパートメントの圧は正常で，前脛骨筋の伸展は痛みなく行える．

①軽症の場合は，身体所見は完全に正常であることがある．脛骨の形と大きさは正常で，圧痛がまったくないことがある．
②中等症から重症の場合は，骨折した骨の上，たいていは脛骨の前方 1/3 に圧痛を認める．

③最も重症な場合に限り，骨へのねじる力，すなわち膝と足関節に同時に圧をかけて内反または外反させると，痛みが増悪する．
④脛骨外側の前方コンパートメントには圧痛はなく，触診上正常な圧である．

▶X線撮影の適応と方法　数cmにわたる骨膜の肥厚が，脛骨疲労骨折の典型的な所見である．骨の肥厚は，骨が受ける微小な外傷に対する自然な反応である．真の骨折線は認めない．しかし，骨に対する外傷の程度によっては，脛骨の単純X線像が数週間にわたって正常所見であることがある．

▶特殊検査の適応　骨シンチでは，脛骨の骨皮質に沿って，数cmにわたる取り込みの上昇がみられる．MRIでは，脛骨の単純写真で変化が現れるのに先立って，骨の早期浮腫や骨膜肥厚所見がみられる．

▶診断のポイント　脛骨疲労骨折の診断を確定するためには，骨シンチやMRIといった特殊検査が必要である．身体所見はきわめて非特異的であり，X線所見の変化が認められるのは，発症後相当な時間が経ってからである．

▶治療目標と治療ステップ **1** **2** **3**　治療の目標は，パッドを入れて下肢をしっかり支えることのできる靴を履く，仕事で立つ場所にパッドを敷く，運動や日常生活での活動を荷重のかからないものに変えてみる，などをあわせて行うことで，脛骨が繰り返し受ける外傷を緩和することである．

ステップ1　下肢と足関節を診察し，足背動脈と後脛骨動脈を触診し，つま先での毛細血管再充血時間（capillary fill time）を測定し，膝関節を含む単純X線撮影を行う．
- 診断が疑わしいとき（症状が悪化する，専門的で競技レベルの運動をしている，脛骨前面に沿った圧痛があるなど）は，骨シンチかMRIを施行する．
- ランニングや下肢に衝撃のかかるスポーツを減らし，衝撃の少ない自転車や水泳，ローイングマシン（ボートこぎ運動）などに2〜3週間変更する．
- 診断が疑わしいときは，運動を減らすと同時に，2週間で再度脛骨のX線撮影を行う．
- 衝撃の少ない筋力強化運動を続ける．
- パッド付き足底板やパッド付き足底支持板（Spenco®，Sorbothane®など）（☞ p.310）を勧め，日常生活で足にぴったり合った靴を続けて履けるようにする．
- 症状が改善したら，徐々に衝撃のかかるスポーツを再開する．時間や距離は週に10〜20％の割合で増やしていく．

ステップ2　〈3〜4週間持続する場合〉
2〜3週間は衝撃のかかるスポーツをすべて避けるように勧める．
- エアー・キャストか短下肢歩行ギプスでの強固な固定を2〜3週間行う．
- 運動制限を遵守しているにもかかわらず症状が持続する場合は，MRIを再検することを考慮する．
- 日常生活で，また将来の骨折予防のためにも，パッドを入れた靴を使用するように勧める．

▶理学療法の適応と方法　理学療法は，脛骨疲労骨折の治療においてあまり重要な役割を果たさない．治療でギプスを使用する場合に限り，足関節の可動域ストレッチ運動を行う．

▶注射手技　この疾患に対する注射の適応はない．

▶手術適応　この疾患に対する手術の適応はない．

▶予後　脛骨疲労骨折は可逆的な疾患である．安静と衝撃を受けるスポーツの回避を適切に行えば，外傷を受けた骨は完全に治癒するはずである．

腓腹筋断裂 GASTROCNEMIUS MUSCLE TEAR

下肢後面の筋はいずれも重度の捻挫や部分断裂を引き起こす可能性がある．下肢後面の筋：

膝：半膜様筋，半腱様筋，大腿二頭筋，足底筋，膝窩筋
下腿：ヒラメ筋，腓腹筋

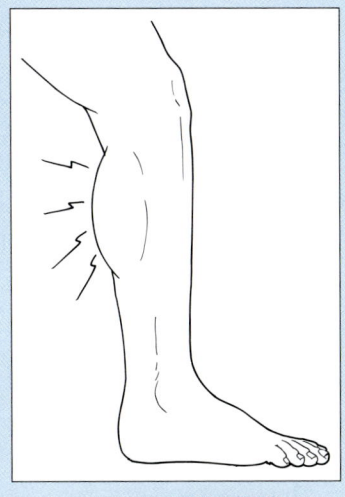

図 10-10 腓腹筋断裂

▶**病態生理** 腓腹筋断裂は，たいてい筋の近位1/3の領域で起こり，ほとんどすべてが外傷によるものである．自発痛や圧痛は，典型的には局所のみである．触診して筋の欠損部が触れる場合は，大きな断裂を伴っている．皮下出血や打撲痕は，典型的には最初はあまり目立たず，また受傷部位にみられることはまれである．血液は，解剖学的な組織面に沿って下肢を足関節まで下降し，外果に典型的な三日月サイン（crescent sign）を形成する．腓腹筋断裂は，ベーカー嚢腫の破裂，下肢深部静脈血栓症との鑑別を行わなければならない．

▶**具体的症状** 患者は，激しい運動をした後に，下腿または下肢の痛みを訴える．

「このタチの悪いこむら返りは，本当に全然よくならないんです」．
「数日前，私はバスケットボールをしていて，足を固い地面に着きました．そのときふくらはぎにこの鋭い痛みを感じました．今では足首が青黒くなっていますが，ここが痛いわけではないんです」．
「先生，足を怪我しました．筋肉に穴が空いています」．
「バスに間に合おうと速く走らなければならなかっ

たんです．そうしたら，足の筋肉がとても痛くなってきました」．
「また別の血の塊ができたのではないかと思います．ふくらはぎがずっと痛くて，まるで静脈炎を起こしたときと同じようです」．

▶**診察所見** 診察では，下腿内在筋の局所の痛みと圧痛についてみる．

診察のポイント

①腓腹筋に局所の圧痛がある．
②大きい断裂では，筋に明らかな欠損部位を触知する．
③抵抗を加えて行う足の底屈や，背屈位でのストレッチ運動によって，痛みが増悪する．
④アキレス腱の大きさは正常で，痛みもない．
⑤外果後方に三日月サインを認める．
⑥深部静脈血栓症の静脈エコー所見は陰性である．

①圧痛は腓腹筋の全長にわたってどこにでも存在し得るが，断裂が最も起こりやすいのは，筋の近位1/3の領域である．断裂や炎症反応の程度によって，圧痛の範囲は異なる．急性期ではたいていびまん性の圧痛を認めるが，治癒過程で次第に範囲が限局してくる．

②大きい断裂では，コイン大の欠損部位が明らかになることがある．運動選手はしばしばこの部位を診察者に教えてくれる．
③筋の痛みは，典型的には，足を強制的に背屈させ，筋の損傷部位を伸展，緊張させると増悪する．足に抵抗を加えながら等尺性に底屈を行った場合には，必ずしも痛みが増悪するわけではない．
④合併症のない症例では，アキレス腱炎の所見はみられない．アキレス腱の大きさ，形は正常で，圧痛もない．
⑤大きい断裂の場合，数日以内に三日月形の皮下出血（crescent sign）を足関節の外果後方に認めることが多い．血液は，解剖学的な組織面に沿って下肢を下降し，足関節後方に貯留する．しかし，この所見は非特異的である．膝関節でのベーカー嚢腫の破裂，足底筋断裂や，下腿の出血は，三日月サインの原因となりうる．
⑥最後に，深部静脈血栓症の既往がある患者は，しばしば筋損傷の症状を深部静脈血栓症の症状と混同する．彼らの訴えの程度によって，診察医は異なった検査や治療を選択することになる．筋断裂の典型的な所見があれば，診断のための超音波検査は不要であるが，患者を安心させるために行われることが多い．

▶**X線撮影の適応と方法**　下肢の単純X線像は正常である．

▶**特殊検査の適応**　ほとんどの症例で特殊検査は不要である．血栓症の重大な危険因子（血栓症の既往，非活動的，肥満，最近ギプスや装具を付けていたなど）をもつ患者には，深部静脈血栓症を否定するための診断的超音波検査を強く勧める．

▶**診断のポイント**　診断は，受傷の病歴と，身体所見での下肢の特徴的な変化に基づいて行う．

▶**治療目標と治療ステップ** 1 2 3 　治療の目標は，運動を緩和し荷重を制限する期間を十分とって，筋を治癒させることである．

ステップ 1　受傷時にどんな運動をしていたかを聴取し，下腿を徹底的に診察する．
- 深部静脈血栓症の重大な危険因子をもつ患者では，診断のための超音波検査のオーダーを考慮する．
- 受傷が急性のものであれば，冷却，挙上，Cobanテープやエースラップ（弾性包帯），またはその両方で患部を圧迫するように助言する．
- ランニング，歩行，長時間の立位，その他荷重のかかる運動は，1〜3週間は制限しなければならない．
- 最初の1週間は松葉杖が必要になることがある．
- つま先立ちや趾球に圧がかかる動作（階段昇降，ペダルこぎ，エクササイズマシン）を全面的に止め，立位や歩行を制限するように，患者に助言する．
- アキレス腱のストレッチ運動を最初は用手的に，痛みと局所の圧痛が改善したら壁を利用して行うように勧める（☞ p.340）．
- 日常の運動は徐々に再開するよう，患者に助言する．
- 再発を防ぐために，エースラップ（弾性包帯），アスレチックテーピング，Lycra®サポーターなどを勧める．

▶**理学療法の適応と方法**　理学療法は，腓腹筋断裂の急性期治療と回復期において，あまり重要な役割を果たさない．

理学療法のポイント

①受傷の急性期には，常に冷却，挙上，圧迫を行う．
②大きい断裂（痛みの部位が広い，三日月サインが大きい，圧痛が強いなど）に対しては，松葉杖による免荷を行う．
③回復期には，アキレス腱のストレッチ運動を他動的に行う．
④痛みがなくなり柔軟性が回復したら，徐々に筋力トレーニングを行うように勧める．

▶**注射手技**　この疾患には注射の適応はない．

▶**手術適応** この疾患には手術の適応はない.

▶**予後** 小さい筋断裂の予後はよい. 診察で筋の欠損部位を触れるような大きい断裂では,症状の再発に悩まされることがある. いずれの場合も,結果的に筋力低下に至るようなことはまれである. しかし,損傷を受けた筋にストレスがかかるような激しい運動は,痛みや皮下出血が再発する原因となり,これは,運動やスポーツを行ううえでの障害となる. 痛みや腫脹が再発する患者は,エースラップ(弾性包帯)やテーピングで再発を防ぐ必要がある.

CHAPTER 11 足趾

▶ 足趾痛の鑑別診断

診断	確定
解剖学的変異	
● 扁平足と凹足	● 身体所見
● 回内足	● 身体所見
中足骨部痛	
● 伸筋腱の緊張，または槌趾変形（最も一般的）	● 身体所見
● モートン神経腫	● 局所麻酔ブロック
● 関節リウマチ	● 身体所見；リウマチ因子
● 鶏眼と胼胝	● 身体所見
● 足底疣贅	● 身体所見
第 1 中足趾節（MTP）関節	
● 変形性関節症―バニオン（外反母趾に伴う変形）	● 足部 X 線
● 変形性関節症―強剛母趾	● 足部 X 線
● バニオン前部滑液包炎	● 局所麻酔ブロック
● 痛風（podagra）	● 関節液分析
● 種子骨炎	● 種子骨 X 線
足背の腫脹	
● 伸筋腱腱鞘炎	● 身体所見
● 蜂窩織炎	● 身体所見；CBC（血球数検査）
● 中足骨疲労骨折	● X 線；骨シンチ
● 反射性交感神経性ジストロフィー	● 骨シンチ
● 足背バニオン	● 足部 X 線
第 5 中足趾節（MTP）関節のバニオネット （内反小趾による変形や滑液包炎）	● 身体所見；足部 X 線
放散痛	
● 腰仙椎神経根症	● CT；MRI；筋電図
● 足根管症候群	● 神経伝導速度
● 腓腹筋断裂	● 身体所見

▶ バニオン（外反母趾に伴う変形性関節症） BUNIONS

中足骨頭内側遠位の中足趾節関節の上から穿刺する．

針：5/8 インチ（1.6 cm），25 ゲージ
深さ：1/4〜3/8 インチ（0.6〜1.0 cm，骨に対して注入）
用量：0.5 mL の局所麻酔薬と 0.25 mL の K40（ケナコルト A®40 mg：トリアムシノロンアセトニド）
注意：注射は骨に隣接した滑膜下に行うのであって，関節面に行うのではない．

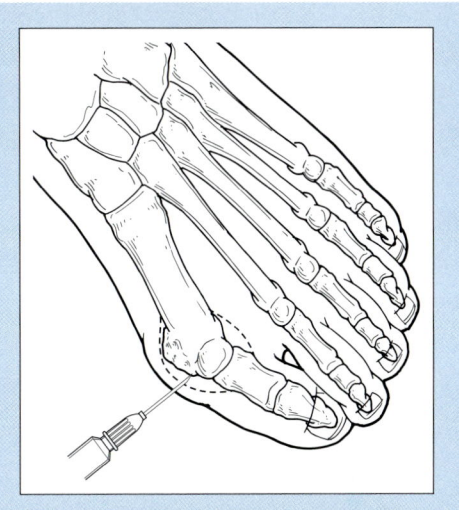

図 11-1　第 1 中足趾節（MTP）関節（バニオン）への注射

▶**病態生理**　バニオンとは，母趾の骨が異常な角度で突出していることを表す用語で，第 1 中足趾節（MTP）関節の変形性関節症の特徴的な徴候である．先の細い靴によって関節軟骨に圧力が非対称的に加わることにより，軟骨が磨耗し，関節の角度が広がり，伸筋腱が徐々に亜脱臼を起こす．関節が非対称的に磨耗することにより，典型的な外反変形が生じる．この状態は長い年月をかけて形成される．内側関節面に継続的に圧力が加わることにより，急性の関節炎や急性の滑液包炎が生じることがある．

▶**具体的症状**　患者は，足趾の外見がおかしい，靴が合わない，母趾が痛いなどと訴える．患者は足趾の表や裏をさすったり，変形した足趾をうんざりしたように見つめながら，以下のように症状を表現する．

「足にぴったり合う靴を見つけられないんです」．
「ある程度の距離を歩くと，いつも足の親指がとても痛くなるんです」．
「足の親指の形がおかしいんです」．
「これは外反母趾ですか？私の祖母も醜い足の形をしていました」．
「足の親指がいつも痛いんです．特に曲げたときには痛みます」．
「普通に歩くことができません．足の親指がこれ以上曲がらないんです」．

▶**診察所見**　診察では，関節炎の程度，外反の角度，局所の炎症所見を評価する．第 1 MTP 関節とその表面の滑液包の状態を比較する．

診察のポイント
①MTP 関節に圧痛と腫大を認める．
②典型的な外反母趾変形を認める．
③関節を他動的に動かすとクリック音が生じる．
④足趾を他動的に最大底屈・背屈させると痛みが生じる．
⑤関節可動域制限を認める（強剛）．

①MTP 関節に圧痛と腫大を認める．圧痛は内側関節面に沿って認めるが，急性の関節炎が存在すれば，関節全体に認める．関節の腫大は，亜脱臼，骨棘形成，腫脹によるものである．
②典型的な外反母趾変形の特徴は，中足骨頭の内

側への突出，足趾基節骨近位の異常な外反で，進行例では，第1趾と第2趾の先端が重なり合う．
③関節を他動的に動かすとクリック音が生じる．
④足趾を他動的に最大底屈・背屈させると痛みが生じることがある．
⑤関節可動域が制限されることがある（強剛母趾）．

▶X線撮影の適応と方法　診断を確定し，外反角を測定し，関節炎の程度を評価するために，足部の単純X線撮影を行う．進行した関節炎の変化としては，関節軟骨の非対称性の狭小化，骨棘形成，軟骨下骨硬化，軟骨下嚢胞形成がみられる．整形外科医に紹介する際には，X線撮影が必ず必要である．

▶特殊検査の適応　特殊検査の適応はない．

▶診断のポイント　進行例は，視診と身体所見のみで診断する．中等症では，診断確定のために足部のX線撮影が必要になることがある．MTP関節，表面の滑液包，モートン神経腫のいずれからの症状であるかを鑑別するために，時に局所麻酔ブロックが必要となる．

▶治療目標と治療ステップ １ ２ ３　治療の目標は，関節の炎症を緩和し，関節を圧力と衝撃から保護し，変形を矯正し，さらなる関節炎変化と外反変形を予防することである．趾間に詰め物をし，粘着性パッドを内側に付けた幅広の靴を履くことが，治療法として考えられる．

ステップ1　「これは母趾の関節炎です．最大の原因はきつい靴を履いていることです」と患者に伝える．幅広の靴を履くように強く勧める．
- 第1趾と第2趾の間に，綿かゴムの詰め物をするように，実際にやってみせる（☞ p.312）．
- 関節内側に厚いフェルトリング（☞ p.312）を当てるように勧める．バニオンシールド（☞ p.312）を処方する．
- パッド付き足底板を継続的に付けることで，関節を足底からの圧より保護する．
- 快適さを保つため，つま先の側方と先端を冷却することを勧める．
- 立位や歩行など，荷重のかかる活動を制限する．
- 歩幅を小さくし，関節にかかる運動を少なくする．

ステップ2　〈4～6週間持続する中等症の場合〉
この小さな関節には薬剤が十分に浸透しないため，NSAIDs（イブプロフェンなど）は限られた効果しかない．
- 緩い靴を履くことの重要性を再度強調する．
- K40（ケナコルトA®40 mg：トリアムシノロンアセトニド）の関節内注射を行う．
- 症状が少なくとも50％以上改善しなければ，4～6週間で再度注射を行う．
- 急性期の症状が改善したら，MTP関節の他動的ストレッチ運動を行い，関節の柔軟性を保持する．

ステップ3　〈8～10週間持続する慢性例〉
症状が持続する場合や，変形が著明である場合は，整形外科医や足専門治療士〔訳注：米国では足専門の治療士がいる〕への紹介を考慮する．

▶理学療法の適応と方法　理学療法は，バニオンの治療にはあまり重要な役割を果たさない．急性の関節炎に対しては，冷却と挙上が常に勧められる．亜脱臼や変形が永続しないようにするため，伸筋腱と屈筋腱のストレッチ運動を初期に行うことが重要である．

▶注射手技　局所のステロイド注射は，急性関節炎の症状をコントロールしたり，進行性の関節炎の症状を一時的に緩和したりする目的で行われる．
《体位》患者は仰臥位とし，下肢は伸展させ，足を外旋させる．

《表面解剖と穿刺部位》第1中足骨骨頭（内側の突起）とMTP関節内側を触知しマーキングする．穿刺は，突起の約1/4インチ（0.6 cm）遠位の関節面に隣接した部位に行う．

《穿刺の角度と深さ》針は皮膚に垂直に穿刺し，骨の硬い抵抗を触知する部位まで針を進める〔1/4～3/8インチ（0.6～1.0 cm）の深さ〕．

《麻酔》エチルクロライドを皮膚にスプレーする〔訳注：日本では一般的ではない〕．局所麻酔薬を皮下（0.25 mL）と滑膜のすぐ外側1/4インチ（0.6 cm, 0.25 mL）に注入する．すべての麻酔薬は，関節外に注射すべきである．関節内にはごく少量の薬液しか入らないので，関節内に注射するのはステロイドのみとする．

《手技》関節の滑膜への内側アプローチが最も安全で容易である．滑膜のすぐ外側に麻酔薬を注入したら，最初のシリンジを，ステロイドを満たした次のシリンジに付け替える．針を骨膜まで進める．針の先端が中足骨に当たったら，注射を滑膜の下に行って関節内に注入する．やさしく圧をかける必要がある．注意：針は関節の中心へは進めない．

▶注射後の対応
1. 不必要な荷重を避け，3日間は安静にする．
2. 粘着パッド（二重靴下，フェルトリング，モールフォーム）の付いた，ゆったりした，幅広の靴に，足底挿板を組み合わせて履くように勧める．
3. アライメントを改善するために，趾間の詰め物（綿，気泡など）を使用するように勧める．
4. 注射後の痛みに対しては，冷却（4～6時間ごとに15分間），アセトアミノフェン（1000 mg, 1日2回）〔訳注：日本では1回500 mgを1日3回が上限〕を処方する．
5. 不必要な歩行と立位を避けることで，3～4週間母趾のつま先を保護する．
6. 歩幅を小さくするように勧める．「仕事の行き帰りには時間をかけて歩くようにしてください」．
7. 痛みと腫脹が回復したら（典型的には3～4週間後），母趾屈曲位と伸展位での他動的なストレッチ運動を開始する．
8. 腫脹が再発または持続する場合は，6週間でステロイドの注射を再び行う．
9. 2回の注射を行っても痛みと腫脹が改善しない場合は，足部の単純X線撮影と，整形外科医や足専門治療士への紹介をする．

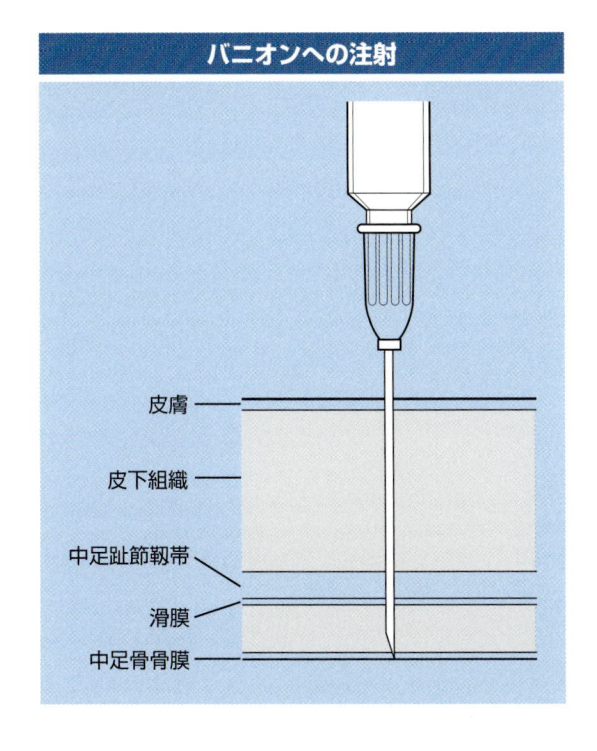

▶手術適応　バニオン切除術は，骨切り，アライメント調整，伸筋腱開放を行い，アライメントと母趾の外見を正常に回復させる手術である．つま先の変形（外反母趾）が著明で，歩行障害があり，関節炎が頻繁に起こる場合には，手術を考慮する．いくつかの手術法があるが，どの方法も，アライメントを改善し，内側関節面にかかる圧を緩和し，機能を改善させるために行われる．手術法はどれも甲乙付けがたいものであり，また術後に関節が動かなくなる可能性があることを，患者に伝えるべきである．患者は，術後に関節が強直する危険性を受け入れなければならない．

▶予後　いったん磨耗の過程が始まれば，それは容赦なく進行する．合併する関節炎や変形は何年もかけて次第に悪化する，ということを患者に伝えるべきである．予防や保護を行える可能性については，あまり強調しすぎてはいけない．進行を遅らせるために，歩行の衝撃と圧力を和らげるた

バニオンへの注射

- 皮膚
- 皮下組織
- 中足趾節靱帯
- 滑膜
- 中足骨骨膜

めの十分なパッドの付いた適切な靴を履くことの重要性を患者に伝えなければならない．単純X線撮影は，母趾のつま先に影響を与える変形性関節症性変化の重症度や整形外科紹介のタイミングを評価するのに有用である．患者には，手術を含めたあらゆる治療法が対症療法である，ということを知らされなければならないし，患者はそのことを理解しなければならない．

第 1 中足趾節（MTP）関節内側滑液包炎
ADVENTITIAL BURSITIS OF THE FIRST METATARSOPHALANGEAL JOINT

最も腫脹している部位（中足骨遠位骨頭）の内側にある滑液包に刺入する．

針：5/8 インチ（1.6 cm），25 ゲージ
深さ：1/4～3/8 インチ〔0.6～1.0 cm，骨から 1/8 インチ（0.3 cm）上方〕
用量：0.5～1 mL の局所麻酔薬と 0.25～0.5 mL の K40（ケナコルト A®40 mg：トリアムシノロンアセトニド）
注意：滑液包は，皮下の脂肪層と滑膜との間に位置する．

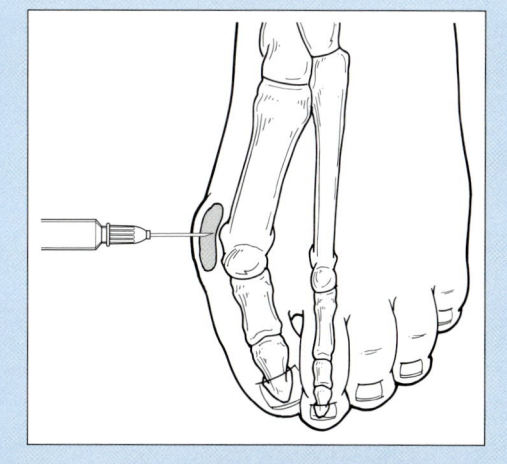

図 11-2　第 1 中足趾節（MTP）関節内側滑液包への注射

▶**病態生理**　第 1 中足趾節（MTP）関節内側にある滑液包は，外反変形—中足骨と近位趾節骨のなす角—が次第に大きくなるに従って，臨床的に重要になってくる．きつい靴により，第 1 MTP 関節へ繰り返し圧と摩擦が加わることにより，滑液包は急性の炎症を起こすに至る．腫脹，発赤，圧痛といった炎症所見は非常に激しいため，しばしば急性の痛風発作と誤診される．しかし，この関節周囲の滑液包炎における炎症は，関節の内側面に限局している．一方，急性の痛風発作における炎症反応は関節全体に影響を及ぼす．

▶**具体的症状**　患者は，母趾の痛みや母趾内側の腫脹と発赤を訴える．

「足の親指が腫れています」．
「靴をこれ以上は履くことができません．親指が靴の内側でこすれるんです」．
「このウォーキングシューズを履くと親指のところがこすれるので，サンダルに履き替えなければなりません」．
「これは痛風発作だと思います」．
「私は確かにずっと外反母趾でした．しかし今は親指そのものが本当に腫れてきました」．

▶**診察所見**　診察では，滑液包の炎症の程度，合併する第 1 MTP 関節の変形性関節症変化と関節可動域の低下について評価する．

診察のポイント

①MTP 関節内側面に腫脹と痛みが存在する．
②MTP 関節に典型的な外反変形（バニオン変形）を認める．
③MTP 関節を伸展屈曲させるとき軽度の痛みが生じる（痛風と対照的）．
④MTP 関節に抵抗を加えながら等尺性に伸展屈曲させても痛みが生じない．

---

①第 1 MTP 関節内側面に急性の炎症が存在する．腫脹，発赤，熱感が，コイン大の領域に存在する．圧痛は，関節内側面で最大である（対称的に，痛風の場合は関節全体にびまん性の圧痛を認める）．蜂窩織炎を合併（まれであるが）しない限り，炎症所見と局所の圧痛が滑液包の境界を越えて広がることは滅多にない．
②典型的なバニオン変形，強剛母趾が存在する．

③MTP関節の関節炎による可動域制限が存在する．最大屈曲伸展を行うと，軽度から中等度の痛みが生じる．これは，急性の痛風発作において，関節の動きに伴って激しい痛みと運動制限が生じるのと対称的である．
④抵抗を加えながら等尺性に母趾を伸展屈曲させても痛みが生じない．足の伸筋腱と屈筋腱は影響を受けない．

▶**X線撮影の適応と方法**　足部のX線撮影を行う．合併するMTP関節の変形性関節症変化が認められる．関節裂隙の狭小化，骨棘形成，外反変形が明らかで，たいていは相当進行している．正面撮影では，軟部組織の腫脹が明らかに認められることがある．石灰化は生じない．

▶**特殊検査の適応**　特殊検査の適応はない．

▶**診断のポイント**　診断は身体所見によって行われる．関節内側の急性の炎症性変化，典型的な外反変形を認め，痛風の所見を認めなければ，診断が強く疑われる．関節表面の組織に局所麻酔ブロックを行うことで，病変が滑液包にあるのか，MTP関節の急性の痛風や急性の変形性関節症の増悪かの鑑別を行うことができる．炎症性の変化が広範囲に広がっていれば，関節穿刺によって診断を確定しなければならない．感染が疑われれば，穿刺液の分析（グラム染色，培養，結晶分析が陰性であることを確認する）を行うことが必須である．

▶**治療目標と治療ステップ** **1** **2** **3**　治療の目標は，急性の腫脹と炎症を緩和し，圧と摩擦を避けることで滑液包炎の再発を防ぐことである．急性の炎症に対しては，ステロイドの局注が好んで行われる．関節の内側面を，直接かかる圧力と摩擦から保護するために，幅広の靴を履き，滑液包上に粘着性パッドを付ける．

ステップ1　足部X線撮影を行う．腫脹がはっきりしていれば滑液包を穿刺し，血液や膿の有無を目で確認し，穿刺液を検査へ提出する（グラム染色，培養，結晶分析）．

- 感染がなさそうであれば（すなわち貫通性の外傷がない，糖尿病がない，血流不全がない），K40（ケナコルトA®40 mg：トリアムシノロンアセトニド）の局注を行う．
- 幅広の靴を履くように勧める．
- MTP内側面にかかる直接の圧や摩擦を緩和するために，フェルトリングや粘着性のバニオンパッド（☞p.312）を勧める．
- 関節内側を冷却すると，痛みや腫脹をコントロールするのに効果的である．
- 外反変形が進行していれば，バニオンシールド（☞p.311）を勧める．
- 歩幅を小さくして，圧や摩擦を緩和する．
- 薬剤が十分に浸透しないため，NSAIDs（イブプロフェンなど）は効果的でない．

ステップ2　〈2〜6週間持続する場合〉
痛みと腫脹が少なくとも50%以上改善しなければ，4〜6週間で再度注射を行う．

- パッドの使用と適切な靴の重要性を再度強調する．

ステップ3　〈8〜10週間経過した回復期〉
予防のために，足にぴったり合った靴を履き，フェルトリングを使用する必要性を強調する．

- バニオン変形が重症で，なおかつ滑液包炎が治りにくい場合は，特に整形外科医への紹介を考慮する．

▶**理学療法の適応と方法**　理学療法は，このような限局した筋骨格系の疾患の治療にはあまり重要な役割を果たさない．急性の炎症に対しては，冷却と挙上が常に奨められる．合併するMTP関節の変形性関節症に対しては，関節可動域を保持するためのストレッチ運動が適応となる．

▶**注射手技**　局所麻酔ブロックは，この関節周囲の疾患と痛風とを鑑別するために行われる．ステ

ロイドの注射は，急性の炎症による症状をコントロールするために行われる．

《体位》患者は仰臥位とし，下肢は伸展させ，足を外旋させる．

《表面解剖と穿刺部位》滑液包はMTP関節内側の突起の上に存在する．穿刺は，滑液包の中心の真上から行う．

《穿刺の角度と深さ》針は皮膚に垂直に穿刺する．深さは1/4～3/8インチ（0.6～1.0 cm）を越えない．

《麻酔》エチルクロライドを皮膚にスプレーする〔訳注：日本では一般的ではない〕．局所麻酔薬を皮下に注入する（0.25 mL）．

《手技》内側アプローチが好んで行われる．麻酔薬を注入したら，針を骨の固い抵抗がある部位まで進め，1/4インチ（0.6 cm）引き抜く（滑液包は関節包のすぐ外側に存在する）．液体を吸引しようとしても，たいていはうまくいかない．感染の危険因子が明らかで，液体の吸引がうまくいかなければ，滑液包内を生理食塩水で洗浄吸引して，検体を培養に提出する．最終的な培養結果を待たずに，経験的に推定される菌種に対して抗菌薬を開始すべきである．感染が明らかに除外されたら，滑液包に0.25～0.5 mLのK40を注射する．

▶注射後の対応

1. 不必要な荷重を避け，3日間は安静にする．
2. 付属のパッド（二重靴下，フェルトリング，モールフォーム）の付いた，ゆったりした，幅広の靴に，足底挿板を組み合わせて履くように勧める．
3. アライメントを改善するために，趾間の詰め物（綿，スポンジなど）を使用するように勧める．
4. 注射後の痛みに対しては，冷却（4～6時間ごとに15分間），アセトアミノフェン（1000 mg, 1日2回）〔訳注：日本では1回500 mgを1日3回が上限〕を処方する．
5. 不必要な歩行と立位を避けることで，3～4週間母趾のつま先を保護する．
6. 歩幅を小さくするように勧める．「仕事の行き帰りには時間をかけて歩くようにしてください」．
7. 痛みと腫脹が回復したら（典型的には3～4週間後），母趾屈曲位伸展位での他動的なストレッチ運動を開始する．
8. 腫脹が再発または持続したら，6週間でステロイドの注射を再び行う．
9. 2回の注射を行っても痛みと腫脹が改善しない場合は，足部の単純X線撮影と，整形外科医や足専門治療士〔訳注：米国では足専門の治療士がいる〕への紹介をする．

▶手術適応　滑液包切除術が治療法としてあげられるが，たいていはバニオン切除術の中で行われる．

▶予後　ステロイドの局注は，急性の炎症症状をコントロールするのに有効である．外反角が大きくバニオンを伴っているときには，滑液包炎はしばしば再発する．手術は，合併するバニオンに対して行われることが多い．バニオンに伴う骨の変形矯正をせずに，滑液包のみを切除した場合は成績が悪い．

中足趾節（MTP）関節滑液包炎への注射

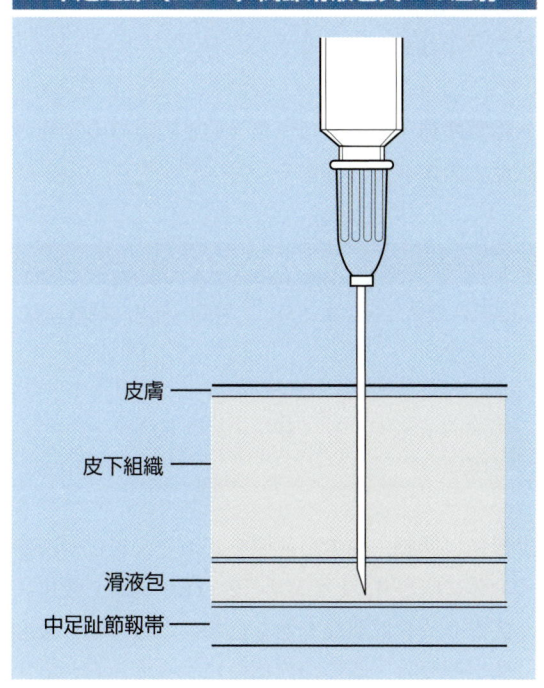

皮膚
皮下組織
滑液包
中足趾節靱帯

痛風 GOUT

関節面の中足骨側または趾節骨側の内側から刺入する．

針：5/8インチ（1.6cm），麻酔は25ゲージ，穿刺は21ゲージ
深さ：3/8～1/2インチ（1.0～1.3cm，腫脹の程度による）
用量：0.5～1mLの局所麻酔薬と0.25mLのK40（ケナコルトA®40mg：トリアムシノロンアセトニド）
注意：何度も穿刺を行うと関節が損傷されるおそれがある．針は骨膜に向けて（滑膜の下へ）進め，関節内に入れる．圧をかけることで，検査可能な十分な関節液を吸引することができる．

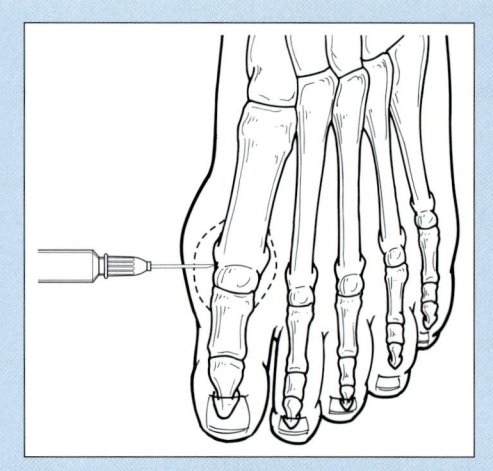

図11-3　急性の痛風発作への注射と関節穿刺

▶**病態生理**　痛風は，急性の，結晶誘発性の，第1中足趾節（MTP）関節の単関節炎である．関節液に尿酸塩結晶が沈着すると，それに対する炎症反応として，急性の腫脹，発赤，熱感が広がる．尿酸の過剰産生（溶血性貧血，白血病，乾癬，細胞のターンオーバーが速い腫瘍などが原因で全体の10％を占める）や，尿酸の排泄減少（腎臓病，アスピリン，ナイアシン，利尿薬などが原因で全体の90％を占める）の結果，関節液が尿酸で過飽和状態になる．繰り返し痛風発作を起こす患者は，代謝異常の原因を突き止めるための検査を受けるべきである．痛風は，肘頭や膝蓋骨前方の滑液包，足背の腱鞘，足趾の小関節にも影響を及ぼすことがある．

▶**具体的症状**　患者は，激しい母趾の痛み，腫れ，発赤や，痛みのために歩けないといった症状を訴える．

「足の親指が激しく痛んで，夜中に目が覚めました」．
「足の親指の痛みが大変ひどく，足の上にシーツを掛けることができませんでした．先生，大変申し訳ないのですが，スリッパしか履くことができません．靴を履くことは到底できません」．
「足の親指がとても赤く腫れています」．
「先生，また足の親指が痛風になりました」．
「足の親指がとても痛いので，足に体重をかけることができません」．
「到底歩くことはできません．足の親指を曲げることもできません」．
「以前に関節炎を患ったことがありますが，こんなにひどくはありませんでした」．

▶**診察所見**　診察では，第1MTP関節の炎症の程度と広がりを評価する．

診察のポイント
①MTP関節に由来する急性の腫脹，発赤，熱感を認める．
②MTP関節に激しい圧痛がある．
③関節をごくわずかに動かすだけで痛みが誘発される．

①母趾に腫脹，発赤，熱感を認める．炎症が関節全体に広がり，1インチ（2.5cm）近位，遠位に広がり，軟部組織を巻き込むこともある．最も強い腫脹は，関節の内側面に沿ってみられる．

②関節全体に激しい圧痛を認めるが，特に内側で強い（これに対して内側滑液包炎では関節の内側面にのみ圧痛を認める）．
③母趾をいずれの方向に動かしても，非常に強い痛みを伴う．患者は，母趾を動かすことを考えただけで，強い不安を感じることが多い．

▶X線撮影の適応と方法　足趾のX線撮影は，再発性や慢性の痛風患者では推奨されるが，初回の痛風発作の患者ではどちらでもよい．初回の痛風発作の患者では，骨や関節の異常は認めない．再発性や慢性の結節性痛風患者では，関節周囲や関節内のびらんを認め，典型的には周囲に薄い硬化像を伴う円形または卵円形のびらんを認める．

▶特殊検査の適応　診断のための検査として，尿酸塩結晶の確認が行われる．光学顕微鏡では，特徴的な針型の尿酸塩結晶を認めるが，これは偏光顕微鏡下では明るい黄色に見え，複屈折性陰性（negative birefringence）とよばれることもある．

▶診断のポイント　第1MTP関節の急性の炎症性単関節炎の診断は難しくない．しかし，急性の痛風発作と，ごくまれに起こる化膿性関節炎を鑑別することは，両者の身体所見がまったく同じであるため困難を伴う．過去に痛風発作の既往がある，血中尿酸値の上昇がみられる，感染の危険因子（糖尿病，血管の機能不全，穿通性外傷の存在など）がないなどの条件がそろえば，痛風と暫定的に診断してよい．さらに，統計学的には，痛風のほうが，感染に比べて少なくとも100倍は発症しやすい．確定診断は，関節液を分析して尿酸結晶の存在を示すことが必要である．感染の危険因子のある患者では，感染の除外のために関節穿刺を行うことが必須である．

▶治療目標と治療ステップ **1 2 3**　治療の目標は，第1MTP関節の急性の炎症をすみやかに緩和することである．

ステップ1　患者の感染への危険因子（糖尿病，血管機能不全，免疫不全など）を評価し，関節液分析（結晶，細胞数，グラム染色，培養）のために関節を穿刺し，血中の尿酸値を測定し，ステロイドの局注を行うか，検査結果を待つかの判断を行う．
- 冷却や足の挙上を勧める．
- 低用量アスピリン，アルコール，利尿薬（可能であれば）や，尿酸排泄を阻害する他のあらゆる薬剤を中止する．
- 靴からの圧を避けるように勧める．
- NSAIDs（イブプロフェンなど）やコルヒチンを処方したり，ステロイドの局注を行うことで，激しい炎症を効果的に鎮めることができる．

ステップ2　〈2～4日後の急性期のフォローアップ〉患者が尿酸過剰産生型か尿酸排泄減少型かを判断するために，24時間尿中尿酸値を測定する．
- 患者が尿酸過剰産生型であれば，尿酸過剰産生の原因を評価する．
- 再発性の痛風発作の場合は，プロベネシド（尿酸排泄低下型）かアロプリノール（尿酸過剰産生型）を処方する．
- プロベネシドやアロプリノールによる治療誘発性の痛風に対してはNSAIDsかコルヒチンを処方する（再発性急性痛風の場合は1カ月，慢性結節性痛風の場合は6カ月）．

ステップ3　〈4～8週間後の長期フォローアップ〉長期にわたる予防治療によって尿酸値が正常範囲になったかどうかを評価するために，血中尿酸値を再度測定する．
- 尿酸を正常範囲内に保つために，プロベネシドやアロプリノールの用量を調節する．

▶理学療法の適応と方法　痛風の治療においては，理学療法はあまり重要な役割を果たさない．冷却と挙上は常に勧められる．他動的な屈曲伸展ストレッチ運動は，関節拘縮が進行するような例外的なケースで，関節可動域を回復させるために行われる．

▶**注射手技** 結晶分析のための関節穿刺を行うため，局所麻酔薬を使用する．ステロイドの注射は，消化性潰瘍，ワーファリン内服中，腎不全などでNSAIDsが処方できないときに適応となる．関節穿刺の手技は，バニオンの治療で行う方法と同様である（☞ p.251）．

《特殊な手技》関節穿刺の内側アプローチが最も安全で容易に行える．滑膜のすぐ外側に局所麻酔薬を注射した後，針を中足骨の骨膜まで進め，0.25 mLの局所麻酔薬を滑膜下に注入する．針をその位置に注意深く保ちながら，関節の内外側から緩やかに圧をかけ，結晶分析のための関節液を1～2滴採取する．針はその位置のまま，0.25 mLのK40（ケナコルトA®40 mg：トリアムシノロンアセトニド）を関節内に注入する．注意：針を関節の中心部まで進めないこと．関節軟骨を損傷させるおそれがある．

▶**予後** NSAIDsとコルヒチンは，急性の関節の炎症を緩和するのに効果的であり，たいていは1～2日で緩和される．ステロイドの関節内注射も効果的であり，痛み，腫脹，発赤は，たいていは数時間で緩和される．いずれの治療でも，3～4日以内にすべての症状や徴候を効果的にコントロールできる．痛風の長期的なコントロールは，予防にかかっている．低用量アスピリン，アルコール，プリン体を多く含む食事，ある種の薬剤（特に利尿薬とナイアシンに注意）は避けなければならない．急性の痛風発作を再発する患者や，慢性の痛風患者に対しては，アロプリノールかプロベネシドを処方すべきである．キサンチンオキシダーゼの競合的阻害薬であるアロプリノールは，尿酸を過剰産生する患者で選択する薬剤である．プロベネシドは，尿酸排泄の低下した患者で，痛風の予防に用いられる薬剤である．痛風患者の90％は排泄低下型なので，ほとんどの患者に対してはプロベネシドを選択するのが理にかなっている．過剰産生型と思われる患者では，尿酸が過剰産生される原因を徹底的に調べるべきである．

槌趾（つちゆび） HAMMER TOES

第1中足趾節（MTP）関節の中心に上方から刺入する．皮膚に局所麻酔を行った後，針を45°の角度で中足骨頭の骨膜に向けて進める．

針：5/8インチ（1.6 cm），25ゲージ
深さ：中足骨頭の骨膜まで 3/8～1/2 インチ（1.0～1.3 cm）
用量：0.5～1 mLの局所麻酔薬と0.25 mLのK40（ケナコルトA®40 mg：トリアムシノロンアセトニド）

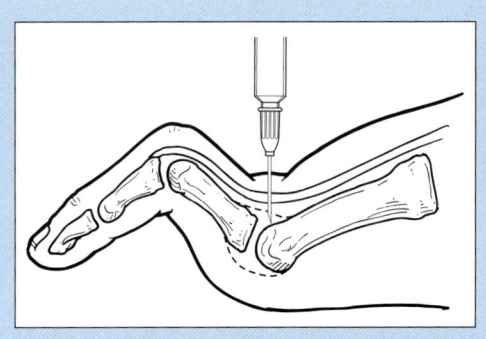

図11-4 槌趾において急性炎症を起こした第1中足趾節（MTP）関節への注射

▶**病態生理** 槌趾は，足の伸筋腱拘縮によって引き起こされる母趾の変形を表す用語である．中足骨部痛（metatarsalgia）は，第1中足趾節（MTP）関節の痛みを表すために使われる用語である．腱が徐々に柔軟性を失うにつれて，次第にMTP関節が伸展し，近位趾節間（PIP）関節が屈曲し，結果的に槌型の変形に至る．これらの関節にかかる圧によって，足底には胼胝が，足背には鶏眼ができる．両者とも，突出した骨の上の皮膚が肥大したものである．槌趾は，伸筋腱が長年にわたって緊張し柔軟性を失った最終的な結果である．長年にわたる変形に先立って中足骨部痛がみられることがある．槌趾が進行する前に，診察で伸筋腱の緊張を認めることがある．

▶**具体的症状** 患者は，趾球部の痛み，胼胝，母趾の外見異常を訴える．

「足の親指が曲がっています」．
「これ以上足の親指を曲げることができません」．
「まるで大理石の上を歩いているようです．厚いタコが足の裏にあるんです」．
「足の親指の皮膚が厚くなり始めました」．
「足の親指が靴とこすれ合います」．
「一日が終わると足の親指が痛いです．足の裏の丸いところが痛いです」．

▶**診察所見** 診察では，足の伸筋腱の柔軟性，MTP関節の痛みと肥厚，鶏眼と胼胝について評価する．

診察のポイント
① 伸筋腱の緊張を認める．特に足関節を底屈したときに著明である．
② MTP関節の直上に圧痛を認める．
③ MTPスクイーズ徴候（squeeze sign）が陽性である．
④ 鶏眼と胼胝を認める．
⑤ 槌趾変形を認める．

① 槌趾変形は，この疾患の典型的な最終像である．このように関節拘縮が固定する前に，すべての患者で，足背の伸筋腱が緊張したり部分的に拘縮したりしている．これは足関節を最大底屈させた際に最もよくわかる．この肢位で，患者は突っ張り感や痛み，あるいはその両方を感じる．この突っ張り感は，足背や下腿の前面に感じられることがある．
② 個々のMTP関節に圧痛を認めることがある．関節を上下から圧迫し，MTP関節の突起を指でぐりぐりともむことで，圧痛は最もよく誘発される．
③ 関節の炎症が強ければ，MTPスクイーズ徴候（squeeze sign）は強い痛みを伴う．この手技は，すべてのMTP関節を同時に側方から圧迫する

ものだが（内側から外側へ向けて），第 2～4 MTP 関節が一直線に並ぶように，検者のもう一方の手でこれらを保持しておく．

④状態が進行すると，PIP 関節の背面の鶏眼や MTP 関節底面の胼胝がみられる．これらの異常は槌趾変形が固定する前段階でみられるが，MTP 関節の突起の上に持続的に圧力が加わった結果生じるものである．生体は，骨突起の上の皮膚を肥大させることで，関節を保護しようとするのである．

⑤典型的な槌趾変形は，この状況の最終像であり，関節は強直する．

▶X 線撮影の適応と方法　足趾の X 線撮影はルーチンには推奨されない．進行例では，側面像で典型的な槌趾変形を認めるが，身体所見で評価できないような付加的情報を得られることは滅多にない．X 線撮影は非典型例（重度の腫脹，普通でない色素沈着，足趾の病変部位が不均等など）では施行すべきである．対称的にみられる激しい圧痛と腫脹は，関節リウマチを示唆する．過度な骨肥大は，MTP 関節の変形性変化を示唆する．広範囲の腫脹と色素脱失は，反射性交感性ジストロフィーや感染症を示唆する．

▶特殊検査の適応　骨シンチが適応になることはまれである．関節穿刺は不可能である．

▶診断のポイント　診断は，足趾球部の痛みの病歴，局在する中足骨部痛という身体所見に基づいて行われ，進行例では典型的な槌趾変形も認める．典型的な変形がなければ，診断は確定しにくい．こうした初期の所見をまとめて中足骨部痛と称することが多い．このような患者は，痛みを伴う伸筋腱の緊張について，頻繁に診察を行う必要がある．

▶治療目標と治療ステップ **1 2 3**　治療の目標は，足背の伸筋腱の伸展（ストレッチ）を行うこと，足趾のアライメントを再建することである．伸筋腱の他動的ストレッチ運動が，治療として行われる．しかし，古典的な槌趾変形が進行すれば，外科的な矯正が行われる．

ステップ 1　病期の決定を行い（初期の中足骨部痛なのか進行した槌趾変形なのか），進行例では X 線撮影を行い，冒されている MTP 関節の数を記録する．
- 下方向への伸筋腱の他動的ストレッチ運動を行う（手動的なストレッチ運動，石を拾い上げる，タオルをつかむなど）．
- 中足骨頭への圧を緩和し，胼胝の進行から MTP 突起部を保護するためのパッド付き足底板（☞ p.310）を使用する．
- つま先の幅の広い靴を勧める．
- 変形の完成した進行例には，4 つの MTP の裏に当てる槌趾用装具（☞ p.312）を処方する．
- 大きい鶏眼や胼胝は外来で鋭利なメスで削り，軽石ややすりで行う日々のホームケアを勧める．
- 趾間のパッドとして，綿球，スポンジ，ゴムの詰め物などを勧める．
- 歩行や立位，荷重のかかる活動を制限する．
- 関節に加わる動きやストレスを減らすために，歩幅を小さくする．

ステップ 2　〈4～6 週間持続する場合〉
MTP 関節を非常に痛がる患者に対しては，最も痛みのある MTP 突起部に K40（ケナコルト A® 40 mg：トリアムシノロンアセトニド）を局注する（注射は 1～2 つの足趾に限る）．
- ストレッチ運動の重要性を再度強調する．

ステップ 3　〈3～4 カ月持続する慢性例〉
関節の炎症が持続している場合は，再度注射を行う．
- 症状と変形が持続する場合は，屈筋腱切除術や関節形成術などの目的で外科へ紹介することを考慮する．

▶理学療法の適応と方法　槌趾の急性期治療と予防において，理学療法は重要な役割を果たす．治療の主眼は，伸筋腱の他動的および自動的ストレッチ運動である．足をぬるま湯か温かい湯に 15 分間

浸してから(水の振動によるマッサージが行えれば理想的)、足趾をMTP関節でしっかり把持し、底屈の方向へ他動的に屈曲させる。1日に1～2回、20～25セットのストレッチ運動を行う。これらの運動は、足関節と足を中間位に保って行うのが理想的である。柔軟性が回復したら、ストレッチ運動をしっかり行うために、足関節をさらに底屈させるようにする。そうすれば下腿前面に引っ張られるような感覚が生じるはずである。他動的ストレッチ運動のプログラムが終了したら、より柔軟性を高め、将来の問題を予防するために、自動的ストレッチ運動を開始する。自動的ストレッチ運動の例として、足趾を丸めるように上下させたり、毛羽の長いじゅうたんを足趾でつまんだり、石を1つずつ拾い上げたり、小さく丸めたタオルを拾い上げたりする運動がある。

▶**注射手技** 治療は、ストレッチ運動、パッドの使用、二次的にできる鶏眼や胼胝の治療、つま先が幅広の靴の使用などに重点を置く。局所のステロイドの注射は、1つまたは2つの関節に限局した急性の炎症に対して行われることが多い。

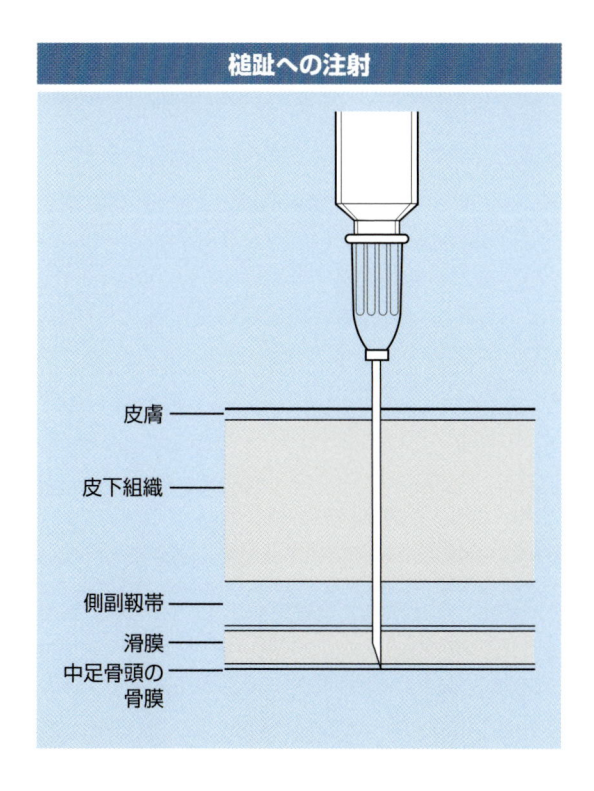

《体位》患者は仰臥位とし、下肢は伸展させ、足を底屈させる。

《表面解剖と穿刺部位》MTP関節の突起を上方下方から触れ、マーキングする。穿刺部位は、MTP関節の2つの突起の間の中心で、これは趾間(web space)から約1/2インチ(1.3 cm)近位の場所である。

《穿刺の角度と深さ》針は皮膚に45°の角度で穿刺し、最も炎症の強い関節に向けて進める。滑膜までの深さは3/8～1/2インチ(1.0～1.3 cm)である。

《麻酔》エチルクロライドを皮膚にスプレーする〔訳注:日本では一般的ではない〕。局所麻酔薬を皮下(0.25 mL)と滑膜のすぐ外側3/8インチ(1.0 cm, 0.25 mL)に注入する。関節内はごく小さい容量しかないので、麻酔薬はすべて関節外に注入するようにする。

《手技》MTP関節へ背側からのアプローチが行われる。25ゲージの針をMTP関節の正中へ向け、中足骨頭に対して45°の角度をつけて進める〔一般的に中足骨頭の1/2インチ(1.3 cm)下方に向ける〕。麻酔薬は滑膜のすぐ外側に注入する。次に最初のシリンジを外し、ステロイドを入れたシリンジに付け替える。針を骨膜に向けて進め、骨と同じ高さに把持し、0.25 mLのK40を注入する。滑膜の下方(内側)に注射すると関節内注射となる。

▶**注射後の対応**
1. 不必要な荷重を避け、3日間は安静にする。
2. ゆったりした、つま先が幅広の靴に、パッド(二重靴下、パッド付き足底板、パッド付足底支持板、槌趾用装具など)を付けて履くように勧める。
3. アライメントを改善させ、かかる圧を最小限にするために、母趾の詰め物(綿、スポンジなど)を使用するように勧める。
4. 注射後の痛みに対しては、冷却(4～6時間ごとに15分間)、アセトアミノフェン(1000 mg, 1日2回)〔訳注:日本では1回500 mgを1日3回が

槌趾への注射

皮膚
皮下組織
側副靱帯
滑膜
中足骨頭の骨膜

上限〕を処方する．
5. 不必要な歩行と立位を避けることで，3～4週間母趾を保護する．
6. 歩幅を小さくするように勧める．「仕事の行き帰りには時間をかけて歩くようにしてください」．
7. 3～4週間経過後，足趾屈曲位での他動的なストレッチ運動（手動的なストレッチ運動，石を拾い上げる，タオルをつかむ，毛羽の長いじゅうたんをつかむなど）を開始する．
8. 痛みが再発または持続する場合は，6週間でステロイドの注射を再び行う．
9. 2回の注射を行っても痛みと腫脹が改善しない場合，PIP関節の拘縮が固定した場合，患者が関節固定術を受けたいと希望する場合は，足趾の単純X線撮影と，整形外科医や足専門治療士〔訳注：米国では足専門の治療士がいる〕への紹介をする．

▶**手術適応**　伸筋腱の拘縮が進行した結果，MTPとPIP関節が強直してしまい，槌趾変形が固定した場合は，関節形成術の適応である．PIP関節に入り（関節包切開），伸筋腱を開放（腱切除），側副靱帯を切断，基節骨遠位端を切除（関節形成）し，キルシュナー鋼線を骨中心部に通すことで，まっすぐになった足趾をその位置で数週間固定する（骨癒合）．

▶**予後**　伸筋腱のストレッチ運動を毎日行い，つま先が幅広の靴を履き，パッド付き足底板や槌趾用装具，綿やゴムの詰め物を使用することで，この疾患の早期（痛みの強い中足骨部痛の段階，足趾が不可逆に変形する前）の治療はうまくいく．数カ月かけて定期的にストレッチ運動を行うことにより，痛みの強い中足骨部痛は緩和され，腱の拘縮が固定するのを予防でき，反応性の肥厚性の鶏眼や胼胝の形成を緩和するのに役立ち，手術の必要性を未然に防ぐことができる．

▶ モートン神経腫 MORTON'S NEUROMA

趾間部の 1/2 インチ（1.3 cm）近位に上方から刺入する．

針：5/8 インチ（1.6 cm），25 ゲージ
深さ：5/8〜3/4 インチ（1.6〜1.9 cm，横中足靱帯の下方）
用量：0.5 mL の局所麻酔薬と 0.25 mL の K40（ケナコルト A®40 mg：トリアムシノロンアセトニド）

注意：この注射は指ブロックと同様である．

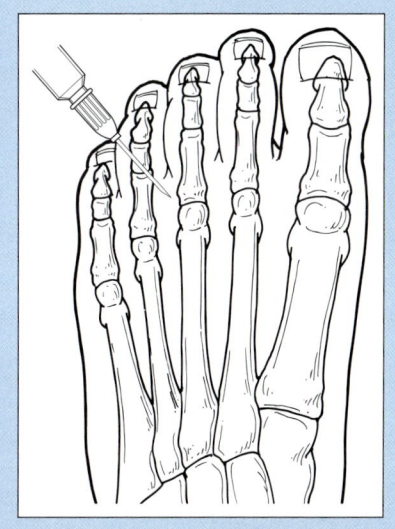

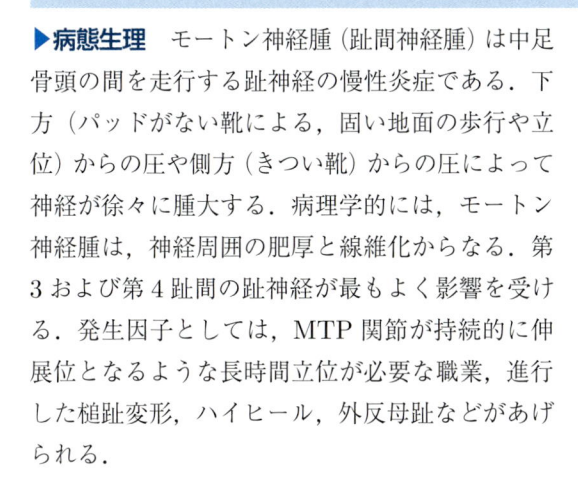

図 11-5　モートン神経腫への注射

▶ **病態生理**　モートン神経腫（趾間神経腫）は中足骨頭の間を走行する趾神経の慢性炎症である．下方（パッドがない靴による，固い地面の歩行や立位）からの圧や側方（きつい靴）からの圧によって神経が徐々に腫大する．病理学的には，モートン神経腫は，神経周囲の肥厚と線維化からなる．第 3 および第 4 趾間の趾神経が最もよく影響を受ける．発生因子としては，MTP 関節が持続的に伸展位となるような長時間立位が必要な職業，進行した槌趾変形，ハイヒール，外反母趾などがあげられる．

▶ **具体的症状**　患者は，趾間の痛みや 2 つの隣接する足趾の側面に沿ったしびれを訴える．

「この 2 本の指がしびれています」．
「指の間がとても痛みます」．
「きつい靴を履くと足がうずきます」．
「右足に全体重をかけたら，うずくような痛みが走ります」．
「心地よく履けるのはサンダルだけです」．
「足の中指と薬指の感覚がありません」．

▶ **診察所見**　中足骨頭の間の場所に局所の圧痛がないかどうか，隣接する 2 本の足趾の皮膚の感覚がなくなっていないかどうか確認する．

診察のポイント

① 趾間部に最大の圧痛を認める．
② MTP スクイーズ徴候（squeeze sign）によって痛みが誘発される．
③ MTP 関節の他動的可動域は痛みを伴わない．
④ 隣接する 2 本の足趾の内側面に沿って感覚が消失する（進行例）．
⑤ 診断を確定するために趾神経ブロックを行う．

① 局所の圧痛は，中足骨頭の間の趾間部で最も強い．これは中足骨部痛（metatarsalgia）で中足骨頭に圧痛を認めるのとは対照的である．趾間の痛みを誘発するには，強い圧を加えなければならない．
② 中足骨頭を側方から（内側から外側に）圧迫することでも痛みが再現される．この圧迫によって電気ショックのような痛みが引き起こされ，隣接する 2 本の足趾の先端まで痛みが走る．
③ 合併症のないケースでは，MTP 関節を他動的

に動かしても痛みを伴わない．
④進行例では，隣接する2本の足趾の内側面に沿って感覚が消失する．軽い触覚や痛覚が減弱することもある．
⑤趾神経ブロックを行うと，局所の圧痛やMTPの側方圧迫による痛みは消失する．

▶**X線撮影の適応と方法**　足部のX線像は正常である．単純写真では特徴的な変化は認めない．

▶**特殊検査の適応**　診断確定のために局所麻酔ブロックが行われる．

▶**診断のポイント**　隣接する2つのMTP関節の趾間の痛みや局所の圧痛があれば，暫定的に診断される．確定診断のためには，横中足靱帯下方に位置する趾神経をブロックすることによって痛みが緩和されることが必要となる．依然として診断に疑問が残る場合や，保存的治療で患者の症状が緩和されない場合は，確定診断を行うために整形外科的な診察が必要になることがある．

▶**治療目標と治療ステップ** **1 2 3**　治療の目標は，神経に加わる圧を緩和し，関連する炎症を取り除くことである．治療法の1つとして，つま先が幅広の靴を履き，柔らかい足底板と趾間のパッド付き詰め物を使用することがあげられる．

ステップ1　最強の圧痛が，中足骨頭の上にある（中足骨部痛）か，趾間部にある（神経腫）かを同定し，隣接する2本の足趾の感覚を評価する．
- 側方からの神経の圧迫を緩和するために，つま先が幅広の靴を勧める．下方からの圧迫から神経を保護するために，軟らかいパッド付き足底板（☞ p.310）を勧める．
- 罹患足趾の間に，綿かゴムの詰め物を挟むようにする（☞ p.312）．
- 不要な荷重はすべて制限する．
- 関節にかかる動きを小さくし，神経に加わる圧迫を緩和するために，歩幅を小さくする．

- NSAIDsの処方は避ける．これらの組織へは薬剤が十分に分布しないので，NSAIDsは効果がない．

ステップ2　〈4〜6週間持続する場合〉
K40（ケナコルトA®40 mg：トリアムシノロンアセトニド）を局注する．
- 適切な靴を履くことの重要性を再度強調する．
- 症状が50%以上改善しない場合は，4〜6週間で再度注射を行う．

ステップ3　〈3カ月持続する慢性例〉
6週間隔で行った2回の注射でも症状がコントロールできない場合は，足専門治療士〔訳注：米国では足専門の治療士がいる〕への紹介や，手術目的で整形外科医への紹介を考慮する．
- 「手術の方法によっては永久に足のしびれが残ることがあります」と患者に伝える．

▶**理学療法の適応と方法**　モートン神経腫の治療において，理学療法はあまり重要な役割を果たさない．

▶**注射手技**　局所麻酔は診断確定のためにしばしば行われる．パッドの使用，保護，靴の変更などを行っても症状がコントロールできないときは，ステロイドの注射を行う．

《体位》患者は仰臥位とし，下肢は伸展させ，足を30°底屈させる．

《表面解剖と穿刺部位》MTP関節の突起を上方下方から触れ，マーキングする．穿刺部位は，MTP関節の2つの突起の間の中心で，趾間部の約1/2インチ（1.3 cm）近位である．

《穿刺の角度と深さ》針は皮膚に垂直に穿刺し，横中足靱帯（中足骨頭の間）を貫いて下方に進める．横中足靱帯までの深さは3/8〜1/2インチ（1.0〜1.3 cm）で，神経までの深さは5/8〜3/4インチ（1.6〜1.9 cm）である．

《麻酔》エチルクロライドを皮膚にスプレーする〔訳注：日本では一般的ではない〕．局所麻酔薬を皮下

モートン神経腫への注射

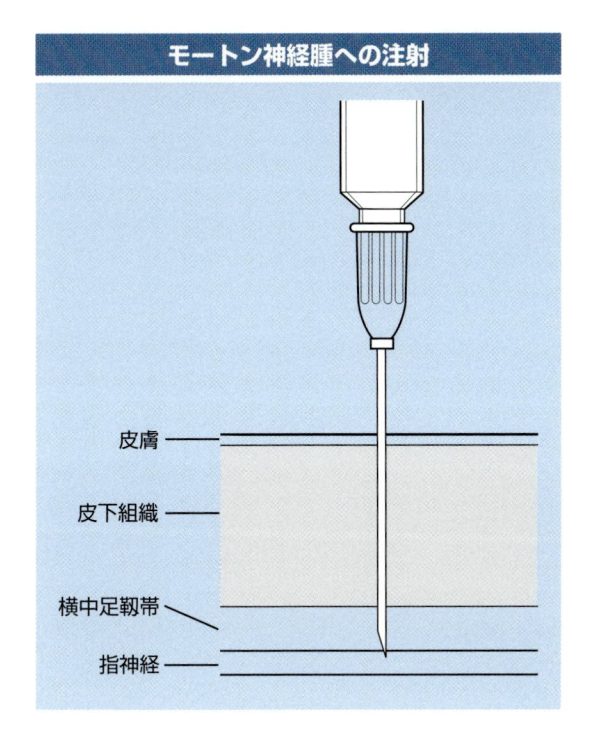

皮膚
皮下組織
横中足靱帯
指神経

(0.25 mL)，横中足靱帯 (0.25 mL)，靱帯の直下 (0.25〜0.5 mL) に注入する．横中足靱帯の下に正確に注入されたら，隣接する2本の足趾の内側がしびれるはずである．

《手技》背側からのアプローチが行われる．中足骨頭を触知する．25ゲージの針をMTP関節突起の間に刺入し，横中足靱帯の固い抵抗を感じる部位まで（わずかに）進める．この深さで麻酔薬を注入した後，靱帯を貫いて針を進める．しばしば，プツッという感覚や抜ける感覚を感じる．0.25〜0.5 mLの麻酔薬を注入した後に，再度患者を診察する．局所の圧痛とMTPスクイーズ徴候が緩和されれば，K40を注射する．

▶**注射後の対応**

1. 不必要な荷重を避け，3日間は安静にする．
2. ゆったりした，つま先が幅広の靴に，パッド（二重靴下，パッド付き足底板，パッド付き足底支持板など）を付けて履くように勧める．
3. アライメントを改善させ，かかる圧を最小限にするために，趾間の詰め物を使用する．
4. 注射後の痛みに対しては，冷却（4〜6時間ごとに15分間），アセトアミノフェン（1000 mg，1日2回）〔訳注：日本では1回500 mgを1日3回が上限〕を処方する．
5. 不必要な歩行と立位を避けることで，3〜4週間母趾を保護する．
6. 歩幅を小さくするように勧める．「仕事の行き帰りには時間をかけて歩くようにしてください」．
7. 痛みが再発または持続する場合は，6週間でステロイドの注射を再び行う．
8. 2回の注射を行っても痛みのコントロールができない場合，永久にしびれが残る可能性があっても患者が手術を受けたいと希望する場合は，足趾の単純X線撮影と，整形外科医や足専門治療士への紹介をする．

▶**手術適応** 症状が難治の患者は，神経の転位，エチルアルコール注入による硬化，根治的な神経腫切除の中から治療法を選択することができる．神経の硬化や根治的な切除を受けた場合，術後にしびれが残る可能性があるということを，患者に知らせなければならない．

▶**予後** 6週間隔で行う2回の連続したステロイドK40の注射と，一般的なフットケアの組み合わせは，趾神経の神経周囲の炎症と線維化を緩和するのに有効である．トリアムシノロン誘導体は，神経周囲の線維化に大きな効果があるため，モートン神経腫の治療に際して好んで使用される．トリアムシノロンは，プレドニゾロンやベタメタゾンに比べて，線維化に対しては4〜5倍の効果がある．トリアムシノロンは，皮下脂肪を萎縮させる効果（脂質分解効果）も4〜5倍ある．神経周囲の線維化の改善は緩徐であるため，手術に進む前に，少なくとも2カ月間は状態を観察すべきである．炎症が改善し，侵襲的な刺激が除去された後も，神経損傷が改善されるには数カ月かかる．数カ月以上にわたって症状が持続する場合は，神経腫切除術を考慮することがある．

第II部

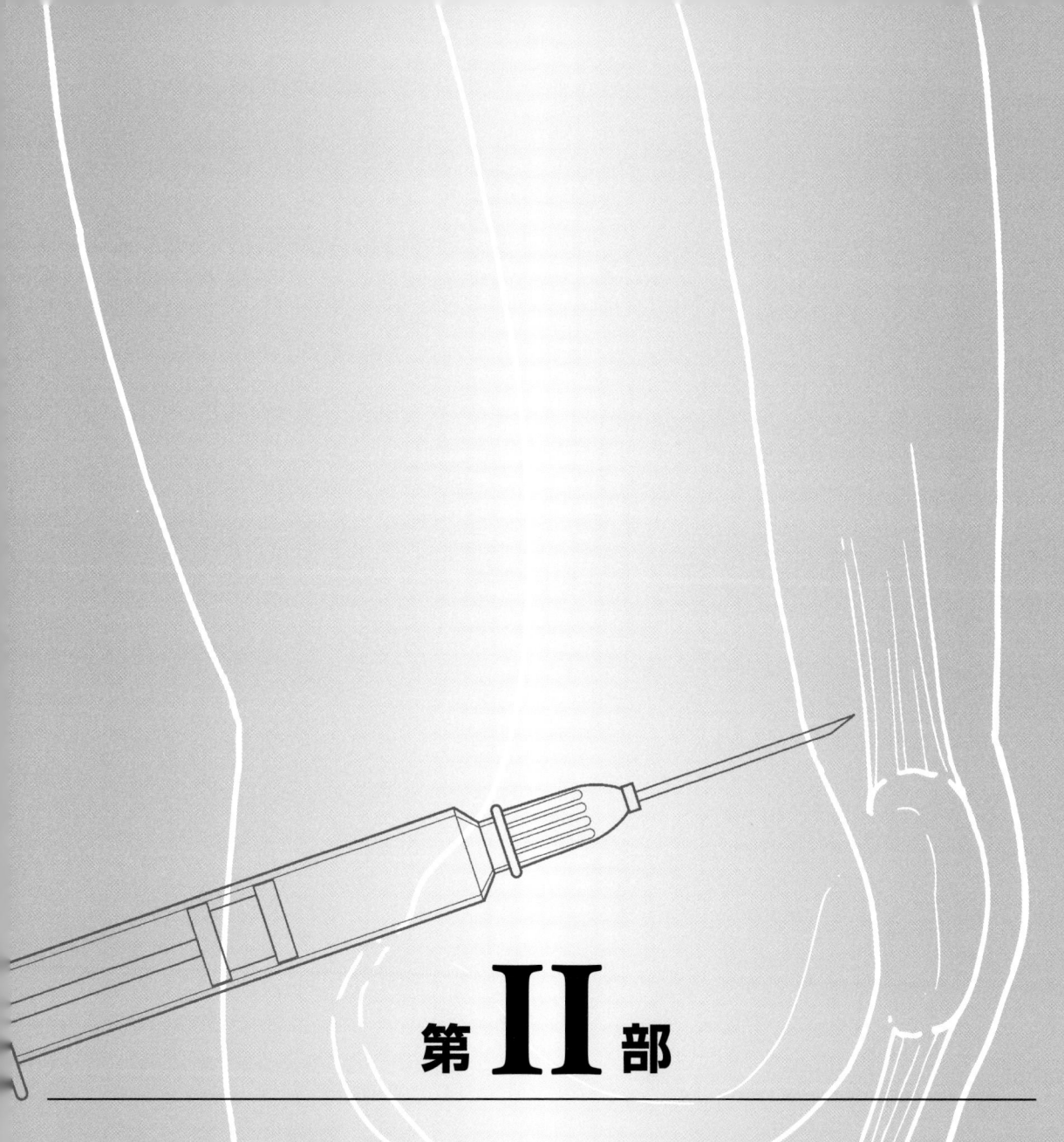

プライマリ・ケア
整形外来で行われる骨折治療，
画像・検査手技，
装具・リハビリテーション

CHAPTER 12 プライマリ・ケアでよく出会う骨折

骨折について

大きな外傷（大腿骨頸部骨折，脛骨らせん骨折など）が関連した骨折の多くは救急外来で評価され，直接骨折の専門家に任せられるが，もっと軽い外傷に関連した骨折や繰り返される外傷に伴う骨折はしばしば夜間外来や診療所で評価される．プライマリ・ケア医の役割は，①最初のX線撮影を指示すること，②骨折のタイプと重症度を診断すること，③骨折の専門家への紹介を必要とする複雑なものかどうかを確認すること，④初期治療を行うことである．プライマリ・ケア医は最初の評価，トリアージの過程の中で，そして治療計画を進めるうえで重要な役割を担う．骨折の治療の知識の欠如は診断を遅らせ，神経血管系の合併症や，変形癒合，偽関節といった不十分な治療結果を引き起こしたり，訴訟に巻き込まれたりし得るのである．

人口のほぼ半分の人たちはいつか骨折を経験するので，骨折は外来で最もよく出会う疾患の1つとなる．10のよくある骨折の部位を表12-1に記した．足関節（腓骨の遠位）と手関節（橈骨）の骨折が多くを占める（約40％）．10のよくある骨折はすべての骨折のうちの90％を占める．すべての骨折の10～15％だけが観血的整復と内固定，もしくは特別な整復後のギプス固定を必要とするため，プライマリ・ケア医は多くの普通の骨折の治療について熟知し，自信をもてるようになるべきである．骨折治療の技術向上には，次のことをプライマリ・ケア医が理解することが必要である．①骨折の分類，②どの骨折が手術なしで治療できるか（表12-3），③どの骨折が専門医の意見を必要とするか（表12-2），④どの装具，シーネ，ギプスが固定に使われるか（表12-3）．

骨折は位置，近隣関節の損傷，骨片の転位，骨片の数，骨片の安定性，軟部組織損傷の合併によって分類される．近くの関節部を含まない骨折は関節外骨折といわれる．転位のない関節外骨折のほとんどは手術なしで治療することができる．関節内骨折，特に関節表面の性状がスムーズでない骨折や，関節の支持組織も損傷されたものは一般に観血的整復や内固定が必要となり，整形外科医に紹介するべきである．同様に多数の骨片（粉砕）がある，激しい転位（角度）がある，皮膚の開放創（複合）がみられる骨折は，ほとんどが不安定，もしくは感染の危険性があり整形外科医に紹介するべきである〔訳注：本書の最後にある付録のページにも整形外科医への紹介を必要とする骨折の一覧を表にしてあげてある（☞ p.342）〕．

特殊なタイプの骨折で，外傷の関与のはっきりしない骨折の場合，患者はまずプライマリ・ケア医を受診することがほとんどなので，プライマリ・ケア医はそれを発見し，評価し，治療を開始する医師として重要な役割を担っている．そこに含まれる骨折としては，①重症な捻挫に関連した剥離骨

表12-1 骨折の分類

骨折の位置	割合（％）
●足関節	23
●手関節	17
●指（指骨）	14
●つま先	7
●肋骨	7
●膝（脛骨，膝蓋骨）	7
●鎖骨	6
●肘	6
●足根骨	3
●大腿骨頸部	2
●その他	9

表 12-2　手術にて治療する骨折

骨折/脱臼の種類	整形外科医への紹介の理由
整形外科手術目的の紹介を必要とする骨折	
● 関節内の多くの骨片	変形性関節症と変形癒合の危険あり
● 脱臼を伴った骨折	整復の困難さと変形性関節症の危険性あり
● 転移性骨病変	病的骨折の危険性
● 粉砕骨折	偽関節，直線的に癒合しない危険性
● 複雑骨折	感染合併の危険性
● 神経，血管系損傷を伴った骨折	軟部組織損傷

表 12-3　手術しないで治療する骨折

骨折/脱臼	固定もしくは治療内容
一般的な手術をしないで治療する骨折	
● すべての疲労骨折	走る，立位，繰り返し使うことを減らす
● すべての転位のない関節外骨折	3～6 週間ギプス固定
● 多くの小さな骨片の剝離骨折	2～4 週間ギプス固定
● ある種の転位のない単片の関節内骨折	4～6 週間ギプス固定
上腕骨	
● 骨片の転位が 1 cm 未満，もしくは骨折の屈曲転位が 45° 未満	上腕吊り下げギプス包帯（hanging cast）と（肩関節の）振り子運動
鎖骨	
● 関節外で中央から近位 1/3	8 の字帯（鎖骨バンド）もしくはシンプルな三角巾
● 中心 1/3	8 の字帯（鎖骨バンド）もしくはシンプルな三角巾
● 転位のない遠位 1/3	8 の字帯（鎖骨バンド）もしくはシンプルな三角巾
肘関節	
● 骨折のない脱臼	遠位側へ引っ張ることによる徒手的整復
● 転位のない橈骨頭の骨折	三角巾と可動域訓練
● 転位のない橈骨または尺骨の骨折	長上肢ギプス固定
手関節	
多くの橈骨の遠位部の骨折で骨の短縮なし，または屈曲転位の 20° より小さい骨折	網目状手指牽引〔訳注：指にはめる網目状の装具〕牽引＋シュガートングシーネ＋短上肢ギプス固定
手指	
● ボクサー骨折（第 5 指中手骨），屈曲転位が 40° 未満	手掌のシーネ固定（外すことが可能な）
● 中手指節（MP）関節の掌側への脱臼で 2～3 mm 以内の剝離骨折を伴うもの	橈側または尺側ギプスシーネ固定
● 転位のない母指の関節外中手骨骨折	母指スパイカギプス＋可動域訓練
● 母指中手指節（MP）関節の背面へ脱臼のあるもの（1 回で整復可能なら）	背面を覆うシーネ固定
● ゲームキーパー母指（母指 MP 関節尺側側副靱帯損傷），不完全な断裂	背面を覆うシーネ固定
● 近位と中間の指骨の関節外の骨折（転位がなく回旋または屈曲転位のない）	隣接指とのテーピング（buddy-taping）＋可動域訓練
● 剝離骨折のない急性のボタン穴外傷	近位指節間（PIP）関節伸展位のシーネ固定＋指関節の可動域訓練

（続く）

表 12-3 手術しないで治療する骨折（続き）

骨折/脱臼	固定もしくは治療内容
● volar lip 骨折〔訳注：中節基部での掌側板基部の剥離骨折〕のない近位指節間（PIP）関節の脱臼	橈側または尺側ギプスシーネ固定を2週間，その後隣接指とのテーピング（buddy-taping）を行う
● すべての末節骨の骨折	かぶせ式シーネ
● 多くの槌状指	かぶせ式シーネまたは最大伸展位での背側アルミニウムシーネ固定
● Mallet 骨折，2〜3mm 以内の転位	かぶせ式シーネ
胸部	
● 肋骨骨折，肺損傷を伴わない	幅の広いブラ，エースラップ（弾性包帯），胸部固定帯
骨盤	
● 転位のない，関節でなく，極小の痛み	松葉杖での歩行
大腿骨頚部	
● 寝たきり患者での頚部骨折	長めのベッド上安静
● 何週間かすでに経ている頚部骨折	非荷重の松葉杖利用の後，松葉杖歩行
● 疲労骨折	ベッド上安静もしくは松葉杖利用，もしくはランニングを減らす
● 大腿骨阻血性壊死	松葉杖利用
膝関節	
● 膝蓋骨，転位のない無傷の大腿四頭筋	膝蓋骨の型を合わせた長下肢ギプス固定
● 関節ラインの剥離骨折	ベルクロ下肢伸展装具
● 機械的なロッキングまたは滲出物のない離断性骨軟骨炎	下肢伸展挙上（筋力強化）運動と経過観察
● 脛骨粗面の辺縁が 10° 未満	長下肢ギプス固定
脛骨	
● すべての脛骨疲労骨折	走らないもしくは，走ることを減らす
● 最も転位の小さな脛骨の骨折（足の短縮が1cm 未満，または屈曲転位が 10° 未満）	膝蓋骨の上，脛骨のまんなかの型をとり，足関節は中間位，膝を5°曲げての長下肢ギプス固定
腓骨	
● すべての腓骨骨折	短下肢歩行ギプス固定で痛みをコントロールするか，立位と歩行を減らすことで対応
腓腹筋	
● 腓腹筋損傷	走らず，立位や歩行も減らしてテーピングを使用
足関節	
● 単一の小さな剥離骨折	短下肢歩行ギプス 2〜4 週間
● 転位のない 1 つの果骨折	Jones 包帯とその後の短下肢歩行ギプス固定を 4〜6 週間
● 安定した 2 カ所の果骨折	Jones 包帯とその後の短下肢歩行ギプス固定を 4〜6 週間
● 距骨の後ろの突起	短下肢歩行ギプス固定を 4〜6 週間
● 距骨の側面の突起（転位のない）	短下肢歩行ギプス固定を 4〜6 週間
踵骨	
● 多くの関節外骨折（転位した後方突起の骨折を除いて）	5日ベッド上安静，Jones 包帯，短下肢歩行ギプス固定で，最初は松葉杖を使い非荷重で，その後緩やかに荷重を加えていく
距骨	
● 剥離骨折，転位のない頚部骨折	短下肢歩行ギプス固定 8〜12 週
舟状骨	
● 剥離骨折，疲労骨折，結節部骨折（大きい骨片除く）	短下肢歩行ギプス固定 4〜6 週

（続く）

表 12-3 手術しないで治療する骨折（続き）

骨折/脱臼	固定もしくは治療内容
下肢	
● ヒールパッド（heel-pad）症候群	ヒールカップまたは靴の中底
● すべての第 5 中足趾節（MTP）関節の剥離骨折	短下肢歩行ギプス固定 2〜4 週間
● 第 5 趾の Jones 骨折〔訳注：第 5 中足近位骨幹部の疲労骨折〕（転位のない）	Jones 包帯とその後の短下肢歩行ギプス固定 3〜4 週間
● 転位のない中足骨骨折	短下肢歩行ギプス固定で最初は松葉杖を使い非荷重で 2〜3 週間，その後荷重を加えて 2 週間
● すべての中足骨疲労骨折	正しく支持する靴と立位・歩行の制限
● 粉砕や軟部組織の損傷のない第 1 足趾の骨折	テーピングと正しく支持する靴のみか短下肢歩行ギプス固定を 2 週間
● 粉砕や軟部組織の損傷のないほぼすべての種子骨折	短下肢歩行ギプス固定 3〜4 週間，その後，正しく支持する靴
● その他の足趾骨の骨折	足趾間に綿球を入れてテーピング

折や転位のない骨折，②スポーツ選手やダンサー，軍人の疲労骨折，③骨粗鬆症による脊椎圧迫骨折，④高齢者や肺気腫患者の肋骨骨折，⑤阻血性壊死による大腿骨頭の圧潰，⑥大腿骨頭の無症候性骨折，⑦脊椎，大腿骨，脛骨，上腕骨の転移による病的骨折がある．これらのすべての骨折は早期の診断をつけるためにまず疑ってみることが重要であり，そして X 線検査によって確認することが多くの場合必要となる．

次のセクションでは骨折の分類，整形外科医への紹介の基準，外科的に治療する場合の治療プラン，保存的に治療する場合の詳細について述べる．そのリストは広範囲にわたるが完全に包括的なものではない．もし骨折の安定性や骨折の関節内への波及，適切な固定のタイプや期間などに疑問が生じた場合は，整形外科医への紹介が望ましい．さらに骨折治療の詳細な記載は整形外科医のスタンダードな教科書で見つけることができる．最後に骨折の患者すべてに軟部組織の損傷の関与を評価しないといけない．骨折の遠位部の神経血管の状態も評価しないといけない．脈圧と毛細血管再充満時間，そして軽い接触圧での 2 点識別と痛覚は，骨折の部位と反対側とで比較するべきである．加えて，前腕や大腿や下腿の筋肉のコンパートメントの評価をすべきで，そしてこれらの領域での長骨の骨折に伴う合併症の徴候に注意して経過観察するべきである．

上腕骨骨折：骨幹部骨折と頚部近位端骨折

サマリー

上腕骨骨折は全骨折の約 2% を示している．その発症は年齢と骨粗鬆症（特に頚部骨折）に伴い増加する．上腕骨骨折は部位によって，頚部近位端，骨幹部，顆上骨折などに分類される．頚部近位端と骨幹部の骨折は同一グループ化され，顆上骨折と分ける．なぜなら，頚部近位端と骨幹部の骨折は，治療において多くは保存的となるからである．顆上骨折はより複雑で肘関節も含むこともあり，観血的固定術を必要とする．

▶治療の順序

1. X 線撮影を指示し，骨折のタイプを分類し，転位または近くの関節の脱臼の程度を評価し，手関節の力をテストすることで橈骨神経の状態を評価する．
2. （必要な場合）整形外科医に紹介する（後述）．
3. カラーとカフ器具を使い，上腕吊り下げギプス包帯（hanging cast）（☞ p.297）を行う．
4. 三角巾の長さ，手関節の位置，前または後ろに

上腕骨骨折

上腕骨の骨折は部位によって頚部近位端，骨幹部，顆上骨折に分類される．頚部近位端骨折は肩関節の脱臼の有無に関係なく，2パート，3パート，4パート骨折に分類される（Neer分類）．上腕骨骨幹部骨折は骨折線（らせん状，横，縦，粉砕）および，胸筋，三角筋との付着点と関連して分類される．顆上骨折は肘の骨折とともにグループ化され，ほとんどすべてに手術が適用される．

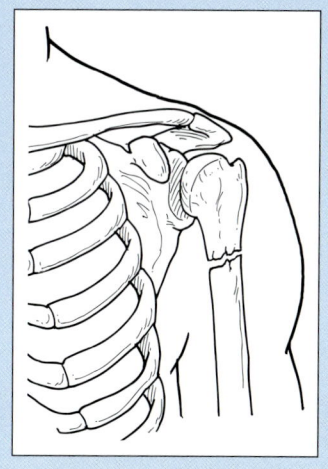

図 12-1　上腕骨骨折

弓形に曲げる，または外反または手掌に対しての屈曲転位などを調整する．
5. 毎日の指のストレッチ運動（☞ p.326）を始める．そしてCodman振り子運動（☞ p.319）を急性の痛み，腫れが引いた後に行う．
6. 週に1回，転位や変形，化骨形成などの評価のためのX線撮影を行う．
7. もし凍結肩〔訳注：狭義の五十肩，癒着性肩関節包炎〕が現れたなら理学療法に紹介する．
8. 肩の機能が回復するように，6～8週頃に等尺性筋力強化運動（☞ p.321）を始める．
9. インピンジメント徴候がみられたら頭を超えての手を上げる動作は制限し，物を持ち上げたり，引いたりすることは筋力が元に戻るまで制限する．

▶**手術目的の紹介**　①骨幹部骨折で開放骨折の場合や，ひどい粉砕骨折，または偽関節となりやすい横骨折の場合，②頚部骨折で肩の脱臼がみられ，1cmより大きい遊離骨片がある，または癒合したときの屈曲転位が45°より大きくなるような場合などは，内固定が必要となる．

▶**合併症**　凍結肩（頚部近位部骨折），慢性インピンジメント症候群（大結節の偏位），肩の変形性関節症（骨折/脱臼），橈骨神経損傷（下1/3の骨幹部骨折），上腕動脈の損傷（骨幹部骨折），偽関節（横断骨折，粉砕骨折）

鎖骨骨折

▶**サマリー**

鎖骨骨折は子供に最もよくある骨折で，大人では肩周囲の外傷でよくある骨折である．これらは部位により，中心から近位1/3，中央1/3，遠位1/3と，胸鎖関節や肩鎖関節などの隣接する関節への影響，烏口鎖骨靱帯と骨折遠位端との関係などで分類される．中央1/3の骨折が最も一般的（約80％）で，次に多いのが靱帯間で転位のない遠位1/3（10％）である．骨折の骨片は部位によって移動する方向があり，近位の骨片は胸鎖乳突筋によって上へ引っ張られ，遠位の骨片は大胸筋によって前下方へ引っ張られる．

▶**治療の順序**
1. X線撮影を指示し，骨折のタイプを分類する．そして，転位もしくは近接の関節の脱臼の程度を評価する．

> **鎖骨骨折**

鎖骨骨折は位置によって近位 1/3，中央 1/3，遠位 1/3 に分類される．近位 1/3 は転位なし，転位あり，または関節内で分類される．すべての中央 1/3 の骨折は同一グループ化される．遠位 1/3 は転位に従って分類され，烏口鎖骨靱帯との相対的な位置関係で，骨折のラインが肩鎖関節に入るかどうかで分ける．

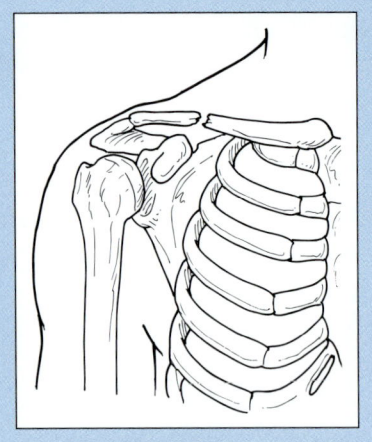

図 12-2　鎖骨の近位，中央，遠位

2. （必要であれば）整形外科医に紹介する（後述）．
3. 三角巾固定または 8 の字帯（鎖骨バンド）（☞ p.297）を行う．
4. 8 の字帯（鎖骨バンド）を骨片が近づいてぴったり合うように調節する．
5. もし，肩関節が含まれていなければ，Codman 振り子運動は必要ない．
6. 4～6 週間から（回旋腱板の）外転，外旋の等尺性筋力強化運動を始める．
7. 頭より上への伸展は 3 カ月まで制限し，持ち上げること，押すこと，引くことは回旋腱板の力が完全に戻るまで制限する．
8. 3 カ月くらいから，徐々に肩の運動を増やしていく．

▶**手術目的の紹介**　整形外科的治療は第 1 肋骨の骨折，気胸または神経血管障害（3％未満）の関連した骨折の場合に考えなければならない．転位のある遠位 1/3 骨折（偽関節のリスクが高いため）と，肩の機能不全または慢性的な痛みを引き起こす偽関節も整形外科的治療の対象である．

▶**合併症**　合併症には肩鎖関節または胸鎖関節の脱臼，頭頸部外傷（転位した骨折により），第 1 肋骨骨折，気胸（3％），上腕神経叢障害（激しい力が下向き方向へ働き，衝撃となる），鎖骨下静脈または内頸静脈損傷（まれ，激しい衝撃で），偽関節（まれ），美容的に変形のある不完全な癒合（よくあるもの）がある．

上腕骨遠位の骨折：顆上骨折

> **サマリー**

上腕骨遠位の顆上骨折は，肘の骨折・脱臼の有無によって，そして外傷の力により，広がりや屈曲のタイプにより分類することができる．最もよくある外傷は腕を伸ばした状態で転倒することによる．骨折は肘関節内まで及ぶことがあり，上腕動脈や正中神経を巻き込むことがあるため整形外科に紹介することを強く勧める．脱臼なし，または最小の骨折（肘関節に入らない）は後方シーネ固定を 1～2 週間行い，早期に肘の可動域訓練を開始する．

上腕骨遠位の骨折：顆間骨折

> **サマリー**

顆間骨折はただちに整形外科医に紹介すべきで

ある．上腕末端 T–型または Y–型骨折は上部先端の骨折の治療を行う中では最も難しい．観血的整復と強固な内固定が好ましい治療であり，肘関節表面の形態がスムーズになるようにすることが重要である．

骨折の合併のない肘関節脱臼

サマリー

肘関節脱臼は若年者（10〜20 歳）と高齢者に多い．通常は後方へ脱臼する．整復の前に上腕動脈・正中神経・尺骨神経の評価を行うことが必須である．非観血的整復は牽引をかけながら，肘関節を伸展させることで肘頭を外し，後に前方へ移動させるのである．観血的整復が必要となるのはまれである．

▶整復

1. うつ伏せの姿勢になってもらう．
2. 腕は手関節に重りを付けて診察台の横から吊るすか，または検者が牽引する．
3. 一定の牽引を行う．肘頭が遠位へすべるかどうかを触れながら，肘をやさしく屈曲させる．
4. 肘を 30°屈曲した状態で，回内回外での可動域を確認し，整復の安定性を確かめる．
5. 後方シーネ固定（☞ p.300）は 2〜3 週間行う．
6. やさしい他動的な可動域訓練は，1〜2 週間以内に拘縮予防として行われる．
7. 動きがよくなってきたら，等尺性筋力強化運動（肘の屈曲，伸展）を開始する．

転位のない橈骨骨頭骨折

サマリー

三角巾（☞ p.296）と可動域訓練を用いた，脱臼のない橈骨骨頭骨折の治療方法は，早い時期に理学療法を導入することが効果的な例として有名である．肘関節の血腫吸引や局所麻酔薬の注入はこの治療法に加えると効果的である．合併症としての内側側副靱帯損傷や骨間膜損傷，手関節損傷などは除外すべきである．橈骨頭が転位した骨折は整形外科医へ紹介し，骨頭除去術が行われる．

転位のない橈骨・尺骨骨幹部骨折

サマリー

長上肢ギプス固定（☞ p.300）（腋窩から中手骨まで）がこの骨折の治療方法である．転位を伴う場合は整形外科医の評価を要する．その場合，観血的整復と内固定は対側の筋収縮に拮抗し，骨の長さを適切に保ち，骨の方向を軸方向も回旋方向もともにまっすぐに保つうえで好ましい治療法となる．同様に，成人の Monteggia 骨折（橈骨骨頭の脱臼を伴った，転位のある尺骨骨折）の治療としては観血的整復と内固定が行われる．

橈骨遠位端の骨折

サマリー

手関節に影響する骨折の種類として Colles 骨折〔訳注：遠位端の骨片が背側に転位〕は最もよくある．転位のない骨折と容易に整復し安定した転位のある骨折は 3〜6 週間のギプス固定でうまく対処できる．整復できるが不安定なものや，粉砕している Colles 骨折，または関節内の Smith 骨折〔訳注：遠位端の骨片が掌側に転位〕，Barton 骨折〔訳注：骨折線が関節面に及ぶ脱臼骨折〕は観血的整復と関節内固定を必要とする．これらの骨折は整形外科医によって治療されるべきである．

▶Colles 骨折の治療順序

1. X 線撮影を指示する．骨折のタイプを分類し脱臼や転位の程度を決定し正中神経の状態を評価する．
2. （必要に応じて）整形外科医へ紹介する．
3. 血腫への局所麻酔薬注入や腋窩ブロック注射または Bier ブロック麻酔〔訳注：駆血した四肢（特に上肢）の静脈内に低濃度の局所麻酔薬を注入して 1〜2 時間の無痛を得る〕を行う．
4. 近位側の上腕に対して反対方向の牽引をかけな

橈骨遠位端の骨折

橈骨遠位端の骨折は，橈骨の偏位している方向と，橈骨手根骨関節と橈骨尺骨関節を含んでいるかどうかで分類される．Colles 骨折は橈骨の遠位端 2 cm が背側に屈曲転位したもので，関節を含むか含まないかは関係ない．Smith 骨折は手掌側への屈曲転位以外は Colles 骨折と同じ．Barton 骨折は脱臼骨折で，X 線と臨床所見によって手関節の著明な脱臼が認められるものである．

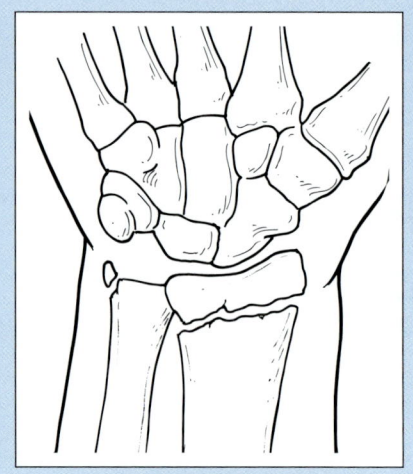

図 12-3　橈骨遠位端の骨折（Colles, Smith, Barton 骨折）

がら，網目状手指牽引（finger trap traction）（☞ p.301）を使って徒手的整復を行う．
5. 遠位骨片の傾き（volar tilt）と橈骨短縮の整復を確実にするために X 線撮影を繰り返す．
6. 腫脹が改善するまで最初の 48 時間はシュガートングシーネ（☞ p.300）を使う．
7. 48 時間後転位のない骨折は短上肢ギプス固定（☞ p.299）を行い，転位のある骨折はわずかな屈曲と尺側偏位をかけて長上肢ギプス固定（☞ p.300）を行う（不安定の場合は整形外科医へ紹介）．
8. 治癒の評価のため 4～6 週間後の X 線撮影を再度行う．
9. 固定の 3～4 週間後金属支柱付きベルクロ手関節シーネ（☞ p.298）を使う．
10. しっかり固定した後，手関節の背側・手掌側への屈曲の他動的可動域訓練を開始する．

▶**手術目的の紹介**　徒手的整復後も不安定であったり，Barton 骨折や粉砕骨折，転位した骨折（特に関節内のとき）にはピン固定または観血的整復術が必要となる．

▶**合併症**　関節内骨折および関節外骨折で短縮が 5 mm 以上または遠位骨片の傾きが 20°より大きいものは，手関節の可動域が将来不良となったり，手関節の変形性関節症発症や正中神経の損傷の発生頻度を上げることとなる．

舟状骨骨折と重篤な手関節捻挫

舟状骨骨折と重篤な手関節捻挫の治療の詳細は 4 章を参照．

中手骨骨折

▶**サマリー**

中手骨骨折は，頭部，頸部，骨幹部，基部などの部位により分類される．これらの骨折は，骨折癒合の屈曲転位，骨片の回旋（特に骨幹部の斜骨折），整復後の不安定性，そして不適切な固定の結果起きてしまう骨折後のこわばりなどが生じやすいため，治療が困難である．これらの理由により観血的整復後ピン固定が勧められる．しかしながら第 5 指の中手骨頸部のボクサー骨折は手術なしで治療可能である．もし骨折が粉砕でなく，屈曲転位が 40°より少なく，患者が手の背側の変形を

受け入れることを同意しているなら，尺側ギプスシーネ（☞ p.299）を4週間装着することで機能を維持することができる．

中手指節（MP）関節の掌側脱臼

サマリー

MP関節の脱臼は側面にある側副靱帯の損傷を合併するが，これはよくみられる状態ではない．橈側または尺側ギプスシーネ（☞ p.299）による固定は剥離骨折が2～3cmより大きくない場合に使われる．大きい剥離骨折の場合，ピン固定が整形外科的処置として行われる．しばしばMP関節の障害後，数週から数カ月経過後よく似た症状を訴えるものである．たとえ症状が9～12カ月持続していても，関節内のステロイド注射にあわせて橈側または尺側ギプスシーネによる固定を3週間使うと効果的である．

母指の関節外中手骨骨折

サマリー

母指の中手骨の骨幹部の横または斜骨折（すべての面から見て完全に関節外）は徒手的整復でもよい治療結果を得ることができる．その骨折に合わせた形の母指スパイカギプス（☞ p.301）で4週間固定し，その後は母指の他動的可動域訓練で経過をみる．中手骨骨折の中でも手根中手（CM）関節を含んでいるものは本来不安定で，整形外科的治療をされなければならない（後述）．

母指の関節内中手骨骨折

サマリー

粉砕した中手骨骨折またはCM関節を含む骨折は本来不安定で整形外科的治療をするべきである．Bennet骨折は中手骨の基部の骨折で脱臼を伴うもので，背側・橈側方向へ長母指外転筋が引っ張るため不安定となりやすい．Rolando骨折は母指の基部の粉砕骨折でBennet骨折よりさらに不安定となる．ピン固定なしで解剖学的整復位の維持は困難であることから，いずれの骨折も整形外科医により治療されるべきである．

母指MP関節の背側脱臼

サマリー

徒手的整復を一度試みて，うまくいかなかった場合，整形外科医に紹介するべきである．掌側板（volar plate）が引っかかったものを徒手的整復するのは不可能である．

ゲームキーパー母指，完全な断裂

ゲームキーパー母指の治療の詳細については第4章を参照．

基節骨と中節骨の骨折

サマリー

指骨の骨折は，位置，形状（横骨折，斜骨折）そして指の回旋や短縮の結果によって分類される．これらの骨折の多くは非観血的に治療することができる．転位，回旋，屈曲転位のない関節外の骨折はbuddy-taping（隣接指とのテーピング）（☞ p.302）と自動的可動域訓練で治療が可能である．ほぼすべての横骨折はこの方法で治療できる．加えて側副靱帯付着部の小さな骨片のある骨折，中節骨の基部に付く伸筋腱の中央分枝による背側への骨折，そして転位のない基節骨の基部の辺縁の骨折はbuddy-taping（隣接指とのテーピング）にて治療することができる．基節骨の基部または頚部の横骨折，ほとんどすべての斜骨折，そして粉砕骨折や関節内骨折は観血的整復と内固定が必要かどうかについて，整形外科医による評価を受けるべきである．すべての指骨骨折は，不完全な回転，側面への逸脱，癒合後の再屈曲転位，短縮，関節内変形癒合，偽関節，腱の癒着，関節の拘縮，そして爪床剥離など，遅発性合併症についても評価されるべきである．

急性ボタン穴変形に伴う障害

サマリー

急性のボタン穴変形によって起きる指の障害（伸筋腱中央索の断裂に中節骨背側の三角靱帯の裂創が同時に起きる）は剥離骨折を伴わない限り，徒手的整復で治療できる．近位指節間（PIP）関節は PIP シーネで伸展位に固定され，自動的・他動的可動域訓練を毎日行うことで治療される．すべての指の外傷と同様に，固定後の拘縮を予防する努力が重要である．

近位指節間（PIP）関節の脱臼

サマリー

PIP 関節の脱臼には，背側，掌側（まれ），回転を伴うもの（まれ）の3つのタイプがある．背側または手掌面の外傷（小さな掌側剥離骨折の有無に関係なく）が脱臼の最もよくある原因で，関節の過度の伸展が結果として脱臼を生じる．整復は徒手的方法で行われる．PIP 関節は伸展位 PIP 関節シーネ（☞ p.303）で2週間（屈曲15°以内）固定，または buddy-taping（隣接指とのテーピング）（☞ p.302）で3～6週間固定される．buddy-taping（隣接指とのテーピング）のほうが（残りの関節が硬くなることに対しての予防も含め）早めに活動的な動きをさせるのに役に立ち，過伸展になることも防げる．可動域訓練は固定後の数週間は続けるべきである．整形外科への紹介は関節面の20%以上を含む掌側の剥離骨折が合併した背側への脱臼と，整復できない脱臼のときに強く勧められる．

末節骨骨折

サマリー

末節骨の骨折は，縦骨折，横骨折，または粉砕した卵の殻タイプに分類される．これらが手の骨折全体の50%を占めるのである．単純な保護的なシーネとしてフィンガーキャップまたはかぶせ式シーネ（☞ p.302）を3～4週間使用することに加えて，軟部組織の治療が通常必要となる（裂傷，爪下血腫など）．シーネは近位指節間（PIP）関節が硬くなることを避けるために，PIP 関節のすぐ近くまで置くべきではない．

Mallet 骨折

サマリー

Mallet 骨折では，伸筋腱によって関節面の1/3より大きい剥離骨折が遠位指節間（DIP）関節の背側面にみられる．治療については議論が分かれるところである．剥離した骨片が大きい場合や，掌側への亜脱臼がみられる場合，そして破片が2～3cm 以上転位している場合は観血的整復と内固定が必要であるとする整形外科医もいる．

Mallet 指変形（伸筋腱損傷）

サマリー

Mallet 指変形とは伸筋腱の部分断裂や完全断裂に末節骨の剥離骨折を伴うものである．治療は遠位指節間（DIP）関節を完全伸展位もしくは軽度過伸展位にて1～2カ月間シーネ固定することで行われ，背側のアルミニウムシーネやかぶせ式シーネ（☞ p.302）が用いられる．患者には機能障害が30%の患者でみられることを伝えるべきで，特に60歳以上の患者や，関節リウマチ・末梢動脈循環不全を伴う患者，4週間以上治療が遅れた患者，固定期間が4週間を下回る患者などで注意が必要である．大きな剥離骨折を伴う患者は整形外科医による評価を受けるべきである．

Mallet 母指変形（長母指伸筋腱損傷）

サマリー

Mallet 母指変形は長母指伸筋腱の断裂によるものである．指節間（IP）関節のシーネ固定と外科的修復の間で治療成績に大きな差は認められていない．

深指屈筋腱裂傷

サマリー

深指屈筋腱はあまり一般的でない外傷〔遠位指節間（DIP）関節の過伸展〕によるものである．早期手術による修復が必要とされる．

脊椎圧迫骨折

サマリー

椎体の圧迫骨折は脊椎の最もよくみられる骨折である．主な原因は，骨粗鬆症，外傷，内分泌的疾患による二次的な構造上の弱さなどである．胸腰椎移行部が好発部位である．骨折がT7より高いレベルで起こっている場合は，転移性骨腫瘍を疑うべきである．

▶治療の順序

1. 脊椎のX線撮影を指示する．ベースラインとなる検査も行う（CBC，カルシウム，ALP，ESR）．
2. 35°を超える屈曲転位があり，骨折が不安定，または神経学的な症状が強くみられる場合は，神経外科医への紹介を行う〔訳注：米国では脳外科と脊椎外科をあわせた神経外科がこの領域の専門医である〕．
3. 痛みに対して鎮痛薬を処方する．
4. 急性で激しい痛みの患者には3〜5日のベッド上安静が必要である．
5. 「この骨折は治るのに数カ月かかる」と患者に伝える．
6. 痛みのコントロールが難しい場合は，腰仙椎コルセット（☞ p.303）や3点支持型伸展装具（☞ p.304）を処方する．
7. 治癒過程を評価するためにALP，カルシウム，CBCを再検査する．
8. 骨量減少の程度を評価するために骨密度を調べる．
9. カルシウム，VitD，エストロゲンとプロゲステロン（ホルモン補充療法）を処方する．
10. 急性の痛みがおさまった後，活動性のレベルを徐々に増加させ，有酸素運動を行うことを強く勧める．

▶**整形外科的処置** 骨折の固定術は高度の屈曲変形や，不安定な骨折に対して行われる．

▶**合併症** 基礎疾患，骨折の数，その部位，それ

脊椎圧迫骨折

骨粗鬆症，外傷は脊椎圧迫骨折の最も一般的な原因で，癌の骨転移と骨脊髄炎は，原因としてそれ程多くない．外傷と骨粗鬆症による圧迫骨折はしばしば下位胸椎と上位腰椎の椎体でみられる．一般的な原則として，圧迫骨折がT7より上のレベルに起きたときは，骨転移もしくは感染症を除外すべきである．

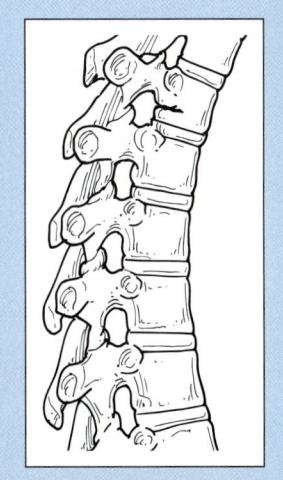

図 12-4 楔型脊椎圧迫骨折

に影響される神経の状態により，椎体圧迫骨折は慢性疼痛を悪化させ（多椎体の骨折のケースで），神経学的障害（硬膜外転移，硬膜外膿瘍または激しくつぶれた椎体），肺機能不全（多椎体の骨折），慢性骨髄炎，そして皮膚潰瘍（多椎体骨折により脊柱後弯を悪化させることによる）をきたすことがあり得る．

肋骨骨折

サマリー

肋骨骨折は転位なし（「ひび」）または転位ありで分類される．骨折は胸部の鈍的外傷または激しい咳発作により起こる．肋骨の上から直接の触診や深呼吸，くしゃみや胸壁圧縮により悪化する限局性の胸痛がある場合，転位のない肋骨骨折を疑うべきである．骨折が鈍的外傷の結果としてではなく，骨粗鬆症も全体的にみられない場合は，病的骨折を疑うべきである．

▶治療の順序

1. 肺は呼吸音の減弱について注意深く聴診されるべきで，また軟部組織は圧雪感の有無について触診すべきである．
2. 胸部と肋骨のX線撮影を指示する．
3. 肋骨の上に氷を当て冷却する．
4. 鎮咳薬を処方する，または痛みと咳をコントロールするためにコデインとアセトアミノフェンを用いる．
5. 「肋骨骨折は治るのに数週間かかる」と患者に伝える．
6. 激しく，限局した痛みには肋間ブロックを行う．
7. ぴったり合ったブラ，ぴったり合ったジョギングブラ，エースラップ（弾性包帯），胸壁の支持を与えるリブバンドなどを勧める．
8. 過度な薬物治療や度を越した胸壁の締め付けは無気肺や肺炎を引き起こす可能性があることを患者にアドバイスする．

▶**整形外科的処置** 整形外科的処置は行わない．

▶**合併症** 胸部の鈍的外傷は，内臓，大血管または他の胸腔構造（胸鎖関節，肋骨，椎体）などに損傷を与える原因となる．進行性の呼吸苦（気胸，血胸）などがないか，注意深く観察しなければならない．肺気腫，喘息または他の疾患で二次的に肺機能を著しく損なった患者は一時的に入院が必要となる．

肋骨骨折

肋骨骨折はプライマリ・ケアで一般に出会うものである．転位のない骨折は，リブバンドや鎮痛剤，必要であれば鎮咳薬を処方することで治療できる．転位のある骨折の患者は要注意である．胸腔全体，大血管，気管支と肺胞実質に障害がないかを評価すべきである．

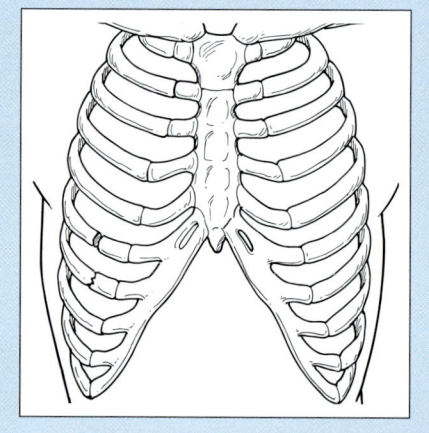

図 12-5　転位のないまたは転位のある肋骨骨折

骨盤骨折

サマリー

骨盤骨折にうまく対応するにはプライマリ・ケア医と整形外科医，泌尿器科医の連携が必要である．仙骨，腸骨，坐骨，恥骨の骨折を起こす鈍的外傷は内部臓器を損傷することが多い．致命的な出血，泌尿器損傷（膀胱，尿道，尿管），消化管損傷（大腸）は素早く評価して，可能な範囲で緊急処置が必要となる．患者が医学的に安定した後で，個々のX線検査を行い外傷の程度と分類を決定するべきである．X線検査では，頚椎，胸部，骨盤の正面像と内・外骨盤輪を撮影すべきである．寛骨臼まで損傷をしている場合は，特に腸骨や閉鎖孔の特殊撮影や骨盤全体のCTが必要である．これらのX線検査を用いて骨盤輪の破綻や寛骨臼損傷，骨片の垂直回転方向転位・不安定性の程度がわかり骨折の分類を行うことができる．入院し，牽引や，初期24～48時間の注意深い観察や血行動態測定を行いながら，外固定のための初期のピン装着や観血的整復や内固定を施行する．後腹膜の血腫が増大する不安定な患者は骨盤造影を行い，動脈塞栓療法を行うべきである．

股関節骨折と大腿骨骨折

サマリー

大腿骨の骨折は，股関節を含む骨折と大腿骨のみの骨折に区分される．さらに股関節の骨折は，嵌合性，不顕性，虚血壊死性，疲労性の頚部骨折から，転位の有無でも分類される．さらに大腿骨骨折は，転子間骨折，転子部骨折，転子下骨折，大腿骨幹，顆上骨折（ただし，これは最近では膝の骨折に分類される）に亜分類される．これらの骨折は，明らかな嵌合性，不顕性，虚血壊死性，疲労性の頚部骨折を除き，すべて整形外科的（内固定，人工骨頭置換術，全人工股関節置換術）に治療する．プライマリ・ケア医はこれら4つの骨折を診断し，初期治療を開始できるようになるべきである（後述）．

▶**救急部での股関節骨折の治療** 頚部骨折を起こした患者の足は短縮し，足が外転している．搬送時十分に注意しながら足の支持を行う．患者が転倒の原因となるような心血管系のイベント〔訳注：心筋梗塞，不整脈，脳梗塞など〕を合併していないか評価すべきである．適切な鎮痛剤を静脈注射すべきである．患者の体格や大腿四頭筋の大きさによって5～10ポンド（2.3～4.5 kg）で牽引すべきである．整形外科医へできるだけ早く紹介すべきである．

大腿骨と脛骨への骨転移

サマリー

下肢の体重を支える骨に転移病変があるときは特別な管理が必要になる．これらの骨の二次的な骨折で患者の生活の質（QOL）はひどく低下し，医療者に潜在的な法医学的な問題〔訳注：訴訟の危険性〕を起こし得る．体重負荷を避け，放射線治療を行い，予防的に髄内釘を施すことが二次骨折の予防として行われてきている．骨転移が骨シンチで発見された場合は，すみやかに体重負荷を避けるようにすべきである．骨盤や大腿骨や脛骨の単純X線像で皮質骨の変化を認めた場合，整形外科医や放射線腫瘍医へ至急紹介する必要がある．これらの患者は定期的かつ頻回に経過を追わなければならない．

股関節の無血管性壊死

第8章の治療の項を参照．

股関節の不顕性骨折

サマリー

股関節の骨折の診断は明白なことが多い．しかし，大腿骨の転位のない，もしくは不全骨折では初期の判定が難しいこともある．この不顕性骨折は転倒の結果起こる．高齢の患者で進行した骨粗鬆症がある人は特に危険度が高い．股関節を動かすと激しい痛みが起きて，股関節の回旋で激しい

股関節の不顕性骨折

以下のいずれかに該当する場合，股関節の不顕性骨折を疑うべきである．
1. 高齢で骨粗鬆症があるとわかっている人が転倒したとき．
2. 股関節に中〜強度の痛みがあり体重負荷ができないとき．
3. 股関節を内・外転しようとしたときに中〜強度の股関節の痛みがあるとき．

注意：股関節の単純X線像では強度の骨粗鬆症があれば，骨折線が現れない．

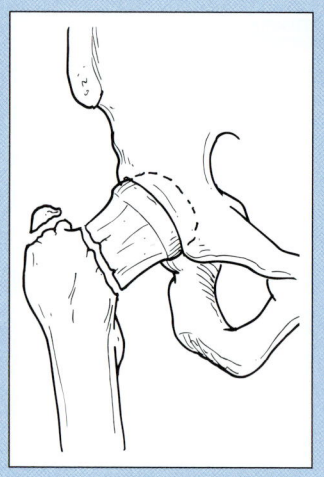

図 12-6　股関節の不顕性骨折

筋性防御があれば，診断がつくことが多い．単純X線像では進行した骨粗鬆症があるときには明らかな骨折線が認められない．診断が精査で確定もしくは除外されるまでは体重負荷は避けなければいけない．診断の遅れもしくは不適切な治療による法医学的な問題〔訳注：訴訟の危険性〕を避けるために，体重負荷を禁止し，完全骨折が起こるのを回避しなければならない．

▶治療の順序
1. 患者が体重負荷にどれだけ耐えることができるか，他動的な内外旋でどの程度の痛みがあるのか診察する．
2. 骨盤の単純X線撮影（正面像）を行う．
3. 診断があやしいときは体重負荷を禁止し，松葉杖使用もしくは厳重なベット上安静を保つべきである．
4. 微細な不顕性骨折を判断するためにMRIを指示する．
5. すみやかに整形外科医に紹介する．
6. 2〜3週間後に再度単純X線撮影を行う．
7. 股関節の回旋時に痛みがなく，単純X線像上，良好な骨癒合が認められたときは体重負荷を再開する．

▶手術適応　衰弱した患者はベッド上安静が長引き，可動域訓練を実施し，徐々に体重負荷を掛けていく治療途中で，医学的な合併症（肺炎，深部静脈血栓症，うっ滞性皮膚潰瘍など）を起こす危険性がかなり高い．こういった理由のため，早期の股関節の経皮的内固定や股関節全置換術が治療の選択肢の1つとなり得る．患者や家族はベッド上安静が長引くことによる合併症について，十分な説明と助言を受けるべきである．

▶合併症　全体重負荷の危険性（不顕性骨折が転位を伴う骨折を起こす危険性）が高いため経皮的ピン固定はすべての症例で行うべきだが，衰弱が激しい患者には行うべきではない．治療のためにベッド安静で体重負荷を制限していると，深部静脈血栓症や感染症の合併症の危険は増す．

膝関節（脛骨高原と大腿骨遠位端）の骨折

サマリー

膝（脛骨高原骨折）と大腿骨遠位端（顆上骨折）で起こる骨折は多様であり，多くの場合，関節内骨折や靱帯損傷を合併しており，牽引やギプス固定の必要性がある．そのため，これらの骨折患者

は整形外科医に紹介する必要がある．内・外側側副靱帯の剥離骨折や，転位がなく機械的ロッキングを起こしていない離断性骨軟骨炎や，軽度の脛骨高原陥没骨折（陥没の程度は 10° 以下）や明らかな膝蓋骨骨折（後述）といった骨折は保存的に治療可能である．

膝蓋骨骨折

サマリー

膝蓋骨骨折は，横断，放射状，縦断，辺縁，まれに骨軟骨性のものに分類される．半数以上に転位が起こる．これは，四頭筋に膝蓋骨が直接，強力に引き寄せられた結果起こることが多い．伸筋である内外四頭筋のために骨片が粉砕されることはほぼ起こらない．転位のない骨折では非観血的に長下肢ギプス固定（☞ p.307）を行い，ゆっくりと体重負荷をかけていくのが治療方法の 1 つとしてあげられる．整形外科的治療では転位した骨片にワイヤーリングを行うか，スクリューで内固定したり，重篤な粉砕骨折では膝蓋骨除去術を行うこともある．

▶治療順序

1. 関節内血腫の穿刺吸引
2. 四頭筋機能が温存していることを確認するために，患者に重力に拮抗して下肢を挙上できるか試してもらう．この際，1 と関節内麻酔の施行後のほうがより正確に判断できる．
3. 四頭筋が損傷していたり，2〜3 mm まで骨片が粉砕されている場合は整形外科医に紹介する．
4. 4〜6 週間，長下肢ギプス（☞ p.307）で固定する．
5. 部分的に体重負荷をかけ，痛みが明らかに軽減すれば，全荷重をかけていく．
6. 痛みが軽減すれば，できるだけ早期から下肢伸展挙上（筋力強化）運動（☞ p.337）を行う．
7. しゃがんだり膝をつくこと，下肢を繰り返し屈曲させることは 3〜6 カ月間は避ける．
8. 1 年後には，初期の変形性膝関節症変化を評価するために，両膝関節の X 線撮影（サンライズ撮影）を行う．

大腿骨内側顆の離断性骨軟骨炎

サマリー

離断性骨軟骨炎は骨軟骨（骨と軟骨）の骨折であり，内顆の外側面に後十字靱帯が付着する部位で発症する．正確な原因は直接的な外傷，虚血，剥離骨折などであると理論的には考えられている．患者の中には特に膝の合併症をもたない人から，遊離体がつらなり機械的ロッキングを起こす人もいる．大きな骨片があり，関節液が貯留し機械的ロッキングがある患者は整形外科医に紹介し，後十字靱帯の修復や，骨片に穴を開けたり（血管再生を刺激する），その他靱帯や半月板を修復すべきである．

脛骨骨幹部骨折

サマリー

たいていの脛骨骨幹部骨折は整形外科医で治療を受けるべきである．1 cm 未満の短縮や内反・外反転位が 5° 以内，前後・回旋転位が 10° 以内ならば非観血的治療が可能である．静脈麻酔を行い徒手的に整復し，長下肢ギプス固定（☞ p.307）を膝蓋骨から脛骨内側面にきちんと沿わせて行う．足と足関節は中間位を保ち，膝は 5° 屈曲して固定する．治癒まで平均 5 カ月かかる．整復後の屈曲転位を修正するためにギプスに割を入れることもある．十分な仮骨形成を X 線像上に認めれば，治癒過程を促進するために patellar tendon bearing cast（膝蓋腱支持ギプス，PTB ギプス）もしくは固定装具に変更する．回復期の間は深部静脈血栓症や前方コンパートメント症候群や遠位虚血が起こらないように注意深く観察しなければならない．

脛骨疲労骨折

治療の詳細は第 10 章を参照のこと．

脛骨・腓骨の骨幹部骨折

サマリー

脛骨・腓骨の同時骨幹部骨折は，不安定性・屈曲転位・軟部組織の損傷の悪化などの理由で，整形外科医に紹介すべきである．

脛骨単独骨幹部骨折

サマリー

脛骨単独骨幹部骨折は脛骨・腓骨の同時骨折に比べ頻度は少ない．たいていは衝撃が直接加わることで起こる．疼痛緩和のために安静にしていることが多い．歩幅を縮めて歩き体重負荷活動を控え，短下肢歩行ギプス（☞ p.309）で固定して安静することが治療となる．体重負荷による痛みがひどいときは，（非荷重）ギプスで固定することが勧められる．

腓腹筋の断裂

治療の詳細は第10章を参照のこと．

足関節骨折

サマリー

足関節は非常に複雑であり，多様な骨折が起こるため，すべての骨折治療の中でも足関節の治療はおそらく最も難しいものである．靱帯，骨間膜や骨実質の損傷が複合する可能性がある．特定の骨・靱帯の損傷度，骨片の転位の程度，関節表面の不整の程度を総合した評価で分類される．Henderson法では果・両果・3果骨折に分類される．Lauge-Hansenは外傷力に基づいて分類され，例えば回外内転骨折は従来の足関節捻挫に相当する．Danis-Weberは骨折の動揺性と関連する脛腓靱帯結合に影響を与える腓骨骨折の部位で分類した．

プライマリ・ケア医の目標は，損傷の程度，X線像上の異常，骨折と足関節の安定性を正確に判断し骨折の程度を診断することである．骨折の数と部位の同定のために，X線撮影で正面・側面・足関節天蓋撮影がよく行われる．脛骨腓骨線，距腿角，距骨傾斜と，これらからわかる内側の隙で骨折後の安定性と転位の状態がわかる．足関節に負荷をかけて角度を評価することで，靱帯損傷の程度もわかる．CT検査は複雑骨折のときによく行われる．

足関節骨折

足関節天蓋撮影を行い，足関節角と安定性を以下の方法で判断する．

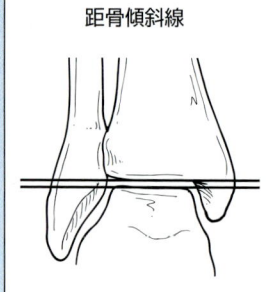

距骨傾斜線	距腿角	脛腓骨線
安静位で平行，内反ストレスで5°までが正常．	正常は8～12°度で，反対側と比較して2～3°以上大きくなることはない．	腓骨が短縮したり回転したり転位しなければ，連続した線になるのが正常である．

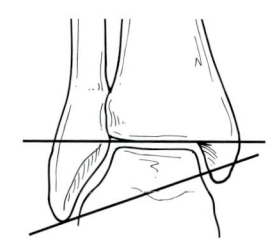

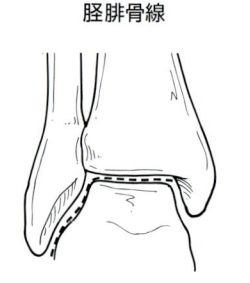

図12-7 足関節骨折のアライメント評価

小さな剥離骨折や転位のない果部骨折もしくは安定した両果骨折（ポット骨折）では，非観血的に治療できる．Jones包帯（☞ p.310）は腫脹が改善されるまで行われる．続いて短下肢歩行ギプス固定（☞ p.309）や骨折用装具もしくは歩行用ブーツ（☞ p.308）を手配する．痛みが軽減し骨折の治癒が証明されるまでは体重負荷は行わない．脛骨腓骨靱帯結合部での骨折の大半と，この靱帯より上部のすべての骨折と著明に転位した骨折は（X線像で位置関係を評価し，負荷をかけてX線撮影を施行したうえで）Jones包帯を行うべきである．患者に松葉杖を与え，整形外科医に紹介すべきである．

重篤な捻挫に伴う骨折

サマリー

過度の底屈位で内がえし方向に負傷したときに距骨の後方を骨折することがある．このとき距骨の後突起後方にある過剰骨である三角骨と区別する必要がある．安定した骨折であれば圧迫包帯もしくは短下肢歩行ギプス固定（☞ p.309）を4〜6週間行う．背屈時に内がえし方向に負傷すると距骨外側突起を骨折する．足関節天蓋撮影もしくは断層X線撮影（正面）をしなければ，骨折線はわからない．小さな骨折では短下肢歩行ギプス固定（☞ p.309）を4〜6週間行う．骨片が大きい場合は整形外科医に紹介して内固定が必要である．内がえし方向に負傷したとき，過剰な力が短腓骨筋に加わると第5中足骨の剥離骨折を起こす．小さな骨折では短下肢歩行ギプス固定（☞ p.309）を4〜6週間行う．果部の骨折は重度な捻挫でも発症する．

踵骨骨折

サマリー

踵骨は足根骨の中で最も骨折しやすい．たいていは垂直落下，ねじれ外傷で骨折する．骨折は関節外，関節内に分類され，関節外骨折はさらに前方，粗面，正中突起，支柱，骨本体と細かく分類される．位置関係，靱帯の関節内伸展がわかるように，骨片の局在や，関節内に及んでいるかどうかを判定するため正面，側面，軸写，斜位X線撮影をCT検査とあわせて行う．たいていの関節外骨折ならば非観血的に治療可能である（場合によっては入院することもあるが）．腫脹の改善のために足挙上で5〜6日間絶対安静後，Jones包帯（☞ p.310）を2〜3日行い，その後，短下肢歩行ギプス固定（☞ p.309）を行う．一般的に数週間ごとにX線撮影を繰り返し行い，明確に骨癒合を認めるまでは移動は控え，体重負荷がかからないように松葉杖を使用すべきである．続いて，部分的に体重負荷をかけ始め，できる範囲で徐々に全体重をかけていくようにする．手術適応になるのは骨折した前方突起が癒合しない場合，後方突起が転位を起こしている場合（完全にアキレス腱が回復する必要がある），関節内骨折の場合である．関節内骨折はなかなか治癒が難しい．臨床医は患者に，距骨下関節痛，外傷後距骨下関節炎，腓骨筋腱炎，骨棘形成，踵骨立方骨の変形性関節症，内外足底神経の絞扼性神経障害などの合併症が長期間起こる可能性を伝える必要がある．

距骨骨折

サマリー

距骨骨折の頻度は踵骨骨折に次いで2番目に多いものである．古典的には急ブレーキをかけたときなど過度の背屈時の外傷で起こり得る．骨折は破片骨折，剥離骨折，転位のない頸部骨折，転位のある頸部骨折に分類される．転位のある頸部骨折は整形外科への紹介が望ましい．しばしば距骨下関節の転位を伴うことから，関節面を完全に整復することが必要となる．上記以外の距骨骨折は8〜12週間短下肢歩行ギプス（☞ p.309）で固定すれば改善を認める．その際，最初の1カ月間は軽度尖足位で固定し，1〜2カ月後には中間位で固定する．繰り返しX線撮影を行い骨癒合が確認できればただちに可動域訓練を開始できる．完全に整復できていないと，50％の頻度で阻血性壊死を起

こし得る．

舟状骨骨折

サマリー

　捻転傷害の結果，距骨に面した舟状骨背面の皮質骨の剥離骨折が起きる．もし骨片が大きくなければ骨折は短下肢歩行ギプス固定（☞ p.309）を使用し4～6週間治療を行うべきである．舟状骨内側の粗面骨折は，しばしば外脛骨と間違われる．粗面に転位がなければ，中間位で短下肢歩行ギプス固定（☞ p.309）を4～6週間使用することで治療できる．舟状骨疲労骨折は若い運動選手によく起きる．単純X線像では判断が難しい．長距離ランナーが持続的に局所の圧痛と足底アーチの痛みを感じている場合には，骨シンチを施行することで，このまれな疲労骨折を診断することができる．

足踵部症候群

　第10章の治療の項目を参照．

中足根骨の骨折

サマリー

　中足根骨の骨折は，中足部が強固なために起こることはまれである．

Charcotまたは神経病性骨折

サマリー

　末梢神経障害のために感覚障害をもつ患者は骨折の危険性が高く，また骨折の治癒も障害される．そのような患者は，特定の骨折に対して，過度に反応して軟部組織に変化を起こし，局所の浮腫や紅斑を認める．中足部はよくこのような骨折が起こる部位である．診断が遅れると，しばしば偽関節や変形癒合を起こしてしまう．

足の副骨（accessory bone）

サマリー

　副骨はさまざまな場所にできる．X線像上は明確に区別でき，周囲との境界も明瞭で楕円形や円

足の副骨

足の副骨は骨折と間違われることもあるため重要である．
1. 三角骨
2. 支柱骨
3. 副距骨
4. 副踵骨
5. 副胫骨
6. 第2踵骨
7. 上舟状骨
8. 上距骨
9. 外脛骨
10. 内楔状骨
11. 腓骨骨
12. ヴェサリウス骨
13. 内中足骨

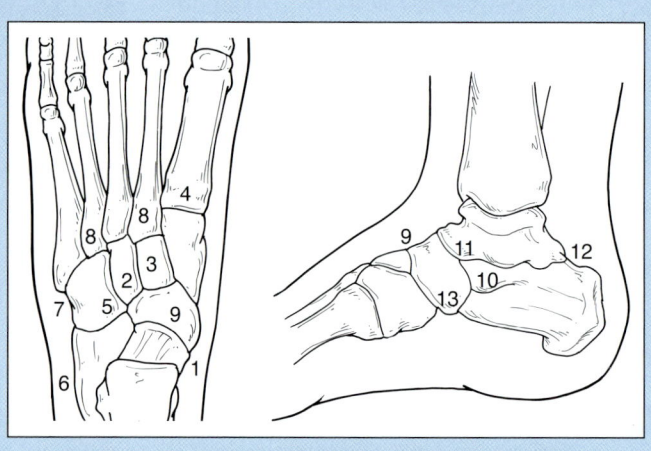

図12-8　足の骨折と鑑別診断が必要な足の付属骨

形の骨化を認め，足根骨や中足骨と近接している．時に骨折と間違われるという点だけに，注意が必要である．特有の位置，特有の解剖学的特徴から足の剝離骨折や小骨折と区別すべきである．

第1～4中足骨の骨折

サマリー

たいていの場合，中足骨骨折は足先からの直達外力で起こる．そのような骨折は外傷機序（疲労骨折），部位（基部，頚部，骨幹），骨折線の方向（横断，らせん状），転位の有無で分類する．第2～4中足骨の転位のない頚部や骨幹の骨折ならば冷却して，患部を挙上し，疼痛を緩和し，短下肢歩行ギプス（☞ p.309）を装着しておけば治癒し得る．転位のない第1中足骨骨折も同様に治療できるが，5週間短下肢歩行ギプス固定を装着した後にさらに2～3週間ギプス固定を続け，体重負荷を避けるべきである．転位のある中足骨骨折は整復のために整形外科医に紹介すべきである．

中足骨の疲労骨折：行軍骨折

サマリー

運動選手，軍隊の新兵，骨粗鬆症の患者が長時間立ったり歩いたりすると，中足骨の微小骨折の危険が高くなる．診察時に足背全体に著明な腫脹を認め，中足骨に限局した圧痛があり，両側からそこを圧迫すると痛むときは中足骨の骨折を疑うべきである．単純X線像で骨膜の肥厚を認めることがあるが，それは骨折早期では認めない．骨シンチでは早期から異常を認める．

▶治療順序

1. 両側からの圧迫を避けるために，つま先の大きな箱型の靴を使用する．
2. パッド付き足底板（☞ p.310）を使用して衝撃の影響を常に避ける．
3. 痛みが十分に軽減するまでは，立つときも歩くときも体重負荷を制限しけなければならない．
4. 小股に歩くことで骨への衝撃を減らせる．
5. 短下肢歩行ギプス固定（☞ p.309）を使用すれば持続する症状も軽減可能である．
6. 制限や保護にもかかわらず治癒しないときや，完全骨折で屈曲偏位を伴うときは整形外科医に紹介する．

中足骨の疲労骨折（行軍骨折）

中足骨の骨幹部の骨膜に肥厚を認める

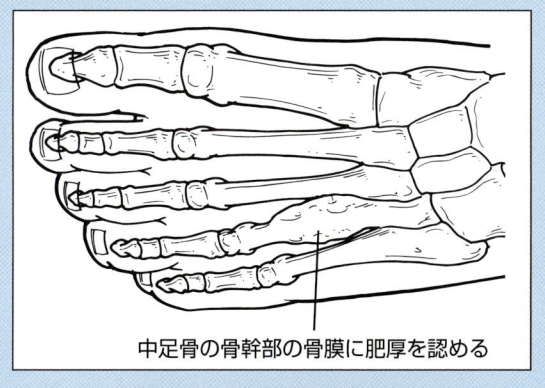

図12-9　中足骨の疲労骨折

第5中足骨の骨折

サマリー

　第5中足骨の骨折は独特である．過度の内がえしによって中足骨近位に小さな剝離骨折が起こり得る．足関節を内がえしししたときに短腓骨筋腱付着部で剝離骨折が生じる．短下肢歩行ギプス固定が治療選択肢の1つである．中足骨にこの剝離骨片が確実に骨癒合するまでの3～4週間は固定を続けるべきである．Jones骨折は中足骨基部の粗面（結節）を巻き込む．これらは治癒経過が異なることから，基部の横骨折をすべて同じように考えるべきでない．Jones骨折はたいてい中足骨の近位1.8 cm以内によく起こる．たいていは厚いJones包帯（☞ p.310）で初期24～36時間固定し，3～4週間は短下肢歩行ギプス固定（☞ p.309）で体重負荷を避けて治療する．第5中足骨の横骨折は短下肢歩行ギプス固定を用いて治療するが，適切な固定にもかかわらず，骨癒合が遅延したり，骨癒合が得られないことがよくある．

芝生趾（turf toe）：母趾の捻挫

サマリー

　第1中足趾節（MTP）関節の過伸展は母趾の関節包と足底板を無理に引き伸ばして痛め，損傷を起こす．時に関節包の剝離骨折を起こす．buddy-taping（隣接足趾とのテーピング）（☞ p.312）をしたり，硬い靴を履いたり，硬い外固定装具したりなどして治療に2～3週間はかかる．

母趾骨折

サマリー

　母趾の近位趾節骨骨折は物を足に直接落とすといった外傷や，何かに足をぶつけるといった傷害によって起こる．たいていの外傷はわずかな転位を伴うレベルが多い．治療は足趾板とあわせて，buddy-taping（隣接足趾とのテーピング）（☞ p.312）や硬い靴や短下肢歩行ギプス固定（☞ p.309）を2週間程使用する．転位を伴う関節内骨折は網目状足趾牽引（趾にはめる網目状の装具を用いた牽引）（☞ p.301）で整復できるので，その後の治療は，転位のない骨折と同様である．

種子骨骨折

サマリー

　種子骨の骨折は外側面より内側面にはるかに起こりやすいが，生まれつき二分している場合と区別しなければならない．真の骨折は境界が粗く，いろいろな方向に横断され，時に仮骨形成を認めることもある．二分種子骨は両側に起こり，境界はなめらかで明瞭である．たいていの骨折は直接力がかかったり，無理に引き離そうとする力がかかったり，繰り返し力がかかることで起こる．硬い靴と中足骨に板やクッションを当て，短下肢歩行ギプス（☞ p.309）を3～4週間装着して治療する．

足趾の骨折

サマリー

　第1～4足趾の骨折は簡単に手の力もしくは網目状足趾牽引（趾にはめる網目状の装具を用いた牽引）（☞ p.301）で整復できる．buddy-taping（隣接足趾とのテーピング）（☞ p.312）で趾間にガーゼを挟みこみ，より大きなほうの趾に密着させて固定するのも治療の選択肢の1つである．治癒するまでは指先の幅が広い靴を使用すべきである．

CHAPTER 13 X線とその他の検査・手技

検査・手技の内容	所見-意義
頚部	
● 頚椎 X 線撮影（側面，正面，斜位）	「後弯あるいは生理的前弯の消失」—頚部もしくは上背部の筋痙縮 前弯が一部のみ消失—椎間板ヘルニアによる部分的な筋痙縮 椎間関節や椎体の骨棘形成もしくは硬化像—変形性頚椎症 2 椎体間の亜脱臼—脊椎すべり症もしくは骨折 「咽頭のしこり」の原因となるような巨大な骨棘の前方への突出 ダンベル型になった椎間孔狭窄による神経根障害（50％以上の狭窄）
● 頚椎の屈曲・伸展位 X 線撮影	リウマチ疾患による環軸椎亜脱臼（環椎歯突起間距離は 3.5 mm）
● 頚椎の MRI（75％は神経根障害で，20％は脊髄障害の精査のために施行される）	よくある所見として，椎間板ヘルニア，椎間孔の狭小化，骨髄炎や転移性腫瘍といった骨病変，脊髄の変性疾患
● 上肢の筋電図検査	神経根圧迫に伴う神経の脱落所見（上肢の痛みの分布が臨床的に不明確なときに行う）
肩関節	
● 正面，外旋位，肩甲骨 Y 撮影	石灰化—回旋腱板炎または上腕二頭筋腱炎 上腕骨大結節の硬化像とびらん—肩峰下のインピンジメント 上腕骨骨頭の上位偏位—回旋腱板の腱断裂 肩鎖関節幅 > 4～5 mm—第 2 度の肩鎖関節の脱臼 肩峰より鎖骨が上位に位置するとき—第 3 度の肩鎖関節の脱臼 肩峰と鎖骨間の磨り減った変化，関節腔の狭小化，硬化，骨棘形成—肩鎖関節の変形性関節症 上腕骨大結節の位置が通常より前後しているとき—脱臼 骨病変
● 軸写撮影（肩関節腔を評価するのに最も適している）	肩関節の狭小化，硬化，骨棘形成は変形性肩関節症に特徴的
● 肩峰アーチ撮影	肩峰の辺縁不整や骨棘形成による肩鎖関節の狭小化—肩峰下のインピンジメント
● 肩鎖関節の負荷（荷重）撮影	肩鎖関節間隙 > 4～5 mm—第 2 度の肩鎖関節の脱臼
● 関節造影（CT 施行の併用含め）	萎縮した肩関節腔—凍結肩〔訳注：狭義の五十肩，癒着性肩関節包炎〕 造影剤の肩峰下滑液包への漏出—回旋腱板の断裂 肩関節の不整—変形性関節症またはリウマチ疾患 肩関節唇の不整—肩関節唇の断裂
● MRI	回旋腱板像の途絶もしくは不整—断裂
● 回旋腱板炎（肩関節周囲炎）に対する肩峰下リドカイン注射試験	75％以上の痛みの緩和と外旋・外転方向に抵抗を加えた際の筋力改善が 75％以上あるとき—合併症の伴わない回旋腱板炎（肩関節周囲炎） 疼痛緩和が不十分で筋力改善が 75％以下のとき—回旋腱板の断裂

（続く）

検査・手技の内容	所見—意義
肘関節	
● 正面と側面 X 線撮影	上腕三頭筋の石灰化—偶然に認められる所見
	橈骨骨頭と尺骨の骨棘，関節腔の狭小化・硬化像—変形性関節症
● MRI	関節軟骨の不整—離断性骨軟骨炎（遊離体の有無にかかわらない）
● 尺骨神経伝達速度	低下—肘部管症候群
● 滑液包穿刺	結晶—痛風もしくは偽痛風
	グラム陽性球菌—黄色ブドウ球菌
	血性もしくは漿液性浸出液—外傷性の滑液包炎
手関節	
● 正面，側面，斜位 X 線撮影	橈骨手根関節の狭小化，橈骨の硬化像，舟状骨の不整像，舟状骨と月状骨の間隙の拡大—橈骨手根関節の変形性関節症
	舟状骨の硬化像—舟状骨の無腐性壊死
	月状骨の硬化像—月状骨の無腐性壊死または Kienböck 病
	三角線維軟骨複合体の石灰化—偽痛風
	手根管の配列異常—舟状骨または月状骨の亜脱臼
	月状骨と舟状骨の間隙の拡大—亜脱臼，手根骨の解離
	手根骨の間隙が一様に 1 mm もないとき—関節リウマチまたは変形性関節症
● 舟状骨のコーンダウン撮影	皮質の不整または骨折線—舟状骨骨折
● 手根管撮影	手根管症候群の原因となる月状骨の亜脱臼
● 正中神経伝達速度	低下—手根管症候群（30%が偽陰性）
母指	
● 正面，側面，斜位 X 線撮影	手根中手（CM）関節の硬化像，狭小化，骨棘形成，亜脱臼—CM 関節の変形性関節症
	中手指節（MP）関節の非対称の狭小化，硬化，骨棘形成—MP 関節の変形性関節症
手指	
● 正面，側面，斜位 X 線撮影	遠位（DIP）・近位指節間（PIP）関節の関節腔の非対称の狭小化，骨棘，骨硬化像（軟部組織の撮影法による）—DIP・PIP 関節の変形性関節症
	中手指節（MP）関節の軟部組織の点状石灰化—砂などの異物やステロイド注射に対する異物反応
	MP 関節または PIP 関節の近くでみられる骨粗鬆症—早期の関節リウマチ
	対称性の関節腔の狭小化と関節周囲の骨びらん—進行した関節リウマチ
	PIP 関節の非対称的骨びらん変化で，周囲の骨粗鬆症や著明な関節腔の狭小化を認めない場合—結節性痛風
	基節骨の骨膜の毛羽立ちを伴う肥厚—ライター病のソーセージ指と関連
	破壊的関節炎による「ペンとカップ」様変形—乾癬
	片側性の関節周囲の骨粗鬆症—骨の Sudeck 萎縮（RSD：反射性交感神経性ジストロフィー）
腰仙椎	
● 正面，側面 X 線撮影	腰椎の生理的前弯の消失—傍脊椎筋群の痙縮
	椎間関節の硬化像と狭小化像—変形性腰椎症，脊柱管狭窄症
	楔形の椎体—圧迫骨折
	S 状カーブ—側弯
	回旋を伴った S 状カーブ—回旋を伴う側弯

（続く）

検査・手技の内容	所見―意義
	他の椎体よりも前方に移動した椎体―脊椎すべり症
	骨悪性病変
● 斜位	椎間関節の一部（スコッチテリア犬の首）の消失―脊椎分離症または脊椎分離すべり症
● 屈曲伸展位	椎体の動きの増加―脊椎すべり症による不安定性，骨悪性病変
● MRI	CT と同様の適応だが，それ以上に脊髄神経や脊髄の詳細，瘢痕組織を伴う術後状態の評価が必要なとき
● CT（多数の適応と実績がある―75%は神経根障害，20%は転移の精密検査，5%は進行性の変形性腰椎症）	突出した椎間板の脊髄圧迫，外側陥凹の狭小化，脱出移動した椎間板ヘルニア―神経根障害
	脊柱管の狭窄―脊柱管狭窄症
	骨悪性病変
● 骨シンチ	集積が上昇しても，変形性腰椎症，骨悪性病変，骨髄炎に特異的ではない
● 脊髄造影	CT や MRI にとって代わられている
股関節	
● 正面，側面 X 線撮影（立位正面で両側の股関節が 1 枚におさまるように撮影する）	臼蓋と大腿骨頭の関節腔の狭小化，骨硬化像，臼蓋のさまざまな程度の骨棘形成―変形性股関節症
	骨盤内へ大腿骨頭の移動―寛骨臼底突出症
	大腿骨頭の近位 1/3 での硬化線や「圧潰」―大腿骨頭壊死症（末期）
	大腿骨の外側に沿った石灰化―大転子滑液包や中殿筋滑液包（まれ）
	骨悪性病変
● 蛙足位撮影	大腿骨頭の代用撮影法
● 立位正面で脚長差を測定しながら骨盤を撮影	恥骨結合の拡大や不整―恥骨骨炎または離解
● 骨盤の斜位	仙骨・腸骨の硬化や骨びらん，関節の拡大―仙腸関節炎
	仙腸関節の腸骨側の骨硬化―腸骨炎（良性）
● 尾骨側面像	前方への尾骨の異常な偏位―外傷後の尾骨痛
● 骨シンチ	びまん性の集積―変形性股関節症，感染
	大腿骨頭の近位 1/3 に集積―大腿骨頭壊死症または種々の骨悪性病変
● MRI	大腿骨頭の近位 1/3 の不整―大腿骨頭壊死症（すべての股関節 MRI の 90%を占める）
膝関節	
● 正面，側面 X 線撮影（立位で両側が一枚におさまるように撮影する）	内側の関節腔の狭小化（正常では外側よりも 1 mm 以上広い）―初期の変形性膝関節症
	非対称性の狭小化，脛骨の進行した硬化，脛骨・大腿骨の骨棘―進行した変形性関節症
	内側関節腔の狭小化，外反角が 8～9° 未満―変形性膝関節症
	半月板の石灰化―軟骨石灰化症
	大腿骨顆の消失―離断性骨軟骨炎
	内側側副靱帯の線状の石灰化―Pellegrini-Stieda 症候群（陳旧性の内側側副靱帯の損傷）
	骨悪性病変
	関節内の石灰化像―遊離体
	関節外の石灰化像―ファベラ（腓腹筋外側頭の腱の中にある種子骨）

（続く）

検査・手技の内容	所見−意義
●膝蓋骨のマーチャント撮影（サンライズ撮影）	膝蓋骨が膝蓋骨・大腿骨溝に位置しない—亜脱臼または明らかな脱臼 非対称性の関節腔の狭小化，膝蓋骨の硬化，膝蓋骨極の骨棘—膝蓋大腿関節の変形性関節症
●トンネル撮影	大腿骨両顆の非常に限局した石灰化像—遊離体
●膝の MRI	半月板の不整像—断裂，先天的欠損 関節軟骨の不整像—変形性膝関節症，離断性骨軟骨炎 分裂した十字靱帯—断裂した前・後十字靱帯
●関節造影	MRI 撮影にとって代わりつつある
●超音波	膝窩の腫瘤—ベーカー嚢胞または膝窩動脈瘤
●滑液包穿刺	結晶—痛風または偽痛風 グラム陽性球菌—表皮ブドウ球菌 漿液性または血性の穿刺液—外傷性滑液包炎
●診断的関節鏡検査	MRI で認めた半月板，膝蓋骨，十字靱帯の病理変化の確認のために施行
足関節	
●正面，側面 X 線撮影，足関節天蓋撮影（多数の適応と利用方法がある）	関節腔の狭小化，硬化，骨棘—脛距関節の変形性関節症 アキレス腱の石灰化—たいていは無症状である アキレス腱遠位付着部の後方の石灰化—アキレス腱前部滑液包炎 踵骨踵部の骨棘—足底筋膜炎 第 5 趾の近位中足骨の斑状脱石灰化—長腓骨筋付着部の剝離骨折—重度の足関節捻挫に合併する所見 足根骨に近接する非常に限局した石灰化像—種子骨，まれに有症状 重度の足関節捻挫後の距骨の不整—距骨円蓋の外側または後方突起の骨折など
●距骨内反負荷撮影	負荷後の転位，亜脱臼—慢性的な足関節の外側不安定性
●斜位	足根骨の癒合—一体化した足根骨
●後脛骨神経の神経伝達速度	低下—足根管症候群
足趾	
●正面，側面，斜位 X 線撮影	第 1 中足趾節（MTP）関節の硬化，非対称性の狭小化—バニオン（外反母趾に伴う滑液包炎） 第 1MTP 関節と近位趾節間（PIP）関節のアライメントの異常—槌状足趾 第 1MTP 関節と PIP 関節付近に発生する骨粗鬆症—関節リウマチ 第 3・4 中足骨骨幹の肥厚した骨皮質—疲労骨折 第 1 中足骨と第 1 楔状骨の骨棘—背側のバニオン（外反母趾に伴う滑液包炎） 踵骨の後方 1/3 の石灰化像—踵骨の疲労骨折 びまん性の足の骨の骨粗鬆症—反射性交感神経性ジストロフィー（RSD） 辺縁部の突出像を伴う骨びらん—痛風
●立位での足の側面撮影	扁平化した縦アーチ—扁平足 ⇔ アーチが増強している場合—凹足
●母趾の種子骨撮影	種子骨の不整像—骨折もしくは二分種子骨

CHAPTER 14 よく用いられるサポーター，固定装具，ギプス

訳注：参考までに，日本で手に入る同様の装具について，その製品名，価格を表示した（価格については2008年8月現在，税別）．

■ 頚部

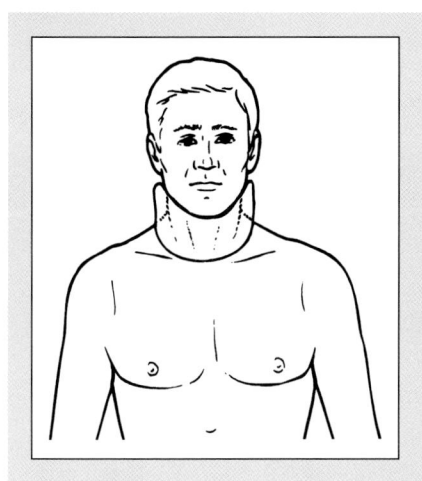

頚椎ソフトカラー（soft cervical collar）
適応：頚椎捻挫，むち打ち，線維筋痛症，緊張性頭痛
長所：安価，装着が容易，着け心地はまずまず
短所：頚部固定が不十分
費用：$8.00〜9.00
訳注：アルケア ポリネックソフト ￥4,000
　　　アルケア ポリネックライト ￥2,500
　　　シグマックス カラーキーパー・U ￥2,500
　　　シグマックス カラーキーパー ￥3,000
　　　竹虎 ソフトドルフ®0号 ￥5,000
　　　竹虎 ソフトドルフ®1号 ￥4,200
　　　竹虎 ソフトドルフ®2号 ￥3,800
　　　竹虎 ソフトドルフ®3号 ￥4,000
　　　竹虎 ソフトドルフ®4号 ￥2,000
　　　ジンマー サーペンタイン頚椎用カラー ￥2,800〜3,500
　　　ジンマー フォーム頚椎用カラー ￥2,800〜3,500

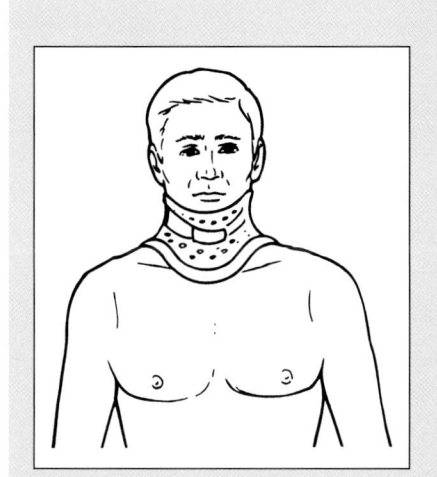

フィラデルフィアカラー（Philadelphia collar）
適応：頚部外傷の搬送時，椎間板ヘルニア，術後回復期
長所：より安定した頚部固定，垂直方向の牽引
短所：費用，装着時の不快感，やや装着が難しい
費用：ソフト $35.00〜40.00，ハード $60.00〜65.00
訳注：シグマックス カラーキーパー・ハード ￥4,000
　　　シグマックス カラーキーパー・メッシュ ￥4,500
　　　オルト産業 キュアネック ￥5,450
　　　ジンマー フィラデルフィア頚椎カラー 8cm/11cm ￥14,000
　　　竹虎 ドルフ®1号 ￥3,000
　　　竹虎 ドルフ®2号 ￥4,400
　　　竹虎 ドルフ®3号 ￥4,000
　　　ファーノ・ウィズロック® （3ヶ入） ￥15,000

ウォーターバッグサービカルトラクション
（water bag cervical traction）
適応：頚椎神経根症，頚椎捻挫，むち打ち，線維筋痛症
費用：$40.00〜45.00

振動型ウォーターマッサージャー/電気ハンドマッサージャー
（pulsating water massager/electric hand massager）
適応：頚椎捻挫，緊張性頭痛
費用：$35.00〜45.00

■ 肩関節

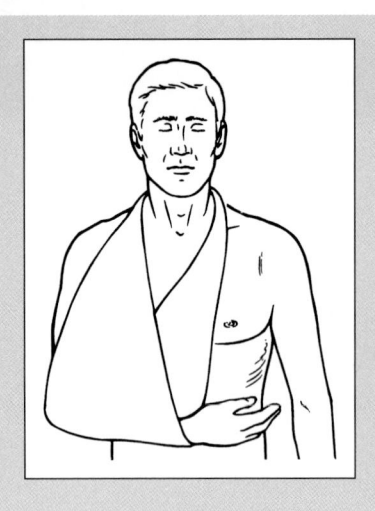

三角巾（simple shoulder sling）
適応：急性滑液包炎，急性腱鞘炎，肩関節脱臼，肩鎖関節脱臼
骨折：上腕骨骨折，鎖骨骨折，橈骨頭骨折；術後回復期
長所：安価，装着が容易，家庭でも作製可能
短所：固定が不十分，肩関節の拘縮を引き起こす
費用：$5.00〜10.00
訳注：竹虎 ソフラスリング®（M）オープン価格，（L）オープン価格
　　　竹虎 三角きん（M）¥280，（L）¥400，（LL）¥610
　　　白十字 ハクジウ三角きん（中）¥360，（大）¥400，（特大）¥420

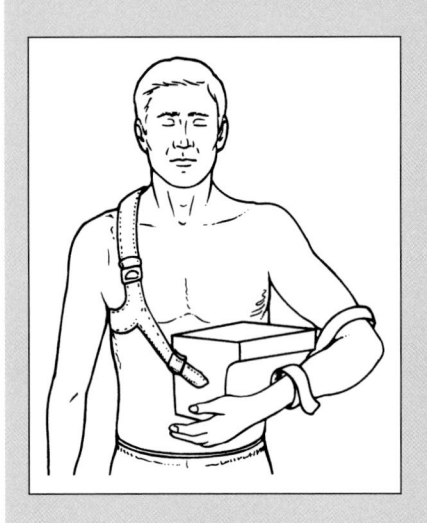

外転まくら肩関節固定具
（abduction pillow shoulder immobilizer）
適応：腱板断裂，腱板手術の回復期
長所：外転位での固定に優れる
短所：装着が困難，肩関節拘縮を引き起こす，高価
費用：$50.00〜65.00
訳注：アルケア ショルダーブレース・ER ¥8,800
　　　アルケア ショルダーブレース・ポストオペ ¥13,000

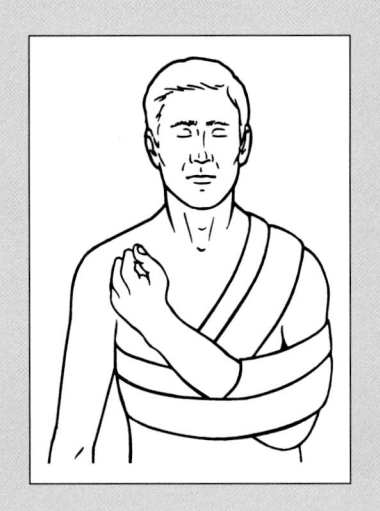

三角巾と swathe バンド（sling and swathe bandage）
適応：肩関節の脱臼，重度肩鎖関節脱臼
骨折：近位上腕骨骨折
長所：動きや疼痛のコントロールが良好，安価
短所：技術が必要，患者自身で取り外しが困難
費用：$4.00〜5.00

■ 肩関節（続き）

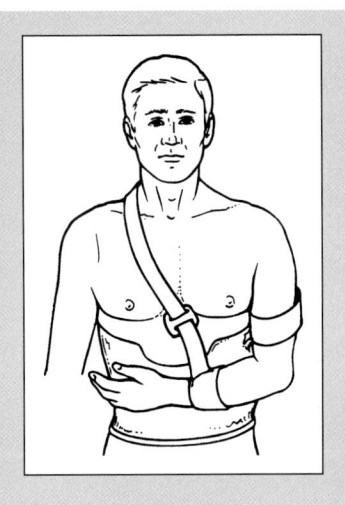

肩関節固定具（shoulder immobilizer）
適応：肩鎖関節脱臼，肩関節脱臼
骨折：上腕骨頚部骨折
長所：装着が容易，比較的安価，かさばらず着衣の下に身に着けられる
短所：肩関節拘縮を生じることがある
費用：ユニバーサル $19.00～22.00，Velcro® $31.00～33.00

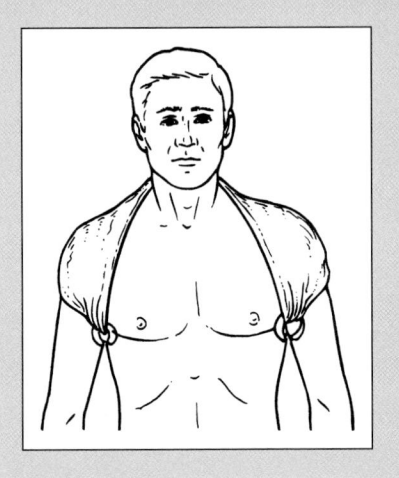

8の字帯（鎖骨バンド）（figure-of-eight strap）
適応：肩鎖関節脱臼
骨折：鎖骨骨折
長所：安価，容易に装着可能，着衣の下に身に着けられる
短所：腋窩の刺激
費用：$11.00～15.00
訳注：アルケア クラビクルバンド・II (SS)￥2,500,(S)￥3,000,(M)￥3,500,(L)(LL)￥4,000
シグマックス クラビクルブレース (3S)(SS)(S)￥2,300,(M)(L)(LL)￥3,500

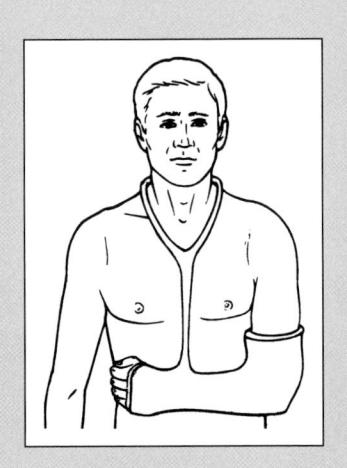

上腕吊り下げギプス包帯（hanging cast）
適応：整形内科領域〔訳注：腱鞘炎など〕の適応なし
骨折：上腕骨外科頚骨折，上腕骨骨幹部骨折
長所：骨折部の垂直方向の牽引力が働く
短所：三角巾と比較して重く，かさばり，高価で，不快感があり，技術を要する
費用：$65.00～100.00

■ 肘関節

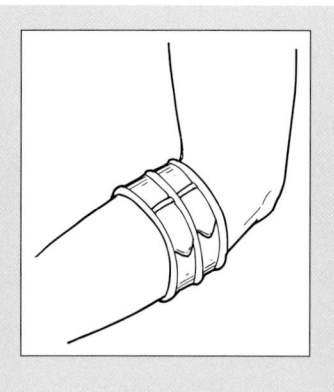

テニス肘バンド（tennis elbow band）
適応：上腕骨外側上顆炎，橈側手根伸筋挫傷，腕橈骨筋挫傷
長所：腱にかかる緊張を低下，安価，装着が容易，運動制限が少ない
短所：手関節の使用で症状が悪化，中等度症例でのみ有効
費用：$10.00～18.00
訳注：アルケア テニスエルボーサポーター（5ヶ入）¥6,000
　　　アルケア テニスエルボーバンド（10ヶ入）¥9,500

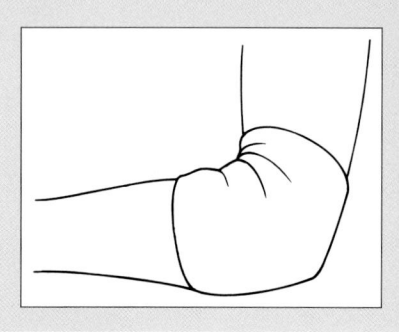

ネオプレン肘用装具（neoprene pull-on elbow brace）
適応：肘頭滑液包炎，肘変形性関節症，肘頭突起骨折の不完全治癒，肘部管症候群
長所：安価，装着が容易，着衣の下でも可能
短所：なし
費用：$8.00～18.00

■ 手関節

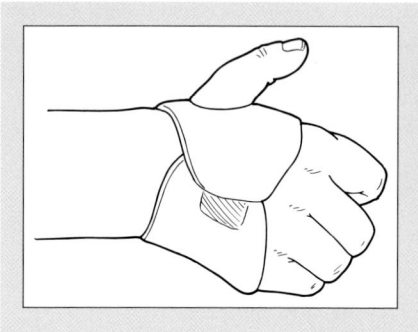

ベルクロ手関節サポーター（simple Velcro® wrist support）
適応：手関節の捻挫，ウェイトリフティングの補助
骨折：手根骨骨折
長所：安価，軽量，装着が容易
短所：手関節の支持や手関節動作の制限がとても少ない
費用：$9.00～10.00，高くても$25.00まで
訳注：ソルボ Do リストサポーター ¥3,800

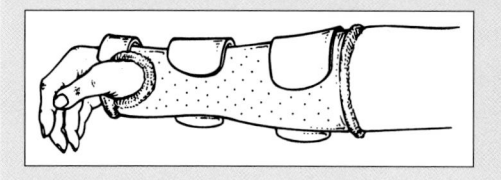

金属支柱付きベルクロ手関節シーネ
（Velcro® wrist splint with metal stay）
適応：上腕骨外側・内側上顆炎，手根管症候群，重度の手関節の捻挫，橈骨手根関節の変形性関節症，手背ガングリオン
長所：良好な手関節の運動制限，比較的安価，軽量，装着が容易
短所：母指への圧迫と一時的な局所の皮膚の神経麻痺の原因となる可能性があり，特殊な状況下で手関節の運動制限が不十分となる
費用：$22.00～35.00

■ 手関節（続き）

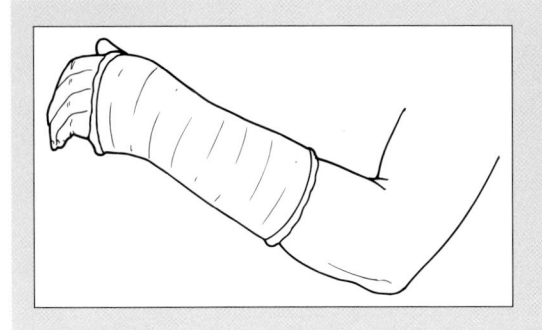

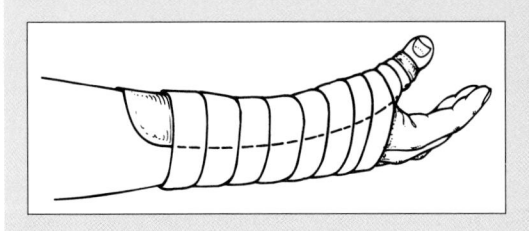

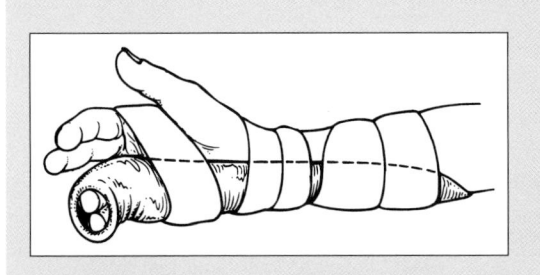

短上肢ギプス
(short-arm cast with or without thumb spica)
適応：上腕骨外側・内側上顆炎，中手骨亜脱臼
骨折：Colles 骨折，舟状骨骨折，前腕の複雑骨折
長所：手関節に最適な支持と制限，固定
短所：大きい，重い，水に弱い，入手困難，技術を要する
費用：石膏 $30.00〜32.00，ファイバーグラス $65.00〜70.00

橈側ギプスシーネ（radial gutter splint）
適応：整形内科領域〔訳注：腱鞘炎など〕の適応なし
骨折：転位のない第 2，3 中手骨骨折，転位のない第 1，2 指節骨骨折
長所：短上肢ギプス（short-arm cast）より軽量で取り外しも簡便
短所：厳密な固定はできない
費用：石膏 $21.00〜23.00，ファイバーグラス $39.00〜40.00

背側シーネ（dorsal hood splint）
適応：De Quervain 腱鞘炎，変形性手根中手（CM）関節症
長所：取り外しが容易，軽量
短所：技術を要する，ベルクロ手関節シーネ（Velcro splint）より耐久性がない
費用：石膏 $15.00〜16.00，ファイバーグラス $28.00〜30.00

尺側ギプスシーネ（ulnar gutter splint）
適応：尺側側副靱帯損傷，三角線維軟骨複合体損傷
骨折：ボクサー骨折，転位のない第 4，5 指節骨骨折
長所：取り外しやすく，軽量
短所：技術を要する，ベルクロ手関節シーネ（Velcro splint）より耐久性がない
費用：石膏 $21.00〜23.00，ファイバーグラス $39.00〜40.00

■ 手関節（続き）

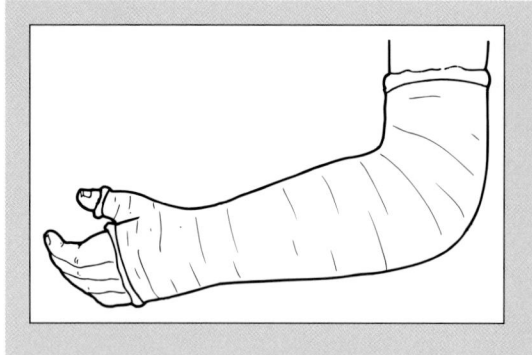

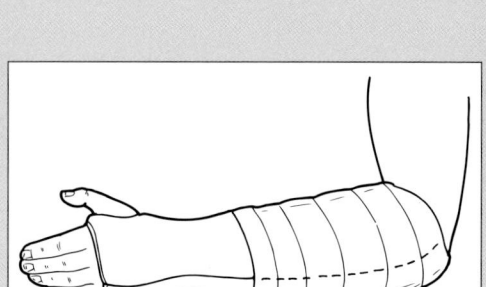

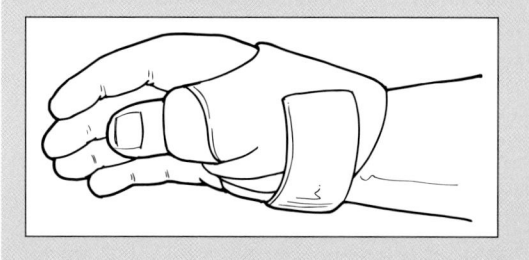

長上肢ギプス
（long-arm cast with or without thumb spica）
適応：整形内科領域の適応なし
骨折：舟状骨骨折，複雑な Colles 骨折，橈骨と尺骨の転位のない骨幹部骨折
長所：前腕と手関節を固定した位置にしっかりと保持する
短所：扱いにくい，技術を要する，高価
費用：石膏 $33.00～37.00，ファイバーグラス $61.00～68.00

後方シーネ（posterior splint）
適応：重度外側上顆炎，肘脱臼
長所：取り外しやすく，比較的軽量
短所：技術を要し，十分な運動制限ができない
費用：$40.00～44.00

シュガートングシーネ（sugar-tong splint）
適応：整形内科領域の適応なし
骨折：Colles 骨折，橈骨遠位端骨折（ただし，一時的な固定に限る）
長所：受傷初期の数日の腫脹に対応でき，骨折部の確認も容易
短所：短上肢ギプス（short-arm cast）に比べ固定が不十分，2つギプスを使用することになる（一時的固定ゆえ）ため高価となる
費用：石膏 $35.00～37.00，ファイバーグラス $65.00～67.00

パッド付きベルクロ母指シーネ
（padded shell Velcro® thumb splint または Velcro® thumb spica splint）
適応：変形性手根中手（CM）関節症，De Quervain 腱鞘炎，ゲームキーパー母指
長所：軽量，装着感がよい，比較的安価
短所：十分な運動制限ができない
費用：$26.00～28.00

■ 手関節（続き）

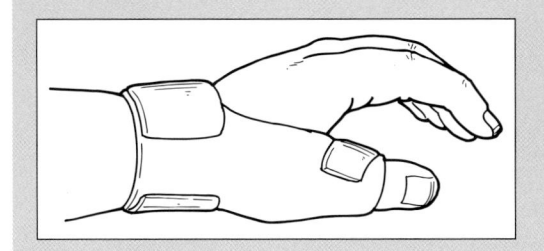

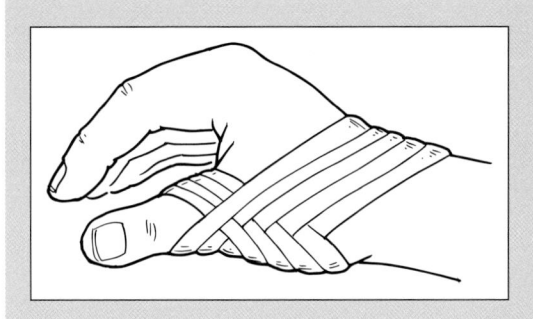

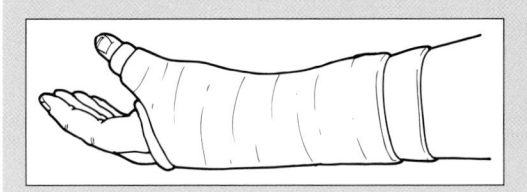

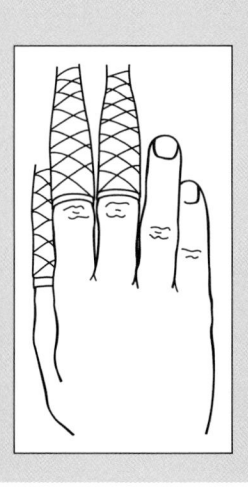

熱形成型母指シーネ
(thermoplastic molded thumb splint)
適応：変形性手根中手（CM）関節症，ゲームキーパー母指
長所：形状を手指にフィットさせることができ，十分な支持や固定ができる
短所：技術を要する，過度に患者に制限を強いる，比較的高価
費用：$25.00〜26.00

母指変形性関節症に対するテーピング
(taping for osteoarthritis of the thumb)
適応：変形性手根中手（CM）関節症，ゲームキーパー母指
長所：非常に安価，重症を除く多数の患者に使用可能，いろいろな症例に応用可能
短所：（固定の）持続性がなく，巻き直しを要する，汚れやすい
費用：$1.00〜2.00

母指スパイカギプス (thumb-spica cast)
適応：変形性手根中手（CM）関節症，De Quervain 腱鞘炎，ゲームキーパー母指
骨折：舟状骨骨折，菱形骨骨折，第1指中手骨骨折
長所：患者自らが動かすことができなくなるため，母指の固定に最適
短所：大きくて重い，濡らすことができない，技術を要する，高価
費用：石膏 $60.00〜66.00，グラスファイバー $109.00〜121.00

網目状手指牽引 (Chinese finger-trap traction)
適応：整形内科領域の適応なし
骨折：Colles 骨折，近位指節骨骨折（手指，足趾）
長所：緩やかな張力が均等に配分される
短所：皮膚炎
費用：$25.00（再利用可能）
訳注：ジンマー ワイヤーフィンガーグリップ (S)(M)(L) ¥7,000

■手指

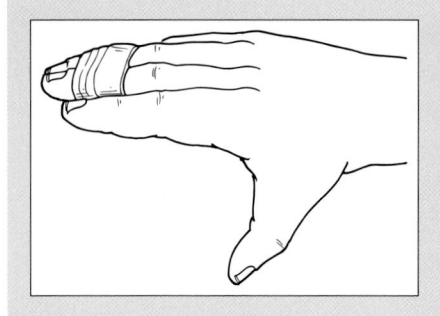

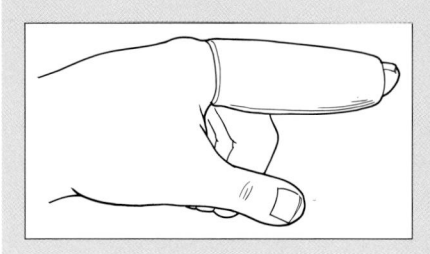

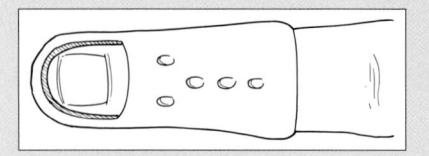

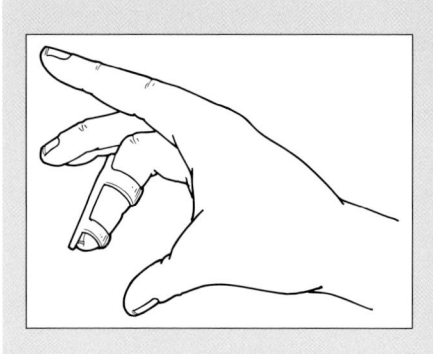

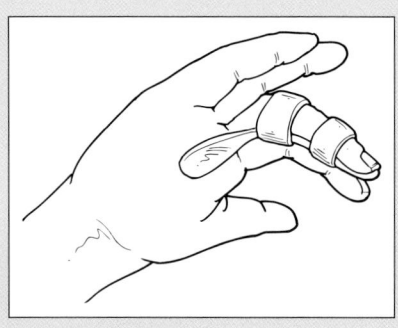

隣接指とのテーピング（buddy-taping）
適応：手指の単純捻挫，ばね指，指関節の変形性関節症，De Quervain 腱鞘炎
骨折：転位のない指節骨骨折，腱付着部の剝離骨折，末節骨骨折，遠位指節間（DIP）関節脱臼
長所：単純，安価，患者自身で装着可能，可動性が適度に保たれる
短所：なし
費用：$1.00〜2.00

チューブ式シーネ（tube splint）
適応：手指の単純捻挫
骨折：転位のない指節骨骨折
長所：装着が容易，装着感がよい
短所：高価，十分な動きの制限ができない
費用：$15.00〜16.00

かぶせ式シーネ（stack splint）
適応：槌指
骨折：末節骨骨折
長所：安価，装着が容易
短所：なし費用：$4.00〜5.00

背側シーネ（dorsal splint）
適応：槌指，局所の指捻挫，近位指節間関節脱臼，槌指（母指）
長所：安価，装着が容易
短所：なし
費用：$4.00〜5.00
訳注：アルケア アルフェンス 8 号（カエル型 12 枚）¥1,860

金属性指シーネ（metal finger splint）
適応：重症の近位指節間（PIP）関節または遠位指節間（DIP）関節捻挫
骨折：末節骨骨折
長所：PIP 関節の固定性がよく，安価
短所：持続的装着が困難，手掌の刺激感
費用：$5.00〜7.00
訳注：アルケア アルフェンス 9 号（トンボ型 12 枚）¥1,860
　　　ジンマー ジムフォースベースボールスプリント（12 枚）
　　　（小）¥7,000，（中）(大)¥8,000

■ 手指（続き）

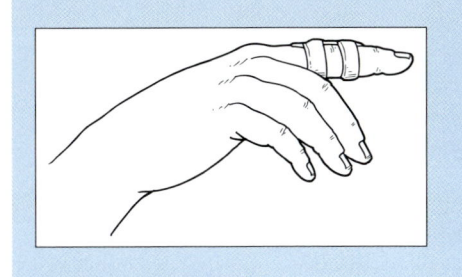

伸展位近位指節間（PIP）関節シーネ
（proximal interphalangeal joint splint in extension）
適応：急性ボタン穴損傷
長所：単純，安価
短所：指の関節拘縮，可動域訓練を併用できない
費用：$2.00～3.00

■ 腰仙椎領域

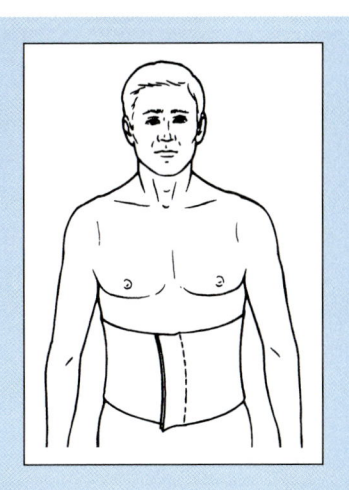

ネオプレン腰椎サポーター（neoprene waist wrap）
適応：腰椎捻挫，腰椎椎間関節症候群，ウェイトリフティング
長所：装着が簡単，安価，装着感がよい，衣服の下に装着可能，調節が容易
短所：不十分な支持と固定
費用：$12.00～25.00

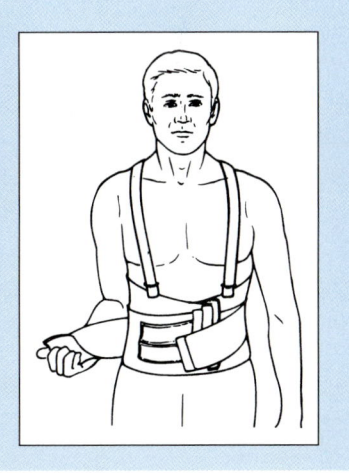

ベルクロ腰仙椎コルセット（Velcro® lumbosacral corset）
適応：腰椎捻挫，腰椎圧迫骨折，変形性腰椎症，強直性脊椎炎，回復期の腰仙椎部神経根症，腰椎椎間関節症侯群，腰痛予防
長所：装着が簡単，装着感がよく，比較的安価，調節可能
短所：不十分な支持と固定
費用：$25.00～32.00

■ 腰仙椎領域 (続き)

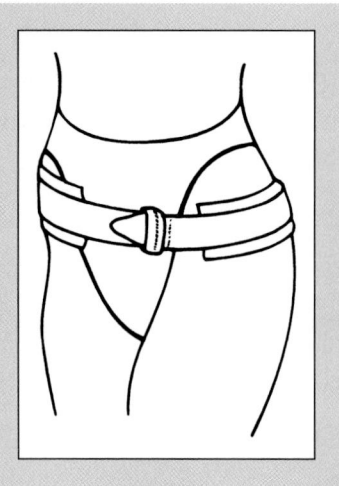

伸縮性仙腸関節ベルト（elastic sacroiliac belt）
適応：仙腸骨炎，腸腰症候群，恥骨炎，骨盤骨折の回復期
長所：装着が簡単，安価，衣服の下に装着可能，調節が容易
短所：過体重の患者では持続的装着が困難，使用が限定的，患者により効果が異なる
費用：$12.00～14.00
訳注：アルケア　サクロペルビック　￥5,500
　　　アルケア　サクロスポーツ　￥6,500

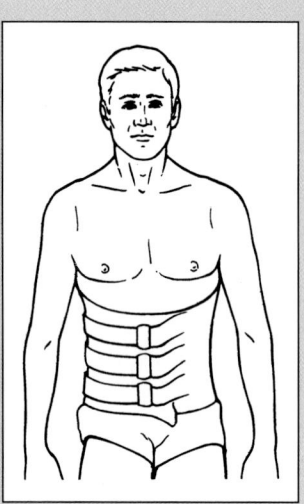

伸縮性腰椎ベルト
（lumbosacral elastic binder with heated plastic shield）
適応：慢性腰痛症，腰椎圧迫骨折，腰仙椎部神経根症（回復期）
長所：姿勢保持力が高い，腰仙椎の伸展持続力が高い，屈曲制限効果が高い
短所：高価，装着に技術を要する，着心地が悪い
費用：$125.00～140.00

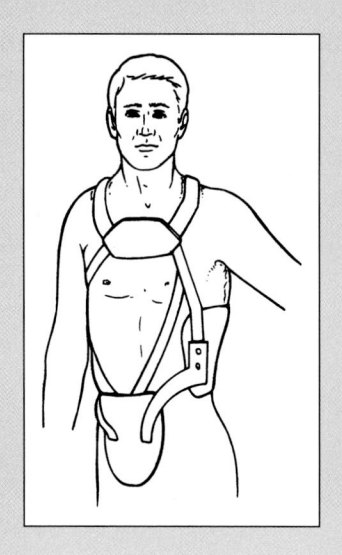

3点支持型伸展装具〔three-point extension brace (Jewitt®)〕
適応：圧迫骨折，あらゆる脊柱後弯症
長所：すべての支持部に適切な制限を加える，最適な動作コントロール
短所：高価，大きくて窮屈，着心地が悪い，耐久性が不十分．専門家による再調節を要する
費用：$250.00～300.00

■ 股関節

松葉杖（crutch）
適応：強い股関節部の疼痛，特に骨頭壊死，重度の滑液包炎，重症変形性関節症，大腿骨の転移性骨腫瘍の疑い
費用：$20.00〜25.00（レンタル料）

■ 膝関節

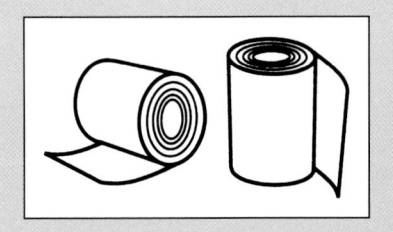

エースラップ（Ace wrap，弾性包帯）
適応：軽い膝の障害，肋骨骨折，ハムストリングの突っ張り，腓腹筋損傷
費用：$3.00〜5.00
訳注：D&M スピードラップ（ひざ，もも兼用）D-98
　　　幅 75×1,500mm（黒）￥2,000
　　　D&M スピードラップ（ひざ，もも兼用）W-98
　　　幅 75×1,500mm（アイボリー）￥2,000

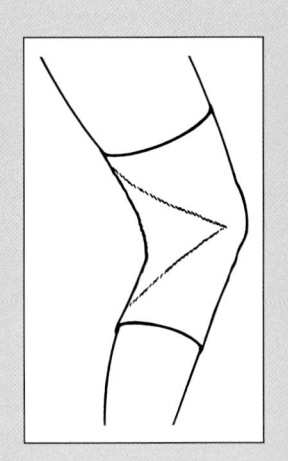

ネオプレン膝用装具（neoprene pull-on knee brace）
適応：変形性膝関節症，前膝蓋骨滑液包炎，第1度内側副靱帯あるいは外側側副靱帯挫傷，Osgood-Schlatter 病，関節リウマチ，軽度の膝水腫
長所：装着が簡単，安価，単純
短所：支持は非常に限定的，ずれやすい，肥満患者への装着は困難，静脈還流障害の可能性
費用：シンプルタイプ　$8.00〜10.00，膝穴開きタイプ $20.00〜25.00

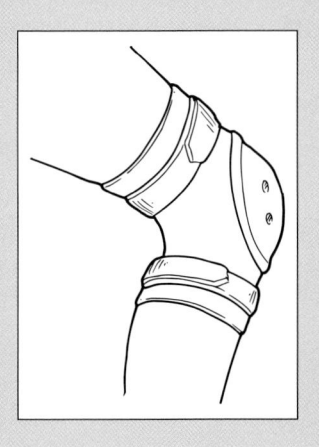

ベルクロ膝パッド（Velcro® knee pad）
適応：前膝蓋骨滑液包炎，膝蓋骨下滑液包炎，膝蓋大腿症候群，変形性膝関節症
長所：前面のプラスチックと金属の入ったカップ（plastic metal cup anterior）により保護効果が高い，安価，装着が容易
短所：静脈還流障害の可能性
費用：$15.00〜20.00
　　　金属性装具：Lenox-Hill $800.00〜900.00，オフロード用装具 $800.00〜900.00

■ 膝関節（続き）

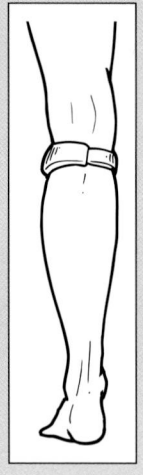

膝蓋骨バンド（patellar strap）
適応：膝蓋大腿症候群（patellofemoral syndrome），膝蓋腱炎，変形性膝蓋大腿関節症，膝蓋骨亜脱臼，膝蓋骨脱臼
長所：単純，安価，装具および調節が容易
短所：大きな膝蓋骨大腿骨間の転位の修正が不十分である可能性，静脈還流障害の可能性
費用：$15.00〜16.00
訳注：アルケア シュラッテルバンド（5ヶ入）¥7,500
　　　ソルボ フィットバンド膝・オスグッド ¥1,300

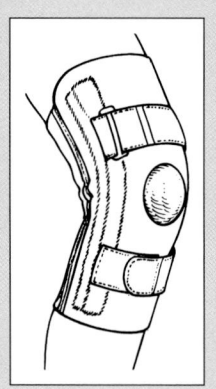

ベルクロ膝蓋骨固定装具
（Velcro® patellar restraining immobilizer）
適応：膝蓋大腿骨症候群，膝蓋骨亜脱臼，膝蓋骨脱臼，変形性膝蓋大腿関節症，内側側副靱帯または外側側副靱帯損傷，内側型変形性膝関節症
長所：膝蓋大腿骨間の動きを改善，装着が容易，患者の受け入れ度が高い
短所：多少高価，肥満患者への装着は困難
費用：$35.00〜60.00
訳注：アルケア ニーケアー・ACL ¥15,000
　　　アルケア ニーケアー・MCL ¥15,000
　　　アルケア ニーケアー・PCL ¥15,000
　　　ソルボ Do ニーサポーター ¥7,800
　　　ソルボ ひざサポーター ¥6,800

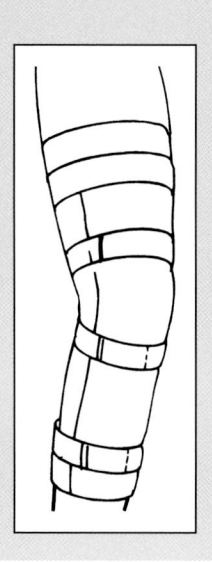

ベルクロ下肢伸展装具（Velcro® straight leg brace）
適応：急性の膝外傷，第2度または第3度内側側副靱帯あるいは外側側副靱帯損傷，膝蓋腱炎，半月板損傷の医学的管理
長所：優れた膝の保護と動作制限，装着が容易
短所：比較的高価，かさばる，衣服の下に装着不可，歩幅が変化
費用：18インチ $45.00〜52.00, 24インチ $64.00〜72.00
訳注：アルケア ニーブレース Fx ¥8,000
　　　アルケア ニーブレース ¥7,000

■ 膝関節（続き）

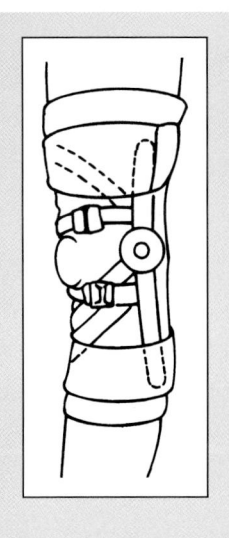

金属性装具
〔metal-hinged brace (Mcdavid knee guard, Lenox-hill derotational brace, Don joy rehabilitation brace)〕
適応：第3度内側側副靱帯または外側側副靱帯損傷，骨棘形成を伴う変形性膝関節症，弛緩性過伸展
長所：膝の動きと固定のバランスが絶妙，程よい内反/外反予防
短所：非常に高価，カスタムメイド，容易に利用困難
費用：$900.00～1200.00

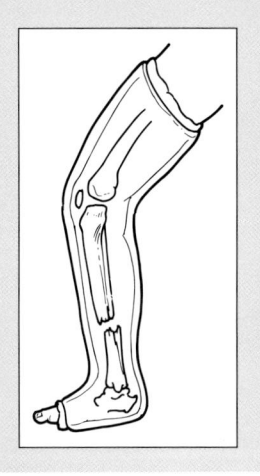

長下肢ギプス（long-leg cast）
適応：整形内科領域〔訳注：腱鞘炎など〕の適応なし
骨折：膝蓋骨骨折，脛骨高原骨折，転位の少ない脛骨/腓骨骨幹部骨折，内側側副靱帯または外側側副靱帯損傷，転位のない骨軟骨炎
長所：優れた膝保護および固定
短所：比較的高価，かさばる，歩行に影響あり
費用：シリンダータイプ$42.00～50.00，大腿から足関節まで$60.00～70.00

■ 足関節

足関節捻挫に対するテーピング（athletic taping for ankle sprain）
適応：足関節捻挫，軽症変形性足関節症
長所：安価，病状悪化時を除くさまざまな状況で使用可能，いつでも必要時に使用可能
短所：効果の持続性に乏しい，再利用できない，汚れやすい
費用：$2.00～3.00
訳注：アルケア アンクルクロス 8cm×55cm ¥1,000

■ 足関節（続き）

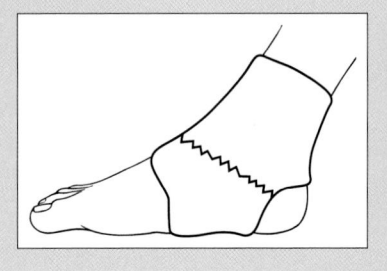

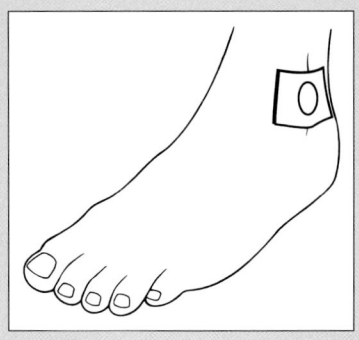

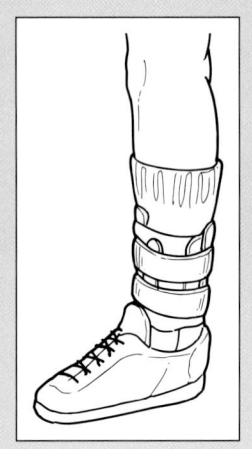

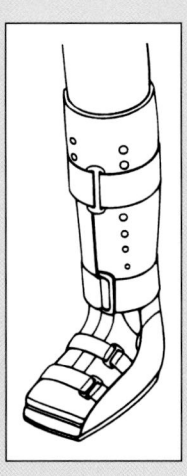

ネオプレン足関節用装具（neoprene pull-on ankle brace）
適応：軽度の捻挫，軽度回内足，軽度変形性関節症
長所：単純，安価，比較的装着が容易
短所：靴を履くのに不便，支持的でない
費用：$8.00～10.00

ニュースキン/モールスキン（New skin®/Moleskin®）
適応：アキレス腱鞘炎，前アキレス滑液包炎，バニオンの滑液包炎，背側バニオン（外反母趾に伴う滑液包炎），水疱，皮膚剥離
長所：貼り付けが容易，安価，形や大きさを自由に切って調節可能
短所：なし
費用：$2.00～3.00

ベルクロ足関節装具（Velcro® ankle brace）
適応：再発性の足関節捻挫，足関節の変形性関節症，中程度の回内足，後脛骨筋腱鞘炎，腓骨筋腱鞘炎，足根管症候群
長所：装着が容易，比較的安価，足関節用装具より支持的
短所：状態によって支持が不十分
費用：$30.00～52.00
訳注：ソルボ 足首サポーター ￥4,500
　　　アルケア アンクルサポート ￥6,500
　　　アルケア アンクルソフト ￥5,500
　　　アルケア アンクルライト ￥3,500
　　　アルケア アンクルフィット ￥6,500

ロッカーボトム式足関節固定具
（rocker-bottom plastic ankle immobilizer）
適応：アキレス腱鞘炎，重度足関節捻挫，後脛骨筋腱鞘炎，腓骨筋腱鞘炎，重度足底筋膜炎，足のストレス骨折
長所：足関節の優れた支持と固定，脱着が容易，装着感がよい
短所：高価，かさばる，車の運転の邪魔になる
費用：$55.00～130.00（業者ごとに異なる）

■ 足関節（続き）

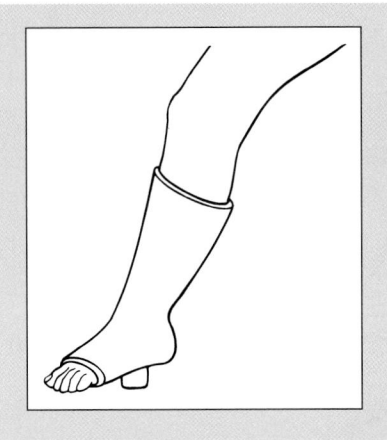

短下肢歩行ギプス（short-leg walking cast）
適応：アキレス腱鞘炎，重度足関節捻挫，足底筋膜炎，足関節変形性関節症の重度炎症
骨折：脛骨ストレス骨折，転位のない両顆骨折，転位のない腓骨骨折，外顆の剝離骨折，踵部ストレス骨折，踵部関節外骨折，距骨後突起と外側突起骨折，舟状骨骨折，距骨の剝離または転位のない骨折，第5中足骨基部の剝離骨折，第1～4中足骨基部の転位のない骨折，第5中足骨 Jones 骨折，行軍骨折，種子骨骨折，母指の骨折
長所：優れた固定性，患者には取り外し不可
短所：高価，運転は危険，かさばる，歩行に影響，濡らすことができない，技術を要する
費用：石膏 $51.00～54.00，ファイバーグラス $94.00～100.00

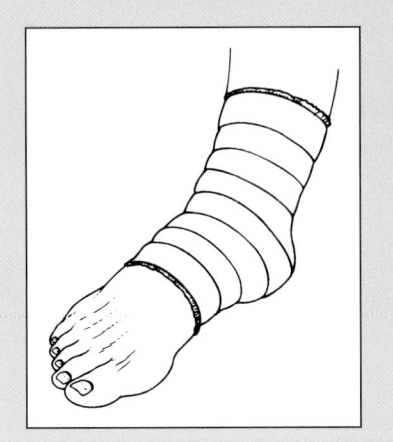

ウンナブーツ（Unna boot）
適応：うっ血性静脈炎による潰瘍，中等度の足関節捻挫，治癒傾向の乏しい創傷
骨折：最小の変位にとどまる腓骨骨折
長所：軽量，技術を要す
短所：十分な足関節の保護や固定が得られない，濡らすことができない
費用：$25.00～30.00（アスレチックテープ $4.00～5.00）

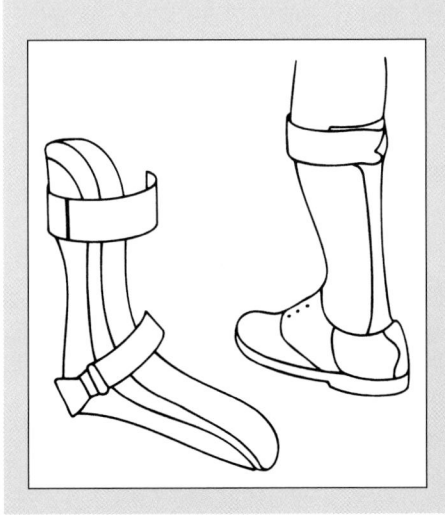

下垂足用夜間シーネ
（footdrop night splint, ready-made ankle-foot orthosis, custom-made ankle-foot orthosis）
適応：脳卒中，Charcot-Marie-Tooth 病，ポリオまたはその罹患後，下垂足を呈するあらゆる疾患，足底筋膜炎
長所：伸展防御，歩行改善，転倒防止
短所：軽度皮膚刺激
費用：既製品 $15.00～30.00，特注品 $40.00～65.00

■ 足関節（続き）

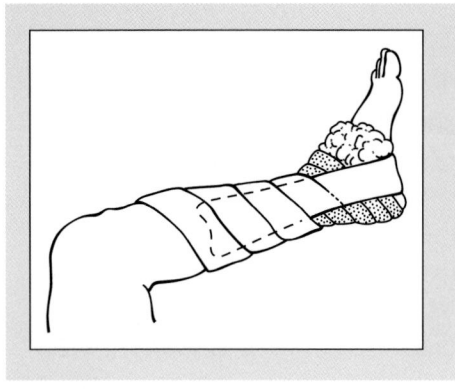

Jones 包帯
（Jones dressing with or whithout posterior splint reinforcement）
適応：整形内科領域〔訳注：腱鞘炎など〕の適応なし
骨折：足関節骨折，踵部骨折，舟状骨骨折，Jones 骨折，中足骨骨折
長所：急性期の（固定後の）腫脹拡大や骨折の再検査に対応，硬性のギプスより軽い
短所：整復後の固定が十分でない　費用：$40.00〜50.00

■ 足部

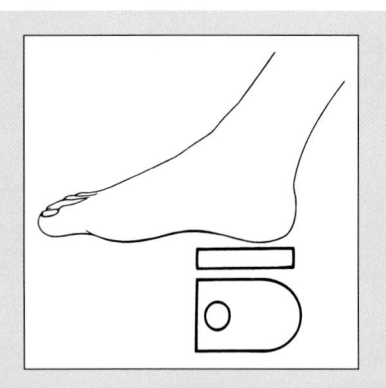

ヒールクッション（heel cushion）
適応：足踵症候群，足底筋膜炎/距状突起，踵骨疲労骨折，足変形性関節症
長所：安価，踵の衝撃緩衝効果，他の靴に付け替え可能，擦り切れない
短所：土踏まずの問題や足関節のアライメントの問題には対応できない
費用：$3.00〜5.00

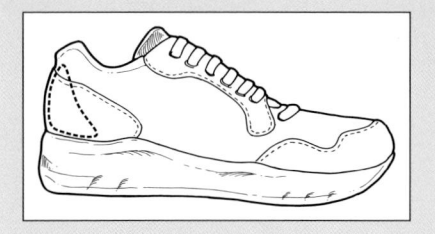

ヒールカップ（heel cup）
適応：ヒールパッド症候群，足底筋膜炎/距状突起，踵骨疲労骨折，重症骨端炎，股関節または膝の変形性関節症
長所：安価，踵の衝撃緩衝効果，他の靴に付け替え可能
短所：土踏まずの問題や足関節のアライメントの問題には対応できない
費用：$5.00〜8.00

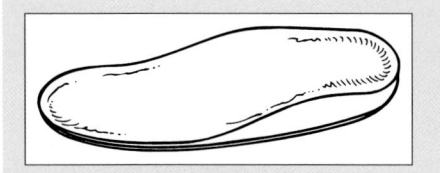

パッド付き足底板〔padded insole（Scholls®, Spenco®，または Sorbothane®）〕
適応：ヒールパッド症候群，槌趾，仮骨，中足骨痛，中足趾節関節のリウマチ性疾患，モートン神経腫，足関節・膝・股関節の変形性関節症，足の疲労骨折の回復期
長所：足部全体の優れた緩衝効果，他の靴に付け替え可能
短所：土踏まずの保護機能はない
費用：$12.00〜25.00

■ 足部（続き）

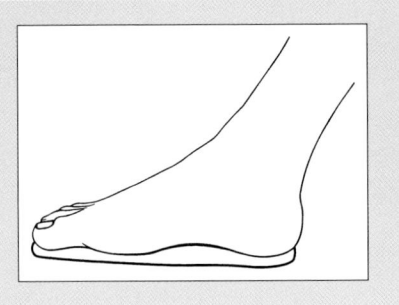

パッド付き足底支持板
（padded insole with arch support）
適応：足底筋膜炎，凹足，扁平足，回内足，足根管症候群
長所：軟性パッドで土踏まずを保護，比較的安価，他の靴に付け替え可能
短所：中等症から重症の土踏まずの変形には十分対応できない費用：$22.00〜25.00

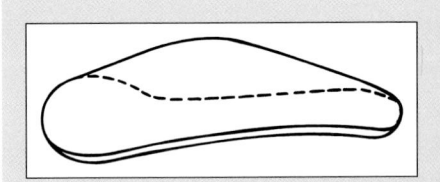

プラスチック製足底支持板
（plastic orthotic arch support）（店頭または特注品）
適応：持続的な足底筋膜炎，凹足，扁平足，回内足，足根管症候群
長所：土踏まずの変形の程度にかかわらずフィットする
短所：高価，特注品になる，製作に時間がかかる，他のパッドより硬い表面
費用：既製品 $25.00〜28.00，特注品 $75.00〜100.00

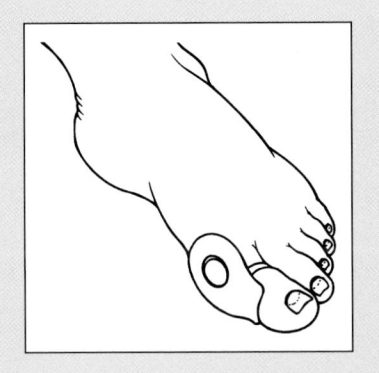

バニオン（外反母趾に伴う変形性関節症）シールド
（bunion shield）
適応：バニオン（外反母趾に伴う変形性関節症）
長所：軟部組織と関節を保護，安価
短所：靴を履くことが困難
費用：$5.00〜15.00
訳注：イノアックリビング フットケアシート（ポロンパッド）外反母趾（6ヶ入）¥370

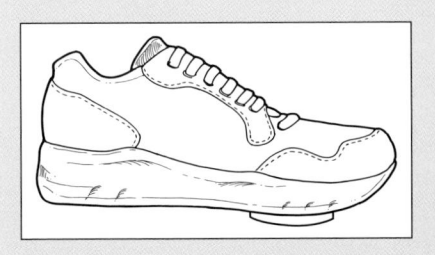

中足骨板（metatarsal bar）
適応：整形内科領域〔訳注：腱鞘炎など〕の適応なし
骨折：転位のない指節骨骨折，転位のない中足骨骨折，中足骨疲労骨折
長所：足の遠位への圧力を分散
短所：靴を作り変えなければならない，歩行に影響する，靴に合わせるのに費用がかさむ
費用：$20.00〜25.00

■ 足部（続き）

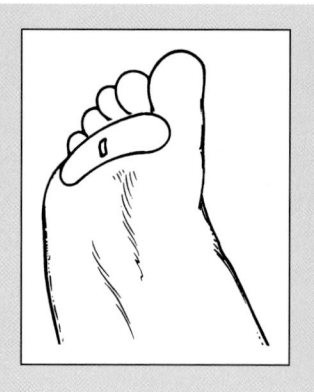

槌趾用装具（hammer-toe crest）
適応：槌趾
長所：装着が容易，安価
短所：付け心地はあまりよくない
費用：$14.00〜16.00

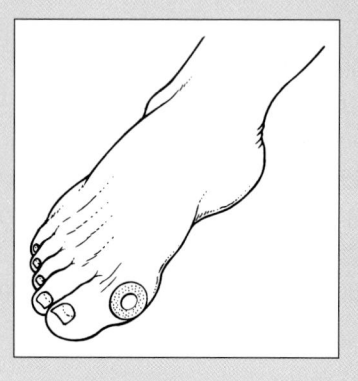

フェルトリング（felt ring）
適応：第1中足趾節（MTP）関節のバニオン，鶏眼，仮骨，槌趾，アキレス腱皮下滑液包炎
長所：装着が容易，安価
短所：装着部の接触皮膚炎（まれ）
費用：$3.00〜4.00
訳注：イノアックリビング フットケアシート（ポロンパッド）
　　　うおの目（6ヶ入）¥370
　　　イノアックリビング フットケアシート（ポロンパッド）
　　　底まめ（6ヶ入）¥370
　　　イノアックリビング フットケアシート（ポロンパッド）
　　　タコ・まめ（6ヶ入）¥370

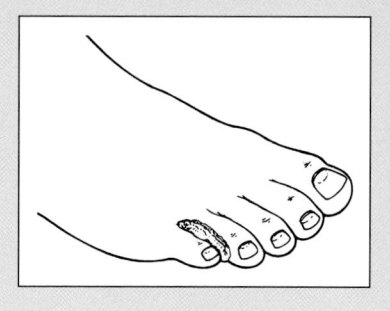

足趾間スペーサー（toe spacer，cotton or plastic）
適応：モートン神経腫，内側指頭の柔らかい鶏眼，バニオン，あらゆる足趾の奇形
長所：装着が容易，安価
短所：なし
費用：コットン $1.00〜2.00，ゴム製 $3.00〜4.00

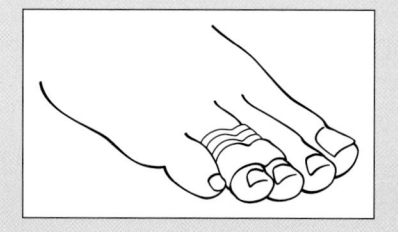

隣接足趾とのテーピング（buddy-taping of the toes）
適応：種々の足趾変形，槌趾，芝生趾（母趾の捻挫 turf toe）
骨折：第2〜5指節骨骨折
長所：装着が容易，安価
短所：なし
費用：$1.00〜2.00

CHAPTER 15 理学療法のパンフレット

はじめに

　理学療法—他動的ストレッチ運動，等尺性筋力強化運動，超音波療法，局所マッサージ，低周波治療，温熱療法は，軟部組織の損傷や骨折の治療などに不可欠である．これらの治療法は炎症や拘縮の状態を回復させるというより，機能不全を改善・強化する方法として重要である．例えば，Codman振り子運動は腱板炎（肩関節周囲炎）を引き起こす肩峰下インピンジメント症候群の治療に用いられる．中殿筋ストレッチ運動は大転子滑液包炎を引き起こす腱への直接の圧力を減らすことができる．肩関節の外転・外旋方向への他動的ストレッチ運動は凍結肩〔訳注：狭義の五十肩，癒着性肩関節包炎〕患者の肩関節の関節可動域を回復させる．このようにそれぞれの状態に合わせた理学療法を選択することができる．

　理学療法は適切な回復時期に適切な治療時間・回数を判断する必要がある．例えば，重篤な足関節の捻挫に対しては2〜4週間の患部固定後に関節可動域のストレッチ運動を開始する．急性期の炎症や疼痛には十分な安静を保ち，関節可動域訓練を始める前に腱が骨に付着していなければならない．同様に腱板への等尺性筋力強化運動も炎症が回復するまで始めることはできない．理想的には最適な治療開始時期と治療内容を患者の状態に

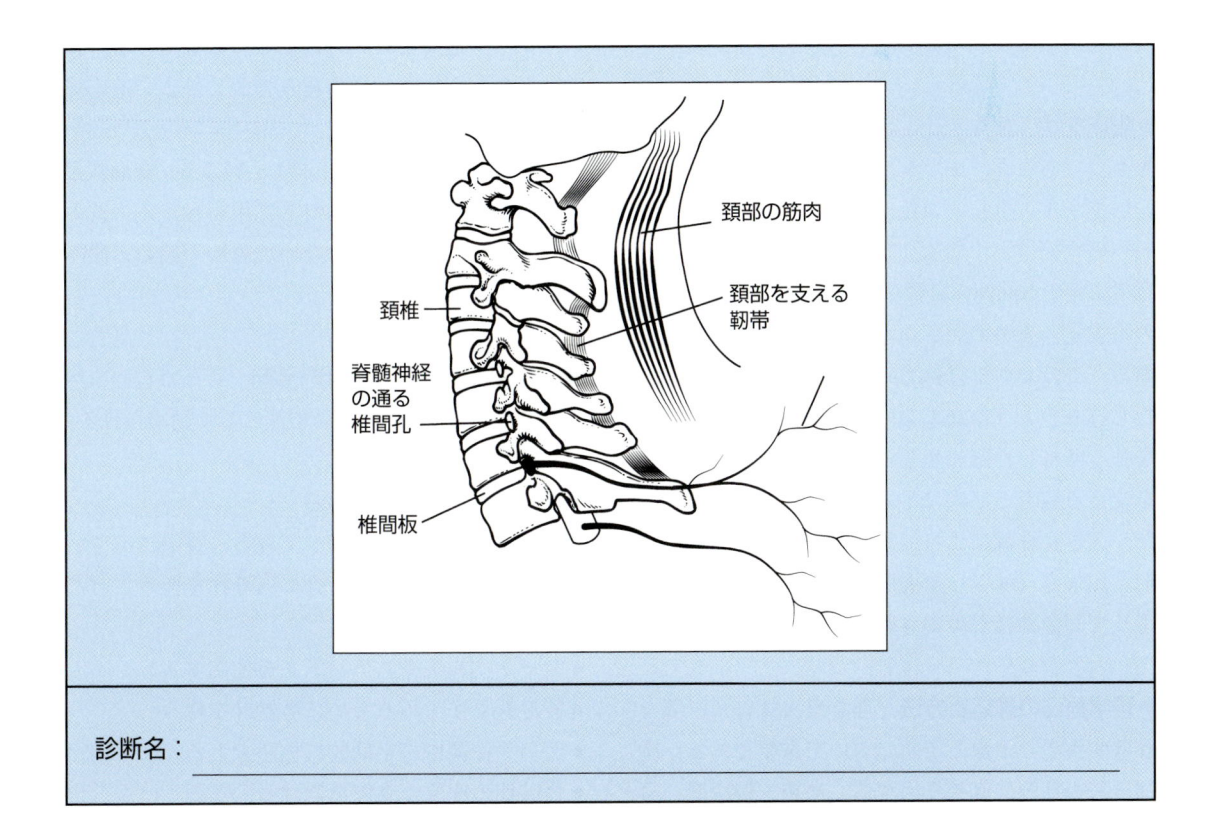

診断名：

合わせて決定する．理学療法を始める判断は，①疾患の回復時期，②自宅での理学療法に対する患者の能力や意欲，そして次が最も重要だが，③外来の診察医によって決定されるリハビリに対する患者の許容限度の3点によってなされる．また，治療計画の説明や，治療を行いながらその有用性を解説することで患者は自信を得ることができ，施行者も患者の理解度や許容限度を知ることができる．

本書では理学療法のガイドラインを提供する．また，治療開始の時期，期間，反復する回数などを解説する．理学療法はそれぞれ患者の理解度，協調性，許容限度に応じて行う．これから理学療法に関する一般的な推奨を解説していく．

頚部の一般的なケア

▶解剖　首は7つの頚椎が靱帯，筋肉によって連結され，それらは脊髄や脊髄神経を保護している．7対の脊髄神経は脊柱から出ており，それぞれ肩や上肢の末梢まで及んでいる．また，脊髄神経は隣接した頚椎の間の椎間孔を通り抜ける．

▶臨床症状　誰もが一生のうちに一度は首の問題をもつであろう．中でも変形性頚椎症は加齢に伴い増加する．少しずつ首は硬くなり，上下左右方向への拘縮はよくある症状である．肩こり—首と背中に起こる筋肉の緊張—は，過度な筋緊張，感情の不安定，姿勢の悪さから生じる日常的な問題である．このような患者はたびたび首の拘縮，頭痛，むち打ちのような痛みを感じる．交通事故や頭部を強く叩打した際に生じる重篤な頚椎捻挫は，首を支える靱帯と筋肉に半永久的な障害を残す．また，大きな骨棘によって神経が圧迫されたり，変形性頚椎症（90％）や椎間板ヘルニア（10％）によって脊髄神経が障害されている患者もいる．

▶理学療法の適応と方法　理学療法は首に影響を及ぼす疾患の治療と予防において重要である．冷却は首の筋肉に直接作用する．氷袋，保冷剤，冷やしたタオルを首に巻き付けることは肩こりに伴う急性の筋痙縮の治療になる．冷却がより深い組織まで及ぶように15〜20分間患部に当てる．

温熱療法は他動的ストレッチ運動を行う前の筋肉に行う．シャワー，温浴，電子レンジで温めたタオルを10〜15分間患部に当てる．

マッサージは，首の上下左右の筋肉に指圧，電気，振動を当てる．マッサージの最中に首を支えたり，横たわることで首の筋肉をリラックスさせることができる．

ストレスを減らしたり姿勢を直すことで首にかかる緊張と圧力を減らすことができる．症状に合わせて，首へのマッサージ，熱を使った振動，リラクゼーション療法，瞑想などを組み合わせる．

他動的ストレッチ運動は運動の柔軟性を増すために用いられる．20回を1セットとし徐々にストレッチを強めていく．軽い苦痛を感じる程度が適切なストレッチの強さである．鋭い痛みや電撃痛は，過度なストレッチまたは脊髄神経を圧迫している徴候である．

首や背中の筋肉への超音波療法をマッサージやストレッチ運動と組み合わせることもできる．頚椎捻挫やむち打ちはこの組み合わせのよい適応である．

頚椎牽引は，慢性のむち打ち，肩こり，変形性頚椎症に伴う神経の圧迫に対して用いられる．首の筋肉と靱帯への牽引は少ない加重から始め，徐々に強めていく．

●日常生活で望ましい動作・姿勢　以下は首の自然な姿勢，位置の改善や予防方法として勧められる．

- 肩を後ろに反らして座る
- 頭と体幹をまっすぐにして寝る．背中に小さい枕を置いたり，幅が十分にある枕を使うことで頭をまっすぐにする
- シートベルトやエアバッグを使用する
- 肩を軽くすくめるために肘掛けを使う
- デスク作業中に定期的に休憩をとる
- 長時間の座位，立位を避ける

- 腰椎をしっかりとサポートする椅子を選ぶ

●**日常生活で制限すべき動作・姿勢** 適切な運動と体位が首の自然な姿勢を保持し，首を支える筋肉と靱帯の緊張を最小限にする．上肢の運動と悪い体位は背中と首に一定の緊張を生じさせるため，運動を最小限に止めるか可能な範囲で避ける．以下に日常生活で制限することを示す．

- 長時間，頭を上げて見上げる姿勢を避ける
- 首を横に曲げたままうつ伏せで寝ることを避ける
- ストレスのかかる状況を避ける
- 荷物を背負う際に肩よりも腰に重心を置く
- 重い荷物を運ぶ際に両腕よりも体幹に近いほうに重心を置く
- 肩に重いハンドバッグをかけない
- 長時間の座位を避ける
- 職場での長時間の前かがみの姿勢を避ける．作業の高さを調節し，よい姿勢を保ち続けられるようにする
- 長い間，コンピューターを見下ろす姿勢を避ける．目の高さに合わせる

●**注意事項** ストレッチ運動は，進行した（大きな骨棘を伴う）変形性頚椎症の患者で，可動性に障害があり，神経圧迫症状がある場合には常に行われるとは限らない．首を横に回したり伸展させることで痛みを生じたり（骨同士で圧迫してしまう），害をもたらすこともある（神経への圧迫を増悪させてしまう）．さらに，長時間の温熱療法や超音波療法を行った際に生じる腫れは神経の圧迫をさらに悪化させてしまう．

頚椎牽引は重篤な筋肉の炎症をもつ患者には注意して行う．過度な牽引（過重または長時間の牽引）は筋肉の炎症を引き起こす．そのため首のX線撮影を牽引治療の開始前に行っておく．

理学療法のポイント

①冷却は急性期の筋痙攣に対して実施する．
②温熱療法やマッサージは慢性の筋痙攣に対して実施する．
③頚部の筋肉ストレッチ運動は他動的に行う．
④ストレスを減らす．
⑤姿勢を直す．
⑥超音波療法
⑦頚椎牽引治療

首のマッサージ（neck massage）

背中と首を15分間温める．頭と身体が平行になるようにうつ伏せに寝る．（胸や首の下に枕を置く．）パートナーに頼んで左右の首筋と肩の筋肉に沿って円を描くようにしっかり指でマッサージしてもらう．

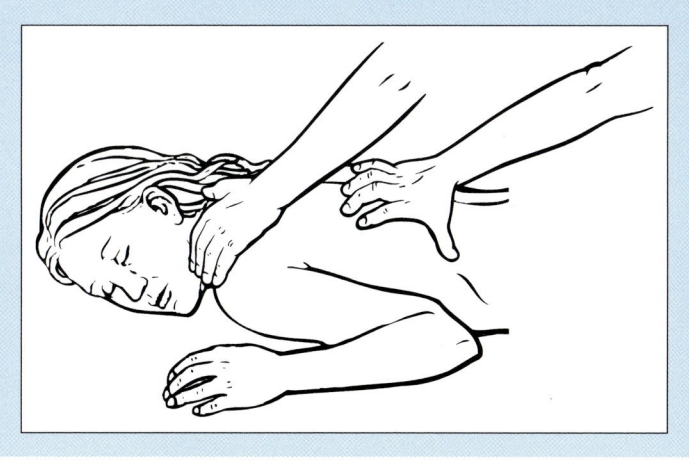

首のストレッチ運動 (stretching exercise for the neck)

浴槽，シャワー，ウォーターマッサージ，電子レンジで蒸したタオルを使って首と背中を温める．1セット10～15回，5秒間保持するように優しく筋肉をストレッチする．軽い痛みを感じる程度が適切なストレッチの強さであるが，鋭い痛みや電気が走るような痛みは過度なストレッチの徴候である．運動の間は首の筋肉をリラックスさせる．この運動を朝と寝る前に行い，筋肉の硬さを和らげる．

首の回旋 (neck rotation)
ゆっくり首を右に回旋させる．顎に指をのせて首の筋肉に軽く緊張をかける．その状態を数秒間保ち，元の位置に戻す．同様に首を左に回旋させ繰り返す．

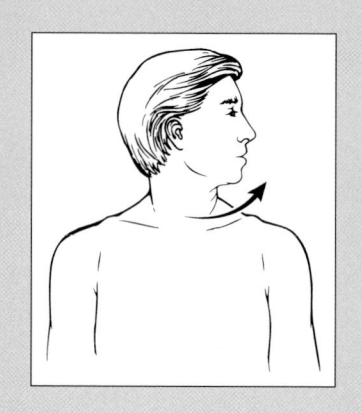

首の側屈 (neck tilting)
耳の先端が肩に付くくらい頭を右に側屈する．こめかみに指をのせ首の筋肉に軽く緊張をかける．その状態を数秒間保ち，元の位置に戻す．同様に首を左に側屈させ繰り返す．

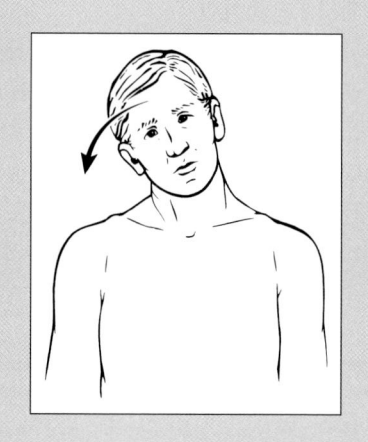

首の屈曲 (neck bending)
顎先が胸に付くくらい頭を屈曲する．その状態を数秒間保ち，元の位置に戻す．ゆっくり深呼吸をし，息を吐き出しながら首を動かす．頭を屈曲するときには首と背中の筋肉をリラックスさせる．

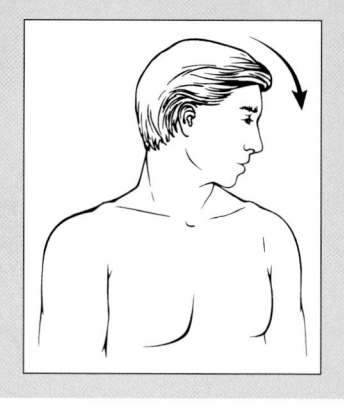

自宅での頚椎牽引（home cervical traction）

理学療法士が首の評価をした後，ウォーターバッグ牽引装具を用いて自宅で首の牽引を始めることができる〔訳注：日本では自宅での牽引は一般的ではなく医療機関で行われるのが通常である〕．まず，ウォーターバッグの4〜5ポンド（1.8〜2.3 kg）を使用して約5分間の牽引を開始する．それから徐々に加重し，12〜15ポンド（5.4〜6.8 kgで10分間牽引する．毎週加重を1〜2ポンド（0.5〜0.9 kg）ずつ，時間を1〜2分間ずつ，少しずつ増やしていく．牽引中は首の筋肉をリラックスさせる．牽引前に温熱療法を併用するとよい．

注意：牽引は頚椎ヘルニアなどの疾患を悪化させることがある．牽引によって症状が悪化した場合はすぐに中止し，再評価を行うべきである．変形性頚椎症には週3回の牽引を無期限に行ってもよい．

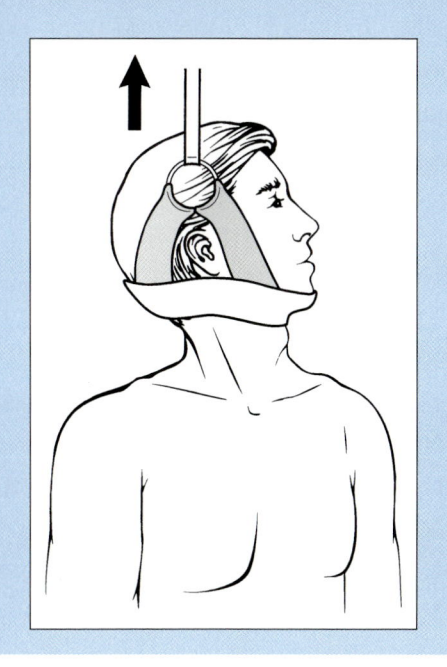

肩関節の一般的なケア

▶**解剖** 肩は腕の骨（上腕骨），肩の帽子（肩峰），骨のソケット（肩甲関節窩）から ball-and-socket joint（球関節）を形成している．肩関節は下記の多くの可動部で成り立っている．

- 1つの主要関節—球関節（肩関節）
- 3つの補助関節—鎖骨の先端（肩鎖関節），鎖骨と胸骨の関節（胸鎖関節），肋骨の上にある翼（肩甲胸郭関節）
- 8つの主要な腱—腱板（4つ），上腕二頭筋腱，上腕三頭筋腱，三角筋腱，大胸筋腱
- 1つの主要な潤滑液の入った滑液包—肩峰下滑液包
- 4つの主要な靱帯—鎖骨の先端を覆う3つの靱帯と球関節を包み込む1つの靱帯

▶**臨床症状** 肩の痛みの原因は，（首や上背部の）筋肉の緊張，（首の）神経の圧迫，（肩の）捻挫や離断，腱鞘炎，滑液包炎や関節炎など多彩である．およそ3人に2人が腱板炎（肩関節周囲炎）や凍結肩〔訳注：狭義の五十肩，癒着性肩関節包炎〕を抱えている．肩関節の離断は鎖骨の先端で起こる．鎖骨先端の関節炎は患者によって程度はさまざまだが，まれに症状が進行性となる．球関節での関節炎はまれである．

▶**理学療法の適応と方法** 肩関節の積極的な治療とリハビリテーションに理学療法は重要な役割を担う．冷却は炎症を抑える最初の治療として用いられる．しかし，治療に対する反応性は予測不可能である．肩関節とその支持組織（腱板）は皮膚の表面から 1〜1$\frac{1}{2}$ インチ（2.5〜3.8 cm）深い部分に存在する．

深部への温熱療法やマッサージは組織への血流を増加させるため，ストレッチ運動の前に行うとよい．肩をシャワーや温浴で 10〜15 分間温める．全身の温熱療法は局所への治療（蒸気で温めたパッドや電子レンジで温めたタオルを使用する）に比べ，より深い組織への効果が期待できる．

重りを用いた振り子運動は肩関節の2つの機能

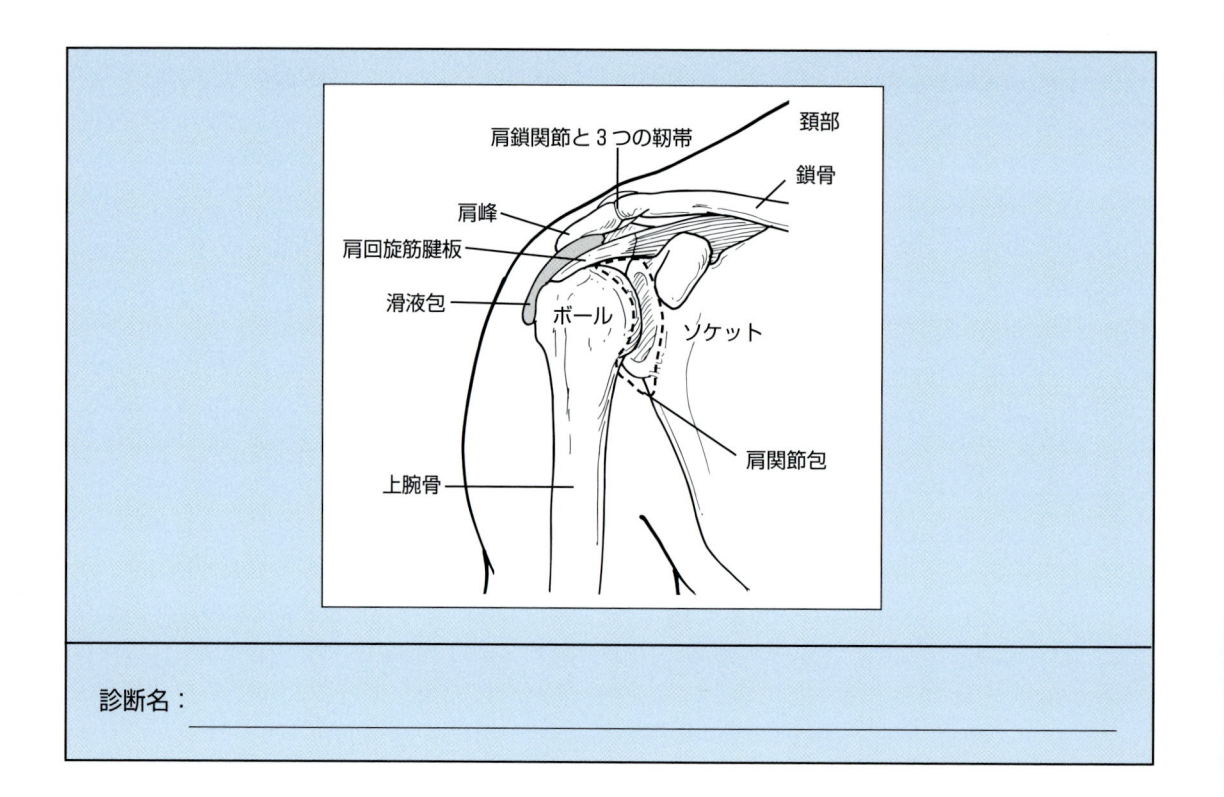

診断名：＿＿

を治療する．その主要な効果は球関節と肩峰の間を通る腱の隙間を優しくストレッチする（後述）．第二の効果は肩関節を他動的に動かすことで凍結肩を予防できる．この運動によって肩の筋肉の緊張がほぐれ，滑液包と腱板に隙間を作ることができる．まず，2.2～4.5 kgの加重を手に持つ．（1 ガロンの）牛乳パックを満たすと8 ポンド（3.6 kg）の重さになるが，手に簡単に持てる重りであれば何でも可能である．腕を垂直に下ろし，脇を閉じることで，肩峰下インピンジメントの予防ができる．次に振り子運動を利用してストレッチ運動を始める．機能が改善されると肩を自由に動かすことができるが，どの方向にも1 フィート（30.5 cm）が限界の範囲である．この運動を温熱療法の後に1 日1～2 回，5 分間行う．

筋力強化運動は靭帯への負担を軽減させ，関節を引き締めて，強化する．この運動は必ず重りを用いた振り子運動の後に行う．腕を回旋または挙上させる運動を20 回で1 セット，中程度の筋緊張を5 秒間保つ．これをゴムチューブ，バンジーコード，太いゴムひもなどの抵抗力を利用して行う．この運動で腱や筋肉が少しずつ増強され，両肩の支持組織のバランスが保たれる．軽い痛みを感じる程度が適切な強さである．鋭い痛みや激しい痛みは何らかの疾患の存在を示唆する．

●**日常生活で望ましい動作・姿勢**　安全な動作や姿勢を続けるために腕は下ろしてやや前方，身体の近くに置くとよい．以下に肘を使った動作を紹介するが，できれば脇を締めて行う．

- 体幹近くで重い物を持ち上げる
- 肩より下の高さで軽量の重りを用いてウェイトトレーニングを行う
- 水泳での横泳ぎまたは平泳ぎ
- ボールを横投げまたは下から投げる

肩関節の振り子を用いたストレッチ運動（pendulum stretch exercise for the shoulder）

運動や負荷のかかる動作を行う前に肩を垂直方向にストレッチする．この運動は腱板と上腕二頭筋腱の周囲に隙間をもたせることで，肩関節の運動機能を回復させる．定期的に振り子運動を行うことで肩峰下の隙間を1/4 インチ（0.6 cm）まで広げることができる．

重りを用いた振り子運動（weighted pendulum stretch）
蒸したタオル，温浴，シャワーなどで肩を温める．5～10 ポンド（2.2～4.5 kg）の重りを軽く手に持つ〔1 ガロンタンクを満たすと8 ポンド（3.6 kg）の重りになる〕．〔訳注：米国では牛乳・ジュースなどを1 ガロン3.6 L 単位で販売している．〕肩の筋肉をリラックスさせる．腕は身体の近くで垂直に保持しておく（あまり腕を前掲しすぎると腱板を引き伸ばしてしまう）．小さな円〔直径が1 インチ（2.5 cm）以内〕を描くように腕を前後に振る．適切な運動を行うと，脇の下や腕の内側に軽い痛みを感じる．これを座りながら行っても効果がある．

この運動は肩の腱鞘炎（腱板と上腕二頭筋腱炎），肩峰下滑液包炎，凍結肩，腱板断裂などに行う．肩関節脱臼/捻挫や背中/首の筋肉損傷には用いない．

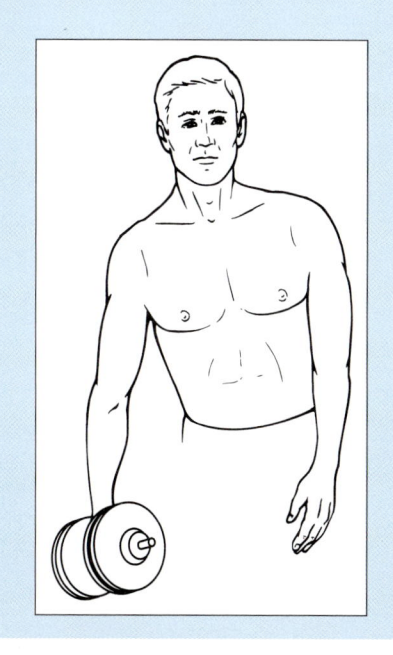

- テニスのサーブの動作よりもバレーボールの動作のほうがよい
- よい姿勢で書字またはデスクワークをする

●**日常生活で制限すべき動作・姿勢**　繰り返し腕を挙上したり，腕を後ろにもっていく動作や姿勢を最小限にするか避ける．
- 頭よりも上に腕を上げる動作
- オーバーハンドで物を投げる動作
- 頭の上に腕をのせて寝る
- 横向きで肩を下にして寝る
- 肘をつく．肩に負担を掛ける姿勢
- 腕を伸ばしたまま重い物を持ち上げる動作
- 強く押したり引いたりする動作
- テニスでのサーブやスマッシュ
- ミリタリー・プレス（立位で胸の前にバーベルを持ち頭上へ持ち上げる運動）
- 傾斜面でのベンチプレス
- 懸垂や腕立て伏せ
- 水泳のクロールや背泳ぎ
- アーチェリーで90ポンド（40.9 kg）の重さの弓を引くこと

●**その他の関連事項**　ストレスを減らし姿勢を改善することで肩関節，腱，滑液包などにかかる緊張を減らすことができる．症状に合わせて背中と首へのマッサージ，熱を使った振動，リラクゼーション療法，瞑想などを組み合わせる．

●**注意事項**　肩関節脱臼または亜脱臼の既往があれば振り子運動は避けたほうがよい．同様に肩鎖関節脱臼の既往がある患者にも注意が必要である．これらの疾患は垂直方向への牽引で増悪することがある！　等尺性筋力強化運動は患者の利益を踏まえた治療計画が必要である．慢性的な腱鞘炎や腱の傷害は過度の筋力強化運動によって増悪してしまうこともある．そのため安全性を保つために少ない加重から始め，徐々に負荷を大きくしていく．

理学療法のポイント
①温熱療法とマッサージ ②振り子運動をリラックスした筋肉で行う． ③筋力強化運動：腕を挙上，外側方向への運動 ④日常生活での悪い動作・姿勢の制限 ⑤ストレスを減らす．

腱板の強化運動（strengthening exercise for the rotator cuff tendons）

腱板は肩の8つの主要な腱の中で最も弱く損傷しやすい．等尺性筋力強化運動はこれらの腱を強化させる．また，この運動は肩の筋力とバランスを整える．ゴムチューブ，バンジーコード，太いゴムひもを使用して筋肉の緊張や強さを上げる．まず肩を温め，それから振り子運動を用いてストレッチ運動する．2～3分間の休憩後に15～20回で1セット，1回5秒間の筋力強化運動を行う．

外旋等尺性筋力強化運動（outward rotation isometric）
肘を90°に曲げ脇を締める．ゴムバンドを両手で握る．前腕を回しながら身体の外側へ2～3インチ（5.1～7.6cm）広げて5秒間保持する．前腕はドアを外側に開けるように動かす．

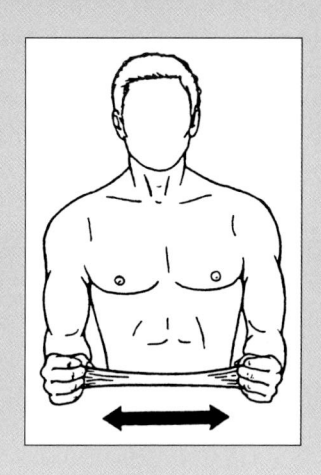

内旋等尺性筋力強化運動（inward rotation isometric）
肘を90°に曲げ脇を締める．ゴムバンドの一方をドアノブに引っ掛け，もう一方を手で握る．前腕を回しながら身体の内側へ2～3インチ（5.1～7.6cm）広げて5秒間保持する．前腕はドアを内側に閉じるように動かす．

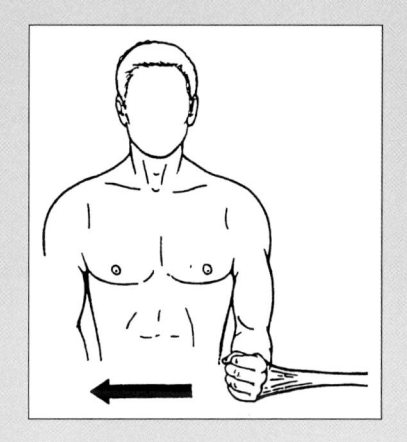

外転等尺性筋力強化運動（lifting isometric）
両肘を90°に曲げ脇を締める．脇を締めたままゴムバンドを握る．両腕を4～5インチ（10.1～12.7cm）身体から離しながら持ち上げて5秒間保持する．

　この運動は，肩関節腱鞘炎，滑液包炎，腱板断裂などに急性期の炎症がおさまった後から3～4週間続ける．理想的には外転運動に移る前に，外旋または内旋運動に対する筋力が回復しているほうがよい．

　注意：この運動を始める時期が早すぎると，元の疾患を再発させる可能性もある．治癒の過程では，重い物を持つ動作を制限する．

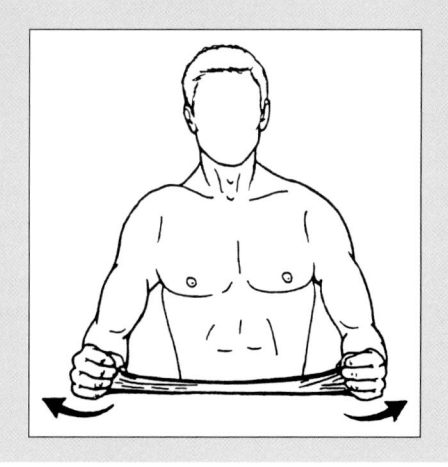

凍結肩（癒着性肩関節包炎）へのストレッチ運動（stretching exercise for a frozen shoulder）

この運動を1日に1〜2回，数カ月間行うことで肩関節の隙間を広げ，可動域を回復させる．まずは肩関節を15〜20分間温め，それから振り子運動を5分間行う．次に下記の3つのストレッチ運動を1セット10〜20回行う．適切な運動を行うと，肩の前方や側面に軽い筋肉痛を感じる．痛みが強い場合はストレッチが過度である場合が多い．

腋窩ストレッチ運動（armpit stretch）
腕を胸の高さまで持ち上げ，棚やタンスの上に置く．その後，ゆっくりと膝を曲げて腋窩を広げる．このストレッチを利用して腕を持ち上げる練習を行う．

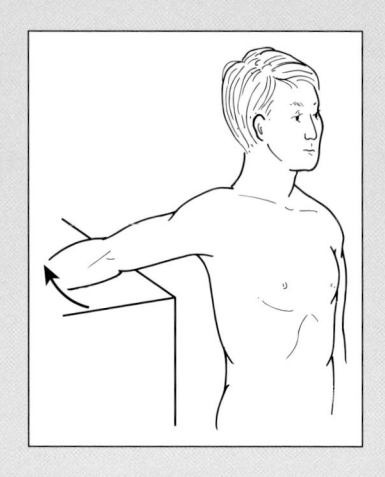

指壁運動（finger-walk up the wall）
腕の長さの3/4の距離で壁に向き合う．肩の筋肉ではなく指を使って腕を肩の高さまで上げていく．この運動を繰り返す．

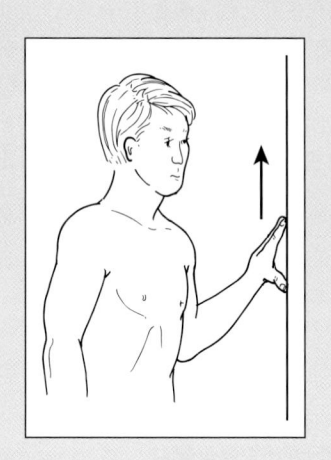

背中でのタオルストレッチ運動
（towel-stretch behind the back）
背中で3フィート（91.5 cm）のタオルを両手で握り，45°の角度で保持する（健側の腕が上になるようにする）．健側の腕で患側の腕を背中の下に引っ張り上げる．タオルを水平に持ってこの運動を繰り返すこともできる．

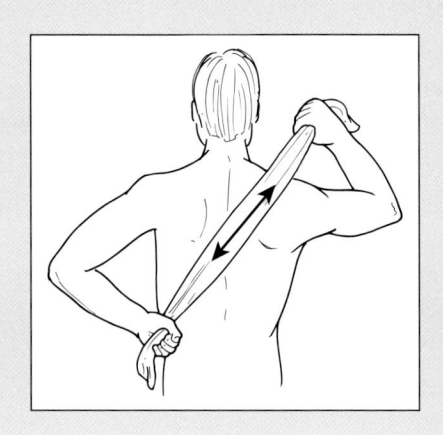

肘関節の一般的なケア

▶**解剖**　肘はドアの蝶つがいのような働きをする．肘は 2 つの前腕の骨（橈骨と尺骨）と上腕の骨（上腕骨）で成り立っている．肘は曲げる動きと伸ばす動き（屈曲と伸展）の 2 方向の動きが可能である．前腕を無理に後方へ伸展させると（過伸展），尺骨を骨折させたり，肘関節を脱臼させる．肘関節の運動は常に手関節に影響する．肘の状態はしばしば手関節に影響するが，その逆も同様である．肘の解剖を以下に説明する．

- 1 つの主要な関節—蝶番関節
- 1 つの協働する関節—手関節
- 4 つの主要な腱—上腕二頭筋腱（前方），上腕三頭筋腱（後方），手関節を伸展・指を伸ばす筋肉の腱（外側），手関節を屈曲・指を曲げる筋肉の腱（内側）
- 1 つの主要な滑液包—肘の後ろを包み込む肘頭部滑液包
- 2 つの主要な靱帯—肘の内側と外側にある蝶番状の靱帯

▶**臨床症状**　腱付着部炎は肘で最も頻度の高い疾患である．テニス肘は肘関節外側の腱付着部炎であり，内側の腱付着部炎のゴルフ肘より 10 倍頻度が高い．いずれも手関節と前腕筋の使いすぎで生じる．滑液包炎は肘の後ろ側に生じ，圧力が肘に直接かかることが原因となる（製図家肘）．また，肘の関節炎の頻度は少なく，以前に外傷歴がある場合が多い．

▶**理学療法の適応と方法**　肘の腱付着部炎や正常な可動域を障害する疾患（関節炎，骨折，関節の軟骨片）のリハビリテーションにおいて，理学療法は主要な役割を果たす．肘関節とそれを支える腱（手関節を伸展させる肘外側の腱と，手関節を屈曲させる肘内側の腱）は皮膚のすぐ下にある．そのため，冷却を 10〜15 分間，1 日 3〜4 回行うことは疼痛と炎症のコントロールに有効である．

　ハイドロコルチゾン・ゲルを使った低周波治療を肘の内側および外側に直接当てることで，テニス肘で生じた軽度から中等度の炎症を効果的に抑制できる．また，腱の表面から薬剤がよく浸透し，局所の腫脹や熱感を減らしてくれる．

　握力や手関節の筋力強化運動は，肘と手関節の

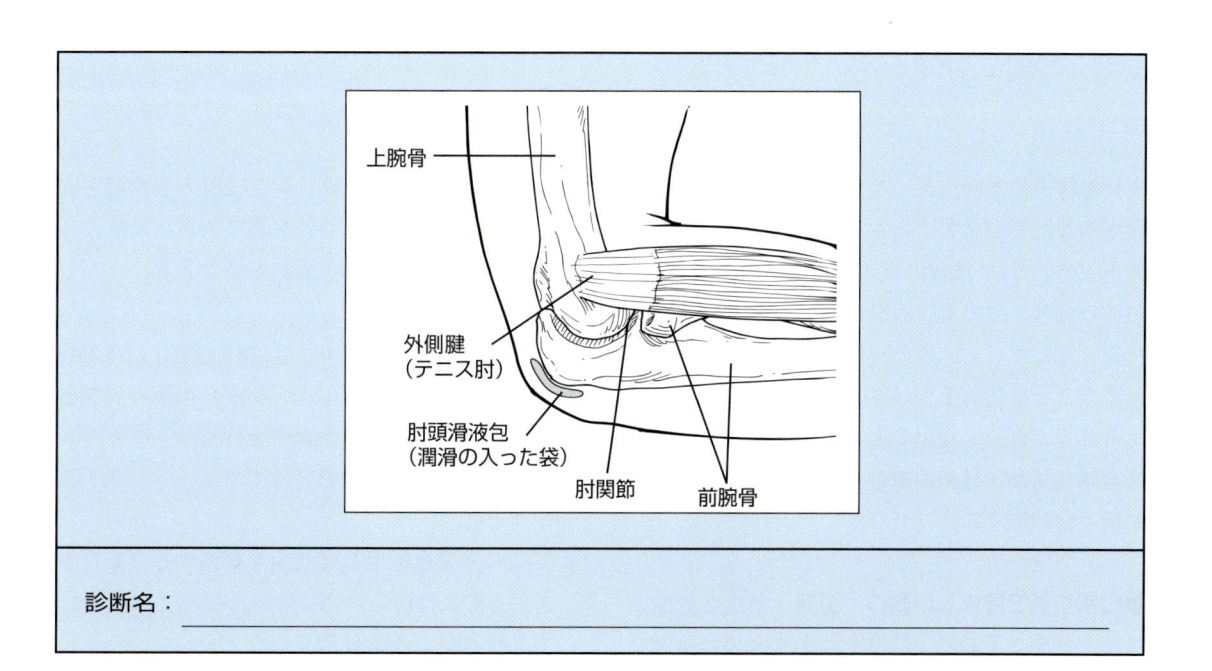

診断名：

テニス肘—筋力強化運動（tennis elbow-strengthening exercise）

急性期の疼痛や局所の圧痛がおさまった2〜3週間後，筋力強化運動を開始する．この運動で筋肉や腱を増強し，腱付着部炎の再発のリスクを減らす．運動中には前腕〔肘から2〜3インチ（5.1〜7.6cm下方）〕の筋肉痛を感じることが多い．鋭い痛みや強い痛みを肘外側に認める場合は運動を中止するべきである（炎症が再発している可能性がある）．

握力の筋力強化運動（grip strengthening）

握力の筋力強化運動は手関節の等尺性筋力強化運動に先行して行う．小さな弾力のあるゴムボールを使用する（古いテニスボールやシリコンボールなど）．握り方は強すぎず，しっかり握る．20〜25回軽く握り締め，それぞれ5秒間保持する．握強が増してきたら金属スプリングの握力器を使用する．

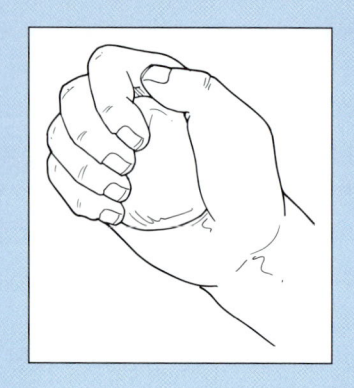

手関節の等尺性筋力強化運動（wrist isometric）

握力の筋力強化運動を開始して2〜3週間後，手関節の等尺性筋力強化運動を始める．1日15〜20セットを行う．ゴムバンド，バンジーコード，太いゴムひもを手関節の自然肢位を保ったまま引く．適切な運動でも前腕に軽い疼痛を感じるが，肘にかけての鋭い痛みはテニス肘の再発を疑う．

この運動は予防を目的として用いられる．この他に両手バックハンド打ち，筋力アップツールの使用，テニス肘バンドの装着，両手で荷物を持ち上げること，物を持ち上げる際には掌側を上に向けるよう注意する．

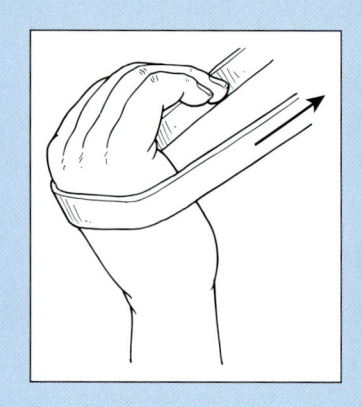

支持組織の機能回復につながる．筋力強化運動は段階的な計画が必要である．まずは握力に関する最小限の負荷から始め，徐々に前腕筋の筋緊張，手関節の強度，肘の支持組織に影響する前腕筋への負荷を増していく．この運動を続けるにあたって重要なことは負荷をかけすぎないことである．腱付着部炎が再発しないことを確認しながら，この筋力強化運動を数週間続けると肘と手関節の強度が徐々に回復する．

●**日常生活で望ましい動作・姿勢**　健康な肘関節には，健康な手関節，関節を動かすための強固な上腕二頭筋と上腕三頭筋，そして肘と手関節を支えるための強固な前腕筋が必要である．以下に日常生活で望ましい動作・姿勢を紹介する．

- 肘を軽く曲げて身体の近くで物を持ち上げる動作
- 手関節を自然な位置で保ちながら前腕の反復動作やウェイトトレーニングを行う
- 手関節にサポーターを付けてウェイトリフティングを行う
- てこの原理を活用して負担を軽減する（レンチを使う際には肘を身体に付けた状態で，さらに，てこ付きレンチを使用するなど）

- 強く握る動作を避ける．手袋や当て物を使用して握る部分の表面積を増やす
- 衝撃を減らすためにクッションの付いたハンマーを使う
- 重い道具は両手で持つ
- テニスのバックハンドはダブルハンドで打つ
- ゴルフクラブにグリップテープを使用したり，サイズの大きいグリップを使用する

●**日常生活で制限すべき動作・姿勢**　以下の動作は手関節や前腕に衝撃や緊張がかかり，肘を悪化させる原因となる．

- 肘を完全に伸展させながら持ち上げる動作
- 握る強さや前腕にかかる筋緊張が適切でない状態での重労働
- 肘をつく姿勢
- 肘を保護することなく衝撃や緊張のかかる動作を繰り返す

●**その他の関連事項**　前腕の筋緊張の低下，支持組織の脆弱化，手関節の弱さは肘の障害を起こしやすい．同様に握力や手関節を支える筋力を維持することは，肘を保護する意味でも重要である．

理学療法のポイント

① 腱や関節への局所冷却
② ハイドロコルチゾン・ゲルを使った低周波治療
③ 握力の筋力強化運動は，初めは半分の力で握り徐々に強くする．
④ 手関節の伸展（テニス肘）と屈曲（ゴルフ肘）の筋力強化運動

手関節と手指の一般的なケア

▶**理学療法の適応と方法**　理学療法は手根管症候群，ばね指，指の屈曲拘縮（デュピュイトラン拘縮）の予防として重要な役割をもつ．

手関節と手の腱のストレッチ運動（stretching of the wrist and hand tendons）

このストレッチ運動は，手根管症候群，ばね指，指の屈曲拘縮（デュピュイトラン拘縮）などのリハビリテーションまたは予防として用いられる．急性期の疼痛や炎症がおさまった2〜3週間後に開始する．まずは手と手関節を15〜20分間温める．続いて手関節と指を軽く押して伸展させる．

手関節のストレッチ運動（wrist stretching）
不快を感じない程度に手関節を伸展させる．それから指に優しく一定の力を加え伸展を増していく．前腕が引っ張られる感覚が適度な負荷である．これを15〜20回で1セット，1日に数回行う．

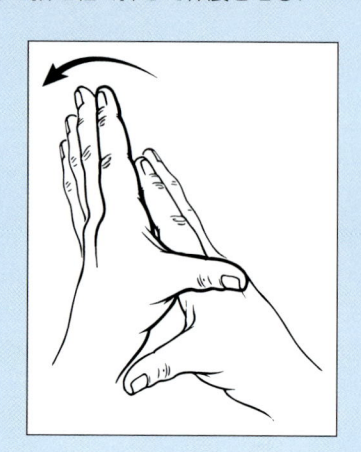

指のストレッチ運動（finger stretching）
ラノリンクリーム〔訳注：羊毛油を主成分とする保湿クリーム〕を使って手のひらと指のつけ根を5分間マッサージする．指の力で患側の指を優しく伸展させる．これを15〜20回で1セット，1日に数回行う．

　このストレッチ運動を数カ月かけて行うことで疾患の再発や進展を遅らせる．また振動する道具や強く握ったりつまんだりする道具など，手関節や手のひらの腱に圧力がかかる道具の使用は避ける．

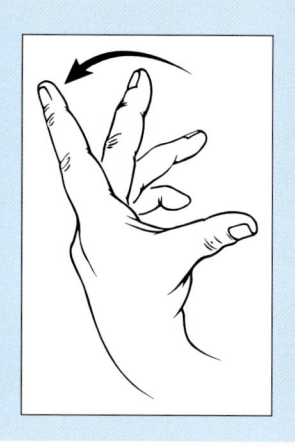

腰部の一般的なケア

▶**解剖** 腰部（腰仙椎）は5つの骨（腰椎）に靱帯と筋群が相互に結合し合っており，脊髄と脊髄神経を守っている．脊髄からは5対の脊髄神経が骨盤・殿部の背側を回り，下肢へと下りている．またそれぞれの神経は椎間板を挟んだ2つの椎体の間にできた，骨で囲まれた通路〔訳注：椎間孔〕を通って出てくる．

▶**臨床症状** 腰部の症状は非常に多いものである．程度を問わず変形性腰椎症やぎっくり腰は誰もが一度は経験しているものである．ぎっくり腰は悪い姿勢や太りすぎ，運動不足や不適切な持ち上げ方をすることで起こる．患者によっては神経が圧迫されて足のほうにまで症状が及ぶ．腰部での神経圧迫症状のうち，最も多い原因は椎間板ヘルニアである．

▶**理学療法の適応と方法** 理学療法はすべての患者の腰部の治療にとって基本的なものである．急性期の最初の数日から数週間は，筋肉の炎症や痙縮の治療として冷却，温熱療法，マッサージ，軽度のストレッチ運動が用いられる．

　冷却したり，温めたり，またそれらを交互に繰り返すことは痛みや筋肉の痙縮を軽減させるのに効果的である．人によってはどちらかが著効することもある．冷却には冷凍コーンの袋や凍らせたタオル，アイスパックなどを1日に3～4回，それぞれ15～20分間患部に当てる．モイストヒート〔訳注：日本ではホットパックとよばれている〕も同様に用いるのが望ましい．

　腰部のマッサージは筋肉の痙縮を軽減する効果的がある．通常平らなところにうつ伏せになったかたちで行われる．肋骨下縁から骨盤上部までを指圧やバイブレータを用いて圧迫していく．左右両側を上下や円形に動かしながら行う．マッサージは就寝前に行うと特に効果的である．

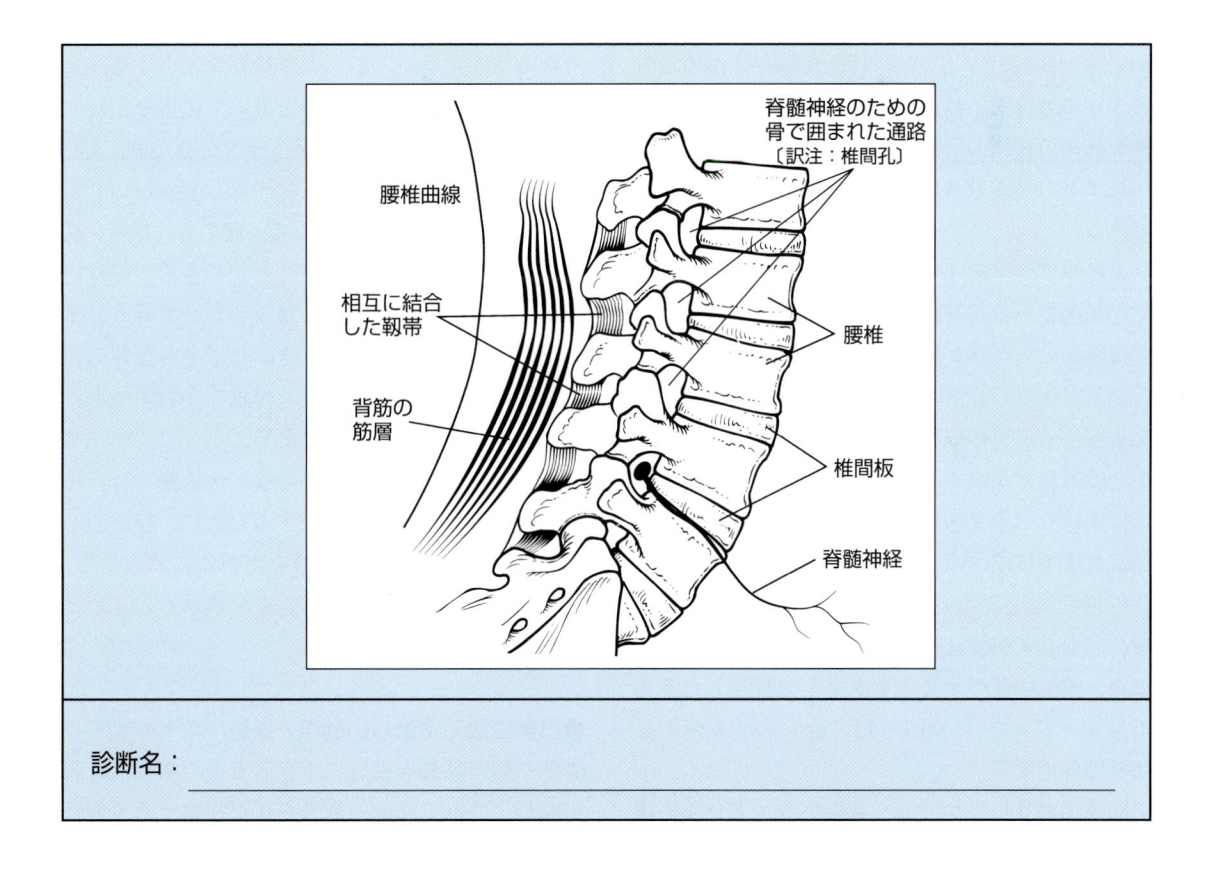

診断名：＿＿＿＿＿＿＿＿＿＿＿＿＿＿＿＿＿＿＿＿＿＿＿＿＿＿＿＿＿＿＿＿

腰部の筋肉のストレッチ運動は失った柔軟性を回復するために行われる．側弯症，椎体骨折やその他の脊椎疾患にはとりわけ重要である．側屈ストレッチ運動（side-bend），膝抱えストレッチ運動（knee-chest pull），骨盤ゆすりストレッチ運動（pelvic rock）といった運動は，腰部の筋肉，殿部の筋肉，仙腸関節のストレッチのために考案されたものである．これらの運動は筋肉の痙縮が最も強い時期を過ぎて（たいてい数日後）から開始する．最初のうちはベッドに横になって行うべきである．痛みと筋肉の痙縮が取れるにつれて，ストレッチ運動も立って行うことができるようになる．どの運動も筋肉に少し痛みを感じる強さで20回ずつ行う．鋭い痛みや電気が走るような，突き刺すような痛みがあれば，神経への刺激またはストレッチが過度であることを意味する．

超音波療法はいくつかのケースに選択的に用いられる．理学療法士やカイロプラクターは超音波療法も施術できなくてはならない．超音波療法はバイブレーションのように感じるが，実際は深部温度を上昇させている．電磁波療法〔訳注：日本ではマイクロ波とよばれることが多い〕は深部を温めるもう1つの特別な治療法である．どちらも治療が困難な筋肉の痙縮の治療に用いられる．また椎間板ヘルニアのある患者はこれらの治療は避けるべきである．

カイロプラクティックは自宅での理学療法として効果的である．神経組織をきちんと矯正することは腰痛に一時的な効果があると証明されている．しかし重度の圧迫骨折，椎間板ヘルニア，脊椎に直接影響する疾患の既往がある，または現在罹患している可能性が高い場合にはカイロプラクティックは避けるべきである．

これまでに述べた治療で効果がない，重度の症状の患者は病院での腰椎の牽引を受ける必要がある．しかし牽引療法は最近ではあまり行われていない．筋弛緩薬やオピオイドを十分投与したうえで，20〜25ポンド（9.1〜11.4 kg）の骨盤牽引を数日間併用する．

回復期のリハビリでは，さらなるストレッチ運動や筋力強化運動や有酸素運動，腰椎牽引が重要である．これらの治療は予防にも重要な役割を果たす．一般的には急性期の痛みが消失して3〜4週間経過してから開始する．

腹部と腰部の筋力強化運動は立膝での腹筋（筋力強化）運動（modified sit-up），重りを用いた側屈（筋力強化）運動（side-bend），軽い背筋運動（extension exercise）からなる．これらは十分体を温めてストレッチをした後に行う（前述）．

有酸素運動は腰痛を予防するのに最もよい方法の1つである．体全体の筋肉の適度の緊張度が，姿勢や筋肉による腰への支持，腰の可動性を改善させる．水泳やクロスカントリーマシンでの運動は腰痛を悪化させないため最適な全身運動である．特に水泳は，椎間板ヘルニアや圧迫骨折，脊髄手術後の筋肉の収縮力低下とその機能を回復させるのに非常に優れている．早歩きや軽いジョギングもよい．強く腰を曲げたり，捻るような運動器具は使用は避ける．

（重力を利用した垂直方向の）腰椎の牽引は，腰部全体の治療の一環として，自宅でも行うことができる．下半身や下肢の重さは腰を牽引するのに利用できる．調理台に両手を着いて体重をかけたり，2つの椅子の間で体を手で支えてみたり，またはぶら下がり健康器具（inversion-equipment）を用いて1〜3分保持することで，腰の骨，靱帯，筋肉をゆっくりと引き伸ばすことができる．毎日いくつかのストレッチ運動を組み合わせて行う．また，これらの運動を行うときには下半身全体の力を抜くことと，戻る際に足に体重を少しずつかけていくことが非常に重要である．

伝統的な理学療法に効果のない慢性例では，持続する痛みを治したり緩和するために，経皮的に神経を刺激する電気治療器を用いることもある．またこの種の治療ではペインクリニックの診察との連携が理想的である．

●**日常生活で望ましい動作・姿勢**　以下のような姿勢や動きは最も安全にできるものであり，時間が経つにつれて筋肉や靱帯を再び損傷する可能性

腰部のストレッチ運動（back-stretching excercise）

腰部のストレッチ運動の重要な役割は，腰背部の筋肉の痙縮の治療である．腰部を15〜20分温める．ストレッチ運動を10〜20回ずつ，5秒間保持し，左右両側に行う．このとき筋肉は力を抜いておく．各ストレッチ運動の間に1〜2分の休憩をとる．筋肉が多少痛いぐらいが望ましい．強い痛みや電気が走るような痛みや，筋肉の痙縮が強い場合には，ストレッチが過度であること示唆している．

膝抱えストレッチ運動（knee-chest pull）
膝をゆっくり胸へと持ち上げ両手でしっかり保持する．殿部と腰の筋肉は力を抜いておく．左側を行い，その後右側を行い，それから両側を同時に行う（胎児のように丸くなる）．

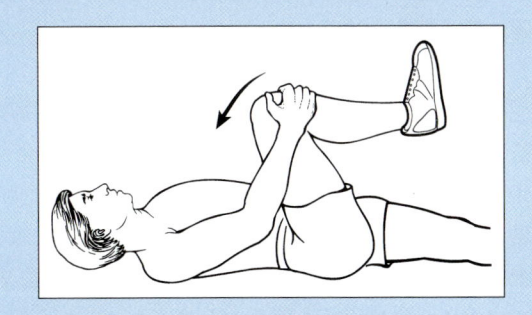

骨盤ゆすりストレッチ運動（pelvic rock）
両膝を曲げて骨盤を前へ後へと回転させる．腹筋を用いて行い，腰部の筋肉は力を抜く．注意：腰が痛い場合には曲げすぎないこと．

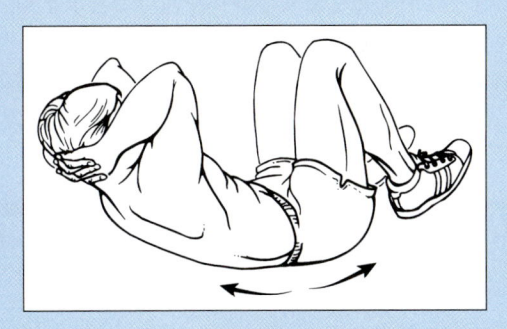

側屈ストレッチ運動（side-bend）
仰向けに横になり，両手を挙げて指を組み，肘を伸ばしたかたちで一方の側へ引っ張る．その姿勢のまま5秒保つ．そして元の中間位に戻る．そしてまたもう一方へ引っ張る．

初めはこうした体操は仰臥位または浴槽の中で行う．改善するにつれて，立位や座位で行ってもよい．こうした運動を繰り返すことで腰は強化される．

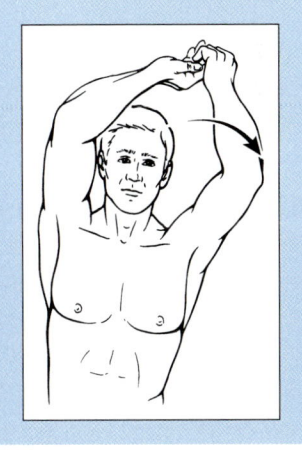

を減らすことができる．

- 背筋を伸ばして座る，立つ
- 足や膝を使って持ち上げる
- 重い物を持ち上げたり，運ぶときには身体に密着させて行う
- 腰のサポーターを着用して持ち上げる
- 硬いマットで，膝の下に枕を入れて寝る
- 理想的な体重を保つ
- シートベルトを締め，エアバック付きの車に乗る
- （ダンベル体操の際）重りは軽いものを使用し回数を多く繰り返す
- 水泳，クロスカントリースキーマシン（捻挫や捻ったりすることを避けるために腕の振りは小

さくして），軽度のトレッドミル歩行，早歩き

●**日常生活で制限すべき動作・姿勢** 以下の姿勢や運動は，筋肉，靱帯，腰部の筋肉に過剰な負担・捻りを強いる．

- 重い物を持ち上げる
- 身体に密着させないまま重い物を持ち上げる（両手を前に出して）
- 捻った姿勢で持ち上げる
- かがんだ姿勢での作業
- 腰を何度も曲げる
- 上がる角度の大きい腹筋運動
- つま先より先に届くまで身体を曲げる（少なくとも回復期）
- ローイングマシン（ボートこぎ運動器具），重いウェイトリフティングなど，過剰に曲げたり，捻ったり，腰に加重のかかる運動器具

●**注意事項** ストレッチ運動や筋力強化運動は，少しずつ増やしていく．もし鋭い痛みや電気の走るような痛み，足に突き抜けるような痛みがある場合には，運動は中止しなければならない．これらの症状は神経への刺激を意味する．超音波療法は深部の熱により椎間板がさらに腫脹する可能性があるため，椎間板ヘルニアのある患者は避けるべきである．カイロプラクティックも腰椎の圧迫骨折や椎間板ヘルニアや脊椎疾患がある患者は避けるべきである．（重力を利用した垂直方向の）腰椎の牽引にも注意が必要である．牽引には上半身が丈夫で，かつ心疾患がないことが条件となる（そうでなければ血流が下肢にプールされ，失神を引

腰部のストレッチ運動（上級編）（advanced back-stretching exercise）

この運動は誰にとっても適切というものではない．強い上半身と2〜4週間の腰部の基礎的な体操があらかじめ必要となる．椎体のストレッチを行うことで支持靱帯を引き伸ばし，腰部の筋肉が長くなり，腰部の骨が互いに離れ矯正される．（この体操を「お金のかからない整体（カイロプラクティス）」とよんでいる．）平行する2本のバーの間に吊り下がるのが理想的だが，下半身の重みで腰部を下へ引っ張ることができればよい（例えば，調理台に手をついて体重をかけたり，松葉杖を使ったり，2つの椅子の間で身体を手で支えたりするなど）．

（重力を利用した垂直方向の）腰椎のストレッチ運動
(vertical streching exercise)
立った状態で始め，徐々に伸ばした両腕に体重をかけていく．バランスをとるため，つま先は着けたままでよい．腰部の筋肉の力を抜く．下肢の重さが腰の骨を引っ張るのにまかせる．ギシギシ引っ張られるような感覚や，なでられるような感覚が腰部に感じられるはずである．ゆっくりと前に体重をかけるとさらに牽引される．この姿勢を30〜60秒保つ．ゆっくりと体重を下肢へとずらし，まっすぐに立つ．これを1〜2回繰り返す．就寝前に行うとより効果的である．

この運動は腰部をしなやかで柔らかく保つのに大変よい．腰痛の再燃を予防するためには毎日行うべきである．

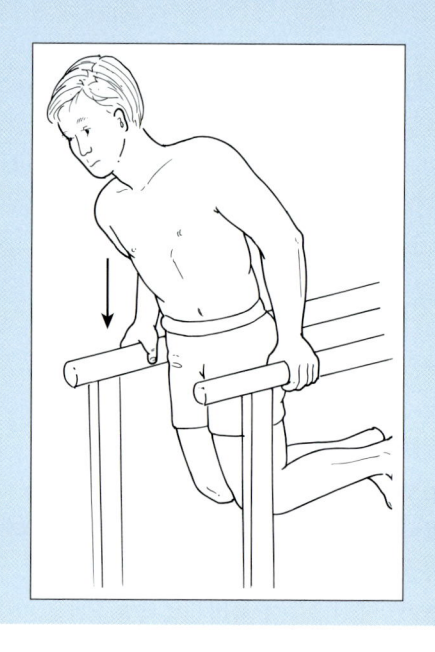

き起こす）．この種の激しいストレッチ運動を開始するときには事前に治療担当者とよく相談しておかなければいけない．

理学療法のポイント

①急性期の筋肉の痙縮には冷却療法を行う．
②ストレッチ運動の前には温熱療法を行う．
③腰部や側部のストレッチ運動
④有酸素運動（ウオーキング，水泳，クロスカントリースキーマシンなど）
⑤腰の筋肉を強くする体操
⑥腰部の靱帯への垂直方向のストレッチ運動
⑦超音波療法
⑧腰椎牽引
⑨カイロプラクティック

腰部の筋力強化運動（back-strengthening exercise）

腰部の筋力強化の運動を始める前に，腰のストレッチ運動を3〜6週間毎日行い，柔軟性を取り戻しておかなくてはならない．筋力強化の運動は身体を十分休養させてから行う．まず腰の筋肉を5〜10分間ストレッチする．次に以下の運動を毎日15〜20回ずつ6週間かけて行う．腰が強くなってきたら週3回に減らしていく．

立膝での腹筋（筋力強化）運動（modified sit-up）
膝を曲げておく．腰は床に平らになるようにし，首の後ろに手を回す，または胸の上に置く．頭部と頸部を3〜4インチ（7.6〜10.1 cm）持ち上げ，5秒間保持する．腹筋は徐々に強くなる．

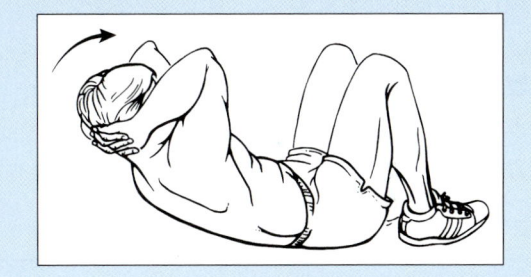

重りを用いた側屈（筋力強化）運動
（weighted side bend）
まっすぐ立った姿勢で5〜15ポンド（1.8〜6.8 kg）の重りを手に持つ．重りを持っている側に身体を少し傾け，すぐに中心に戻す．腰はほんの数インチだけ動かす．身体から離れたところで重りを持つと，より筋肉が働くようになる．15〜20回行った後に反対側を行う．

これらの特別な体操は日々の有酸素運動に加えて行うものである．どの体操が他に優るというものではない．もしこれらの体操を実践するうえで支障がある場合には医師に相談すべきである．

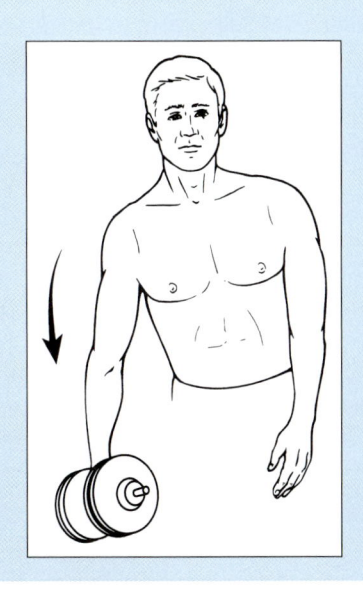

股関節の一般的なケア

▶**解剖** 股関節は骨盤（ソケットに相当）と大腿骨（ボールに相当）からなる球関節である．どちらの骨も平滑な軟骨の膜（関節軟骨）で覆われている．この軟骨が摩耗，断裂したり，炎症や外傷で減っていくものが変形性関節症とよばれるものである．股関節の解剖には以下のものを含む．

- 1つの関節—球関節
- 5つの大きな滑液包—股関節の外側に存在する2つの滑液包と，骨盤と接する筋肉の周囲にある3つの滑液包
- 4つの主な筋肉—3つの殿部の筋群や腱，大腿4頭筋の頂部，ハムストリングスの頂部，股関節の大きな屈曲筋
- 1つの靱帯—股関節をきちんと保持するように関節を取り囲む厚い被膜となり，大腿骨との間隙には滑液包が位置する．

▶**臨床症状** 滑液包炎は股関節痛の原因として最も多い．それは，股関節周囲でスムースな動きをするための5つの滑液包のうちの1つが炎症を起こしたものである．2つの大きな外側の滑液包は，何らかの理由で歩行に障害をきたした際に炎症を起こす．変形性股関節症は股関節疾患のうち2番目に多いものである．球関節を覆う軟骨の保護膜の損傷は，加齢，摩耗，断裂や外傷，リウマチによって起こる．腱付着部炎は股関節ではまれである．患者によっては腰部の放散痛（坐骨神経痛）や，腹部・骨盤の血行不全からの放散痛を股関節に感じる．

▶**理学療法の適応と方法** 理学療法は股関節とその周辺組織の治療，リハビリ，予防にとって不可欠なものである．股関節の深部組織の血流を促進し，ストレッチ運動の前に組織を緩めるためには温熱療法が必要である．シャワーまたはお風呂で10～15分程温める．なお，モイストヒートや電子レンジで温めた蒸しタオルで身体全体を温めるほうが，身体の一部を温めるよりも好ましい．

支持する腱（外側と鼠径部の腱）と関節面をストレッチすることは股関節の状態を良好に保つために最も大切な運動である．変形性股関節症のある患者は，使わないことで硬くなっている関節包と股関節周囲の筋肉をストレッチする必要がある．身

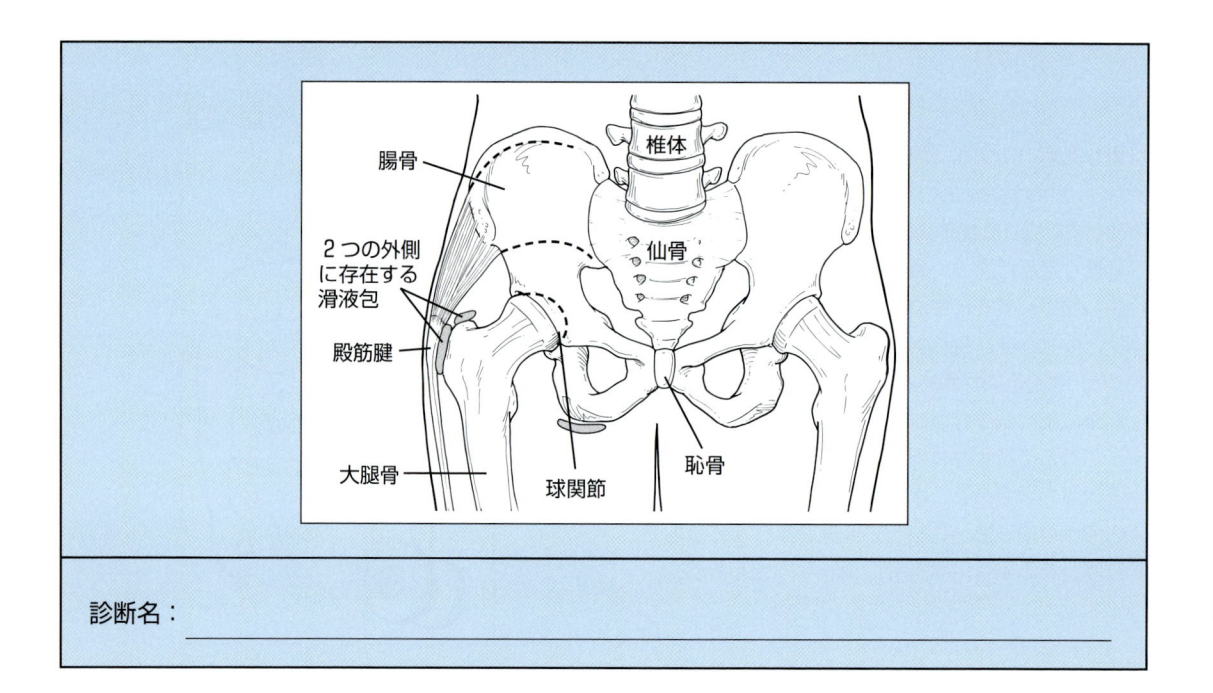

診断名：＿＿＿＿＿＿＿＿＿＿＿＿＿＿＿＿＿＿＿＿＿＿＿＿＿＿＿＿＿＿＿＿＿＿

体を温めた後に膝抱えストレッチ運動（knee-chest pull），4の字（股関節外旋位）ストレッチ（figure-of-four stretch），インディアン座り（両下肢外旋位）ストレッチ（Indian sitting stretch）を15～20回ずつ行う．同様に滑液包炎のある患者では，2つの大きな外側の滑液包を覆う殿部の腱の圧を減らすために，下肢交叉ストレッチ運動（cross-leg pull）と大腿外側ストレッチ運動（side stretch）を15～20回ずつ行う．これらのストレッチ運動を行う前には深部への温熱療法を行っておく．患者によっては，股関節のストレッチと腰部の屈曲（ストレッチ）運動を組み合わせて行う．股関節と腰部の組織の硬さはそれぞれが互いに影響し合っている．

超音波療法は，反復性または慢性の滑液包炎の患者に行う．理学療法士またはカイロプラクターは超音波療法も施術できなくてはならない．超音波療法はバイブレーションのように感じるが，実際は深部温度を上昇させている．電磁波療法〔訳注：日本ではマイクロ波とよばれることが多い〕は深部を温めるもう1つの特別な選択肢である．

筋力強化運動はあまり適応がない．長期安静，ギプス固定，長期間使わないことによる症状に対して，下肢伸展挙上（筋力強化）運動（straight-leg-raising）と下肢伸展訓練（leg extension exercise）を行う．

●**日常生活で望ましい動作・姿勢**　以下のような姿勢や動きは股関節と周囲の滑液包にとって安全であり，障害の再発を予防するものである．

- 少しリクライニングした姿勢で座る
- つま先を少し開いてまっすぐに座る
- 左右の足に均等に体重をかけて立つ
- 重い物を持ち上げたり，運ぶときには身体に密着させて行う
- 足を広げて仰向けで寝る
- 膝の間に枕を入れて健側を下にして寝る
- 理想的な体重を保つ
- （ダンベル体操では）重りは軽い物を使用し回数を多く繰り返す
- クロールで泳ぐ（足を伸ばしたかたちで）
- クロスカントリースキーマシンを低レベルで行う

●**日常生活で制限すべき動作・姿勢**　股関節の変形性股関節症のリスクを軽減するために激しい運動は避け，関節に対してきしんだり，極度の圧がかかるような動作は最小限にすべきである．制限は以下のようになる．

- 走ったり，ジャンプするのは避ける
- 加重やショックを減らすため，急に止まったり動き出す動きがあるスポーツは制限する
- トランポリンは厳禁
- 股関節を大きく広げるような姿勢はとらない

滑液包炎の患者においては股関節外側から直接に圧がかかることがないようにし，繰り返し屈曲することは最小限にしなければならない．以下のように制限する．

- 直接に圧がかかることを避ける
- 長時間しゃがんだ姿勢をとらない
- 階段を登るのは最小限にする
- かがみ姿勢での作業も最小限にする
- 股関節を繰り返し曲げることを制限する
- 腹筋は上げる角度を小さくする
- つま先に手が届くまで身体を曲げない（少なくとも回復期は）
- ローイングマシン（ボートこぎ運動器具）や固定自転車，階段昇降，ブランコのような繰り返し曲げる動きのあるものは避ける

理学療法のポイント

①股関節の前面と側面に温熱療法を行う．
②支持している腱と関節包をストレッチする．
③殿部と屈筋群の筋力強化運動を行う．
④制限すべき動作

変形性股関節症のためのストレッチ運動（stretching exercise for arthritis）

変形性股関節症のために自宅で行う理学療法としては，ストレッチ運動と筋力強化運動がある．初めに，入浴やモイストヒートを用いて股関節を20分間温める．次いで，股関節周囲の筋肉や靱帯をストレッチするために，膝抱えストレッチ運動（knee-chest pull）や4の字（股関節外旋位）ストレッチ運動（figure-of-four stretch）やインディアン座り（両下肢外旋位）ストレッチ（Indian sitting stretch）を15〜20回ずつ行う．5分間休んだ後，重りを付けての下肢伸展挙上（筋力強化）運動（straight-leg raise）や下肢伸展訓練（leg extension）を股関節を強化するために行う．

膝抱えストレッチ運動（knee-chest pull）
股関節と膝関節を90°まで曲げる．すねの上を持ち，胸の上に膝を抱えるようにする．5秒間保ち，もう一度90°まで戻す．この体操は臥位で行う．

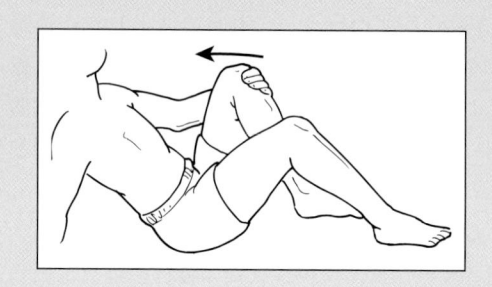

4の字（股関節外旋位）ストレッチ
（figure-of-four stretch）
一方の足をもう一方の膝の上に乗せ，乗せたほうの足を優しく外側に外旋させる．足を膝から頭側に上げるほどストレッチになる．この体操も臥位で行う．

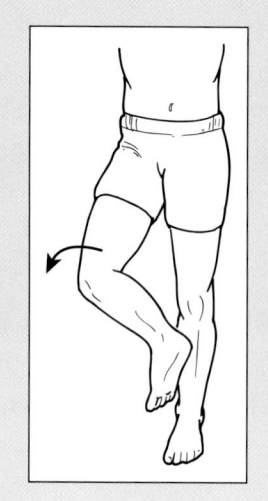

インディアン座り（両下肢外旋位）ストレッチ
（Indian sitting stretch）
左右の足の裏をくっ付けて，足を広げたかたちで座り，足部を徐々に股間のほうへ近づける．両足に少し体重をかけるとより効果的である．

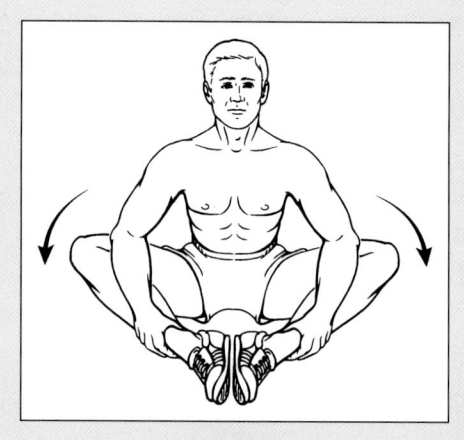

股関節の滑液包炎へのストレッチ運動（stretch exercise for hip bursitis）

滑液包への外圧を減らすためには殿部の腱のストレッチ運動を行う．最初に入浴や，モイストヒートを用いて同部を温める．毎日 15～20 回ずつストレッチする．なお，股関節の外側の圧迫感と痛みがなくなって 2～4 週間後から開始すること．

下肢交叉ストレッチ運動（cross-leg pull）
椅子または床に座った姿勢で，患側の足を健側の足の向こう側へ回す．膝をつかんで，反対側の足のほうへ引っ張る．殿部は水平にし，腰は捻らない．少し引っ張られる感じが殿部の外側に生じるはずである．鋭い痛みは滑液包への刺激を示唆する．

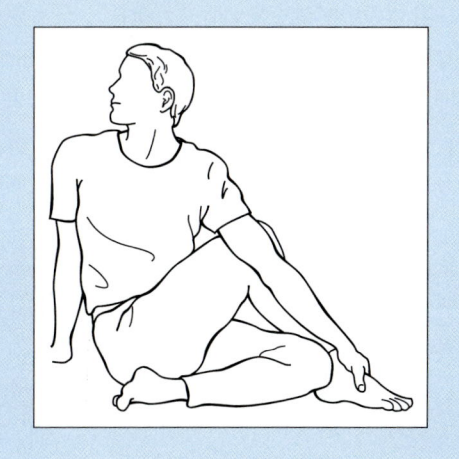

大腿外側ストレッチ運動（outer thigh stretch）
壁から腕の長さ程度離れて，患側の足を壁に向けて立ち，外側の足の後ろから交差させる．体重は健側の足に乗せる．壁にもたれて下肢全体のストレッチをする．15～20 回ずつ行う．壁から遠くに立つと，よりストレッチ効果がある．

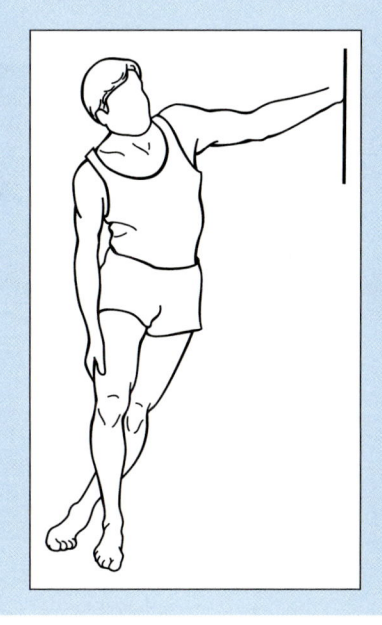

膝関節の一般的なケア

▶**解剖** 膝関節は大腿骨と脛骨とをつなぐ蝶番関節である．膝の前面には大腿四頭筋腱が付着した膝蓋骨があり，大腿四頭筋を負荷から保護している．身体の中で最も硬い骨（大腿骨），最も厚く強固な腱（大腿四頭筋腱）と最も大きく強い筋肉（大腿四頭筋）は，その動きに大量の潤滑油を必要とする．四頭筋をかこむメカニズムには5つの滑液包が存在している．膝関節は蝶番状の靱帯（側副靱帯）と関節中央で交差する靱帯（十字靱帯）と大きな大腿筋（大腿四頭筋とハムストリングス）で支えられている．骨は軟骨の厚い膜（関節軟骨）で覆われ，繰り返す衝撃から守る"緩衝軟骨"（半月板，あるいはフットボール状の軟骨）により守られている．

まとめると膝関節の解剖には以下のものを含む．

- 3つの関節構成部—内側部，外側部，膝蓋骨
- 2つの大きな筋群—大腿四頭筋とハムストリングス
- 2つの蝶番状の靱帯—内側（内側側副靱帯）と外側（外側側副靱帯）
- 5つの滑液包—膝蓋骨前滑液包，膝蓋骨上嚢，膝蓋骨下滑液包，鵞足滑液包，ベーカー嚢胞（膝窩嚢胞）
- 2つの緩衝軟骨—内側半月板と外側半月板

▶**臨床症状** 膝関節のどの部分も摩耗したり，外傷を受けたり，過度に使うことで炎症を起こし得る．膝蓋骨下縁の炎症（膝蓋骨痛）やすり減りに伴う関節炎（変形性膝関節症）は最も多い問題で，

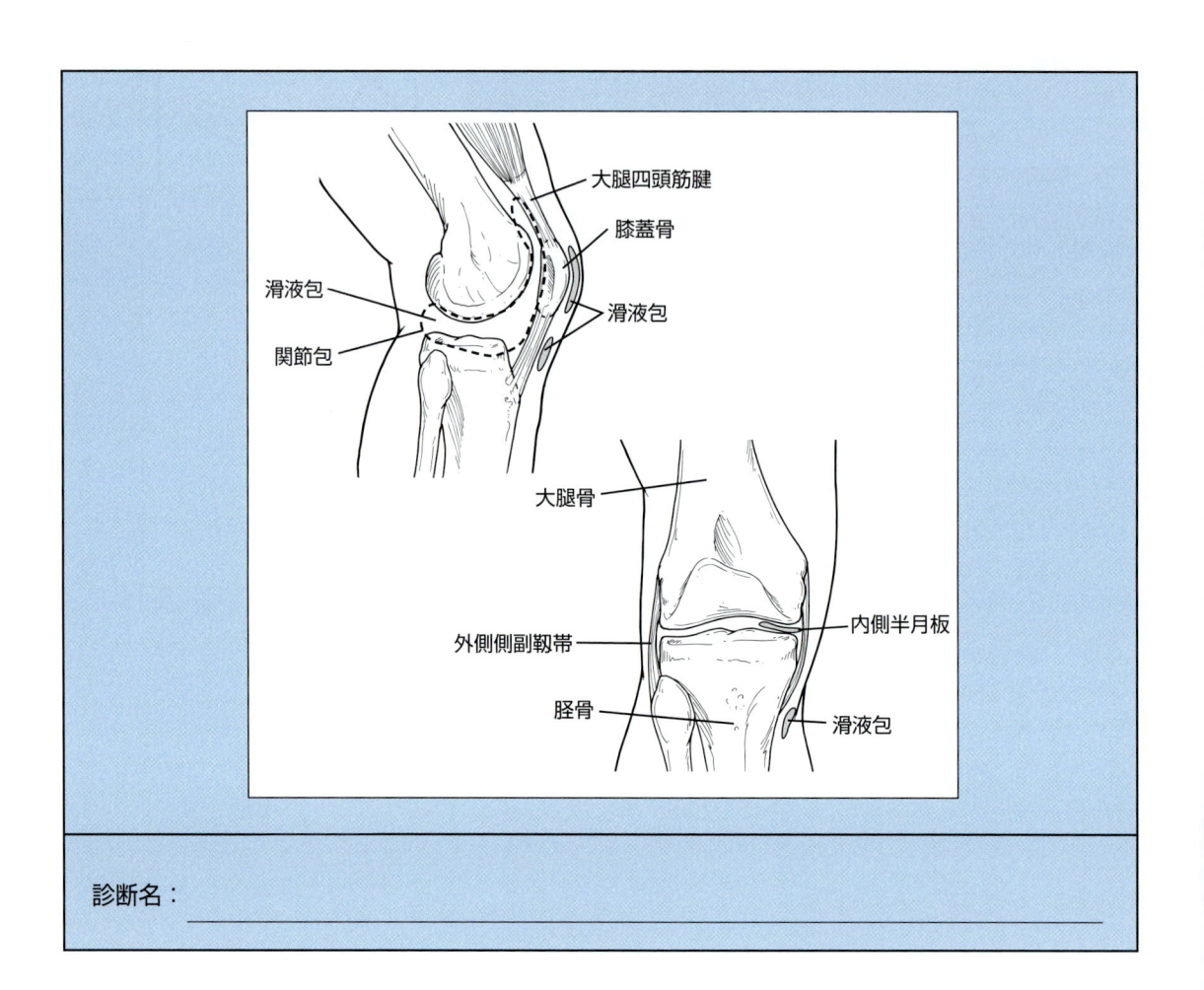

すべての症状の3分の2を占める．捻ることで生じる外傷は内側側副靭帯に多く，まれに内側の半月板損傷である．また膝関節のどのような障害でもその反応として"膝に水のたまった状態"を起こし得る．

▶**理学療法の適応と方法**　理学療法は，どんな症状でも膝関節やその周囲を構成する組織にとっては不可欠で，特に外傷に対するリハビリテーションは重要である．特定の体操が膝関節の保持と安定性を改善する基盤となる．

冷却は痛みと腫脹をコントロールするのに最も役立つ．冷やす際には2～4時間ごとに15～20分ずつ行う．アイスパックや冷凍コーンの袋，冷凍庫で凍らせたタオルが効果的である．

急性期の腫脹した膝関節には冷却と挙上を同時に行う．またその際には膝関節が心臓よりも高い位置にあるようにする．

膝関節のリハビリテーションは筋力強化運動のうち，軽いものから始める．下肢伸展挙上（筋力強化）運動（straight-leg-raising）と下肢伸展訓練（leg extension exercise）は大腿四頭筋とハムストリングスを強化し，膝関節を支持し，膝を使わなかったり靭帯が弱くなった際に生じる膝くずれ（giving-out）の症状を和らげてくれる．10回ずつの下肢挙上から開始し，徐々に20～25回へ増やし，毎回5秒保持するようにする．最初は負荷をかけずに行い，改善するにつれて足首に重りを付けていく．重りは最初は2ポンド（0.9kg）（重い靴や釣りの重り，コインを入れた靴下，本を入れたハンドバックなどで代用してもよい）から開始し，徐々に5～10ポンド（2.3～4.5kg）へ増や

膝の筋力強化運動（knee-strengthening exercise）

ほとんどの膝関節に関する症状は，大腿の筋肉（大腿四頭筋，ハムストリングス）の筋力低下をきたす．膝関節の安定性を改善するためにこれらの筋力も改善しなくてはならない．

下肢伸展挙上（筋力強化）運動
（straight-leg raise）
椅子の端に座るか，反対側の足を曲げたかたちで仰向けになり，足を3～4インチ（7.6～10.1cm）床から持ち上げる．毎日15～20回ずつ行う（毎回挙上したかたちで5秒間保持する）．膝が曲がらないようにする．開始から2～4週間後に，5～10ポンド（2.3～4.5kg）の重りを足首に付けて行う〔魚釣りの重りを入れた靴下，本を入れたハンドバッグ，足首用の重り（アンクルウェイト）などを用いる〕．

下肢伸展訓練（leg extension）
うつ伏せか四つ這いの形で片足をまっすぐ伸ばして3～4インチ（7.6～10.1cm）床から持ち上げる．毎日15～20回ずつ行う（5秒間保持する）．開始から2～4週間後に，5～10ポンド（2.3～4.5kg）の重りを足首に付けて行う．注意：膝蓋骨に痛みを感じる場合には腹臥位で行うこと．

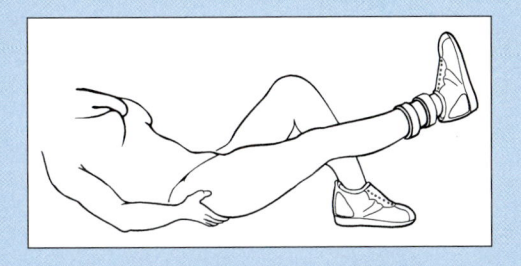

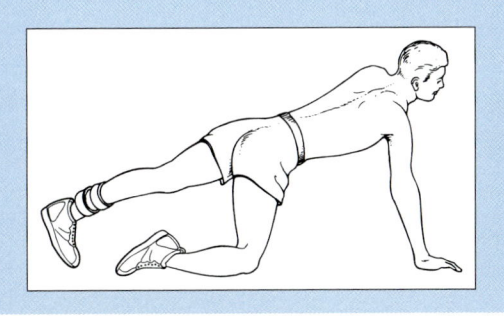

していく．ねじったり，回旋することは避けなくてはならない．足をまっすぐのばすために足関節を直角に曲げるようにする．

下肢伸展挙上（筋力強化）運動（straight-leg-raising）が今の症状を悪化させることがない場合は，膝を曲げて重りを付けての挙上が開始できる．下肢伸展挙上（筋力強化）運動（straight-leg-raising）と同じ重さの重りを付けて，同じ反復回数で30°上げる．できるようになれば徐々に角度を 30°，45°，60°，90° と上げていく．

運動制限，適切な運動を行い，適切な運動器具を使用することに加えて，（重傷度にもよるが）膝関節への反復する衝撃，振動，屈曲を防ぐことも重要である．理想的には筋力強化運動で大腿部の筋力を最大化し，動きをスムーズにし，衝撃を最小とすることを目的としているが，最小限の屈曲で筋力強化運動の効果を達成することが望ましい．

●**日常生活で制限すべき動作・姿勢**　以下の姿勢と運動は膝関節に過度の負担をかけるので，痛み，腫れが引くまで制限すべきである．

- スクワット（蹲踞）
- ひざまずく
- ねじる，回旋する
- 繰り返し膝を曲げる（階段昇降，イスから立ち上がる，クラッチやペダルを使う）
- ジョギング
- エアロビクス
- 急に止まったり動き出す動きのあるスポーツ（バスケットやラケットを使うスポーツ）
- 平泳ぎや激しい泳ぎ
- 自転車

●**制限すべき運動器具**　以下の運動器具は膝関節に過度の負荷をかけるので，痛みや腫れが引くまでは使用すべきでない．

- ステアステッパー（階段昇降器）
- 固定自転車（室内での自転車こぎマシーン）
- ローイングマシン（ボートこぎ運動器具）
- 総合トレーニングマシンを足を伸ばして使うこと

●**推奨できる運動**　以下の運動は衝撃を抑えて反復を避ければ，膝関節への負担が少ない．

- 早歩き
- 水中エアロビクス
- 水泳（自由形）
- クロスカントリーマシン
- 軽度のトレッドミル
- トランポリン

なお，体重の減量は，将来の膝の症状発現を遅らせたり予防したりするうえで常に重要である．

理学療法のポイント

①膝関節の前面と側面を直接冷却する．
②下肢の挙上は関節液の再吸収を補助する．
③筋肉での支持を得るため，大腿四頭筋とハムストリングスの筋力強化運動をする．
④制限すべき動作
⑤関節への反復する衝撃や曲げることの影響を最小限に抑えることができる体操や運動器具を用いる．

足関節の一般的なケア

▶**解剖**　足関節は背屈，底屈できる蝶番関節だが，内がえし，外がえしも可能である．関節の外側をかこむ靱帯のネットワーク（蝶番部分にあたる）で保持し，それを4つの大きな筋腱が支えている．足関節が正常に機能するには，下腿に対して正確に位置し，傷のない丈夫な靱帯と柔軟でしっかりとした筋腱を備えていなくてはならない．足関節は以下のものから構成される．

- 2つの関節部―主な蝶番関節（距腿関節）と回転関節（距踵関節）
- 4つの大きな筋腱―アキレス腱（背側），脛骨筋腱（内側），腓骨筋腱（外側），伸筋腱（前面）
- 2つの蝶番筋腱―三角靱帯（内側）と外側靱帯
- 2つの滑液包―アキレス腱下滑液包（heel bursa）と踵骨後部滑液包（retrocalcaneal bursa）
- 1つの厚いアーチ状の靱帯―足底筋膜

▶**臨床症状**　足関節で最もよくみられる疾患は，足関節外側に沿った痛みを生じる足関節捻挫である．激しく内側方向へ捻ることで靱帯が伸ばされて一部を断裂したり，完全に断裂したりする．踵の裏の痛みは足底筋膜の起始部の炎症（足底筋膜炎）によることが多い．この炎症は足関節が脆弱（回内足）であったり，足底部のアーチの強度不足（扁平足）による．腱付着部炎としては踵の背側にあるアキレス腱炎であることが多い．関節炎はたいてい過去の外傷（骨折やひどい捻挫など）によることが多い．足関節の滑液包炎はまれである．

▶**理学療法の適応と方法**　理学療法は足関節の急性期の症状に対しては治療的役割を果たさない．しかし回復期，リハビリテーション，予防にはストレッチ運動と筋力強化運動が不可欠である．

痛みや捻挫，腱付着部炎，まれな関節炎による急性期の腫脹には冷却が有効である．2〜4時間ごとに15〜20分間冷却する．アイスパックや冷凍コーンの袋，冷凍庫で凍らせたタオルが効果的である．

再発防止やストレッチ運動や筋力強化運動の必

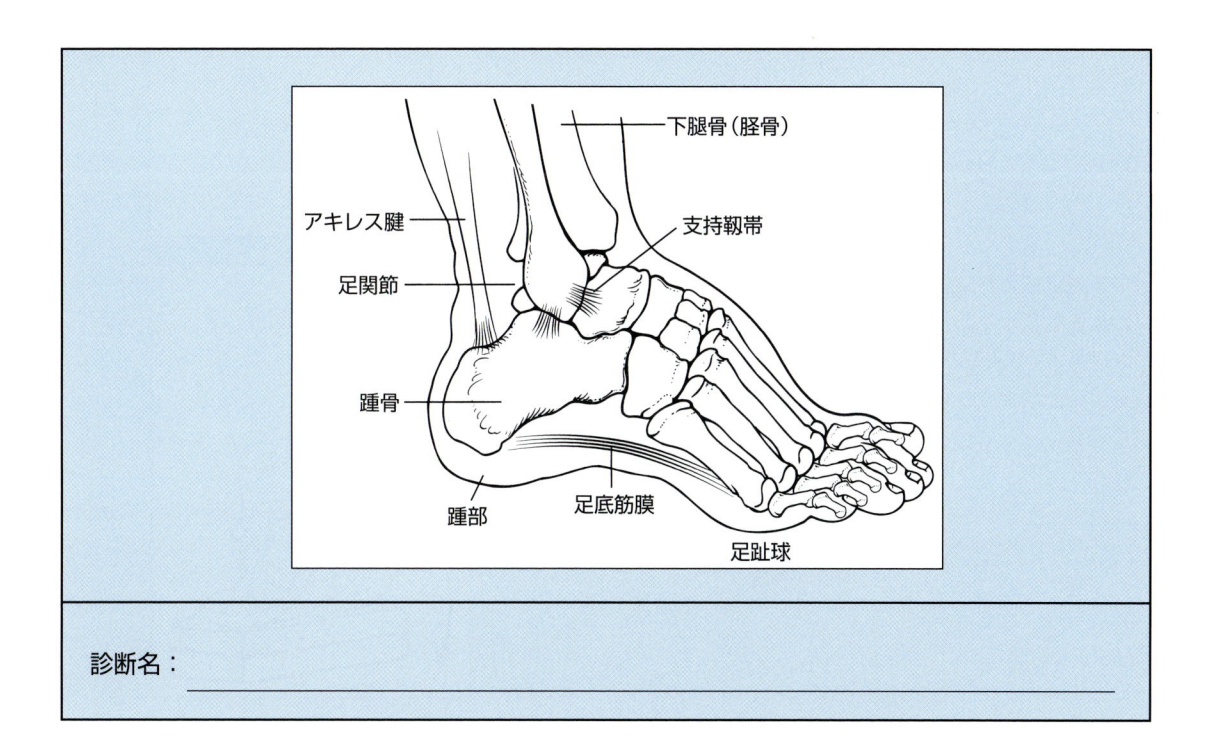

診断名：

要な慢性の関節症状には温熱療法が勧められる．温めると血行がよくなり，ストレッチ運動が容易となる．

アキレス腱炎と足底筋膜炎の治療とリハビリテーションにはストレッチ運動を行う．これらの体操は，温熱療法を 10～15 分行った後に始める．またストレッチ運動は原疾患の悪化を避けるために数週間かけて行うのが望ましい．ストレッチ運動の効果があれば数週間かけて徐々に改善していく．

等尺性筋力強化運動は，使わなかったり，外傷によって脆弱になった足関節の安定性を改善する目的で行う．大きなゴムチューブやセラバンド，大きなゴムバンドを下腿の筋群の力と強度を徐々に上げるために用いる．足関節のどの方向の動き（背屈，底屈，内がえし，外がえし）についても個別に強化できる．足関節の安定性が増すにつれて，足関節の固定具は徐々に外せるようになる．

アキレス腱のストレッチ運動（Achilles tendon-stretching exercise）

アキレス腱炎へのリハビリテーションは，長い期間かけてアキレス腱を保護しながら，段階的にストレッチ運動を行う．腫脹と炎症がおさまって 4 週間後から，次第に腱のストレッチを始める．温水で 15～20 分ほど足関節を温める．初めの 5～7 日は 20 回ずつ手で足関節を引っ張り上げる．徐々に以下の 2 つの体操ができるようになる．

壁を使ったストレッチ運動（wall stretch）
壁に向かって立ち，壁面にまっすぐ両手を伸ばして着ける．患側の足を後方へ残す．健側の足を少し曲げ，患側の足を床に着けたまま前へ体重をかける．膝から下のふくらはぎに引っ張られるような感覚を生じる．体重はすべて前足にかける．

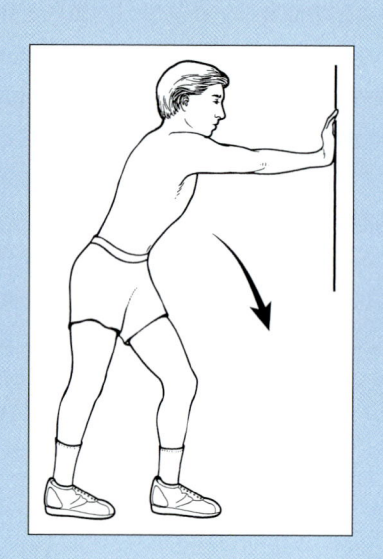

つま先立ちストレッチ運動（toe-up）
つま先を 3 インチ（7.6 cm）ブロックまたは階段の縁にかける．つま先立ちに力を入れる．その後，力を抜き，踵をブロックよりも低い位置まで下げる．これを 20 回繰り返す．

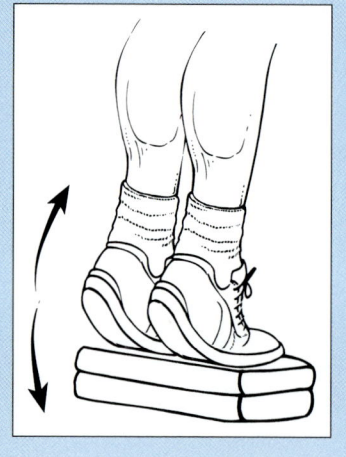

●**日常生活で制限すべき動作・姿勢** 以下の動作は，足関節の靱帯と腱に過度の緊張を強いることになる．

- 走る，ジョギングする
- 急に止まったり動き出す動きのあるスポーツ（バスケットやテニス，ラケットを使うスポーツ）
- エアロビクス
- トランポリン
- ステアステッパー
- つま先で階段を上る
- 繰り返しペダルを踏むこと（クラッチや激しい運動器具など）

理学療法のポイント

①関節面の前面と側面を直接冷やす．
②ストレッチ運動の前に関節を温める．
③足関節とアキレス腱のストレッチ運動
④関節外側の腱の筋力強化運動
⑤制限すべき動作
⑥関節への反復する衝撃や曲げることの影響を最小限に抑えることができる体操や運動器具を用いる．

足関節の等尺性筋力強化運動（ankle isometric toning exercise）

長期間使っていなかったり，外傷や固定の後の足関節の強化と安定化には，等尺性に筋を収縮させる運動を行う．大きなゴムチューブ，荷台のゴムロープ，大きなゴムバンドを下肢の筋肉を収縮させるのに用いる．筋肉を収縮させる運動の前には温熱療法やストレッチを行う．

アキレス腱の強化運動（Achilles tendon toning）
つま先の下にゴムチューブを置く．足関節を 90°に保つ．ゴムチューブを手で上に引き，そのまま 5 秒間保持する．これを毎日 20 回繰り返す．

腓骨筋の筋力強化運動（peroneus tendon toning）
ゴムチューブを，小趾の横を通して足の外側にかける．足関節を 90°に保つ（図は右足）．足関節を固定したまま，つま先を 2〜3 インチ（5.1〜7.6 cm）外側へと引っ張り，そのまま 5 秒間保持する．これを毎日 20 回繰り返す．

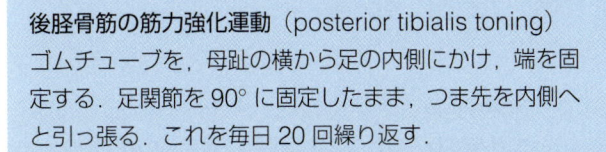

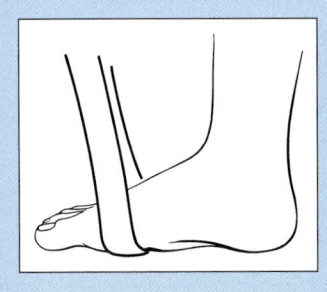

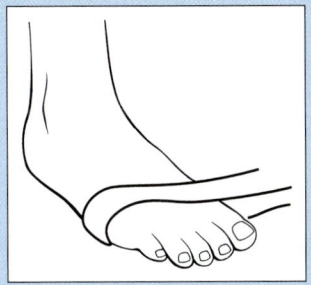

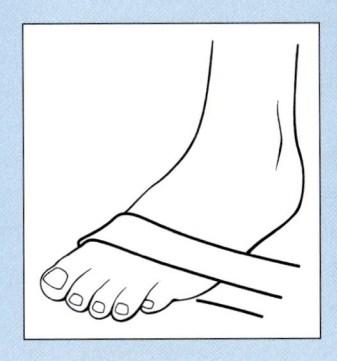

後脛骨筋の筋力強化運動（posterior tibialis toning）
ゴムチューブを，母趾の横から足の内側にかけ，端を固定する．足関節を 90°に固定したまま，つま先を内側へと引っ張る．これを毎日 20 回繰り返す．

付録　骨折の種類，薬物療法，検査値

▶ 整形外科への紹介を必要とする骨折

骨折/脱臼	整形外科紹介の理由
● すべての開放骨折	感染と軟部組織障害のリスク
● ほとんどすべての粉砕骨折	不安定性；偽関節のリスク
● ほとんどの関節内骨折	変形性関節症と関節機能低下のリスク
● ほとんどのらせん状骨折	不安定性；骨が短縮することのリスク
● ほとんどの転位性骨折	不安定性；偽関節のリスク
肩関節と上腕	
● 鎖骨	
肋骨骨折と関連する鎖骨骨折	肺や大血管に対する損傷のリスク
転位を伴う外側 1/3 の骨折	偽関節のリスク
● 上腕骨	
横断性の上腕骨の癒合	偽関節のリスク
肩関節脱臼を伴う骨頭骨折	不安定性；変形性関節症のリスク
骨片の転位 1 cm 以上または偏位 45°以上	不安定性
転位を伴う顆上骨折	変形性関節症のリスク；上腕動脈や正中神経の損傷
肘関節と前腕	
● 転位を伴う橈骨遠位端骨折	不安定性
● 転位を伴う橈骨または尺骨骨折	不安定性；コンパートメント症候群のリスク
手関節	
● 転位を伴うまたは関節内の橈骨遠位端骨折	不安定性；変形性関節症のリスク
5 mm の橈骨短縮や角度がついた状況	変形性関節症のリスクが 20 倍以上
● 舟状骨骨折	阻血性壊死や偽関節のリスク
● 月状骨周囲脱臼	一次修復または固定術のために紹介
母指	
● ゲームキーパー母指，完全断裂	機能低下のリスク
● 第 1 中手骨基部関節内骨折（Bennett 骨折と Rolando 骨折）	不安定性；変形性関節症のリスク
● 母指中手指節（MP）関節背側脱臼	1 回のみ整復を試み，成功しない場合は紹介して手術
● 基部または頚部の横骨折，らせん状斜骨折，粉砕骨折，顆部骨折（関節内）	不安定性；機能障害とアライメント不良
手指	
● 中手骨骨折（第 5 指を除く）	不安定性
● 偏位を伴う第 5 中手骨のボクサー骨折	不安定性；40°以上の場合ピン固定のために紹介
● 中手指節（MP）関節の掌側脱臼で 2～3 mm 以上の剥離骨片を伴うもの	不安定性；変形性関節症のリスク

（続く）

整形外科への紹介を必要とする骨折（続き）

骨折/脱臼	整形外科紹介の理由
● 遠位指節間（DIP）関節の掌側亜脱臼で 2〜3 mm 以上転位しているもの，あるいは関節面の 30%以上転位しているもの	一次修復のための紹介
● 深指屈筋断裂	腱の一次修復のための紹介
骨盤と股関節	
● 骨盤/臼蓋部骨折	多発外傷；不安定性；牽引
● 大腿骨頚部骨折	不安定性；内固定
● 大腿骨骨折	不安定性；牽引；内固定
膝関節	
● 顆上骨折	不安定性；内固定
● 脛骨近位部関節面が 6〜8 mm 以上の陥没（脛骨高原骨折）	不安定性；変形性関節症のリスク；内固定
● 脛骨高原骨折で辺縁 10°以上の陥没骨折	内固定
● 両顆骨折	牽引；ギプス固定；内固定
● 脛骨の骨幹部	形成した長下肢ギプス固定を 4〜6 週間
● 顆下骨折	形成した長下肢ギプス固定を 4〜6 週間
● 膝蓋骨，転位または粉砕	締結ワイヤー固定，膝蓋骨除去術
● 離断性骨軟骨炎，ロッキングによる症状あり	関節鏡
● 脛骨・腓骨骨折	不安定；内固定
足関節	
● 不安定な内果骨折と外果骨折の合併	変形性関節症のリスク；内固定
● 三果骨折（内果骨折，外果骨折，脛骨後果骨折の合併したもの）	変形性関節症のリスク；内固定
● 靱帯結合部またはその上部の骨折	不安定性；変形性関節症のリスク
● 足関節を構成している骨の転位	不安定性；変形性関節症のリスク
踵骨	
● 関節内骨折	変形性関節症のリスク
● 転位を伴う踵骨隆起骨折	アキレス腱の安定性を保つ
● 前突起の偽関節	内固定
距骨	
● 転位を伴う頚部骨折	阻血性壊死のリスク
舟状骨	
● すべての転位性骨折	不安定性
足趾	
● 神経病性骨折	偽関節や変形癒合のリスク
● 第 5 中足骨の横骨折	偽関節や変形癒合のリスク
● 近位基節骨の転位性または粉砕骨折	偽関節や変形癒合のリスク

硫酸グルコサミンとコンドロイチン

軟骨はコラーゲンやプロテオグリカン，無機質塩，水から構成される基質と，その間に散在する軟骨細胞からなる．軟骨の大きさと形態は線維によるネットワークを構築するⅡ型コラーゲンにより決定される．プロテオグリカンと糖蛋白は軟骨の圧縮特性を決定する．

グルコサミンはグリコサミノグリカンの構成物質で，結合してヒアルロン酸を形成し，主な有機構造物であるプロテオグリカン分子に変化する．これらの巨大な多糖類分子はヒアルロン酸の骨格をコンドロイチン硫酸とケラチン硫酸の側鎖とともに形成する．硫酸グルコサミンは，最初に市販薬として出た疾患調節薬剤であるが，変形性関節症の進行を遅らせることが示されている．2つのランダム化プラセボ比較二重盲検試験（Lancet 357:251–256, 2001; Arch Intern Med 162:2113–2123, 2002）により，硫酸グルコサミン1日1500mg投与による変形性膝関節症の進行抑制効果が示された．Archives of Internal Medicineに報告されたチェコ共和国の研究では，プラセボと硫酸グルコサミン1500mg投与を受けている患者に対して，立位で前後に体重をかけた状態で膝関節X線像を撮影し，大腿脛骨関節の内側コンパートメントの関節裂隙の幅を測定した．プラセボ投与を受けた患者群では3年間で0.19mm（190μ）狭小化した．硫酸グルコサミン1500mg1日1回の投与を受けた患者群では平均的には変化を認めなかった．同様に，Lancetに掲載されたベルギーでの研究では，プラセボ投与を受けた患者群では3年間に0.31mm（310μ）の関節軟骨の摩耗を認めた．硫酸グルコサミン1日1回1500mgの投与を受けた患者群では平均0.06mgとごく軽度の摩耗を認めた．この2つの研究から，軽症から中等症の変形性膝関節症患者の関節軟骨の摩耗の自然経過が判明し，8～16年で1mm，あるいは1年間に平均60～120μ摩耗することがわかった．これらの研究の結果から，硫酸グルコサミンの連日投与は変形性膝関節症の進行を遅らせることが示唆される．〔訳注：その後にNIH主体で1500名以上の患者を対象に行われたGlucosamine/Chondroitin Arthritis（GAIT）trialではプラセボと比較して全般的な痛みの軽減に有意差は認められなかったが，サブグループ解析において，グルコサミンとコンドロイチンの併用で中等・重症の膝関節痛には有効であった（NEJM, 354:795–808, 2006）．また，同じ研究でX線像の比較を18カ月間の追加の期間を設けて行ったが，有意差はみられなかった（Arthritis & Rheumatism, 58:3183–3191, 2008）．〕

非ステロイド系消炎鎮痛薬

　刺激や傷害に対する生体の炎症反応を調節する経口非ステロイド系消炎鎮痛薬（anti-inflammatory drugs；NSAIDs）の効果は，①投与期間の長さ，②関節や炎症組織への薬剤移行性，③局所の炎症の程度に依存する．臨床的効果を最大にするためには，これらの薬剤の最大量を最低限10〜14日間投与する必要がある．鎮痛解熱作用が24〜48時間後にみられるのに対して，抗炎症作用は7〜10日後に最大となる．炎症の徴候や症状が改善してきた場合には，投与量をその後1〜2週間かけて徐々に減量する．一般的には，生体が傷害された関節や組織を修復するためには，炎症反応を3〜4週間抑制する必要がある．

　組織移行性はNSAIDsの効果を決定する2番目に重要な要因であり，中小関節よりも大関節に対して効果が期待できる理由がこれにより説明される．肩関節，股関節，膝関節を障害する疾患，例えば，肩の腱板炎，大転子滑液包炎，変形性膝関節症は，一般的にNSAIDsに反応する．対照的に，外側上顆炎，バネ指（屈筋腱腱鞘炎），足底腱膜炎などの体の中小関節を障害する疾患では，効果は不良である．このような理由から，手関節，手指，足関節，足趾を障害する疾患では，安静，局所注射，あるいはこれらの併用がNSAIDsよりも効果がある．

　骨格を障害するすべての疾患で測定できる程度の炎症反応がみられるわけではない．骨折では顕著な炎症反応を認めることはまれである．ある種の筋骨格系疾患，例えば，膝関節半月板損傷や頚部あるいは腰部の捻挫による反応性の筋痙縮では，純粋な機械的機序のために二次的な炎症はほとんどみられない．このことは，これらの疾患すべてに対してNSAIDsを使う必要はないということではない．NSAIDsは疼痛の軽減に有効であり，麻薬系鎮痛薬と比較して良好な効果を示す．

　NSAIDsは，活動性の潰瘍性疾患やコントロールできていない逆流性食道炎，出血性疾患，活動性のある腎臓疾患と診断されている患者，あるいはワーファリン（coumadin）投与を受けている患者，これらの薬剤に対するアレルギー反応歴をもつ患者では禁忌である．NSAIDsは腎臓疾患を有する糖尿病患者や血圧コントロールが不十分な患者，重症うっ血性心不全を有する患者では注意深く投与する必要がある．

非ステロイド系消炎鎮痛薬（Nonsteroidal anti-inflammatory drugs；NSAIDs）

一般名	商品名	投与量（mg）（1日最大量）	100mg 当たりの費用（$）
アセトアミノフェン	Tylenol	1000（4g）	3〜5
	カロナール・ピリナジン**	900（1.5g：日本の上限）	
サリチル酸			
アセチルサリチル酸*	Anacin, Ascriptin, Bufferin, Ecotrin	325, 500（5〜6g）	4〜5
	アスピリン（散）**	1000（4.5g：日本の上限）	
choline/magnesium*	Trilisate	0.5g, 0.75g, 1g（3g）	80〜100
diflunisal*	Dolobid	250, 500（1500）	95〜117
salsalate*	Disalcid, Salsalate	500, 750（3000）	25〜30

（続く）

非ステロイド系消炎鎮痛薬（Nonsteroidal anti-inflammatory drugs；NSAIDs）（続き）

一般名	商品名	投与量（mg）（1日最大量）	100mg当たりの費用（$）
フェナム酸			
meclofenamate*	Meclomen	50, 100（400）	35〜45
メフェナム酸	ポンタール**	125, 250（1500：日本の上限）	
オキシカム			
ピロキシカム	Feldene	10, 20（20）	54〜60
	バキソ**	10, 20（20：日本の上限）	
pyrrolopyrrole			
ketorolac	Toradol	15, 30, 60（120〜150）	117〜120
プロピオン酸			
フェノプロフェン・カルシウム*	Nalfon	200, 300, 600（3200）	57〜87
	フェノプロン**	200（1800：日本の上限）	
フルルビプロフェン*	Ansaid	50, 100（300）	83〜124
	フロベン**	200（1800：日本の上限）	
イブプロフェン*	Advil, Motrin, Nuprin, Rufen	200, 400, 600, 800（3000）	15〜18
	ブルフェン**	100, 200（600：日本の上限）	
ケトプロフェン*	Orudis	25, 50, 75（300）	90〜120
	カピステン**, オルヂス**	25, 50（150：日本の上限）	
ナプロキセン*	Naprosyn	250, 375, 500（1500）	35〜45
	ナイキサン**	100, 300（600：日本の上限）	
naproxen sodium	Anaprox	275, 550（1650）	100〜141
ロキソプロフェン・ナトリウム	ロキソニン**	60（180：日本の上限）	
酢酸			
ジクロフェナク・ナトリウム*	Voltaren	25, 50, 75（200）	54〜116
	ボルタレン**	25（100：日本の上限）	
	ボルタレンSR**	37.5（徐放製剤）（75：日本の上限）	
インドメタシン*	Indomethacin	25, 50, 75 徐放製剤（200）	20〜32
	インダシン**	25（75：日本の上限）	
nabumetone*	Relafen	500, 750（2000）	99〜120
スリンダク*	Clinoril	150, 200（400）	35〜45
	クリノリル**	50, 100（300：日本の上限）	
tolmetin*	Tolectin	200, 400（1800）	22〜61
ピラノ酢酸			
エトドラク	Lodine	200, 300（1200）	73〜84
	ハイペン**, オステラック**	100, 200（400：日本の上限）	
COX-2 選択的阻害薬			
celecoxib	Celebrex	100, 200（200）	198〜316
	セレコックス**	100, 200（200：日本の上限）	
rofecoxib	Vioxx	12.5, 25（50）	250〜331
valdecoxib	Bextra	10	300〜360

* 古典的な NSAIDs は通常一般名でしか入手できない〔訳注：米国の場合のみ〕．

** 訳注：日本の商品名と投与量の例

ステロイド

商品名（ABBR）（一般名）	力価（mg/mL）	ハイドロコルチゾンの同等力価
短時間作用型（可溶製剤）		
Hydrocortisone（H）（hydrocortone phosphate）	25, 50	25, 50
Hydeltrasol, プレドニゾロン（H20）（プレドニゾロン）	20	80
長時間作用型（デポまたは徐放製剤）		
ケナログ/ケナコルト（K40）（トリアムシノロンアセトニド）	40	200
Aristospan（A20）（triamcinolone hexacetonide）	20	100
デポ・メドロール（D80）（酢酸メチルプレドニゾロン）	20, 40, 80	100〜300
デカドロン（Dex8）（リン酸デキサメサゾン）	4, 8	100, 200
Hydeltra T.B.A.（HTBA）（predonisolone tebutate）	20	80
合剤（可溶製剤とデポ）		
Celestone Soluspan, リンデロン（C6）（ベタメタゾン）	6	150

カルシウム補助食品・サプリメント

食事/サプリメント	量	カルシウム含有量（mg）	年間費用
食品			
牛乳（低脂肪）	200 cc	290〜300	200
ヨーグルト	200 cc	240〜400	950
スライスチーズ	30 g	160〜260	260
カッテージチーズ	100 g	80〜100	960
ブロッコリー	200 g	160〜180	2000
豆腐	120 g	145〜155	1500
サーモン（缶入り）	90 g	170〜200	3700
サプリメント			
炭酸カルシウム			
・カキ殻（一般）	625, 1250, 1500 mg	250, 500, 600	40
・Os-Cal	625, 1250 mg	250, 500	108
・Os-Cal+D	625, 1250 mg	250, 500	107
・Tum-Ex	750 mg	300	55
・Calcium-rich Rolaids	550 mg	220	53
・Caltrate	1500 mg	600	108
・Caltrate＋D（125 IU）	1500 mg	600	108
リン酸カルシウム			
・Posture	1565 mg	600	115
・Posture D（125 IU）	1565 mg	600	115
乳酸カルシウム	650 mg	85	350
グルコン酸カルシウム	975 mg	90	522
クエン酸カルシウム			
・Citracal 950	950 mg	200	162
・Citracal 1500＋D（200 IU）	1500 mg	315	162

リウマチ性疾患における検査

▶リウマトイド因子
- 「関節リウマチにおける最も重要な検査異常」
- IgG の Fc 部分に対する抗体
- 陽性になるのに 6 カ月かかる（スクリーニング検査としては感度が劣る）
- 成人の関節リウマチ患者の 75～80％は著明高値（160 倍以上の高力価），20～25％はリウマトイド因子陰性（血清反応陰性）．小児の若年性関節リウマチ患者では 20％のみがリウマトイド因子陽性である．血清反応陽性（リウマトイド因子陽性）は HLA-DR4 ハプロタイプと関連がある
- IgM リウマトイド因子は最もよく認められる
- 高力価はより重症で，活動性の高い関節疾患であり，結節性病変の存在や予後不良を示唆する
- IgG リウマトイド因子はより重症であることと関連する
- IgA リウマトイド因子は骨びらんと関連する
- リウマトイド因子陽性は，健常人や，結核，細菌性心内膜炎，梅毒，肺線維症，慢性活動性肝炎，感染性肝炎，Sjögren 症候群，全身性エリテマトーデス（SLE），全身性強皮症，多発性筋炎などの患者にも認められることがある（多くの偽陽性が知られている）

▶結晶
- 偏光顕微鏡を用いることで最もよく検出することができる
- 尿酸ナトリウム結晶：針状，負の複屈折性，痛風
- ピロリン酸カルシウム結晶：多角形，正の複屈折性，偽痛風
- ハイドロキシ・アパタイト結晶：アリザリン赤 S 染色による光顕で塊状，電子顕微鏡で特異的な化学構造，ハイドロキシ・アパタイト・カルシウム結晶沈着疾患

▶抗核抗体
- 均質型（homogeneous）：デオキシ核蛋白とヒストン DNA に反応，抗核抗体で最もよく認められるパターン，SLE には最も特異的ではない（偽陽性が多い）
- 辺縁型（rimmed）または膜型（membranous）：二本鎖 DNA と native DNA に反応，まれ，均質型よりは SLE に特異的
- 斑紋型（speckled）：可溶性核抗原（extractable nuclear antigens; ENAs）に反応，SLE の 30％で検出
- 核小体型（nucleolar）：リボ核蛋白（ribonucleoprotein; RNP）に反応，一般的にみられないパターン，SLE よりは進行性強皮症を示唆
- セントロメア型（centromeric）：トポイソメラーゼ I に反応，CREST 症候群の 3 分の 2 で検出

▶抗 DNA 抗体
- 抗 DNA 抗体：二本鎖 DNA に反応，SLE の診断，ほとんどの場合疾患活動性を反映

▶抗 ENA 抗体
- 抗 RNP 抗体：リボヌクレアーゼによる切断を受ける抗原に対して反応，SLE 患者の 50％，混合性結合組織病（MCTD）の全患者
- 抗 Sm 抗体：抗 Smith 抗体ともよばれる．SLE に特異的な抗 ENA 抗体，SLE 患者の 15～30％のみに認められる（感度が低い）
- 抗 Ro 抗体：抗 SS-A 抗体ともよばれる．RNA 蛋白抗原に反応，SLE 患者の 25～40％，Sjögren 症候群患者の 70％
- 抗 La 抗体：抗 SS-B 抗体ともよばれる．RNA 蛋白抗原に反応，SLE 患者の 10～15％，Sjögren 症候群患者の 50％

●検査結果の解釈
- 自己抗体検査はリウマチ性疾患のスクリーニング検査として行ってはならない．抗核抗体は SLE に合致する症状を有する患者に対して臨床診断

関節液の検査

	正常な関節液	非炎症性 (Group I)	炎症性 (Group II)	感染性 (Group III)
肉眼的性状	透明	透明または軽度混濁，血性	混濁	重度混濁
色調	無色または軽度黄色	黄色	黄白色	白黄色
粘稠度	正常	低下	低下	低下
総白血球数（/mm^3）	<200	<2500	2500〜25000	>50000
多核白血球の割合（%）	7	13〜20	50〜70	90
血糖〜関節液中糖差（mg/dL）	0	5	0〜30	70〜90
総白血球数臨床的に疑われる疾患		変形性関節症，膝蓋大腿症候群，機械的変性，全身性エリテマトーデス，副甲状腺機能亢進症	関節リウマチ，偽痛風，痛風，Reiter症候群，淋菌，リウマチ熱，結核，全身性エリテマトーデス	化膿性関節炎，結核

を確定するために行うべきである
- 抗核抗体陽性：臨床状況を考慮，160倍以下でSLEの診断基準を満たさない場合はおそらく偽陽性である．中等度高値（320〜5120倍）はさらに評価する必要がある（高度高値は5120倍以上）．中等度から高度高値の場合は抗DNA抗体や抗ENA抗体を測定してSLEやその他のリウマチ性疾患の診断を行う
- 薬剤性の抗核抗体陽性：しばしば均質型である．プロカインアミド，ヒドララジン，イソニアジド
- 抗核抗体陽性と疾患：慢性炎症性疾患を有する50歳以上の高齢者では一般的に認められる．例えば，慢性活動性肝炎，慢性肺線維症，慢性感染症，悪性腫瘍特に悪性リンパ腫，通常640倍以下
- 加齢に伴う抗核抗体陽性：50代では5〜10%，70代では20%で抗核抗体陽性

▶**全身性エリテマトーデスの診断基準**

①頬部皮疹
②円盤状皮疹
③日光過敏
④口腔潰瘍
⑤関節炎
⑥漿膜炎〔訳注：胸膜炎または心外膜炎〕
⑦腎障害：蛋白尿または細胞円柱
⑧神経障害：痙攣または精神症状
⑨血液異常：溶血性貧血や白血球減少・リンパ球減少・血小板減少のいずれか
⑩免疫学的異常：抗DNA抗体，抗Sm抗体，梅毒血清反応偽陽性（Venereal Disease Research Laboratories法）のいずれか〔訳注：追加として，抗リン脂質抗体陽性（抗カルジオリピン抗IgGまたはIgM，ループスアンチコアグラント）〕．
⑪抗核抗体陽性

文献

● 総論

Anderson BC. Stretching. Bolinas, Calif, Shelter Publications, 1980.

Cyriax J. Textbook of Orthopedic Medicine, 8th ed. London, Baillire Tindall, 1982.

Ellis RM, Hollingworth GR, MacCollum MS. Comparison of injection techniques for shoulder pain: results of a double-blind, randomized study. BMJ 287:1339–1341, 1983.

Gray RG, Tenebaum J, Gottlieb NL. Local corticosteroid injection treatment in rheumatic disorders. Semin Arthritis Rheum 10:231–253, 1981.

Hill JJ, Trapp RG, Colliver JA. Survey on the use of corticosteroid injections by orthopedists. Contemp Orthop 18:39–45, 1989.

Hollander JL, Brown EM, Jessar RA, Brown CY. Hydrocortisone and cortisone injection into arthritic joints: comparative effects of and use of hydrocortisone as a local antiarthritic agent. JAMA 147:1629–1631, 1951.

Hoppenfeld S. Physical Examination of the Spine and Extremities. New York, Appleton-Century-Crofts, 1976.（野島元雄監訳．図解四肢と脊椎の診かた．医歯薬出版，東京，1984）．

Lapidus PW, Guidotti FP. Local injections of hydro-cortisone in 495 orthopedic patients. Industr Med Surg 26:234–244, 1957.

Rockwood CA, Green DP, Bucholz RW. Fractures, 3rd ed.（現在原著は第6版）．Philadelphia, JB Lippincott, 1991.

Scott DB. Techniques of Regional Anesthesia. Norwalk, Conn, Appleton & Lange, 1989.

Simon RR, Koenigsknecht SJ, Stevens C. Emergency Orthopedics, 2nd ed.（現在原著は第5版）．East Norwalk, Conn, Appleton & Lange, 1987.

Sivananda Yoga Vedanta Center. Yoga Mind and Body. New York, Dorling Kindersley Publishing, 1996.

● 頚部

《肩こり》

Frost FA, Jessen B, Siggaard-Andersen J. A controlled double-blind comparison of mepivacaine injection versus saline injection for myofascial pain. Lancet 1:499–500, 1980.

Goldenberg DL, Felson DT, Dinerman H. A randomized controlled trial of amitriptyline and Naprosyn in the treatment of patients with bromyalgia. Arthritis Rheum 29:1371–1377, 1986.

Radanov BP, Sturzennegger M, Stefano GD. Long-term outcome after whiplash injury. Medicine 74:281–297, 1995.

《頚椎神経根》

Dillin W, Booth R, et al. Cervical radiculopathy: a review. Spine 11:988–991, 1986.

Honet JC, Puri K. Cervical radiculitis: treatment and results in 82 patients. Arch Phys Med Rehabil 57:12–16, 1976.

Kelly TR. Thoracic outlet syndrome: current concepts of treatment. Ann Surg 190:657–662, 1979.

Saal JS, Saal JA, Yurth EF. Nonoperative management of herniated cervical intervertebral disc with radiculopathy. Spine 21:1877–1883, 1996.

Tsairis P, Dyck PJ, Mulder DW. Natural history of brachial plexus neuropathy: report on 99 patients. Arch Neurol 27:109–117, 1972.

《大後頭神経炎》

Hecht JS. Occipital nerve block in postconcussive headaches: a retrospective review and report of ten cases. J Head Trauma Rehabil 19:58–71, 2004.

Inan N, Ceyhan A, Inan LK, et al. C2-C3 nerve blocks and greater occipital nerve block in cervicogenic headache treatment. Funct Neurol 16:239–243, 2001.

Mosser SW, Guyuron B, Janis JE, Rohrich RJ. The anatomy of the greater occipital nerve: implications for the etiology of migraine headaches.

Plast Reconstr Surg 113:293–297, 2004.

Peres MF, Stiles MA, Siow HC, et al. Greater occipital nerve blockade for cluster headache. Cephalalgia 22:520–522, 2002.

Vijayan N. Greater occipital nerve blockade for cluster headache. Cephalalgia 23:323, 2003.

Ward JB. Greater occipital nerve block. Semin Neurol 23:59–62, 2003.

《側頭顎関節》

Ahlqvist J, Legrell PE. A technique for the accurate administration of corticosteroids in the temporomandibular joint. Dentomaxillofac Radiol 22:211–213, 1993.

Alpaslan GH, Alpaslan C. Eficacy of temporomandibular joint arthrocentesis with and without injection of sodium hyaluronate in treatment of internal derangements. J Oral Maxillofac Surg 59:613–618, 2001.

Boering G. Temporomandibular Joint Arthrosis: An Analysis of 400 Cases. Leiden, Stafleu, 1996.

DeLeeuw R, Boering G, Stengenga B, et al. Clinical signs of TMJ osteoarthrosis and internal derangement 30 years after nonsurgical treatment. J Orofac Pain 8:18–24, 1994.

Dolwick MF. Temporomandibular disorders. *In* Koopman WJ (ed): Arthritis and Allied Conditions. (原著は現在第15版, 2004年). Philadelphia, Lippincott Williams & Wilkins, 2001, pp2019–2025.

Hepguler S, Akhoc YS, Pehlivan M, et al. The eficacy of intra-articular sodium hyaluronate in patients with reducing displaced disc of the temporomandibular joint. J Oral Rehabil 29:60–80, 2002.

Kopp S, Wenneberg B, Haraldson T, Carlsson GE. The short term effect of intra-articular injections of sodium hyaluronate and corticosteroid on the temporomandibular joint pain and dysfunction. J Oral Maxillofac Surg 43:429–435, 1985.

Nyberg J, Adell R, Svensson B. Temporomandibular joint discectomy for treatment of unilateral internal derangement—a 5 year follow-up evaluation. Int J Oral Maxillofac Surg 33:8–12, 2004.

Suarex OF, Ourique SA. An alternate technique for management of acute closed locks. Cranio 18:233–234, 2000.

Toller P. Use and misuse of intra-articular corticosteroids in treatment of temporomandibular joint pain. Proc R Soc Med 70:461–463, 1977.

Vallon D, Akerman S, Nilner M, Peterson A. Long-term follow-up of intra-articular injections into the temporomandibular joint in patients with rheumatoid arthritis. Swed Dent J 26:149–158, 2002.

Yura S, Totsuka Y, Yoshikawa T, Inoue N. Can arthrocentesis release intracapsular adhesions? Arthroscopic findings before and after irrigation under suficient hydraulic pressure. J Oral Maxillofac Surg 61:1253–1256, 2003.

《線維筋痛症》

Felson DT, Goldenberg DL. The natural history of fibromyalgia. Arthritis Rheum 29:1522–1526, 1986.

Simms RW, Goldenberg DL, Felson DT, et al. Tenderness in 75 anatomical sites: distinguishing fibromyalgia patients from controls. Arthritis Rheum 31:182–187, 1988.

Wolfe F. Fibromyalgia: the clinical syndrome. Rheum Dis Clin North Am 15:1–17, 1989.

●肩関節

Anderson BC, Kaye S. Shoulder pain: Differential diagnosis. West J Med 138:268, 1983.

Chuang TY, Hunder GG, Ilstrup DM, et al. Polymyalgia rheumatica: a 10-year epidemiologic and clinical study. Ann Intern Med 97:672–680, 1982.

Codman EA. The Shoulder. Boston, Thomas Todd, 1934.

Fiddian NJ, King RJ. The winged scapula. Clin Orthop 185:228–236, 1984.

《インピンジメント症候群》

Brox JI, Staff PH, Ljunggren AE, Brevik JI. Arthroscopic surgery compared with supervised exercises in patients with rotator cuff disease (stage II impingement syndrome). BMJ 307:899–903, 1993.

Lozman PR, Hechtman KS, Uribe JW. Combined arthroscopic management of impingement syndrome and acromioclavicular joint arthritis. J South Orthop Assoc 4:177–181, 1995.

Neer CS II. Anterior acromioplasty for the chronic impingement syndrome in the shoulder: a preliminary report. J Bone Joint Surg Am 54A:41–50, 1972.

Neer CS. Impingement syndromes. Clin Orthop 173:70–77, 1983.

Neer CS. Anterior acromioplasty for the chronic

impingement syndrome of the shoulder. J Bone Joint Surg Am 73A:707–715, 1991.

《腱板炎/滑液包炎》

Bosworth BM. Calcium deposits in the shoulder and subacromial bursitis: a survey of 12,222 shoulders. JAMA 116:2477–2482, 1941.

Chard MD, Sattelle MD, Hazleman BL. The long-term outcome of rotator cuff tendonitis: a review study. Br J Rheumatol 27:385–389, 1988.

Crisp EJ, Kendall PH. Treatment of periarthritis of the shoulder with hydrocortisone. BMJ 1:1500–1501, 1955.

Ellis RM, Hollingworth GR, MacCollum MS. Comparison of injection techniques for shoulder pain: results of a double-blind, randomized study. BMJ 287:1339–1341, 1983.

Fearnley M, Vadasz I. Factors influencing the response of lesions of the rotator cuff of the shoulder to local steroid injection. Ann Phys Med 10:53–63, 1969.

Petri M, Dobrow R, Neiman R, et al. Randomized, double-blind placebo-controlled study of the treatment of the painful shoulder. Arthritis Rheum 30:1040–1045, 1987.

Valtonen EJ. Double-acting betamethasone (Celestone Chronodose) in the treatment of supraspinatus tendonitis. J Intern Med 6:463–467, 1978.

White RH, Paull DM, Fleming KW. Rotator cuff tendonitis: comparison of subacromial injection of a long-acting corticosteroid versus oral indomethacin therapy. J Rheumatol 13:608–613, 1986.

《腱板断裂》

Ahovuo J, Paavolainen P, Slatis P. The diagnostic value of arthrography and plain radiography in rotator cuff tears. Acta Orthop Scand 55:220–223, 1984.

Codman EA, Akerson IV. The pathology associated with rupture of the supraspinatus tendon. Ann Surg 93:348–359, 1931.

Darlington LG, Coomes EN. The effects of local steroid injection for supraspinatus tears. Rheumatol Rehabil 16:172–179, 1977.

Samilson RL, Binder WF. Symptomatic full-thickness tears of the rotator cuff. Orthop Clin North Am 6:449–466, 1975.

Watson M. Major ruptures of the rotator cuff: the results of surgical repair in 89 patients. J Bone Joint Surg Br 67B:618–624, 1985.

《上腕二頭筋腱炎/断裂》

Mariani EM, Coeld RH, Askew LJ, et al. Rupture of the tendon of the long head of the biceps brachii: surgical versus nonsurgical treatment. Clin Orthop 228:233–239, 1988.

Soto-Hall R, Stroot JH. Treatment of ruptures of the long head of the biceps brachii. Am J Orthop 2:192–193, 1960.

《凍結肩（狭義の五十肩，癒着性肩関節包炎）》

Andren L, Lundbery BJ. Treatment of rigid shoulders by joint distension during arthrography. Acta Orthop Scand 36:45–53, 1965.

Bulgren DY, Binder AI, Hazleman BL, et al. Frozen shoulder: a prospective clinical study with an evaluation of three treatment regimens. Ann Rheumatol Dis 43:353–360, 1984.

Jacobs LGH, Barton MAJ, Wallace WA, et al. Intra-articular distension and steroids in the management of capsulitis of the shoulder. BMJ 302:1498–1501, 1991.

Rizk TE, Pinals RS. Frozen shoulder. Semin Arthritis Rheum 11:440–452, 1982.

Steinbocker O, Argyros TG. Frozen shoulder: treatment by local injection of depot corticosteroids. Arch Phys Med Rehabil 55:209–212, 1974.

Weiss JJ. Arthrography-assisted intra-articular injection of steroids in treatment of adhesive capsulitis. Arch Phys Med Rehabil 59:285–287, 1978.

《肩峰鎖骨疾患》

Acromioclavicular Disorders Weinstein DM, McCann PD, McIlveen SJ, et al. Surgical treatment of complete acromioclavicular dislocations. Am J Sports Med 23:324–331, 1995.

● 肘関節

《外側上顆炎》

Boyd HB, McLeod AC. Tennis elbow. J Bone Joint Surg Am 55A:1183–1197, 1973.

Day BH, Gavindasamy N. Corticosteroid injection in the treatment of tennis elbow. Pract Med 220:459–462, 1978.

Fillion PL. Treatment of lateral epicondylitis. Am J Occup Ther 45:340–343, 1991.

Nirschl RP, Pettrone FA. Tennis elbow: the surgical treatment of lateral epicondylitis. J Bone Joint Surg Am 61A:832–839, 1979.

Potter HG, Hannafin JA, Morsessel RM, et al. Lateral epicondylitis: correlation with MR imaging, surgical and histopathologic findings. Radiology 196:43–46, 1995.

《肘頭滑液包炎》

Hassell AB, Fowler PD, Dawes PT. Intra-bursal tetracycline in the treatment of olecranon bursitis in patients with rheumatoid arthritis. Br J Rheumatol 33:859–860, 1994.

Knight JM, Thomas JC, Maurer RC. Treatment of septic olecranon and prepatellar bursitis with percutaneous placement of a suction-irrigation system: a report of 12 cases. Clin Orthop 206:90–93, 1986.

Smith DL, McAfee JH, Lucas LM, et al. Treatment of nonseptic olecranon bursitis: a controlled blinded prospective trial. Arch Intern Med 149:2527–2530, 1989.

Weinstein PS, Canosos JJ. Long-term follow-up of corticosteroid injection for traumatic olecranon bursitis. Ann Rheum Dis 43:44–46, 1984.

《肘関節炎》

Doherty M, Preston B. Primary osteoarthritis of the elbow. Ann Rheum Dis 48:743–747, 1989.

● 手関節

Allan CH, Joshi A, Lichtman DM. Kienböck's disease: diagnosis and treatment. J Am Acad Orthop Surg 9:128–136, 2001.

《手関節捻挫》

Adelaar RS. Traumatic wrist instabilities. Contemp Orthop 4:309–324, 1982.

《背側/掌側手関節ガングリオン》

Angelides AC, Wallace PF. The dorsal ganglion of the wrist: its pathogenesis, gross and microscopic anatomy and surgical treatment. J Hand Surg 1:228–235, 1978.

Crock HV. Large ganglia occurring in tendons. Br J Surg 47:319–321, 1959.

Jacobs LGH, Govaers KJM. The volar wrist ganglion: just a simple cyst? J Hand Surg 15B:342–346, 1990.

Kozin SH, Urban MA, Bishop AT, Dobyns JH. Wrist ganglia: diagnosis and treatment of a bothersome problem. J Musculoskel Med 10:21–44, 1993.

Ogino T, Minami A, Fukada K, et al. The dorsal occult ganglion of the wrist and ultrasonography. J Bone Joint Surg Br 13B:181–183, 1988.

Richman JA, Gelberman RH, Engber WD, et al. Ganglions of the wrist and digits: results of treatment by aspiration and cyst wall puncture. J Hand Surg 123A:1041–1043, 1987.

《手根中手（CM）関節の変形性関節症》

Berggren M, Joost-Davidsson A, Lindstrand J, et al. Reduction in the need for operation after conservative treatment of osteoarthritis of the first carpometacarpal joint: a seven year prospective study. Scand J Plast Reconstr Surg Hand Surg 35:415–417, 2001.

Damen A, Dijkstra T, van der Lei B, et al. Long-term results of arthrodesis of the carpometacarpal joint of the thumb. Scand J Plast Reconstr Surg Hand Surg 35:407–413, 2001.

Hartigan BJ, Stern PJ, Kiefhaber TR. Thumb carpometacarpal osteoarthritis: arthrodesis compared with ligament reconstruction and tendon interposition. J Bone Joint Surg Am 83A:1470–1478, 2001.

Kriegs-Au G, Petje G, Fojti E. Ligament reconstruction with or without tendon interposition to treat primary thumb carpometacarpal osteoarthritis: a prospective randomized study. J Bone Joint Surg Am 86A:209–218, 2004.

Sachle T, Sande S, Finsen V. Abductor pollicis longus tendon interposition for arthrosis in the first carpometacarpal joint: 55 thumbs reviewed after 3 (1–5) years. Acta Orthop Scand 73:674–677, 2002.

Schroder J, Kerkhoffs GM, Voerman HJ, Marti RK. Surgical treatment of basal joint disease of the thumb: comparison between resection-interposition arthroplasty and trapezio-metacarpal arthrodesis. Arch Orthop Trauma Surg 122:35–38, 2002.

《手根管症候群》

Armstrong T, Devor W, Borschel L, Contreras R. Intracarpal steroid injection is safe and effective for short-term management of carpal tunnel syndrome. Muscle Nerve 29:82–88, 2004.

Braun RM, Rechnic M, Fowler E. Complications related to carpal tunnel release. Hand Clin 18:347–357, 2002.

Demirci S, Kutluhan S, Koyuncuoglu HR, et al.

Comparison of open carpal tunnel release and local steroid treatment outcomes in idiopathic carpal tunnel syndrome. Rheumatol Int 22:33–37, 2002.

Ellis J. Clinical results of a cross-over treatment with pyridoxine and placebo of the carpal tunnel syndrome. Am J Clin Nutr 32:2040–2046, 1979.

Foster JB, Goodman HV. The effect of local corticosteroid injection on median nerve conduction in carpal tunnel syndrome. Ann Phys Med 6:287–294, 1962.

Gelberman RH, Aronson D, Weisman MH. Carpal-tunnel syndrome: results of a prospective trial of steroid injection and splinting. J Bone Joint Surg Am 62A:1181–1184, 1980.

Graham RG, Hudson DA, Solomons M, Singer M. A prospective study to assess the outcome of steroid injections and wrist splinting for the treatment of carpal tunnel syndrome. Plast Reconstr Surg 113:550–556, 2004.

Hagebeuk EE, de Weerd AW. Clinical and electrophysiological follow-up after local steroid injection in the carpal tunnel syndrome. Clin Neurophysiol 115:1464–1468, 2004.

Jimenez DF, Gibbs SR, Clapper AT. Endoscopic treatment of carpal tunnel syndrome: a critical review. Neurosurg Focus 3:e6, 1997.

MacDonald RI, Lichtman DM, Hanon JJ. Complications of surgical release of carpal tunnel syndrome. J Hand Surg 7:70–76, 1978.

Marshall S, Tardif G, Ashworth N. Local corticosteroid injection for carpal tunnel syndrome. Cochrane Database Syst Rev 4:CD001554, 2002.

Phalen GS. Carpal tunnel syndrome: 17 years of experience in diagnosis and treatment. J Bone Joint Surg Am 48A:211–228, 1966.

Phalen GS. The carpal tunnel syndrome: clinical evaluation of 598 hands. Clin Orthop 83:29, 1972.

Sevim S, Dogu O, Camdeviren H, et al. Long-term effectiveness of steroid injections and splinting in mild and moderate carpal tunnel syndrome. Neurol Sci 25:48–52, 2004.

Shapiro S. Microsurgical carpal tunnel release. Neurosurgery 37:66–70, 1995.

《De Quervain 腱鞘炎》

Anderson C, Manthey R, Brouns MC. Treatment of DeQuervain's tenosynovitis with corticosteroids. Arthritis Rheum 34:793–798, 1991.

Arons MS. De Quervain's release in working women: a report of failures, complications, and associated diagnoses. J Hand Surg 12:540–544, 1987.

Clark DD, Ricker JH, MacCollum MS. The efficacy of local steroid injection in the treatment of stenosing tenovaginitis. Plast Reconstr Surg 49:179–180, 1973.

Faithful DK, Lamb DW. De Quervain's disease: A clinical review. Hand 3:23–30, 1971.

Harvey FJ, Harvey PM, Horsly MW. DeQuervain's disease: surgical or nonsurgical treatment. J Hand Surg 15A:83–87, 1990.

《橈骨遠位端骨折》

Cooney WP 3rd, Dobyns JH, Linscheld RI. Complications of Colles' fractures. J Bone Joint Surg Am 62A:613–619, 1980.

Dias JJ, Wray CC, Jones JM, Gregg PH. The value of early mobilization in the treatment of Colles'fractures. J Bone Joint Surg Br 69B:463–467, 1987.

Ladd AL, Pliam NB. The role of bone graft and alternatives in unstable distal radius fracture treatment. Orthop Clin North Am 32:337–351, 2001.

Markiewitz AD, Gellman H. Five-pin external fixation and early range of motion for distal radius fractures. Orthop Clin North Am 32:329–335, 2001.

Ring D, Jupiter JB. Percutaneous and limited open fixation of fractures of the distal radius. Clin Orthop 375:105–115, 2000.

Simic PM, Weiland AJ. Fractures of the distal aspect of the radius: changes in treatment over the past two decades. J Bone Joint Surg Am 85A:552–564, 2003.

《舟状骨骨折》

Bhat M, McCarthy M, Davis TR, et al. MRI and plain radiography in the assessment of displaced fractures of the waist of the carpal scaphoid. J Bone Joint Surg Br 86B:705–713, 2004.

Bohler L, Trojan E, Jahna H. The results of treatment of 734 fresh, simple fractures of the scaphoid. J Hand Surg 28:319–331, 2003.

Magelvoort RW, Kon M, Schurman AH. Proximal row carpectomy: a worthwhile salvage procedure. Scand J Plast Reconstr Hand Surg 36:289–299, 2002.

McAdams TR, Spisak S, Beaulieu CF, Ladd AL.

The effect of pronation and supination on the minimally displaced scaphoid fracture. Clin Orthop 411:255–259, 2003.

Merrell GA, Wikfe SW, Slade JF 3rd. Treatment of scaphoid nonunions: quantitative meta-analysis of the literature. J Hand Surg 27:685–691, 2002.

Saeden B, Tornkvist H, Ponzer S, Hoglund M. Fracture of the carpal scaphoid: a prospective, randomized 12-year follow-up comparing operative and conservative treatment. J Bone Joint Surg Br 83B:230–234, 2001.

Trumble TE, Salas P, Barthel T, et al. Management of scaphoid nonunions. J Am Acad Orthop Surg 12:33A, 2004.

● 手指

《総論》

Belsky MR, Feldon P, Millender LH, et al. Hand involvement in psoriatic arthritis. J Hand Surg 7:203–207, 1982.

Reginato AJ, Ferreiro JL, O'Connor CR, et al. Clinical and pathologic studies of twenty-six patients with penetrating foreign body injury to the joint, bursae, and tendon sheath. Arthritis Rheum 33:1753–1762, 1990.

《ばね指》

Anderson BC, Kaye S. Treatment of flexor tenosynovitis of the hand ("trigger finger") with corticosteroids. Arch Intern Med 151:153–156, 1991.

Gray RG, Kiem IM, Gottlieb NL. Intratendon sheath corticosteroid treatment of rheumatoid arthritis-associated and idiopathic flexor tenosynovitis. Arthritis Rheum 21:92–96, 1978.

Lyu SR. Closed division of the flexor tendon sheath for trigger finger. J Bone Joint Surg Br 74:418–420, 1992.

Murphy D, Failla JM, Koniuch MP. Steroid versus placebo injection for trigger finger. J Hand Surg 20:628–631, 1995.

Stothard J, Kumar A. A safe percutaneous procedure for trigger finger release. J R Coll Surg 39:116–117, 1994.

《デュピュイトラン拘縮》

Abe Y, Rokkaku T, Ofuchi S, et al. Dupuytren's disease on the radial aspect of the hand: report on 135 hands in Japanese patients. J Hand Surg 29:359–362, 2004.

Beltran JE, Jimeno-Urban F, Yunta A. The open palm and digital technique in the treatment of Dupuytren's contracture. Hand 8:73–77, 1976.

Beyermann K, Prommersberger KJ, Jacobs C, Lanz UB. Severe contracture of the proximal interphalangeal joint in Dupuytren's disease: does capsuloligamentous release improve outcome? J Hand Surg 29B:240–243, 2004.

Khan AA, Rider OJ, Jayadex CU, et al. The role of manual occupation in the aetiology of Dupuytren's disease in men in England and Wales. J Hand Surg 29:12–14, 2004.

Larsen S, Frederiksen H. Genetic and environmental influence in Dupuytren's disease among 6,105 males. J Hand Surg 28(Suppl 1):13, 2003.

Leclereq C, Fernandez H. Complications following fasciectomy with primary closure in Dupuytren's disease. J Hand Surg 28(Suppl 1):12, 2003.

Meek RM, McLellan S, Reilly J, Crossen JF. The effect of steroids on Dupuytren's disease: role of programmed cell death. J Hand Surg 27:270273, 2002.

Rowley DI, Couch M, Chesney RB, Norris SH. Assessment of percutaneous fasciotomy in the management of Dupuytren's contracture. J Hand Surg 9B:163–164, 1984.

Skoff HD. The surgical treatment of Dupuytren's contracture: a synthesis of techniques. Plast Reconstr Surg 113:540–544, 2004.

Tonkin MA, Burke FD, Varian JPW. Dupuytren's contracture: a comparative study of fasciectomy and dermofasciectomy in one hundred patients. J Hand Surg [Br] 9:156–162, 1984.

《関節リウマチ》

Rheumatoid Arthritis Arnett FC, Edworthy SM, Bloch DA, et al. The American Rheumatism Association 1987 revised criteria for the classication of rheumatoid arthritis. Arthritis Rheum 31:315–324, 1988.

Fehlauer SC, Carson CW, Cannon GW. Two year follow up of treatment of rheumatoid arthritis with methotrexate: clinical experience in 124 patients. J Rheumatol 16:307312, 1989.

Fries JF, Spitz PW, Williams CA, et al. A toxicity for comparison of side effects among different drugs. Arthritis Rheum 31:121–130, 1990.

Goemaere S, Ackerman C, Goethals K, et al. Onset of symptoms of rheumatoid arthritis in relation to age, sex, and menopausal transition. J Rheumatol 17:1620–1622, 1990.

Kovarsky J. Intermediate-dose intramuscular methylprednisolone acetate in the treatment of rheumatic disease. Ann Rheumatol Dis 42:308–310, 1983.

Kushner O. Does aggressive therapy of rheumatoid arthritis affect outcome? J Rheumatol 16:15, 1989.

Schumacher HR. Palindromic onset of rheumatoid arthritis. Arthritis Rheum 31:519–525, 1992.

Steere AC. Lyme disease. N Engl J Med 321:586–596, 1989.

Steere AC, Bartenhagen NH, Craft JE, et al. The early clinical manifestations of Lyme disease. Ann Intern Med 99:76–82, 1983.

Weiss MM. Corticosteroids in rheumatoid arthritis. Semin Arthritis Rheum 19:921, 1989.

Williams HJ, Willkens RF, Samuelson CO Jr, et al. Comparison of low-dose oral pulse methotrexate and placebo in the treatment of rheumatoid arthritis. Arthritis Rheum 28:721–730, 1985.

Zuckner J, Uddin J, Ramsey RH. Intramuscular administration of steroids in treatment of rheumatoid arthritis. Ann Rheum Dis 23:456–462, 1964.

《複合的局所疼痛症候群（反射性交感神経性ジストロフィー）》

Adebajo A, Hazleman B. Shoulder pain and reflex sympathetic dystrophy. Curr Opin Rheumatol 2:270–275, 1990.

Christensen K, Jensen EM, Noer I. The reflex dystrophy syndrome response to treatment with systemic corticosteroids. Acta Chir Scand 148:653–655, 1982.

Crozier F, Champsaur P, Pham T, et al. Magnetic resonance imaging in reflex sympathetic dystrophy syndrome of the foot. Joint Bone Spine 70:503–508, 2003.

Grabow TS, Tella PK, Raja SN. Spinal cord stimulation for complex regional pain syndrome: an evidence-based medicine review of the literature. Clin J Pain 19:371–383, 2003.

Karacan I, Aydin T, Ozaras N. Bone loss in the contralateral asymptomatic hand in patients with complex regional pain syndrome type 1. J Bone Miner Metab 22:44–47, 2004.

Kemler MA, De Vet HX, Barendse GA, et al. The effect of spinal cord stimulation in patients with chronic reflex sympathetic dystrophy: two years' follow-up of the randomized controlled trial. Ann Neurol 55:13–18, 2004.

Kozin F, McCarty DJ, Dims J, Genant H. The reflex sympathetic dystrophy syndrome: I. clinical and histologic studies: evidence for bilaterality, response to corticosteroids and articular involvement. Am J Med 60:321–331, 1976.

Kozin F, Ryan LM, Carerra GF, et al. The reflex sympathetic dystrophy syndrome (RSDS): III. scintigraphic studies, further evidence for the therapeutic efficacy of systemic corticosteroids, and proposed diagnostic criteria. Am J Med 70:23–30, 1981.

Macinnon SE, Holden LE: The use of three-phase radionuclide bone scanning in the diagnosis of reflex sympathetic dystrophy syndrome. J Hand Surg 9A:556–563, 1984.

Mallis A, Furlan A. Sympathectomy for neuropathic pain. Cochrane Database Syst Rev 2:CD002918, 2003.

Sandroni P, Benrud-Larson LM, McClelland RL, Low PA. Complex regional pain syndrome type I: incidence and prevalence in Olmsted county, a population-based study. Pain 103:199–207, 2003.

Wasner G, Schattschneider J, Binder A, Baron R. Complex regional pain syndrome–diagnostic, mechanisms, CNS involvement and therapy. Spinal Cord 41:61–75, 2003.

Zyluk A. Results of the treatment of posttraumatic reflex sympathetic dystrophy of the upper extremity with regional intravenous blocks of methylprednisolone and lidocaine. Acta Orthop Belg 64:452–456, 1998.

Zyluk A. Scoring system in the assessment of the clinical severity of reflex sympathetic dystrophy of the hand. Hand Clin 19:517–521, 2003.

● 胸壁

《肋軟骨炎》

Kamel M, Kotob H. Ultrasonographic assessment of local steroid injection in Tietz's syndrome. Br J Rheumatol 36:547–550, 1997.

Mendelson G, Mendelson H, Horowitz SF, et al. Can (99 m) technetium methylene diphosphonate bone scans objectively document costochondritis? Chest 111:1600–1602, 1997.

Wise CM, Semble L, Dalton CB. Musculoskeletal chest wall syndromes in patients with noncardiac chest pain, a study of 100 patients. Arch Phys Med Rehabil 72:147–149, 1992.

《胸鎖関節炎》

CL, Mintz DN, Potter HG. MR imaging of the sternoclavicular joint following trauma. Clin Imaging 28:59–63, 2004.

Ernberg LA, Potter HG. Radiographic evaluation of the acromioclavicular and sternoclavicular joints. Clin Sports Med 22:255–275, 2003.

Hiramuro-Shoji F, Wirth MA, Rockwood CA Jr. Atraumatic conditions of the sternoclavicular joint. J Shoulder Elbow Surg 12:79–88, 2003.

Noble JS. Degenerative sternoclavicular arthritis and hyperostosis. Clin Sports Med 22:407–422, 2003.

Pingsmann A, Patsalis T, Michiels I. Resection arthroplasty of the sternoclavicular joint for the treatment of primary degenerative sternoclavicular arthritis. J Bone Joint Surg 84:513–517, 2002.

Ross JJ, Shamsuddin H. Sternoclavicular septic arthritis: review of 180 cases. Medicine 83:139–148, 2004.

●腰部

Carette S, Graham DC, Little HA, et al. The natural disease course of ankylosing spondylitis. Arthritis Rheum 26:186–190, 1983.

Khan MA, Khan MK. Diagnostic value of HLA-B27 testing in ankylosing spondylitis and Reiter's syndrome. Ann Intern Med 96:70–76, 1982.

Stroebel RJ, Ginsburg WW, McLeod RA. Sacral insufficiency fractures: an often unsuspected cause of low back pain. J Rheumatol 18:117–119, 1991.

《腰痛》

Akinpelu AO, Adeyemi AI. Range of lumbar flexion in chronic low back pain. Cent Afr J Med 35:430–432, 1989.

Basmajian JV. Acute back pain and spasm: a controlled multicenter trial of combined analgesic and antispasm agents. Spine 14:438–439, 1989.

Benzon HT. Epidural steroid injections for low back pain and lumbosacral radiculopathy. Pain 24:277–295, 1986.

Bogduk N, Cherry D. Epidural corticosteroid agents for sciatica. Med J Aust 143:402–406, 1985.

Carette S, Marcoux S, Truchon R, et al. A controlled trial of corticosteroid injection into facet joints for chronic low back pain. N Engl J Med 325:1002–1007, 1991.

Cullen AP. Carisoprodol (Soma) in acute back conditions: a double-blind, randomized, placebo controlled study. Curr Ther Res 20:557–562, 1976.

Deyo RA, Diehl AK, Rosenthal M. How many days of bed rest for acute low back pain? A randomized clinical trial. N Engl J Med 315:1064–1070, 1986.

Deyo RA, Walsh NE, Martin DC, et al. A controlled trial of transcutaneous electrical nerve stimulation (TENS) and exercise for chronic low back pain. N Engl J Med 322:1627–1634, 1990.

Garvey RA, Marks MR, Wiesel SW. A prospective, randomized, double-blind evaluation of trigger-point injection therapy for low-back pain. Spine 14:962–964, 1989.

Jackson RP, Jacobs RR, Montesano PX. Facet joint injection in low back pain: a prospective statistical study. Spine 13:966–971, 1988.

Kepes ER, Duncalf D. Treatment of back ache with spinal injections of local anesthetics, spinal and systemic steroids: a review. Pain 22:33–47, 1985.

Macrai IF, Wright V. Measurement of back movement. Ann Rheum Dis 28:584–589, 1969.

Rollings HE, Glassman JM, Joyka JP. Management of acute musculoskeletal conditions—thoracolumbar strain or sprain: a double-blind evaluation comparing the efficacy and safety of carisoprodol with cyclobenzaprine hydrochloride. Curr Ther Res 34:917–928, 1983.

Vad VB, Bhat AL, Lutz GE, Cammisa F. Transforaminal epidural steroid injection in lumbosacral radiculopathy: a prospective randomized study. Spine 27:11–16, 2002.

Wang JC, Lin E, Brodke DS, Youssef JA. Epidural injections for the treatment of symptomatic lumbar discs. J Spinal Disord Tech 15:269–272, 2002.

Westbrook L, Cicala RJ, Wright H. Effectiveness of alprazolam in the treatment of chronic pain: results of a preliminary study. Clin J Pain 6:32–36, 1990.

《腰仙椎椎間板疾患》

Cucler JM, Bernini PA, Wiesel SW, et al. The use of epidural steroids in the treatment of lumbar radicular pain: a prospective, randomized, double blind study. J Bone Joint Surg Am 67A:63–66, 1985.

Wiesel SW, Tsourmas N, Feffer HL, et al. A study of computer-assisted tomography: 1. the incidence of positive CAT scans in an asymptomatic group of patients. Spine 9:549–551, 1984.

《馬尾》

Kostuik JP, Harrington I, Alexander D, et al. Cauda equina syndrome and lumbar disc herniation. J Bone Joint Surg Am 68:386–391, 1986.

Tussous MW, Skerhut HE, Story JL, et al. Cauda equina syndrome of long-standing ankylosing spondylitis: case report and review of the literature. J Neurosurg 73:441–447, 1990.

《仙腸関節疾患》

Ahlstrom H, Feltelius N, Nyman R, et al. Magnetic resonance imaging of sacroiliac joint inflammation. Arthritis Rheum 33:1763–1769, 1990.

Arneet F. Seronegative spondyloarthropathies. Bull Rheum Dis 37:1–12, 1987.

Burgos-Vargas R, Pineda C. New clinical and radiographic features of the seronegative spondyloarthropathies. Curr Opin Rheum 3:562–574, 1991.

Klein RG, Ech BC, DeLong WB, et al. A randomized double blind trial of dextrose-glycerine-phenol injections for chronic low back pain. J Spinal Disord 6:23–33, 1993.

《尾骨痛》

Hodges SD, Eck JC, Humphreys SC. A treatment and outcomes analysis of patients with coccydynia. Spine J 4:138–140, 2004.

Malgne JY, Doursounian L, Chatellier G. Causes and mechanisms of common coccydynia: role of body mass index and coccygeal trauma. Spine 25:3072–3079, 2000.

Perkins R, Schofferman J, Reynolds J. Coccygectomy for refractory sacrococcygeal joint pain. J Spinal Discord Tech 16:100–103, 2003.

●股関節

《総論》

Carney BT, Weinstein SL, Noble J. Long-term follow-up of slipped capital femoral epiphysis. J Bone Joint Surg Am 73:667–674, 1991.

Lakhandpal S, Ginsberg WW, Luthra HS, Handen GG. Transient regional osteoporosis: a study of 56 cases and a review of the literature. Ann Intern Med 106:444–450, 1987.

Smith RG, Appel SH. The Lambert-Eaton syndrome. Hosp Pract 27:101–114, 1992.

Soubrier M, Dubost JJ, Bolsgard S, et al. Insufficiency fracture: a survey of 60 cases and review of the literature. Joint Bone Spine 70:209–218, 2003.

《大転子滑液包炎/梨状筋症候群》

Barton PM. Piriformis syndrome: a rational approach to management. Pain 47:345–352, 1991.

Brooker AF Jr. The surgical approach to refractory trochanteric bursitis. Johns Hopkins Med J 145:98–100, 1979.

Ege-Rasmussen KJ, Fano N. Trochanteric bursitis: treat-ment by corticosteroid injection. Scand J Rheumatol 14:417–420, 1985.

Fishman LM, Zyber PA. Electrophysiologic evidence of piriformis syndrome. Arch Phys Med Rehabil 73:359–364, 1992.

Rothenberg RJ. Rheumatic disease aspects of leg length inequality. Semin Arthritis Rheum 17:196–205, 1988.

《股関節炎》

Keener JD, Callaghan JJ, Goetz DD, et al. Twenty-five-year results after Charnley total hip arthroplasty in patients less than fifty years old. J Bone Joint Surg Am 85:1066–1072, 2003.

Margules KR. Fluoroscopically directed steroid instillation in the treatment of hip osteoarthritis: safety and efficacy in 510 cases. Arthritis Rheum 44:2449–2450, 2001.

Santos-Ocampo AS, Santos-Ocampo RS. Non-contrast computed tomography-guided intra-articular corticosteroid injections of severe bilateral hip arthritis in a patient with ankylosing spondylitis. Clin Exp Rheumatol 21:239–240, 2003.

《感覚異常性大腿痛》

Lee CC. Entrapment syndromes of peripheral nerve injuries. In Winn HR (ed). Youman's Neurological Surgery, 5th ed. Philadelphia, Elsevier, 2004, pp 3923–3939.

《大腿骨頭壊死症》

Chan TW, Dalinka MK, Steinberg ME, et al. MRI appear-ance of femoral head osteonecrosis following core decompression and bone grafting. Skeletal Radiol 20:103–107, 1991.

Colwell CW Jr. The controversy of core decompression of the femoral head for osteonecrosis. Arthritis Rheum 32:797–800, 1989.

Ficat RP. Idiopathic bone necrosis of the femoral head: early diagnosis and treatment. J Bone Joint Surg Br 67:3–9, 1985.

Mitchell DG, Rao VM, Dalinka MK, et al. Femoral head avascular necrosis: correlation of MR imaging, ra-diographic staging, radionuclide imaging, and clinical findings. Radiology 162:709–715, 1987.

Zizic TM, Marcoux C, Hungerford DS, et al. Corticosteroid therapy associated with ischemic necrosis of bone in systemic lupus erythematosus. Am J Med 79:586–604, 1985.

Zizic TM, Marcoux C, Hungerford DS, et al. The early diagnosis of ischemic necrosis of bone. Arthritis Rheum 29:1177–1186, 1986.

《恥骨骨炎》

Holt MA, Keene JS, Graf BK, Helwig DC. Treatment of osteitis pubis in athletes: results of corticosteroid injection. Am J Sports Med 23:601606, 1995.

● 膝関節

《総論》

Berman A, Espinoza LR, Diaz JD, et al. Rheumatic manifestations of human immunodeciency virus infection. Am J Med 85:59–64, 1988.

Espinoza LR, Aguilar JL, Berman A, et al. Rheumatic manifestations associated with human immunodeficiency virus infection. Arthritis Rheum 32:1615–1622, 1989.

Fischer SP, Fox JM, Del Pizzo W, et al. Accuracy of diagnosis from MRI of the knee: a multicenter analysis of one thousand and fourteen patients. J Bone Joint Surg Am 73A:2–10, 1991.

Krause BL, Williams JP, Catterall A. Natural history of Osgood-Schlatter's disease. J Pediatr Orthop 10:65–68, 1990.

Pritchard MH, Jessop JD. Chondrocalcinosis in primary hyperparathyroidism. Ann Rheum Dis 36:146–151, 1977.

《膝蓋大腿関節症候群》

Cox JS. Chondromalacia of the patella: a review and update part I. Contemp Orthop 6:17–31, 1983.

Insall J. Current concepts review: patellar pain. J Bone Joint Surg Am 64A:147, 1982.

《変形性膝関節症》

Balch HW, Gibson JM, Eighorbarev AF, et al. Repeated corticosteroid injections into knee joints. Rheumatol Rehabil 19:62–66, 1970.

Bhattacharyya T, Gale D, Dewire P, et al. The clinical importance of meniscal tears demonstrated by magnetic resonance imaging in osteoarthritis of the knee. J Bone Joint Surg Am 85A:49, 2003.

Chang RW, Falconer J, Stulberg SD, et al. A randomized, controlled trial of arthroscopic surgery versus closed-needle joint lavage for patients with osteoarthritis of the knee. Arthritis Rheum 36:289–296, 1993.

Friedman DM, Moore ME. The efcacy of intra-articular steroids in osteoarthritis: A double-blind study. J Rheumatol 7:850855, 1980.

Hernborg J, Nilsson BE. The relationship between osteophytes in the knee joints, osteoarthritis and aging. Acta Orthop Scand 44:69–74, 1973.

Hollander JL. Intra-articular hydrocortisone in arthritis and allied conditions: a summary of two years' clinical experience. J Bone Joint Surg 35:983–990, 1953.

Kehr MJ. Comparison of intra-articular cortisone analogues in osteoarthritis of the knee. Ann Rheum Dis 18:325–328, 1959.

Lane NE, Block D, Jones A, et al. Running and osteoarthritis: a controlled study: long distance running, bone density, and osteoarthritis. JAMA 255:1147–1151, 1986.

Miller JH, White J, Norton TH. The value of intra-articular injections in osteoarthritis of the knee. J Bone Joint Surg Br 40B:636–643, 1958.

Nakhostine M, Friedrich NF, Muller W, Kentsch A. A special high tibial osteotomy technique for treatment of unicompartmental osteoarthritis of the knee. Orthopedics 16:1255–1258, 1993.

Panush RS, Schmidt C, Caldwell JR, et al. Is running associated with degenerative joint disease? JAMA 255:1152–1154, 1986.

Zitnan D, Sitaj S. Natural course of articular chondrocalcinosis. Arthritis Rheum 19(Suppl):363–390, 1976.

《関節血腫》

Adalberth T, Roos H, Lauren M, et al. Magnetic resonance imaging, scintigraphy, and arthroscopic evaluation of traumatic hemarthrosis of the knee. Am J Sports Med 25:231–237, 1997.

Calmback WL, Hutchens M. Evaluation of patients

presenting with knee pain: Part II. differential diagnosis. Am Fam Physician 68:917–922, 2003.

Casteleyn PP, Handelberg F, Opdecam P. Traumatic haemarthrosis of the knee. J Bone Joint Surg Br 70B:404–406, 1988.

Kocher MS, Micheli LJ, Zurakowski D, Luke A. Partial tears of the anterior cruciate ligament in children and adolescents. Am J Sports Med 30:697–703, 2002.

Maffulli N, Bineld PM, King JB, Good CJ. Acute haemarthrosis of the knee in athletes: a prospective study of 106 cases. J Bone Joint Surg Br 75B:945–949, 1993.

Sarimo J, Rantanen J, Heikkila J, et al. Acute traumatic hemarthrosis of the knee: is routine arthroscopic examination necessary? A study of 320 consecutive patients. Scand J Surg 91:361–364, 2002.

Shepard L, Abdollahi K, Lee J, et al. The prevalence of soft tissue injuries in nonoperative tibial plateau fractures as determined by magnetic resonance imaging. J Orthop Trauma 16:628–631, 2002.

《鵞足部滑液包炎》

Forbes JR, Helms CA, Janzen DL. Acute pes anserinus bursitis: MR imaging. Radiology 194:525–527, 1995.

《膝蓋前滑液包炎：Prepatellar Bursitis》

Bellon EM, Sacco DC, Steiger DA, Coleman PE. Magnetic resonance imaging in "housemaid's knee." Magn Reson Imaging 5:175–177, 1987.

Kerr DR. Prepatellar and olecranon arthroscopic bursectomy. Clin Sports Med 12:137–142, 1993.

Knight JM, Thomas JC, Maurer RC. Treatment of septic olecranon and prepatellar bursitis with percutaneous placement of a suction-irrigation system: a report of 12 cases. Clin Orthop 206:90–93, 1986.

McAfee JH, Smith DL. Olecranon and prepatellar bursitis: diagnosis and treatment. West J Med 149:607–610, 1988.

《半月板断裂》

Boyd KT, Myers PT. Meniscus preservation: rationale, repair techniques and results. Knee 10:1–11, 2003.

Englund M. Meniscal tear—a feature of osteoarthritis. Acta Orthop Scand 75(Suppl):1–45, 2004.

Pearse EO, Craig DM. Partial meniscectomy in the presence of severe osteoarthritis does not hasten the symptomatic progression of osteoarthritis. Arthroscopy 19:963–968, 2003.

Sethi PM, Cooper A, Jokl P. Technical tips in orthopaedics: meniscal repair with use of an in situ fibrin clot. Arthroscopy 19:E44, 2003.

Zanetti M, Pfirrmann CW, Schmid MR, et al. Patients with suspected meniscal tears: prevalence of abnormalities seen on MRI of 100 symptomatic and 100 contralateral asymptomatic knees. AJR Am J Roentgenol 181:635–641, 2003.

《腸脛靱帯症候群》

Barber FA, Sutker AN. Iliotibial band syndrome. Sports Med 14:144–148, 1992.

Ekman EF, Pope T, Martin DF, Curl WW. Magnetic resonance imaging of iliotibial band syndrome. Am J Sports Med 22:851–854, 1994.

Faraj AA, Moulton A, Sirivastava VM. Snapping iliotibial band: report of ten cases and review of the literature. Acta Orthop Belg 67:19–23, 2001.

Fredericson M, White JJ, Macmahon JM, Andriacchi TP. Quantitative analysis of the relative effectiveness of 3 iliotibial band stretches. Arch Phys Med Rehabil 83:589–592, 2002.

Puniello MS. Iliotibial band tightness and medial patellar glide in patients with patellofemoral syndrome. J Orthop Sports Phys Ther 17:144–148, 1993.

Richards DP, Alan Barber F, Troop RL. Iliotibial band Z-lengthening. Arthroscopy 19:326–329, 2003.

《前十字靱帯損傷》

Fithian DC, Paxton LW, Goltz DH. Fate of the anterior cruciate ligament—injured knee. Orthop Clin North Am 33:621–636, 2002.

《離断性骨軟骨炎》

Cahill BR. Current concepts review: osteochondritis dissecans. J Bone Joint Surg Am 79A:471–472, 1997.

Cahill BR, Phillips MR, Navarro R. The results of conservative management of juvenile osteochondritis dissecans using joint scintigraphy: a prospective study. Am J Sports Med 17:601–606, 1989.

Linden B. Osteochondritis dissecans of the femoral condyles: a long-term follow-up study. J Bone

Joint Surg 59:769–776, 1977.

Peterson L, Minas T, Brittberg M, Lindahl A. Treatment of osteochondritis dissecans of the knee with autologous chondrocyte transplantation. J Bone Joint Surg Am 85A:1724, 2003.

《化膿性関節炎》

Blackburn WD, Alarcon GS. Prosthetic joint infections: a role for prophylaxis. Arthritis Rheum 34:110–117, 1991.

Gardner GR, Weisman MH. Pyarthrosis in patients with rheumatoid arthritis: a report of 13 years and a review of the literature from the past 40 years. Am J Med 88:503–510, 1990.

Goldenberg DL, Reed JI. Bacterial arthritis. N Engl J Med 312:764771, 1985.

Vincent GM, Amirault JD. Septic arthritis in the elderly. Clin Orthop 251:241–245, 1990.

Von Essen R. Bacterial infections following intra-articular injection. Scand J Rheumatol 10:713, 1989.

● 下腿

《総論》

Pineda C, Fonseca C, Martinez-Lavin M. The spectrum of soft tissue and skeletal abnormalities of hypertrophic osteoarthropathy. J Rheumatol 17:773778, 1990.

《脛骨骨折》

Aoki Y, Yasuda K, Tohyama H, et al. Magnetic resonance imaging in stress fracture and shin splints. Clin Orthop 421:260–267, 2004.

Boniotti V, Del Giudice E, Fengoni E, et al. Imaging of bone micro-injuries. Radiol Med (Torino) 105:425–435, 2003.

Iwamoto J, Takeda T. Stress fractures in athletes: review of 196 cases. J Orthop Sci 8:273278, 2003.

Migrom C, Finestone A, Segev S, et al. Are overground or treadmill runners more likely to sustain tibial stress fractures? Br J Sports Med 37:160–163, 2003.

Sonoda N, Chosa E, Totoribe K, Tajima N. Biomechanical analysis for stress fractures of the anterior middle third of the tibia in athletes: nonlinear analysis using a three-dimensional nite element method. J Orthop Sci 8:505513, 2003.

● 足関節

《総論》

Abramowitz Y, Wollstein R, Barzilay Y, et al. Outcome of resection of a symptomatic os trigonum. J Bone Joint Surg Am 85A:1051–1057, 2003.

Horton WA, Collins DL, DeSmet AA, et al. Familial joint instability syndrome. Am J Med Genet 6:221–228, 1980.

Oloff LM, Schulhofer SD, Cocko AP. Subtalar joint arthroscopy for sinus tarsi syndrome: a review of 29 cases. J Foot Ankle Surg 40:152–157, 2001.

《足関節捻挫》

Cetti R. Conservative treatment of injury to the bular ligaments of the ankle. Br J Sports Med 16:47–52, 1982.

Kerkhoffs GM, Handoll HH, de Bie R, et al. Surgical versus conservative treatment for acute injuries of the lateral ligament complex of the ankle in adults. Cochrane Database Syst Rev 3:CD000380, 2002.

Kerkhoffs GM, Rowe BH, Assendelft WJ, et al. Immobilisation for acute ankle sprain: a systematic review. Arch Orthop Trauma Surg 121:462–471, 2001.

Kitsoaka HB, Lee MD, Morrey BF, Cass JR. Acute repair and delayed reconstruction for lateral ankle instability: twenty-year follow-up study. J Orthop Trauma 11:530–535, 1997.

Konradsen L, Bech L, Ehrenbjerg M, Nickelsen T. Seven years follow-up after ankle inversion trauma. Scand J Med Sci Sports 12:129–135, 2002.

Konradsen L, Holmer P, Sondergaard L. Early mobilizing treatment for grade III ankle ligament injuries. Foot Ankle Int 12:69–73, 1991.

Lynch SA, Renstrom PA. Treatment of acute lateral ankle ligament rupture in the athlete: conservative versus surgical treatment. Sports Med 27:61–71, 1999.

Moller-Larsen F, Withelund JO, Jurik AG, et al. Comparison of three different treatments for ruptured lateral ankle ligaments. Acta Orthop Scand 59:564–566, 1988.

Niedermann B, Andersen A, Andersen SB, et al. Ruptures of the lateral ligaments of the ankle: operation or plaster cast? Acta Orthop Scand 52:579–587, 1981.

Pijnenburg AC, Bogaard K, Krips R, et al. Operative and functional treatment of rupture of the lateral ligament of the ankle: a randomized, prospective trial. J Bone Joint Surg Br 85B:525–530, 2003.

Stiell IG, McKnight RD, Greenberg GH. Implementation of the Ottawa ankle rules. JAMA 271:827–832, 1994.

《アキレス腱炎/断裂》

Astrom M. Partial rupture in chronic Achilles tendinopathy: a retrospective analysis of 342 cases. Acta Orthop Scand 69:404–407, 1998.

Cowan MA, Alexander S. Simultaneous bilateral rupture of Achilles tendons due to triamcinolone. Br Med J 5240:1658, 1961.

DaCruz DJ, Geeson M, Allen MJ, Phair L. Achilles paratendonitis: an evaluation of steroid injection. Br J Sports Med 22:64–65, 1988.

Fox JM, Blazina ME, Jobe FW, et al. Degeneration and rupture of the Achilles tendon. Clin Orthop 107:221–224, 1975.

Fredberg U, Bolvig L, Pfeiffer-Jensen M, et al. Ultrasonography as a tool for diagnosis, guidance of local steroid injection and, together with pressure algometry, monitoring of the treatment of athletes with chronic jumper's knee and Achilles tendonitis: a randomized, double-blind, placebo-controlled study. Scand J Rheumatol 33:94–101, 2004.

Gilcrest EL. Ruptures and tears of muscles and tendons of the lower extremity. JAMA 100:153–160, 1933.

Gill SS, Gelbke MK, Mattson SL, et al. Fluoroscopically guided low-volume peritendinous corticosteroid injection for Achilles tendinopathy: a safety study. J Bone Joint Surg Am 86A:802–806, 2004.

Hugate R, Pennypacker J, Saunders M, Juliano P. The effects of intratendinous and retrocalcaneal intrabursal injections of corticosteroid on the biomechanical properties of rabbit Achilles tendons. J Bone Joint Surg Am 86A:794–800, 2004.

Khan KM, Forster BB, Robinson J, et al. Are ultrasound and magnetic resonance imaging of value in the assessment of Achilles tendon disorders? A two year prospective study. Br J Sports Med 37:149–153, 2003.

Melmed SP. Spontaneous bilateral rupture of the calcaneal tendon during steroid therapy. J Bone Joint Surg Br 47:104–105, 1965.

Read MT. Safe relief of rest pain that eases with activity in achillodynia by intrabursal or peritendinous steroid injection: the rupture rate was not increased by these steroid injections. Br J Sports Med 33:134–135, 1999.

Weber M, Nieman M, Lanz R, Muller T. Nonoperative treatment of acute rupture of the Achilles tendon: results of a new protocol and comparison with operative treatment. Am J Sports Med 31:685–691, 2003.

《アキレス腱皮下滑液包炎》

Calder JD, Saxby TS. Surgical treatment of insertional Achilles tendinosis. Foot Ankle Int 24:119–121, 2003.

Cozen L. Bursitis of the heel. Am J Orthop 3:372–374, 1961.

Gerster JC, Piccinin P. Enthesopathy of the heels in juvenile onset seronegative B-27 positive spondyloarthropathy. J Rheumatol 12:310–314, 1985.

Ohberg L, Alfredson H. Sclerosing therapy in chronic Achilles tendon insertional pain—results of a pilot study. Knee Surg Sports Traumatol Arthrosc 11:339–343, 2003.

《後脛骨腱鞘炎》

Bare AA, Haddad SL. Tenosynovitis of the posterior tibial tendon. Foot Ankle Clin 6:37–66, 2001.

《足底筋膜炎》

Acevedo JI, Beskin JL. Complication of plantar fascia rupture associated with corticosteroid injection. Foot Ankle Int 19:91, 1998.

Barrett SL, Day SV. Endoscopic plantar fasciotomy for chronic plantar fasciitis/heel spur syndrome: surgical technique ム early clinical results. J Foot Surg 30:568–570, 1991.

Blockey NJ. The painful heel: a controlled trial of the value of hydrocortisone. BMJ 1:1277–1278, 1956.

Buchbinder R. Clinical practice: plantar fasciitis. N Engl J Med 350:2159–2166, 2004.

Daly PJ, Kitaoka HB, Chao EY. Plantar fasciotomy for intractable plantar fasciitis. Foot Ankle Int 13:188–195, 1992.

DiGiovanni BF, Nawoczenski DA, Lintal ME. Tissue-specific plantar fascia–stretching exercises enhance outcomes in patients with chronic heel pain. J Bone Joint Surg Am 85:1270–1277, 2003.

Furey JG. Plantar fasciitis: the painful heel syn-

drome. J Bone Joint Surg Am 57A:672–673, 1975.
Gould EA. Three generations of exostoses of heel inherited from father to son. J Hered 33:228, 1942.
Jerosch J, Schunck J, Liebach D, Filler T. Indication, surgical technique and results of endoscopic fascial release in plantar fasciitis. Knee Surg Sports Traumatol Arthrosc 12:471–477, 2004.
Lapidus PW, Guidotti FP. Painful heel: report of 323 patients with 364 painful heels. Clin Orthop 39:178–186, 1959.
Newell SG, Miller SJ. Conservative treatment of plantar fascial strain. Physician Sports Med 5:68–73, 1977.
Riddle DL, Pulisic M, Pidcoe P, Johnson RE. Risk factors for plantar fasciitis: a matched case-control study. J Bone Joint Surg Am 85A:872–877, 2003.
Sellman JR. Plantar fascia rupture associated with corticosteroid injections. Foot Ankle Int 15:376, 1994.
Wapner KL, Sharkey PF. The use of night splints for treatment of recalcitrant plantar fasciitis. Foot Ankle Int 12:135, 1991.
Wolgin M, Dook D, Graham C, Mauldin D. Conservative treatment of plantar heel pain: long-term follow-up. Foot Ankle Int 15:97–102, 1994.

《足根管症候群》

Gondring WH, Shields B, Wenger S. An outcomes analysis of surgical treatment of tarsal tunnel syndrome. Foot Ankle Int 24:545–550, 2003.
Kim DH, Ryn S, Tiel RI, Kline DG. Surgical management and results of 135 tibial nerve lesions at the Louisiana State University Health Sciences Center. Neurosurgery 53:1114–1124, 2003.
Lau JT, Stavrou P. Posterior tibial nerve ム primary. Foot Ankle Clin 9:271–285, 2004.
McGuigan L, Burke D, Fleming A. Tarsal tunnel syndrome and peripheral neuropathy in rheumatoid arthritis. Ann Rheum Dis 42:128–131, 1983.
Mondelli M, Morana P, Padua L. An electophysiological severity scale in tarsal tunnel syndrome. Acta Neurol Scand 109:284–289, 2004.
Sammarco GJ, Chang L. Outcome of surgical treatment of tarsal tunnel syndrome. Foot Ankle Int 24:125–131, 2003.

《足関節炎》

Thomas RH, Daniels TR. Current concepts review: ankle arthritis. J Bone Joint Surg Am 85A:923–936, 2003.

● 足趾

《バニオン》

Ferrari J, Higgins JP, Prior TD. Interventions for treating hallux valgus (abductovalgus) and bunions. Cochrane Database Syst Rev 1:CD000964, 2004.
Piggott H. The natural history of hallux valgus in adolescence and early adult life. J Bone Joint Surg 42:749–760, 1960.
Vanore JV, Christensen JC, Kravitz SR, et al. Diagnosis and treatment of first metatarsophalangeal joint disorders: Section 5: hallux valgus. J Foot Ankle Surg 42:148–151, 2003.

《強剛母趾》

Coughlin MJ, Shurnas PS. Hallux rigidus: demographics, etiology, and radiographic assessment. Foot Ankle Int 24:731–743, 2003.
Foukis TS, Jacobs PM, Dawson DM, et al. A prospective comparison of clinical, radiographic, and intraoperative features of hallux rigidus: short-term follow-up and analysis. J Foot Ankle Surg 41:158–165, 2002.
Grady JF, Axe TM, Zager EJ, Sheldon LA. A retrospective analysis of 772 patients with hallux limitus. J Am Podiatr Med Assoc 92:102–108, 2002.

《槌趾》

Cahill BR, Connor DE. A long-term follow-up on proximal phalangectomy for hammer toes. Clin Orthop 86:191–192, 1972.
Caterini R, Farsetti P, Tarantino U, et al. Arthrodesis of the toe joints with an intramedullary cannulated screw for correction of hammertoe deformity. Foot Ankle Int 25:256–261, 2004.
Myerson MS, Shereff MJ. The pathological anatomy of claw and hammer toes. J Bone Joint Surg Am 71A:45–49, 1989.
Newman RJ, Fitton JM. An evaluation of operative procedures in the treatment of hammer toe. Acta Orthop Scand 50:709–712, 1979.
Sorto LA Jr. Surgical correction of hammer toes: a 5-year postoperative study. J Am Podiatry Assoc 64:930–934, 1974.

《モートン神経腫》

Basadonna PT, Rucco V, Gasparini D, Onorato A. Plantar fat pad atrophy after corticosteroid injection for an interdigital neuroma: a case report. Am J Phys Med Rehabil 78:283–285, 1999.

Diebold PF, Daum B, Dang-Vu V, Litchinko M. True epineural neurolysis in Morton's neuroma: a 5-year follow up. Orthopedics 19:397–400, 1996.

Fanucci E, Masala S, Fabiano S, et al. Treatment of intermetatarsal Morton's neuroma with alcohol injection under US guide: 10-month follow-up. Eur Radiol 14:514–518, 2004.

Nashi M, Venkatachalam A, Muddu BN. Surgery of Morton's neuroma: dorsal or plantar approach. J R Coll Surg Edinb 423:36–37, 1997.

Okafor B, Shergill G, Angel J. Treatment of Morton's neuroma by neurolysis. Foot Ankle Int 18:284–287, 1997.

Ruushkanen MM, Niinimaki T, Jalovaara P. Results of the surgical treatment of Morton's neuroma in 58 operated intermetatarsal spaces followed over 6 (2-12) years. Arch Orthop Trauma Surg 113:78–80, 1994.

Sharp RJ, Wade CM, Hennessy MS, Saxby TS. The role of MRI and ultrasound imaging in Morton's neuroma and the effect of size of lesion on symptoms. J Bone Joint Surg Br 85B:999–1005, 2003.

Strong G, Thomas PS. Conservative treatment of Morton's neuroma. Orthop Rev 16:343–345, 1987.

Thomson C, Gibson J, Martin D. Interventions for the treatment of Morton's neuroma. Cochrane Database Syst Rev 3:CD003118, 2004.

Vito GR, Talarico LM. A modified technique for Morton's neuroma: decompression with relocation. J Am Podiatr Med Assoc 93:190–194, 2003.

Wolfort SF, Dellon AL. Treatment of recurrent neuroma of the interdigital nerve by implantation of the proximal nerve into muscle in the arch of the foot. J Foot Ankle Surg 40:404–410, 2001.

Younger AS, Claridge RJ. The role of diagnostic block in the management of Morton's neuroma. Can J Surg 41:127–130, 1998.

《痛風》

Agudelo CA, Weinberger A, Schumacher HR, et al. Definite diagnosis of gouty arthritis by identification of urate crystals in asymptomatic metatarsophalangeal joints. Arthritis Rheum 22:559–560, 1979.

Campion EW, Glynn RJ, DeLabry LO. Asymptomatic hyperuricemia: risk and consequences in the normative aging process. Am J Med 82:421–426, 1987.

Emmerson BT. The management of gout. N Engl J Med 334:445–451, 1996.

Fernandez C, Noguera R, Gonzalez JA, Pascual E. Treat-ment of acute attacks of gout with a small dose of intraarticular triamcinolone acetonide. J Rheumatol 26:2285–2286, 1999.

Grahame R, Scott JT. Clinical survey of 354 patients with gout. Ann Rheum Dis 29:461–470, 1970.

Taylor CT, Brooks NC, Kelley KW. Corticotropin for acute management of gout. Ann Pharmacother 35:365–368, 2001.

Werlen D, Gabay C, Vischer TL. Corticosteroid therapy for the treatment of acute attacks of crystal-induced arthritis: an effective alternative to nonsteroidal anti-inflammatory drugs. Rev Rhum Engl Educ 63:248–254, 1996.

《種子骨炎》

Biedert R, Hintermann B. Stress fractures of the medial great toe sesamoids in athletes. Foot Ankle Int 24:137–141, 2003.

Vanore JV, Christensen JC, Kravitz SR, et al. Diagnosis and treatment of first metatarsophalangeal joint disorders: Section 4. sesamoid disorders. J Foot Ankle Surg 42:143–147, 2003.

● 医学的診断, サプリメント, 薬剤

《骨粗鬆症》

Barzel US. Estrogens in the prevention and treatment of postmenopausal osteoporosis: a review. Am J Med 85:847–850, 1988.

Dawson-Hughes B, Dallal GE, Krall EA, et al. A controlled trial of the effect of calcium supplementation on bone density in postmenopausal women. N Engl J Med 323:878–883, 1990.

Hui SL, Siemenda CW, Johnston CC. Age and bone mass as predictors of fractures in a prospective study. J Clin Invest 81:1804–1809, 1988.

Lindsay R, Gallagher JC, Kleerekoper M, Pickar JH. Effect of lower doses of conjugated equine estrogens with and without medroxyprogesterone acetate on bone in early postmenopausal women. JAMA 287:2668–2676, 2002.

Lukert BP, Raisz LG. Glucocorticoid-induced osteoporosis: pathogenesis and management. Ann Intern Med 112:352, 1990.

NIH Consensus Development Panel. Osteoporosis pre-vention, diagnosis, and therapy. JAMA 285:785–795, 2001.

Raisz LG. Local and systemic factors in the pathogenesis of osteoporosis. N Engl J Med 318:818, 1988.

Reid IR, Ames RW, Evans MC, et al. Effect of calcium supplementation on bone loss in postmenopausal women. N Engl J Med 328:460–464, 1993.

Speroff L, Rowan J, Symons J, et al. The comparative effect on bone density, endometrium, and lipids of continuous hormones as replacement therapy (CHART study): a randomized controlled trial. JAMA 276:1397–1403, 1996.

Tilyard MW, Spears GFS, Thomson J, et al. Treatment of postmenopausal osteoporosis with calcitriol or calcium. N Engl J Med 326:357–362, 1992.

《ステロイド注射の副反応》

Bedi SS, Ellis W. Spontaneous rupture of the calcaneal tendon in rheumatoid arthritis after steroid injection. Ann Rheum Dis 29:494–495, 1970.

Halpern AA, Horowitz BG, Nagel DA. Tendon ruptures associated with corticosteroid therapy. West J Med 127:378–382, 1977.

Hedner P, Persson G. Suppression of the hypothalamic-pituitary-adrenal axis after a single intramuscular injection of methylprednisolone acetate. Ann Allergy 47:176–179, 1981.

Hollander JL, Jessar RA, Brown EM. Intrasynovial corticosteroid therapy: a decade of use. Bull Rheum Dis 11:239–240, 1961.

Ismail AM, Balakrishnan R, Rajakumar MK. Rupture of patellar ligament after steroid infiltration: report of a case. J Bone Joint Surg Br 51B:503–505, 1969.

Kendall PH. Untoward effects following local hydrocortisone injection. Ann Phys Med 4:170–175, 1961.

Kleinman M, Gross AE. Achilles tendon rupture following steroid injection. J Bone Joint Surg Am 65A:1345–1347, 1983.

Libanati CR, Baylink DJ. Prevention and treatment of glucocorticoid-induced osteoporosis: a pathogenetic perspective. Chest 102:1426–1435, 1992.

Roseff R, Canoso JJ. Femoral osteonecrosis following several hundred soft tissue corticosteroid infiltrations. Am J Med 77:1119–1120, 1984.

Rostron PKM, Calver RF. Subcutaneous atrophy following methylprednisolone injection in Osgood-Schlatter epiphysitis. J Bone Joint Surg Am 61A:627–628, 1979.

《硫酸グルコサミン》

Bruyere O, Honore A, Ethgen O, et al. Correlation between radiographic severity of knee osteoarthritis and future disease progression: results from a 3-year prospective, placebo-controlled study evaluating the effect of glucosamine sulfate. Osteoarthritis Cartilage 11:1–5, 2003.

McAlindon T. Glucosamine for osteoarthritis: dawn of a new era. Lancet 357:247–248, 2001.

Muller-Fassbender H, Bach GL, Haase W, et al. Glucosamine sulfate compared to ibuprofen in osteoarthritis of the knee. Osteoarthritis Cartilage 2:61–69, 1994.

Noyszewski EA, Wriblewski K, Dodge GR, et al. Preferential incorporation of glucosamine into the galactosamine moieties of chondroitin sulfates in articular cartilage explants. Arthritis Rheum 44:1089–1095, 2001.

Pavelka MD, Gatterova J, Olejarova M, et al. Glucosamine sulfate use and delay of progression of knee osteoarthritis: a 3-year, randomized, placebo-controlled, double-blind study. Arch Intern Med 162:2113–2123, 2002.

Seroggie DA, Albright A, Harris MD. The effect of glucosamine-chondroitin supplementation on glycosylated hemoglobin levels in patients with type 2 diabetes mellitus: a placebo-controlled, double-blinded, randomized clinical trial. Arch Intern Med 163:1587–1590, 2003.

《ヒアルロン酸注射》

Dahlberg L, Lohmander LS, Ryd L. Intraarticular injections of hyaluronan in patients with cartilage abnormal- ities and knee pain: a one-year double-blind, placebo-controlled study. Arthritis Rheum 37:521–528, 1994.

Evanich JD, Evanich CJ, Wright CA, et al. Efficacy of intraarticular hyaluronic acid injections in knee osteoarthritis. Clin Orthop 390:173–181, 2001.

Leopold SS, Brigham BR, Winston J, et al. Corticosteroid compared with hyaluronic acid injections for the treatment of osteoarthritis of the knee. J Bone Joint Surg Am 85A:1197–1203, 2003.

《プロロセラピー》

〔訳注：Proliferative Injection Therapy の略で痛みを伴う靱帯周辺にデキストロースなどを注入して痛みを和らげる特殊な治療法のこと．www.prolotherapy.com 参照〕

Yelland MJ, Mar C, Pirozzo S, et al. Prolotherapy injection for chronic low-back pain. Cochrane Database Syst Rev 2:CD004059, 2004.

《検査》

Barland P, Lipstein E. Selection and use of laboratory tests in the rheumatic diseases. Am J Med 100:16S–23S, 1996.

Cohen PL. What antinuclear antibodies can tell you. J Musculoskeletal Med 10:37–46, 1993.

Sox HC, Liang MH. The erythrocyte sedimentation rate: guidelines for rational use. Ann Intern Med 104:515–523, 1986.

White RH, Robbins DL. Clinical significance and interpretation of antinuclear antibodies. West JMed 147:210, 1987.

Young B, Gleeson M, Cripps AW. C-reactive protein: a critical review. Pathology 23:2417–2420, 1992.

《関節液分析》

Cohen AS, Brandt KD, Krey PR. Synovial fluid. *In* Cohen AS (ed): Laboratory Diagnostic Procedures in the Rheumatoid Diseases, 2nd ed. Boston, Little, Brown, 1975, pp 1–62.

Goldenberg DL, Reed JI. Bacterial arthritis. N Engl J Med 312:764–771, 1985.

James MJ, Cleland LG, Rofe AM, Leslie AL. Intraarticular pressure and the relationship between synovial perfusion and metabolic demand. J Rheumatol 17:521–527, 1990.

Krey PR, Bailen DA. Synovial fluid leukocytosis: a study of extremes. Am J Med 67:436–442, 1979.

Ropes MW, Bauer W. Synovial Changes in Joint Disease. Cambridge, Harvard University Press, 1953.

《非ステロイド系消炎鎮痛薬》

Rashad S, Revell P, Hemmingway A, et al. Effect of nonsteroidal anti-inflammatory drugs on the course of osteoarthritis. Lancet 2:519–522, 1989.

索引

和文索引

あ 行

アキレス腱炎　224
アキレス腱の強化運動　341
アキレス腱のストレッチ運動　340
アキレス腱皮下滑液包炎　229
握力の筋力強化運動　324
圧痛点　4
網目状手指牽引　301

インディアン座りストレッチ　334
インピンジメント症候群　20

エースラップ　305
腋窩ストレッチ運動　322

重りを用いた側屈運動　331
重りを用いた振り子運動　318

か 行

外旋等尺性筋力強化運動　321
外側上顆炎　59
外側大腿皮神経　164
外転等尺性筋力強化運動　321
外反ストレステスト　206, 207
顆間骨折　276
顎関節症　15
下肢交叉ストレッチ運動　335
顆上骨折　276
鵞足部滑液包炎　198
肩関節多方向不安定症　55
肩関節の振り子を用いたストレッチ運動　319
肩こり　4
化膿性関節炎　171
かぶせ式シーネ　302

壁を使ったストレッチ運動　340
感覚異常性大腿痛　164
関節血腫　186
関節面に圧痛　191
関節リウマチ　119

基節骨と中節骨の骨折　279
急性ボタン穴変形　280
胸骨軟骨炎　125
胸鎖関節腫脹　128
距骨骨折　287
距骨ノック徴候　216, 218
筋力強化運動　319, 331

首のストレッチ運動　316

脛骨高原の骨折　284
脛骨骨幹部骨折　285
脛骨疲労骨折　245
頚椎神経根症　8
頚椎ソフトカラー　295
頚椎の可動域制限　9
ゲームキーパー母指　84
結晶　348
肩甲下滑液包炎　47
肩鎖関節脱臼　39
腱鞘嚢胞　107
腱板炎　24
腱板断裂　35
腱板の強化運動　321

抗 DNA 抗体　348
抗 ENA 抗体　348
抗 La 抗体　348
抗 RNP 抗体　348
抗 Ro 抗体　348
抗 Sm 抗体　348
抗 Smith 抗体　348

抗 SS-A 抗体　348
抗 SS-B 抗体　348
抗核抗体　348
行軍骨折　289
後脛骨筋の筋力強化運動　341
後脛骨筋の腱鞘炎　236
後方シーネ　300
絞扼性神経障害　164
股関節外旋位ストレッチ　334
股関節骨折　283
股関節の滑液包炎へのストレッチ運動　335
股関節不顕性骨折　171, 283
骨折の分類　271
骨盤骨折　283
骨盤ゆすりストレッチ運動　329
ゴルフ肘　63
コンドロイチン　344

さ 行

鎖骨骨折　275
坐骨神経痛　137
鎖骨バンド　297
三角巾　296

趾間神経腫　265
膝蓋骨骨折　285
膝蓋前滑液包炎　194
膝蓋大腿関節症候群　175
膝蓋跳動　179, 180
膝関節水腫　179
膝関節の骨折　284
芝生趾　290
指壁運動　322
尺側ギプスシーネ　299
舟状骨骨折　99, 288
シュガートングシーネ　300
手関節捻挫　99

手関節のストレッチ運動　326
手関節の等尺性筋力強化運動　324
手根管症候群　88
手根中手関節の変形性関節症　80
手背ガングリオン　96
踵骨後部滑液包炎　233
踵骨骨折　287
踵殿距離　179, 187
　──の測定　180
踵腓靱帯　215
上腕骨遠位の骨折　276
上腕骨骨折　274
上腕吊り下げギプス包帯　297
上腕二頭筋腱炎　43

スクイーズ徴候　261, 265

整形外科への紹介を必要とする骨折　342
脊椎圧迫骨折　281
脊椎関節症　128
背中でのタオルストレッチ運動　322
前距腓靱帯　215
全身性エリテマトーデス　349
仙腸関節炎　141
仙腸関節捻挫　141

足関節骨折　286
足関節水腫　220
足関節捻挫　215
足関節の等尺性筋力強化運動　341
足趾間スペーサー　312
足趾の骨折　290
足底筋膜炎　239
側屈ストレッチ運動　329

た　行

第 1 中足趾節関節内側にある滑液包　255
大後頭神経炎　11
大腿外側ストレッチ運動　335
大腿骨遠位端の骨折　284
大腿骨骨折　283
大腿骨骨頭壊死症　168
大腿骨の病的骨折　171
大転子滑液包炎　151
立膝での腹筋運動　331
短下肢歩行ギプス　309
短上肢ギプス　299
弾性包帯　305

肘関節脱臼　277
中手骨骨折　278
中足骨の骨折　289, 290
中足骨部痛　261
中殿筋滑液包炎　156
肘頭滑液包炎　67
長下肢ギプス　307
長上肢ギプス　300

椎間板ヘルニア　137
痛風　258
槌趾　261
つま先立ちストレッチ運動　340

テニス肘　59
　──, 筋力強化運動　324
手の変形性関節症　116
デュピュイトラン拘縮　110

凍結肩　30
　──へのストレッチ運動　322
橈骨遠位端骨折　277
橈骨骨頭骨折　277
橈骨・尺骨骨幹部骨折　277
橈側ギプスシーネ　299
トリガーポイント　4

な　行

内旋等尺性筋力強化運動　321
内側上顆炎　63
内側側副靱帯捻挫　206

ニュースキン　308
尿酸の過剰産生　258
尿酸の排泄減少　258

は　行

背側シーネ　299, 302
8 の字帯　297
パッド付き足底板　310
バニオン　251
ばね指　103
半月板断裂　210
半膜様筋滑液包の拡張　202

ヒールカップ　310
ヒールパッド症候群　243
引き出しテスト陽性　216
腓骨筋の筋力強化運動　341
尾骨痛　146

膝抱えストレッチ運動　329, 334
膝の筋力強化運動　337
非ステロイド系消炎鎮痛薬　345
腓腹筋断裂　247

フィラデルフィアカラー　295

ベーカー嚢胞　202
変形性肩関節症　51
変形性股関節症　161
　──のためのストレッチ運動　334
変形性膝関節症　190

母趾骨折　290
母指スパイカギプス　301

ま　行

末節骨骨折　280

モートン神経腫　265
モールスキン　308

や　行

癒着性肩関節包炎　30
　──へのストレッチ運動　322
指のストレッチ運動　326

腰仙椎神経根症　137
腰仙椎捻挫　132
腰部の筋力強化運動　331
腰部のストレッチ運動　329
　──, 上級編　330
よくある骨折の部位　271
4 の字ストレッチ　334

ら　行

リウマトイド因子　348
梨状筋症候群　156
離断性骨軟骨炎　285
硫酸グルコサミン　344
両下肢外旋位ストレッチ　334
隣接指とのテーピング　302
隣接足趾とのテーピング　312

肋軟骨炎　125
ロッキング　211
肋骨骨折　282

欧文索引

Ace wrap　305
Apley グライディングテスト　211
Apley スクラッチテスト　30

Barton 骨折　277

Charcot または神経病性骨折　288
CM 関節の変形性関節症　80
Colles 骨折　277

De Quervain 腱鞘炎　76

heel pad syndrome　243

Jones 包帯　310

Mallet 骨折　280
Mallet 指変形　280
McMurray テスト　211
metatarsalgia　261
MTP 関節内側にある滑液包　255

NSAIDs　345

painful arc maneuver　20

Reiter 症候群　128

Smith 骨折　277
Spurling 手技　9
squeeze sign　261

talar knock sign　216
Tietze 症候群　125

監訳者略歴

松下 明（まつした あきら）

1991年	山形大学医学部卒業
同年	川崎医科大学総合診療部初期・後期研修医
1996年	ミシガン州立大学関連病院（Genesys Regional Medical Center）にて家庭医療学レジデント
1999年	川崎医科大学総合臨床医学講座講師
2001年	特定医療法人清風会奈義ファミリークリニック所長

米国家庭医療学会専門医
日本家庭医療学会指導医
日本プライマリ・ケア学会認定医・指導医
日本内科学会認定医

日本プライマリ・ケア学会評議員
日本家庭医療学会理事

三重大学医学部臨床准教授
川崎医科大学非常勤講師

佐古 篤謙（さこ あつのり）

2002年	滋賀医科大学卒業
同年	耳原総合病院にて初期研修および小児科後期研修
2006年	特定医療法人清風会奈義ファミリークリニック家庭医療研修
2008年	特定医療法人清風会奈義ファミリークリニック副所長

日本家庭医療学会指導医

長谷川 徹（はせがわ とおる）

1979年	川崎医科大学卒業
同年	同大学整形外科入局
1985年	同大学大学院終了
同年	同大学整形外科助手
1986年	国立鯖江病院整形外科医長
1987年	川崎医科大学整形外科講師
1992年	米国，ウィスコンシン医科大学整形外科留学
1997年	アメリカ整形外科アカデミー（AOA）International Traveling Fellow
2000年	川崎医科大学整形外科助教授
2004年	ドイツ（カールスルーエ市立病院，ムーナウ外傷病院，ケルン大学）留学
2007年	川崎医科大学整形外科准教授

国際整形災害外科学会（SICOT）Active Member
北米脊椎外科学会（NASS）Corresponding Member
アジア太平洋整形外科学会（APOA）Active Member
国際腰椎学会（ISSLS）Active Member
太平洋アジア最小侵襲脊椎外科学会（PASMISS）Board Member
日本整形外科学会整形外科専門医
日本整形外科学会リウマチ医
日本脊椎脊髄病学会脊椎脊髄外科指導医
日本整形外科学会脊椎脊髄病医
日本整形外科学会脊椎内視鏡下手術・技術認定医
日本内視鏡外科学会技術認定医
日本手の外科学会手の外科専門医
Secretary General of the PASMISS
Editor-in-Chief of the Open Spine Journal

プライマリ・ケア 整形外来マニュアル 原著第3版——外来で整形疾患をみるすべての人へ
Office Orthopedics for Primary Care: Treatment, Third Edition

2008年12月25日　第1版第1刷発行
2010年 5 月30日　第1版第2刷発行
2013年 4 月15日　第1版第3刷発行

原著者＝Bruce Carl Anderson

監訳者＝松下　明，佐古　篤謙，長谷川　徹

発行人＝布川　治

発行所＝エルゼビア・ジャパン株式会社

　　　〒106-0044　東京都港区東麻布1-9-15　東麻布1丁目ビル
　　　電話03(3589)5024（編集）　03(3589)5290（営業）
　　　URL http://www.elsevierjapan.com

組　版＝ウルス
印刷・製本＝株式会社 加藤文明社

Ⓒ 2008 Elsevier Japan KK
本書の複製権・翻訳権・上映権・譲渡権・公衆送信権（送信可能化権を含む）はエルゼビア・ジャパン株式会社が保有します．

JCOPY 〈(社)出版者著作権管理機構 委託出版物〉
本書の無断複写は著作権法上での例外を除き禁じられています．複写される場合は，そのつど事前に(社)出版者著作権管理機構（電話 03-3513-6969, FAX 03-3513-6979, e-mail: info@jcopy.or.jp）の許諾を得てください．

落丁・乱丁はお取り替え致します．　　　　　　　　　　　　ISBN978-4-86034-761-1